科学出版社"十四五"普通高等教育本科规划教材

中西医结合男科学

第3版

主　编　张敏建　常德贵

副主编　孙自学　陈　磊　宾　彬　金保方

编　者　（以姓氏笔画为序）

王万春（江西中医药大学）　金保方（东南大学）
尤耀东（成都中医药大学）　周少虎（广州中医药大学）
吕伯东（浙江中医药大学）　俞旭君（成都中医药大学）
孙自学（河南中医药大学）　耿　强（天津中医药大学）
李　波（河北中医学院）　高兆旺（山东中医药大学）
李湛民（辽宁中医药大学）　宾　彬（广西中医药大学）
张培海（成都中医药大学）　常德贵（成都中医药大学）
张敏建（福建中医药大学）　程宛钧（福建中医药大学）
陈　磊（上海中医药大学）　路　艺（宁夏医科大学中医学院）

科学出版社

北　京

内 容 简 介

本教材是科学出版社"十四五"普通高等教育本科规划教材之一，是由中国中西医结合学会男科专业委员会教材编写委员会对教材《中西医结合男科学》第2版进行编写修订而成的。全书编委会由来自全国约20所医药院校的医疗、教学、科研方面的中西医结合男科学一线专家组成。本教材内容共14章，分总论、各论两部分。总论部分着重介绍中西医结合男科学发展史、男性生殖系统解剖生理学基础、男科学诊断及特殊检查和中西医结合男科学治疗概要等；各论部分介绍临床常见病（症）20余种，疾病介绍分"西医临床导论""中医临证通论"和"中西医诊治思路与特点"三部分，西医内容在系统的基础上突出"精""准""新"，体现男科学最新理论、知识和技能，中医内容不断锤炼，表述规范，逻辑思维性强，中西医结合诊治思路部分是教材的点睛之笔，体现中西医结合新思维、新路径和新方法，突出了中西医基本理论与临床实践相结合，辨证与辨病有机结合，启发临床思维。在章末增加了思考题，引导学生巩固而知新。本教材修订增设课程数字资源，包括思维导图和PPT课件，为学生掌握知识、提高素质、能力协调发展创造条件，使学生在尽可能短的时间内掌握本课程的知识点。

本教材供高等医药院校中西医结合临床专业本科、八年制学生作为教材使用，也可供男科临床医生作为参考书使用。

图书在版编目（CIP）数据

中西医结合男科学 / 张敏建，常德贵主编. —3版. —北京：科学出版社，2023.5

科学出版社"十四五"普通高等教育本科规划教材

ISBN 978-7-03-075280-2

Ⅰ. ①中… Ⅱ. ①张… ②常… Ⅲ. ①中西医结合－男科学－高等学校－教材 Ⅳ. ①R697

中国国家版本馆CIP数据核字（2023）第049912号

责任编辑：郭海燕 / 责任校对：申晓焕

责任印制：赵　博 / 封面设计：蓝正设计

科学出版社 出版

北京东黄城根北街16号

邮政编码：100717

http://www.sciencep.com

北京华宇信诺印刷有限公司印刷

科学出版社发行　各地新华书店经销

*

2011年5月第　一　版　开本：787×1092　1/16

2023年5月第　三　版　印张：18

2024年1月第十三次印刷　字数：544 000

定价：75.00元

（如有印装质量问题，我社负责调换）

第三版编写说明

中西医结合男科学是高等中医药院校医学专业课程之一。2011 年福建中医药大学组织全国约 20 所中医药高等院校中西医结合男科学专家编写了中西医临床医学专业教材《中西医结合男科学》，2016 年依托中国中西医结合学会男科专业委员会组织 16 所中医高等院校中西医结合男科课堂教学、临床教学的专家根据教学实践经验，对第 1 版教材进行修订，编写了科学出版社“十三五”普通高等教育本科规划教材《中西医结合男科学》（第 2 版），这两版教材较大地缓解了中西医结合男科学教材缺乏的局面，对本学科人才培养和可持续发展做出了贡献。为响应全面深化高等中医药教育教学改革，提升教育水平和培养质量，根据 2021 年 7 月科学出版社召开的科学出版社“十四五”普通高等教育本科规划教材（中医药系列）主编会议的要求，我们再次组织全国约 20 所中医药高等院校的专家对第 2 版进行修订。本教材突出“三基”、体现“五性”、针对“三特定”，具有知识点更明确、学生更好学、教师更好教的特点。本次修订另一大特点是让中西医结合男科学的课堂教学与思政教学相融合，着力培养学生医者精神，注重医者仁心教育，教育引导学生把保障男性身心健康放在首位，尊重患者，善于沟通，提升中西医结合男科医学生具备“政治认同、家国情怀、科学精神、文化自信、法治意识、公民品格、生态文明、全球视野”的综合素养和人文修养，做党和人民信赖的好医生。本教材创新性、实用性强，展示中西医结合治疗男科疾病的优势，对推动我国中西医结合男科学教育事业发展有着重要作用。

党的二十大报告指出，教育、科技、人才是全面建设社会主义现代化国家的基础性、战略性支撑。高等院校是人才培养的主战场，要全面贯彻党的教育方针，为党育人、为国育才。本教材的一大特点是让中西医结合男科学的课堂教学与思政教学相融合，着力培养学生医者精神，注重医者仁心教育，引导学生把保障人类身心健康放在首位，尊重患者，善于沟通，提升专业医学生综合素养，做党和人民信赖的好医生。

本教材基于第 2 版做出修订，继承前两版的编写思想和特色，融合思政教学的要求，优化教材结构布局使之更加符合本科教学规律，精选体现中西医结合治疗特色与优势的临床常见病、多发病为教学重点；紧扣课时设置并删减中西医结合治疗特色欠突出的章节，控制知识拓展内容并删减临床案例举隅和部分附录，章末增加了思考题，用二维码形式增设课程数字资源，包括思维导图和 PPT 课件，为学生掌握知识、提高素质、能力协调发展创造条件，使学生在尽可能短的时间内掌握本课程的知识点。

本教材分总论、各论两部分。总论部分精简，结构布局紧凑，逻辑性强，更加符合教学规律。总论由四章组成，第一章概述中西医结合男科学范畴、基本内容以及发展史；第二章重点论述男性生殖系统解剖生理学基础；第三章为男科临床诊断和特殊检查，内容紧凑凝练；第四章为中西医结合男科学治疗概要。各论由十章组成，介绍临床常见病（症）24种，分西医临床导论、中医临证通论和中西医诊治思路与特点三部分，其中，西医内容突出“精”“准”“新”，体现男科学最新理论、知识和技能；中医内容不断锤炼，表述规范，逻辑思维性强；中西医诊治思路部分是教材的点睛之笔，体现中西医结合新思维、新路径和新方法，突出基本理论与临床实践相结合，辨证与辨病的有机结合，启发临床思维。为适应社会发展需求，各论保留男性养生章节。

本教材供高等医药院校中西医结合临床专业本科和八年制学生使用。一本好教材应符合《普通高等学校本科专业类教学质量国家标准》中的要求；一本好教材应能够更好地服务于中西医结合思维培养、临床技能培训，提高中西医结合人才创新能力和实践能力；一本好教材完全凝聚了编者们的心血。在教材编写筹备阶段，成都中医药大学男科学教研室做了大量的工作，在教材编写过程中，我们深切地感受到全国各高等中医药院校男科学教育工作者们及科学出版社对中西医结合男科学的热爱和关注，在此向大家致以诚挚的敬意和感谢！同时感谢科学出版社第1版和第2版《中西医结合男科学》教材的主编和编委们为本教材编写奠定的良好基础。敬请各教学单位师生和广大读者在使用过程中提出宝贵意见和建议，以便我们在今后修订中进一步完善和提高。

张敏建

2023年1月于福建中医药大学

目　录

上篇　总　论

下篇　各　论

上篇　总　　论

第一章　中西医结合男科学概述

第一节　中西医结合男科学范畴及基本内容

一、中西医结合男科学研究范畴

男科学是专门研究男性泌尿生殖系统的结构与功能、疾病与防治的一门多学科交叉渗透的以生物医学为主体的学科，是一门古老又年轻的学科。虽然在近代以前未出现影响较大的中医男科学专著，但临床医家早已开始诊治男科疾病，经过近代临床的归纳和总结，目前中医男科学的理论和临床都有了极大的发展和完善。现代医学男科学发展较晚，其内容多归属于泌尿外科、内分泌科、妇产科、儿科等临床学科中，随着20世纪以来国内外学者对男科学的重视，学科发展日新月异，各项理论和临床技术都有了巨大的革新。

中西医结合男科学的研究对象是男性特有疾病的诊治。研究的范畴主要包括基础理论、临床实践和实验研究三个方面。

基础理论研究方面，包括中医男科文献及典籍的挖掘与整理、男性生理、病因与病机、诊断与辨证、治则与治法、治疗手段、药物与方剂、预防与护理、性事保健与养生优生等。将中医基础理论与现代医学理论进行相关性研究，不仅可以加深对中医理论的理解与拓展，对其临床运用也有较大的学术价值。

临床实践包括性功能障碍、不育症、阴茎与阴囊疾病、睾丸与附睾疾病、精索疾病、精囊腺与输精管道疾病、前列腺疾病、性传播疾病、迟发性性腺功能减退症、男科杂病等的中西医结合诊治，寻求及筛选男性生殖健康、男性节育与优生优育的有效方法。临床实践的重点是突出中医辨证论治、再结合现代医学病因治疗、辨证与辨病相结合，以期达到最佳的临床疗效。如5型磷酸二酯酶抑制剂对阴茎勃起功能障碍的有效改善，结合金匮肾气丸（中医辨证论治）对腰膝酸软、小便不利、畏寒肢冷等伴随症状的综合调理，可以达到局部治愈和全身康复的双重目的。

实验研究主要是在传统中医理论和现代医学理论指导下运用先进的科技手段和方法，对中医药治疗男科疾病的作用机制进行研究。开展中西医结合男科学的实验研究，不仅能夯实男科学的理论基础，丰富男科学理论的学术内涵，还能指导临床实践、推动技术升级及药物研发。要做到这一点，首先要运用现代医学理论和科技手段，对临床行之有效的中医理论和方药进行验证，取得客观可信的数据和指征，揭示其机制和内在的物质基础；其次要得到中西医学界对中医药的有效性、科学性的逐步认同，才能真正地做到中西医结合，更好地为临床服务。例如，对阴茎勃起功能障碍的流行病学研究发现，精神心理是病因学基础，在病机学方面，实多虚少是病机演变的普遍规律，在病理学方面，肝郁是主要病理特点，肾虚是主要病理趋势，血瘀是最终病理结果。

二、中西医结合男科学的基本内容

中西医结合男科学是运用中医学和现代医学理论，专门研究男性泌尿生殖系统结构、功能及男科病的诊断、治疗和预防的新兴学科；其研究主要以生物医学、心理学、社会学三大支柱学科为基础，具体包含生殖生理、解剖、生化、遗传、免疫、组织胚胎、微生物、病理、细胞生物学、中医学、泌尿外科、皮肤科、内分泌科、普通外科、神经内科、性医学、心理学及护理学等各个方面；充分发挥中西医之长，扬长避短，提高男科疾病的诊治水平。

第二节　中西医结合男科学发展史

一、中医男科学发展史

中医男科学历史悠久，几千年来，经历了经验的积累、理论的形成与发展、临床诊疗方法的建立与完善等过程。

（一）中医男科学的形成

春秋战国至秦汉时期是中医理论形成及奠基阶段。《孟子·告子上》曰：“食、色，性也”，即饮食与房事是人的本性。《汉书·艺文志》记载纵欲过度可“生疾而损性命”，此期已认识到纵欲过度会损害人体健康。1973 年湖南长沙马王堆 3 号汉墓出土的中医书有 15 种，这是我国有文字记载的最早的临床医学文献，书中论述了“顾护精气”“七损八益”等性事养生保健方法；首次提出了阳痿的分型：“怒而不大”“大而不坚”“坚而不热”；并记载了一些治疗性功能障碍的方法，包括心理疗法、行为疗法，内服药物如露蜂房、菟丝子、蛇床子，外用药物及调护等（《养生方》）。

《黄帝内经》对生殖与性的生理机制、男科疾病的病因病机等都做了较为深刻的论述，为中医男科学的形成奠定了坚实的理论基础。书中涉及的男科疾病有癃闭、白淫、无子、阳痿、早泄、遗精、阳强、缩阳、子系疾病、脏躁及房室疾病等。阐明癃闭的病位在膀胱，与三焦关系密切，闭癃为实，遗溺为虚。白淫为“思想无穷，所愿不得，意淫于外，入房太甚”所致。《素问·上古天真论》中“一八”至“八八”的理论，首次提出了肾气、天癸、精气等对生长、发育及生殖的重要性，记述了肾虚、无子及更年期的时间、机理与临床表现。“肝经绕阴器”的理论为后世男科疾病从肝论治提供了理论依据。

《神农本草经》记述了治疗男科疾病的药物，如淫羊藿、巴戟天、肉苁蓉、蛇床子、五味子、桑螵蛸、泽泻、滑石、茺蔚子、阳起石、白石英等治疗不育症与阳痿的药物，还记有治疗阴疮、阴痒、茎中痛等疾病的药物。

东汉末年张仲景的《伤寒杂病论》创立了辨证论治理论体系。《伤寒杂病论》对小便不利、遗精、失精、无子、阴冷等病多有论述，认为虚劳“阴寒精自出”“精气清冷”可患无子。首创五苓散、猪苓汤、蒲灰散、金匮肾气丸等治疗癃闭。男子失精“少腹弦急，阴头寒”，用桂枝加龙骨牡蛎汤；阳虚失摄用天雄散；“虚劳里急……梦失精”用小建中汤。其他如桂枝茯苓丸、四逆散、桃仁承气汤等经方在当今男科疾病治疗中广泛应用。

这一时期初步形成中医男科学的理论，并在治疗方面有了较大的提高。

（二）中医男科学的发展

隋、唐、宋、元时期，中医男科学得到了全面发展。

隋代巢元方的《诸病源候论》是中医学现存最早的病因病理和证候学专著，该书对多种男科疾病的病因病机进行了论述，认为男科疾病大多由肾虚引起，首次将不射精症称为“精不射出”，并指出会导致“无子”。其指出梦遗是肾虚为邪所乘，邪客于阴所致；滑精多因体虚，肾不固精，因外界情色的诱惑而发。不仅肾阳虚可致阳痿，肾阴虚亦能导致。首次指出因金石丹药性热，服之可致强中。

唐代著名医学家孙思邈所著《备急千金要方》中，有关男科疾病的治法、方药较前增多。例如，治疗不育，倡用补肾益精、养阴温阳之七子散。此方对后世影响较大，现代很多行之有效的方剂均是以七子（五味子、菟丝子、车前子、枸杞子、蛇床子、金樱子、熟附子）为基础加减的，取得了很好的效果。而其用葱管导尿治疗尿潴留的记载，比1860年法国发明橡皮管导尿早1200多年。王焘所撰的《外台秘要》载有梦遗和阳痿诸方。梦遗采用补肾固精、益气健脾固精、养心安神固精及调和阴阳固精等法治疗。阳痿分为肾阴不足和肾阳不足。首次采用清热祛湿的薏苡仁、萆薢和活血通经的牛膝、钟乳粉、当归等治疗阳痿，阳痿虽以补肾益精为主要治则，但更强调阴中求阳、阳中求阴及滋而不腻、温而不燥。这些对后世用药均有很大的启示。

日本汉方医学家丹波康赖所撰的《医心方》，记载了大量我国唐代以前的医学文献。文中记载小便不通与小便难均由膀胱与肾俱热所致；少精之因有阳虚精血不足、阴虚内热源泉不足、肝郁宗筋气血不畅及湿热郁阻下焦精窍所致，提出分别用鹿角、生地黄、蒺藜及桑白皮单味药治疗；遗精分4法治疗：肾阳不足用温肾涩精法，肾阴不足兼湿热蕴结用养阴清利涩精法，心肾不交用交通心肾法，相火妄动用清泻相火法；白浊用滑石、龙骨、牡蛎等治疗；血精用滋阴补肾的玄参治疗；性欲低下和预防房劳损伤，用鹿角和露蜂房治疗；阴茎短小用白蔹、白术、桂心、川椒、细辛、肉苁蓉等治疗；阳痿治疗药物中均未出现附子、肉桂、干姜等燥热之品，而以肉苁蓉、菟丝子为主，补肾益精，稍偏温润。

宋金元时期，不断积累的医疗经验和日渐丰富的方剂与医学著作为后世男科疾病的论治奠定了坚实的基础。

三大方书（《太平圣惠方》《太平惠民和剂局方》和《圣济总录》）收方宏富，其中亦荟萃了大量宋及宋以前的男科方剂。《太平圣惠方》记载，遗精治疗有温肾涩精、益气养血涩精、温阳疏肝清利涩精、养心安神涩精、清肝涩精等法。阳痿治疗用温肾育阴、平补肾气、养心安神等方法。少精治疗在滋阴益精的基础上多佐以通络之药，常用牛膝、钟乳粉、干漆等药，强调精道的畅通对生精有重要作用。《太平惠民和剂局方》载录的病种有阳痿、遗精、滑精、梦交，治法以温阳为主，其次是健脾益气，温阳之药常伍以育阴之药，亦常用通络之钟乳石、牛膝、桃仁等，佐以理气之沉香、木香等，丰富了阳痿等疾病的治疗方法。《圣济总录》记载了癃闭、小便不通、遗精、白浊、白淫、阳痿、前阴病诸方。

元代危亦林的《世医得效方》将浊病分为"心浊""肾浊""脾浊"等，认为心浊由思虑伤心、心之气血亏虚、心肾不交所致；白浊由元气不固、心肾不交、脾虚不摄、心肾俱虚所致，并记载了丰富的治疗方药。元代许国桢等修订的《御药院方》反映了元代对阳痿病因病机认识的进步，治法和方剂较以前增多，包括补肾温阳法，养心安神、清心降火法，滋阴清热、益精补髓法，理气通络法，疏风透达、清热利湿法等。可见，元代阳痿治法比宋代重视补肾温阳有所发展，已关注到了心火、湿热、阴虚、气血瘀滞等病因，这为明清时期阳痿辨证论治体系的形成起了促进作用。

在金元时期，男科虽然不是金元四大家研究的主流，但他们的学术思想给男科学的理论研究及辨证论治以较大的启迪。例如，"寒凉派"的刘完素认为失精系劳伤、思欲或房劳太过而致，用健脾益肾养阴之法治疗；"攻下派"的张从正倡导治疗男科病"气血以流通为贵"(《儒门事亲》)；"补土派"的李东垣认为阳痿为湿热郁阻宗筋、阳气不得宣通所致，用升阳开郁、透达邪气、清热利湿之法治疗（《兰室秘藏》），这为阳痿的辨证论治提供了新的思路，他所创制的治疗肝经湿热下注的名方龙胆泻肝汤，在阳强等病中得到广泛应用；"养阴派"的朱震亨将遗精分为梦遗与滑精，倡"相火"导致遗精理论，提出"肝与肾皆有相火，每因心火动则相火亦动"（《丹溪心法·梦遗》），主张滋阴降火，所创的大补阴丸、知柏地黄丸等名方，至今占有重要地位。此外，他还认为小便不通有气虚、血虚、痰湿、实热等多种不同的病因，并提出了相应的治法与方药。

（三）中医男科学的成熟

明清时期，名医辈出，专著大量涌现，学术思想活跃，形成了百家争鸣的局面，医学得到很大的发展。这一时期，中医男科学由发展走向了逐步成熟，表现为男科理论研究的深入，临床辨证论治体系的确立，治疗方药的丰富等。

明代万全所撰的《万氏家传广嗣纪要》引用了《金丹节要》有关“五不男”的概念：天、漏、犍、怯、变，指出天宦，阴茎短小，睾丸先天发育不良，隐睾，两性人等，这些先天畸形均难以生育。并首次提出了“早泄”一词，明确了概念，倡导以性技巧改善其不和谐状态。治疗男性不育，强调滋养真阴，不可辛燥太过。提出心不摄念、肾不摄舍是遗精的主要病因；射精无力、快感减弱，是心气不足、心神内乱所致。其认为肝肾虚衰是阳痿的主要病机。

明代岳甫嘉的《妙一斋医学正印种子编》是一部记述男女不育不孕的医学专著。其认为“生子专责在肾”，肾功能失调是不育的基本因素；而七情、六淫、痰滞等病因可导致肾功能失调而发病。因此论治时重视审因求本，先治他经之疾，除去病源，继之以补肾。反对不审因辨证而妄用补肾之剂。肾为先天之本，靠后天脾胃运化精微不断充养。因此在调补肝肾阴阳时，宜兼养脾胃；或先调补脾胃，待脾胃功能旺盛，气血生化有源，再调补肝肾。治法除重视肝肾外，还重视调心。从心论治包括清心滋肾、固肾宁心、养心温肾等法。用方以补虚为主，但补阴补阳，寒热用药，要以平和为期。还提出使用涩精药时，还应伍以泄利肾气之品，以助于精液的正常排泄。

明代陈文治治疗不育的辨治思想主要是辨证论治与辨病论治相结合，认识到除了阳虚、阴虚、阴阳两虚可导致不育外，精液异常（精冷而薄、精水清淡）以及阳痿、不射精、遗精等性功能障碍均可致男性不育。若临床无异常症、舌、脉可辨，采用辨病论治，调中气为主，兼用滋肾（《广嗣全诀》）。

明代张介宾所撰的《景岳全书》是一部医学全书，书中指出癃闭病因有四，除火热结而闭、阳气虚而闭、肝气实而闭外，首次阐述了“或以败精，或以槁血，阻塞水道而不通”的著名学术观点，十分明确地提出不可将膀胱无水之证混同于癃闭，水肿与癃闭亦不同。实证采用利水、清火、行气等法，气虚而闭采用壮水以分清、益火以化气。其指出精浊、白浊是相火妄动、移热膀胱所致。现存最早的中医文献《马王堆医书》已对本病有了初步的认识；明代《慎斋遗书》始用“阳痿”替代“阴痿”病名，提出虽多“由命门火衰，精气虚冷”所致，但“亦有湿热炽盛，以致宗筋纵而为痿弱者”，治疗上主张辨证论治，不可以温热之剂通治。较为全面地总结了不育的病因病机，认识到精清精冷，临房不坚，流而不射，梦遗频数，便浊淋涩或素患阴疝等，均可导致不育。用药上倡导用平和、补虚之剂。提出“遗精之始，无不病由乎心”，强调精神因素中淫思妄想在遗精中的发病意义。认为血精的病位在“精宫血海”，主要由房室过度、火扰营血所致，分为三焦火盛、肾阴不足、肾虚不禁、心气不定及气虚下陷 5 型论治。这是古代医籍中关于血精论述较全面的文献之一。

明代胡文焕《类修要诀·上卷》首次提出了用性行为疗法来预防早泄的发生。“交媾法：九浅深提慢一深，二迟八速要留心；天门细吸清风气，地户牢关莫出声；舌拄上腭牙紧合，毋令气喘走精魂。劝君临阵休轻战，恐泄元阳无处寻。”其还提出了用女上位的交合方法来预防早泄。

廖元和堂药业源于 700 多年前元朝时期，居江西省吉安府，清心研制廖家的祖传秘方丹药，明末西迁贵州，廖家后人一直遵守祖训经营至今，传致廖小刚已 12 代。根据《山海经》、《张氏医通》和《黄帝内经·素部》等对不育“因于肾”的病因辨证论治，基于千年名方五子衍宗丸（《摄生众妙方》）研制的生精胶囊对精少、精寒等男性不育精液异常沿用至今。明代嘉靖时期的男科宫廷用药龟龄集疗效独特，流传至今。据司徒鼎考证，龟龄集是根据晋代葛洪《玉函方》、宋代《云笈七签》中的“老君益寿散”加减化裁而来。“老君益寿散”体现了汉代就成熟的炼丹术，也是纳入医学范畴的突出成果之一，是我国最早的复方升炼剂。龟龄集是按照“炉鼎升炼技术”炼制而成，是我国现存唯一的升炼工艺制作的养生丹药。

清代陈士铎的《辨证录》是一部综合性医书，其中男科学内容亦较丰富。书中对癃闭的证候、治法、方药进行了较为详尽的论述，对指导临床有着重要的意义。认识到有六种情况可致男性不育，即精寒、气衰、痰多、相火盛、精少、气郁等。对其病因病理的论述，考虑到了体质虚实（阳气虚、痰湿盛、阴虚火旺、肝气郁滞）与精液质量因素（精寒、精少、精质不纯）。治疗方面，精寒者温其阳；精少者填精补髓；痰湿多而精质不纯者化痰祛湿；心情不舒而肝气郁者以疏肝解郁、养心安神；阴虚火旺者以滋阴益精。陈士铎认为宗筋之大小是由肝气的盛衰而定；先天性阴茎短小所致不育者，治以滋补肝肾为主，佐以养心安神。遗精采用益气滋阴、养心安神，滋阴清热涩精，养血柔肝、清热健脾，滋阴清心及气血双补、滋阴安神等方剂治疗。不射精由纵欲伤精、阴阳虚损而致，先用六味汤，2个月后加入桂附；还认为肝肾两脏共同调节人体精关，若肝气不疏，肝失条达，则宗筋拘急不通，精窍开合失调，虽交合而欲泄不能。认为心肾两虚或心肾不交是早泄的主要原因，阳虚以温阳为主，阴中求阳；阴虚火旺用滋阴清热法。强中采用滋阴清热、引火归原法治疗，方用引火两安汤，这种治法已被现代医家所采用。重视精神因素对性功能的影响，精神愉快，则有益于性功能；精神抑郁、情绪低落，则会降低性能力，日久则诱发阳痿；并认为“心肝气滞”是忧郁所致阳痿的主要病理机制，治疗上应疏达心肝之郁滞。清代傅山所撰的《傅青主男科》，是我国现存以男科命名的第一部著作，其中对阳痿、阳强、淋证、疝气、小便不利、滑精等多种男科疾病的病因病机、治则方药的论述，对后世男科学的诊断与治疗均有重要价值。

清末韩善徵所著的《阳痿论》是我国现存最早的阳痿病论治专著，其独到之处在于揭示阳痿“因于阳虚者少，因于阴虚者多”的病因和辨证规律，一扫前人将阳痿与阳虚等同之偏见；将阴虚所致阳痿分成4型，即肾阴虚、肝阴虚、胃阴虚、心阴虚，并有相应的治疗方剂。还论及痰、暑、瘀等皆可致痿。因痰所致者，最忌峻补，方用清气化痰丸；因暑热所致者，切勿温热峻补，宜用黄连解毒汤合生脉饮；因瘀所致者治宜通瘀利窍，用通窍利方。

明清时期的其他著作中，亦记载了有关中医男科疾病的理论、经验、方药，内容丰富。我们从疾病分类的角度予以归纳总结：

论精浊，清代吴谦《医宗金鉴•卷四十一》提出：“浊病……赤热精竭不及化，白寒湿热败精成”。明代汪机《外科理例》记述的“悬痈”和清代吴谦《医宗金鉴·外科心法要诀》中的“穿裆毒”，可能相当于急性前列腺炎脓肿破溃。

论癃闭，明代楼英在《医学纲目·卷十四》提出：“热在上焦者，用清燥金，气味薄和淡渗之药治之；热在下焦，用气味俱厚，阴中之阴药治之。”明代李中梓《医宗必读·卷八》更提出了其具体治疗方法：清金润肺，燥脾健胃，滋肾涤热，行气顺气，温补行水，并有相应的方药。清代李用粹在《证治汇补·卷八》中将病因归纳为：热结下焦，肺中伏热，脾经湿热，痰涎阻结，久病津枯，肝经忿怒，脾虚气弱。后世对癃闭的辨证论治多宗于此。清代陈修园在《医学从众录·卷三》篇中提出的“下病上取”法至今对临床有着重要的指导意义，配用麻黄、杏仁开上窍以利下窍，夏月改用苏叶、防风、杏仁，汗多不任再散者配用紫菀、桑白皮、麦冬。

论男性不育，清代李景华（朝鲜）认为，安神有利于固摄肾精，强调安神法在不育治疗中的重要作用，于补肾精药中必加茯神、远志、石菖蒲（《广济秘籍》）。清代年希尧《集验良方》用太乙种子方补肾固精，养心安神。明清时期有许多生育专书，著名的有叶天士的《秘本种子金丹》，包诚的《广生编》，陈士铎的《石室秘录》等。清代《验方新编》是一部汇萃临证各科医论医方的中医古籍。其强调求子宜先调养，男以保精为主，旨在使男子肾精充足，有利于男女精血凝合。男子若经常酗酒，则易使精血耗散。治疗上依水火两亏，气血并虚分治之。

论阳痿，朝鲜许浚《东医宝鉴·卷四》认为“阴痿乃七伤之疾”。其病变部位在肝筋，倡导以补肝肾为主治疗。林珮琴之《类证治裁·卷七·阳痿》是清代著名的阳痿论治文献，其认为性欲的产生与勃起是以“精旺”为基础。根据前阴为宗筋之所聚，又为肝、督经脉所过，提出其病变脏腑在于肝肾。李中梓亦认为阳痿为肾虚肝伤所致（《增补病机沙篆》）。明清时期诸多医家认为情志因素如思虑、忧郁、惊恐是导致阳痿病的主要病因。如《杂病源流犀烛·前阴后阴病源流》曰：“失志之人，抑郁伤肝，肝木不能疏达，亦致阴痿不起”。各种精神因素致阳痿的关键在于“肝郁”。六淫中，寒热湿暑均可致阳痿（《冯氏锦囊秘录》《医碥》《慎斋遗书》《杂病源流犀烛》《广济秘籍》《明医杂著》《嵩崖尊生全书》）。还有纵欲、年少房事过早、病后劳后不节、过度手淫强忍房事、情动欲泄突遇阻止、劳伤虚损、禀气不足致痿（《济阳纲目》《家藏蒙筌》《冯氏锦囊秘录》《杂病源流犀烛》《赛金丹》《名医类案》《类证治裁》）。《冯氏锦囊秘录》还提出纵酒嗜味太过致痿。《东医宝鉴》载录了一些治疗阳痿的药物，如淫羊藿、蚕蛾、牛膝、蛇床子等。李时珍《本草纲目》亦记载了十多种治疗阳痿的药物及单验方，如仙茅、覆盆子、五味子等。《慎斋遗书·卷九》认为少年、贫贱之人患之多属于郁，用“通阳”之法，以逍遥散或单味蒺藜治疗。

论早泄，《秘本种子金丹》名曰“鸡精”。《沈氏遵生书》对其临床表现进行了描述，曰“未交即泄，或乍交即泄”。《杂病源流犀烛》用大蚯蚓（地龙）、芡实丸、锁阳丹治疗。

论遗精，在病因病机上，许多医家阐发了精辟的见解，已认识到诸多因素均可导致，有色欲不遂或过度、思虑过度、心火炽盛、阴虚火旺、湿热下注及肾气亏虚等，更有价值的是提出了“湿热之乘”（《医林绳墨》）、痰火湿热内郁（《明医杂著》）或君火动而相火不随（《杂病源流犀烛》）的病机理论。在治疗方面，多主张清热利湿、清泻相火，或补虚涩精。《名论集览》总结了遗精的治法，认为不外乎宁心益肾、填精固摄、清热利湿诸法。《杂病源流犀烛》《普门医品》《济世全书》《张氏医通》《医纲提要》《东医宝鉴》《古今医案》等均记载了相应的治疗方剂。

论阳强，《本草经疏》《增补病机沙篆》《济阳纲目》《经验选秘》《张氏医通》《类证治裁》均认为其病因病机主要是火热为患，用小柴胡汤、龙胆泻肝汤、柴青泻肝汤等治疗。《医纲提要》《傅青主男科》《张氏医通》提出阴虚内热、相火妄动所致者，应治以滋阴清热。

从上可以看出，明清时期是中医男科学由发展走向成熟，使之基础理论体系、临床治疗方法、治疗经验不断丰富的重要时期，形成了较为完整的理论体系。

（四）改革开放以来的发展

改革开放以来，男性病医院及专科的成立为中医男科的临床实践及科学研究提供了基地，使男性病的诊治工作在全国范围内全面展开并不断发展。中国中西医结合学会、中华中医药学会均成立了男科专业委员会，中国性学会成立了男性生殖医学分会、中医性学专业委员会，中国男科学的队伍不断发展壮大，为广泛开展中医男科学术交流、促进中医男科学术的繁荣创造了条件。教材建设方面，男科学教材成为中医外科学系列教材的重要组成部分，在总结历代医家男科专论、专著的基础上，对其理论体系及临床常见疾病的辨证论治规律进行了归纳、总结，加上全国各地不断成立的中医男科学专业硕士、博士培养点和博士后流动站，为中医男科学的发展与中医男科人才培养做出了重要贡献。与此同时，中医男科学专著及论文杂志等如雨后春笋般地涌现出来，这些专著、论著各具千秋，带有各个不同时期、不同地方的风格，不仅总结了历代医家的宝贵经验，也将现代最新研究以及个人临床经验融入其中，丰富了我国卫生领域男科著作数量，为形成与丰富现代中医男科学体系做出了重要贡献。在临床方面也取得了很大进展，主要体现在一些特色鲜明、优势明显的专病上，如在治疗慢性前列腺炎、男性不育症、性功能障碍等方面，取得了可喜的成绩。

随着中医药现代化战略的实施，我们相信中医男科学将会与时俱进，取得更大的成就。

二、西医男科学发展史

现代男科学的学科名称“andrology”一词最早由德国妇科教授 Harald Siebke 在 1951 年提出，直到 1969 年，经过德国学者 Carl Schirren 的努力，在当时的联邦德国《科学》杂志上开始正式使用 andrology 这一学科名称，标志着一门新兴独立的学科——男科学的诞生。“andrology”词意源于希腊文的 andros 一词，意思是研究男性的科学，1995 年国内专家正式将其译为“男科学”。其研究范畴包括对男性生殖系统结构与功能、男性生殖生理与病理、男性节育与不育、男性性功能障碍、男性生殖系统疾病及性传播疾病的研究。男科学领域涉及基础医学的生殖解剖、生理、生化、胚胎、遗传、微生物、免疫、病理、细胞生物学、分子生物学和临床医学中的泌尿外科、显微外科、内分泌科、皮肤性病科等多个学科。

在西方，男科学的起源可追溯到公元前 4 世纪，被称为现代胚胎学之父的古希腊人亚里士多德在其著作中描述了男性生殖器官的解剖与生理，但他错误地认为“男子的精液与女子的月经血混合而成胎儿”。一直到文艺复兴后，大约在 1674 年，荷兰人 Hamm 与 Leuwenhock 在显微镜下首次观察到了人的精子，这一发现与距当时 15 年前卵泡和卵子的发现共同为生殖生理学的研究奠定了科学基础。此后，随着对动物实验的开展，Berthold 第一次揭示了睾丸的内分泌功能。1929 年 Loewe 和 Funck 从尿液中提取了雄酮（androsterone），并确定其分子式为 $C_{19}H_{30}O_2$。1935 年 Laquer 等科学家成功地从牛睾丸中直接分离出纯的结晶型雄性激素，命名为睾酮（testosterone），并弄清了它的结构式。1926 年 Smith 证实了脑垂体可以通过分泌激素来调节和控制睾丸的发生、发育及功能。1930 年 Aschheim 和 Zondek 提出垂体内可能存在两种促性腺激素，即卵泡刺激素（follicle-stimulating hormone, FSH) 和黄体生成素（luteinizing hormone，LH）。卵泡刺激素能促使睾丸产生精子，黄体生成素能促使睾丸产生雄激素，以维持男性的性功能与第二性征。这些发现构成了近代男科学的理论基础。

关于生育调节发展史可以追溯到更久远的年代。体外排精是最古老的避孕形式，其文字记载可追溯到远古时代基督教的《圣经》、伊斯兰教的《古兰经》及犹太教的《法典》。避孕套用于避孕目的至少有 250 年的历史。输精管结扎术发明于 19 世纪，但直至 20 世纪 60 年代，才作为一种人类控制自身繁衍的手段被世界上大多数国家和地区所认识和接受。

男性不育症是临床常见的男科疾病，近 50 年来，人类出现精子质量与数量下降和男性不育症发病率升高的趋势。引起男性不育的因素众多且复杂，涉及男女生殖及整体健康状况和环境遗传等多种环节，其中 50% 以上病人的实际病因仍不清楚。不育症的治疗长期停留在经验主义阶段。1978 年 7 月 25 日，世界上第一例试管婴儿 Louise Brown 在英国诞生，成为人类生殖医学史上新的里程碑，近年来辅助生殖技术迅速发展，出现了卵胞质内单精子注射（intracytoplasmic sperm injection，ICSI）、植入前遗传学诊断（preimplantation genetic diagnosis，PGD）等新技术，使男性少、弱精子及无精子症的治疗，进入到一个全新的阶段。

人类对阴茎勃起机制和勃起功能障碍(erectile dysfunction，ED)的认识同样经历了漫长的过程。西方医学之父希波克拉底称阴茎勃起是由气体导致的并且是“元气”流进阴茎，四种元素（土、气、火、水）或四种体液（血、黏液、黄胆汁、黑胆汁）之间的平衡关系破坏均可引起 ED。到文艺复兴时期，Leonardo da Vinci 通过对绞刑犯人尸体勃起阴茎的研究，发现勃起的阴茎充满血液而不是空气。1585 年，Ambroise Paré 在《外科学的十本书》和《生殖学之书》中对阴茎解剖和勃起的概念给了一个准确的描述，他发现阴茎是由神经、血管组成的同心被膜、两个韧带（阴茎海绵体）、一个排尿管道和四块肌肉组成。19 世纪，静脉闭合被认为是产生和维持勃起的重要因素。在 1863 年，Eckhard 发现对犬的盆神经进行电刺激，能使其阴茎勃起。从而证实阴茎勃起是神经血管现象。1948 年，法国外科医生 Leriche 首先报道主动脉与髂动脉交界处的阻塞可能引起勃起功能障碍。20 世纪 70 年代中期，Michal 应用选择性阴部内动脉造影证实勃起功能障碍病人可能存在动脉阻塞性疾病，这一发现构成了对纯心理学机制的挑战。近 20 年来，对勃起生理和勃起功能障碍的病理生理学的认识已进入到一个新的时期，其诊断手段和治疗方法也都发生了革命性的变化。

性病主要通过不洁性行为进行传播。哥伦布发现新大陆后，梅毒由拉丁美洲传到欧洲。尽管对不正当的性行为多有禁令，但却风靡日盛，以致性病在全球广为传播。淋病在我国流行很久，新中国成立后由于党和政府采取了一系列的防治措施，至 20 世纪 60 年代中期淋病随着性病在我国的消灭也基本上被消灭，20 世纪 80 年代性病又重新传入我国，其中淋病的发病率最高。近十余年来非淋菌性尿道炎（nongonococcal urethritis，NGU）的发病率已逐渐超过了淋病。偶发的获得性免疫缺陷综合征（acquired immune deficiency syndrome，AIDS）早在 1952 年就在美国和欧洲出现过，70 年代后期，移居欧洲的非洲人中就有过侵袭性卡波西肉瘤的病例。首例 AIDS 病人是 1981 年 6 月 13 日在美国发现的，随后病例数迅速增长，至今，成为威胁人类生存的性传播疾病。

随着人类对以上多种男科学疾病认识的不断深入，推动了男科学的学科建设与发展。现代男科学的发展主要开始于 20 世纪中期，20 世纪 40 年代美国率先成立了生育节育学会，由解剖学、生理学、病理学、遗传学、内分泌学、妇科学、泌尿外科学和兽医学等专家组成，以研究现代节育技术和不育症的诊治为主。然后，又逐渐开展小范围的国际合作。1969 年，西班牙的 Puigvert

和 Pomerol 医师与阿根廷的 Mancini 医师共同创立了国际男科学协会（CIDA）。1981 年，正式组建国际男科学学会（International Society of Andrology，ISA），有 43 个国家的成员及 15 个国家的男科学学会加入了该组织。1969 年国际男科学杂志 *Andrologie* 在德国创刊。大规模的国际性男科学学术会议也已召开多届。

我国现代男科学的基础研究和临床工作起步较晚，20 世纪 70 年代末计划生育成为我国基本国策之一，促进了我国现代男科学的发展。期间进行了对输精管结扎术的改良和对棉酚、雷公藤等男性避孕药的研究，然而真正将男科学作为一门独立学科来研究是近 30 年来的事情。在吴阶平院士的关怀和努力下，1991 年中华医学会泌尿外科学分会设立男科学学组，1995 年中华医学会男科学分会正式成立，至此，中国具有了较为健全和广泛代表性的男科学学术组织，为男科学的发展奠定了坚实基础。

三、中西医结合男科学发展史

中西医结合是在我国既有中医，又有西医的特定国情及历史条件下产生的，既是我国医学科学发展的产物，又为医药科学发展开创了一条新的重要途径。中西医结合较好地吸收了中、西医两种医学体系的特点和优势，在防治疾病方面取得了很大成绩。中西医结合男科学是在几千年祖国医学基础之上，结合现代医学，经 30 余年来努力拼搏而逐渐发展起来的一门新兴学科。

中西医结合男科学是具有中国特色的男科学。在中西医并重的原则上，充分发挥两种医学体系的优势，共同发展，突出自身的特色。鉴于男科疾病的特殊性，临床常采用辨病和辨证相结合的方法，既注重疾病的病因和局部病理变化，又考虑到疾病的整体发展过程，将中西医诊断相结合，更好地剖析疾病状态，以此指导临床用药，使中西医两种治疗方法能各自发挥所长，明显提高临床疗效。

（一）中西医结合男科学的形成

1. 学科的形成　我国从 20 世纪 50 年代末 60 年代初开始中西医结合研究，由此开始形成了中医、西医、中西医结合共同发展的局面。然而在中西医结合基础与临床研究蓬勃发展的最初几十年中，中西医结合男科学的相应研究仍然是零散和片面的，没有能够形成一门独立的、系统的学科。到 20 世纪 80 年代初期，全国各级医院逐渐成立中医男科，将其作为一个独立科室开展工作，然而从事中西医结合男科学研究的专业人员仍然缺乏。1987 年在湖南成立了中华中医药学会中医外科分会男性病专业委员会，大大推动了中医男科的发展，1994 年、1995 年相继成立了中华中医药学会男科分会和中华医学会男科分会，成为我国中医、西医男科事业发展的一个里程碑。随着中医、西医男科学在国内的不断发展，学科影响力不断提升，中西医结合男科学也在这一时期迎来了自身发展的第一个黄金时期。20 世纪 90 年代初，全国各级医院相继成立了男科临床科室，各大学也开始成立男科教研室，从基础与临床研究方面积极开展工作，取得了丰硕的成果。各级医疗机构不断加强中西医结合男科学的建设，并作为医院的特色来发展，在发展中西医结合男科临床的同时，积极开展科研，以科技求发展，不断承担国家和各级中西医结合男科学科研任务。在加强基础研究工作的同时，迅速培养了一大批中西医结合男科学研究生，涌现出了一批中西医结合男科学术带头人。经过这一时期的发展，极大丰富了中西医结合男科学的理论与实践，逐渐完备了学科体系，基本形成了综合运用中西医理论与方法，在中西医相互交叉渗透运用中产生了研究男性生殖系统的生理、病理和疾病防治及男性生育调节的一门新学科。学科领域包括前列腺疾病、性功能障碍、男性不育症、性传播疾病、计划生育及男性生殖健康。

2. 学术团体的发展　由于中西医结合男科学基础与临床研究的迅速发展，学术团体的建设成为必然。2001 年 10 月，中国中西医结合学会在古都西安召开了中国中西医结合学会男科专业委员会筹委会暨第一次全国中西医结合男科学术会议，中国中西医结合学会会长陈可冀院士亲临大会，对中西医结合男科学今后的发展提出殷切的希望。本次会议研讨的内容涉及了中西医结合男科学领域的各个方面，极大促进了中西医结合男科学的发展和提高。2004 年 9 月，在福建省武夷山市成功召开了中国中西医结合学会男科专业委员会成立大会暨第三次全国中西医结合男科学术会议，标志着我国中西医结合男科学术团体正式成立。随着中西医结合男科学队伍的日益壮大，学术交流和学会影响力不断扩大，各省、市相继成立了中西医结合男科学学术团体组织。自此，中西医结合男科学界有了自己独立的学术团体，各项事业有条不紊地开展起来，并取得了可喜的成果。

（二）中西医结合男科学的发展

中西医结合男科学发展的一个重要标志是专业理论的建设。尤其值得一提的是，近十年来相关学术专著陆续出版，如《中国中西医结合男科学》《实用中西医诊疗男科学》《中西医结合男科学》《中西医结合男科治疗学》《实用前列腺疾病中西医结合诊治》《男科中西方药辑要》等一大批中西医结合男科临床专著问世，丰富了本专业的理论与实践。福建中医药大学、成都中医药大学还自编了教材：《中西医结合男科学》《中西医结合男科学精讲》，将临床医疗与教学紧密地结合起来，推动中西医结合男科学可持续发展。近十年来，随着临床研究的不断深入，中西医结合男科学专家们清楚地意识到，规范中西医结合男科临床诊疗行为将有力地促进学科健康发展。为此，中国中西医结合学会男科专业委员会先后组织编写《慢性前列腺炎中西医结合诊疗指南》《勃起功能障碍中西医结合诊疗指南》《早泄中西医结合诊疗指南》《良性前列腺增生中西医结合诊疗指南》《男性不育症中西医结合诊疗指南》等临床指导性文件，这些文件将为指导中西医结合男科临床医疗、教学和科研发挥作用，标志着中西医结合男科临床诊疗逐步走向规范。

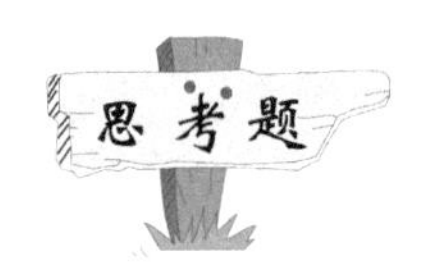

1. 中西医结合男科学研究的范畴主要包括哪几个方面？
2. 中西医结合男科学的基本内容是什么？

（编者：常德贵；审校：张敏建）

第一章思维导图

第二章　男性生殖系统解剖学基础

男性生殖系统由内、外生殖器两部分组成，内生殖器包括睾丸、输精管道和附属腺体，其中输精管道由附睾、输精管、射精管和尿道组成，附属腺体包括前列腺、精囊腺和尿道球腺；而外生殖器包括阴茎和阴囊（图 2-1）。

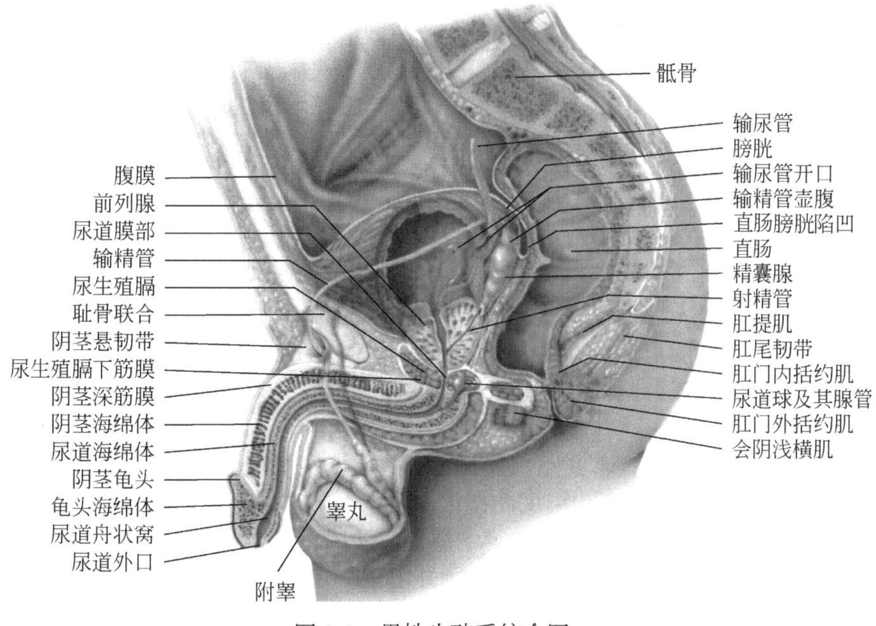

图 2-1　男性生殖系统全图

第一节　睾　　丸

正常成年男性睾丸左右各一，略呈扁卵圆形，表面光滑，大小基本对称，与附睾共居于阴囊内，左侧略低于右侧。我国成年男性的睾丸大小为 3.5cm × 3.0cm × 2.5cm，容量为 15 ～ 26ml。若睾丸体积小于 12ml，为小睾丸。睾丸分上下两端、内外两面和前后两缘。上端后部被附睾头所覆盖，下端游离；内面平坦与阴囊中隔相贴，外面隆起与阴囊壁相接触；前缘游离而隆起，后缘平直与附睾和精索下部接触，称为睾丸系膜缘，是神经、血管和淋巴管出入睾丸的部位。

一、睾丸的被膜

1. 睾丸筋膜　共分为 3 层，均来自前腹壁各层（图 2-2）。

（1）精索外筋膜：是腹外斜肌腱膜的延续。

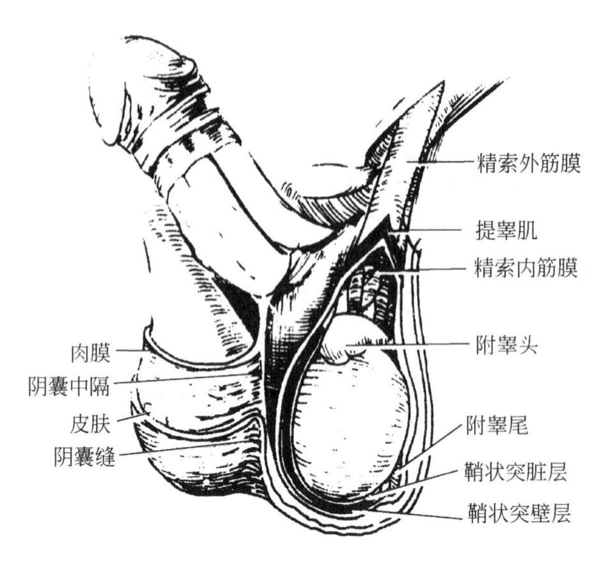

图 2-2　阴囊睾丸筋膜

（2）提睾肌和筋膜：来自腹内斜肌、腹横肌。松弛时有利于散热，从而降低阴囊温度，收缩时不仅能保护睾丸免受外来损伤，同时起到保暖的作用。

（3）精索内筋膜：起源于与腹横筋膜相连的腹膜后结缔组织，它覆盖鞘状突的壁层和脏层。

2. 睾丸的被膜　睾丸属于实质性器官，表面覆有坚实的被膜，实质部分主要由生精小管组成的睾丸小叶所构成。睾丸实质的表面由浅到深分别有 3 层膜：

（1）睾丸固有鞘膜是腹膜的延续，分为脏层和壁层。脏层直接覆盖于睾丸及附睾的表面，壁层位于脏层和精索内筋膜之间，脏、壁两层在睾丸后缘借睾丸系膜相延续，形成一个潜在的腔隙称为鞘膜腔，鞘膜腔内含有少量的浆液有利于睾丸在鞘膜腔内滑动。在胎儿期鞘膜腔和腹膜腔仍然相通，出生后腹膜鞘状突逐渐闭锁，形成鞘韧带。若出生后腹膜鞘状突仍未闭合，则鞘膜腔和腹膜腔可形成交通，腹腔液体可经腹膜鞘状突进入鞘膜腔，形成交通性鞘膜积液。若腹膜鞘状突下段部分闭锁，则可形成精索鞘膜积液。睾丸鞘膜腔内液体增多则形成睾丸鞘膜积液。

（2）白膜（tunica albuginea）是一层富有弹性的纤维膜，厚而坚韧，紧密包绕睾丸组织。白膜于睾丸后上缘伸入睾丸实质形成睾丸纵隔，从纵隔再发出睾丸小隔，呈放射状伸入睾丸实质，将睾丸分隔成 200 ～ 300 个圆锥形睾丸小叶。小叶以白膜为底，尖部朝向纵隔。睾丸实质不易与白膜剥离。

（3）血管膜（vascular tunica）紧贴白膜深面，是睾丸实质血供的主要来源，由睾丸动脉主支及其伴行静脉构成，还有调节睾丸内温度的作用。

以上 3 层合称为睾丸包膜，有支持和容纳睾丸实质的作用。睾丸包膜的收缩和舒张对睾丸实质起一种挤压的作用，使睾丸内压增加，促进睾丸内精子向附睾排放。

二、睾丸实质

睾丸实质由精曲小管、精直小管、睾丸网及睾丸间质组成。在睾丸实质矢状面上可见睾丸实质大部由睾丸小叶组成，每个睾丸小叶内含有 2 ～ 4 个精曲小管，精曲小管呈白色，管径纤细且极度迂曲，每条精曲小管长 70 ～ 80cm，精曲小管的内层是生精上皮，生精上皮由两种细胞组成，一种是生殖细胞，主要的功能是生成精子；另一种是支持细胞。支持细胞的侧面凹窝中镶嵌着各级生精细胞，其基底紧密连接，阻止大分子物质通过，形成生精小管内外物质交换的屏障，称为血 - 生精小管屏障。每个睾丸小叶内的精曲小管逐渐向睾丸后上部的睾丸纵隔汇合形成精直小管，然后各睾丸小叶的精直小管进入睾丸纵隔后相互吻合，形成睾丸网，并由睾丸网发出 8 ～ 15 条睾丸输出小管，经睾丸后缘上部进入附睾头。精曲小管周围疏松的结缔组织，称为间质。在间质中含有丰富的血管及淋巴管，同时除含有丰富的纤维细胞、巨噬细胞、肥大细胞外，还含有一种合成和分泌雄激素的特殊细胞，称为间质细胞（interstitial cell 又称 Leydig 细胞），这是激发和调控男子生殖生理的特有细胞（图 2-3）。

三、睾丸的血供

1. 睾丸动脉　睾丸的血液主要由睾丸动脉供应，睾丸动脉位于肾动脉下方主动脉的前侧壁，右侧睾丸动脉跨过腰大肌、下腔静脉、生殖股神经、输尿管和髂外动脉，与精索合并进入右侧腹股沟管。左侧睾丸动脉经肠系膜下动脉后方，跨过左结肠动脉，与精索合并进入左侧腹股沟管。

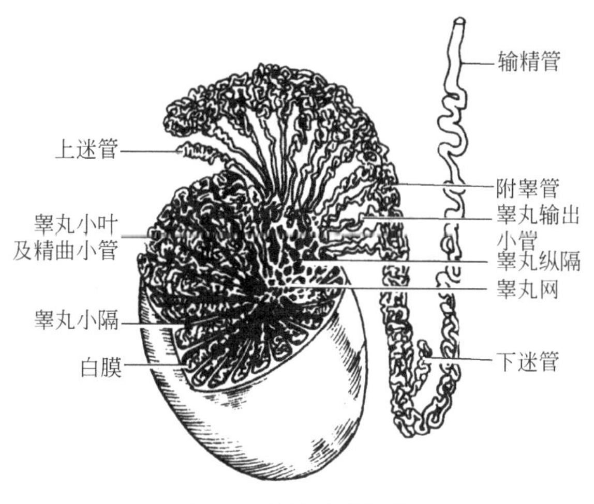

图 2-3　睾丸内部结构

睾丸动脉主要营养睾丸和附睾。睾丸动脉离开腹股沟管到达睾丸上端后，发出附睾上、下动脉，然后分成弯曲的两条主支，外支称睾丸内动脉，内支称睾丸下动脉。睾丸动脉由蔓状静脉丛包绕，越接近睾丸越弯曲，便于睾丸上升和下降，保持睾丸适当的温度，有利于精子的生成。内支穿行于睾丸和附睾体之间，于睾丸后侧穿过白膜进入血管膜。

睾丸动脉的分支与输精管动脉及提睾肌动脉相互吻合，使睾丸、附睾的血供得到补充（图 2-4）。

2. 睾丸的静脉回流　睾丸的静脉回流包括睾丸内和睾丸外两部分。在睾丸内部，睾丸小叶的静脉有两个引流方向，朝睾丸网的向心静脉，经睾丸网穿出汇入蔓状静脉丛；朝睾丸表面行走的离心静脉在睾丸的血管膜汇成较大的静脉，每两条静脉与一条睾丸动脉的主支伴行，向睾丸门方向集合加入蔓状静脉丛（图 2-5）。

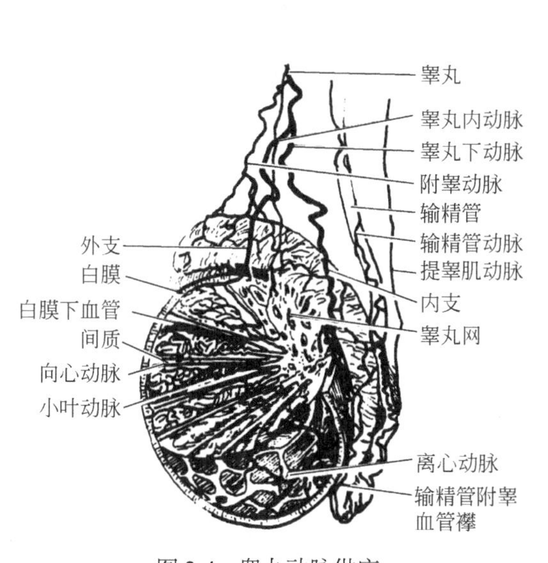

图 2-4　睾丸动脉供应

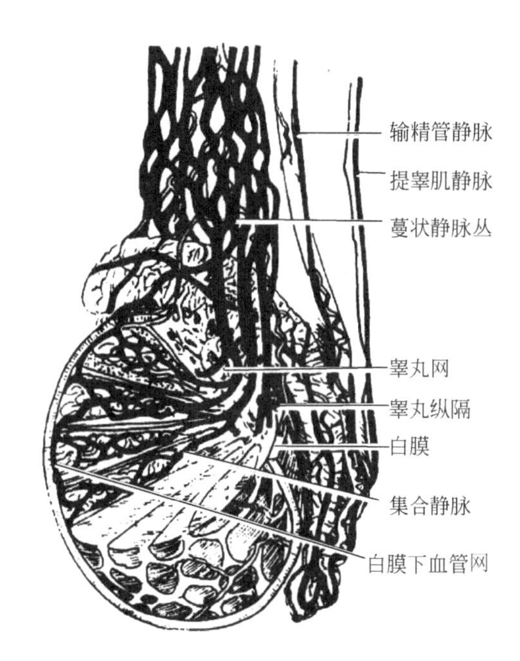

图 2-5　睾丸静脉回流

离开睾丸附睾的静脉与输精管的静脉分别组成深静脉丛和表浅静脉丛。

（1）深静脉丛由 3 个部分组成。

1）前组由蔓状静脉丛和睾丸静脉（精索内静脉）组成，是睾丸和附睾血液回流的主要途径。来自睾丸和附睾前方的静脉相互吻合形成约 10 余条的静脉支，组成网状的蔓状静脉丛，伴随睾丸动脉走行于精索内输精管的前方。蔓状静脉丛逐步汇合为 3 ～ 4 条，通过腹股沟管外环时约减为 2 条。这 2 条静脉汇合成单一的睾丸静脉，沿盆腔壁上行，左侧呈直角汇入左肾静脉，右侧多数在肾静脉下方斜行汇入下腔静脉，少数汇入右肾静脉，临床上精索静脉曲张以左侧多见。

2）中组位于深静脉丛的中央，由引流附睾尾部的静脉和输精管静脉组成。引流附睾尾部的静脉汇入腹壁下静脉和髂外静脉。输精管静脉部分汇入膀胱前列腺静脉丛到髂内静脉，部分伴随输精管汇入精索内静脉回流入肾静脉和下腔静脉。

3）后组由提睾肌静脉（精索外静脉）组成，在接近外环处与精索分开，注入腹壁下静脉。

（2）浅静脉丛睾丸被膜的血液经阴部外静脉流入大隐静脉或经会阴浅静脉回流入阴部内静脉。提睾肌静脉通过浅静脉丛连接精索静脉丛和腹壁下静脉。

四、睾丸的神经支配

分布于睾丸的神经，来自肾丛及腹主动脉丛，均为无髓纤维，发出的细小纤维束沿睾丸动脉下降，称精索上神经。神经纤维在附睾头走出精索斜穿白膜，在血管膜内成丛状伸向睾丸下端，除少数纤维止于白膜外，大多数纤维与血管壁相关联，并分布于间质内，起自睾丸的传入纤维，伴随睾丸动脉走行，进入脊髓第 10 ～ 12 胸节，与睾丸痛觉有关。不过临床麻醉发现，麻醉达第 10 胸节的患者，睾丸感觉仍正常，达第 8 胸节已感觉迟钝，至第 5 胸节才近乎感觉消失。这表明睾丸及其鞘膜可能还有其他传入神经分布，或与睾丸牵涉痛局部定位有关。

五、睾丸生理功能

（一）精子的生成

精子是由生精小管的生精上皮细胞产生，是人类繁衍后代最基本的物质之一，成熟的生精小管内壁的深染精原细胞 A（Ad）经有丝分裂，一半与原来相同成为新的生精干细胞，一半发育成浅染精原细胞 A（Ap），Ap 再分裂成 B 型精原细胞。再经 3 ～ 5 次有丝分裂才发育成初级精母细胞。后者经减数分裂为次级精母细胞，再有丝分裂，最后形成精子细胞，附着于支持细胞上发育为成熟的精子。其中一半含 X 染色体，与卵子受精后产生女婴，一半含 Y 染色体，受精后产生男婴。人的生精周期为 70 天左右（64 ～ 76 天），生精上皮的基底外有一层固有膜，它的作用是帮助精子流入睾丸网。不少患有不育症的患者，其固有膜明显增厚。

（二）睾丸的内分泌功能

1932 年人们首先由 15 000ml 尿液中提取 15mg 雄酮，此后由睾丸及尿液中提取出多种有生物活性的激素如睾酮、雄烯二酮、脱氢表雄酮等，统称为雄激素。雄激素是一类甾体激素，睾丸、卵巢和肾上腺皮质都能以胆固醇为原料合成雄激素，男性体内的雄激素绝大部分由睾丸间质细胞合成和分泌，少量来自肾上腺皮质网状带。成人肾上腺直接分泌或通过前体分子在脂肪和肌肉组织转化的睾酮约 100μg/24h，约占男子日产量的 2%，这个量的雄性激素对青春期的发动有重要意义。睾丸间质细胞合成的雄激素主要是睾酮，肾上腺皮质则产生活性较弱的雄烯二酮、脱氢表雄酮。相反女性体内的雄激素主要由肾上腺皮质产生，卵巢只产生少量的雄烯二酮、脱氢表雄酮。男性血浆睾酮浓度一般为 0.35 ～ 1.1μg/100ml，女性一般为 0.03μg/100ml。

1. 雄激素有以下几个特点

（1）其化学结构都类似于胆固醇。

（2）其作用主要是刺激雄性附属性器官和第二性征的发育及维持。

（3）其中活性最强的为睾酮，其活性比雄烯二酮强 10 倍以上，而睾酮刺激某些靶器官（如前列腺），在 5α - 还原酶的作用下，生成双氢睾酮（活性比睾酮大），因而有人认为它可能是细胞内真正起作用的雄激素。

2. 雄激素的生理作用

（1）促进雄性附属性器官的发育。当切除睾丸后，前列腺、精囊及阴茎均逐渐萎缩。由于前列腺对睾酮特别敏感，因此动物造模时，常以动物前列腺体质量的增加来测定雄激素的生物活性。

（2）刺激雄性第二性征的出现及维持。

（3）刺激性中枢，维持正常的性兴奋。

（4）刺激生精小管生成精子，保持精子的成熟和活力。

3. 支持细胞主要功能

（1）支持作用：在生精上皮中，支持细胞作为支架，对生精细胞起着支持作用。

（2）营养作用：生精小管的生精上皮中无毛细血管，基底小室中的生精细胞可直接从生精小管外获得营养物质，此过程有赖于支持细胞的参与。

（3）吞噬作用：支持细胞能吞噬变性的生精细胞及残余物质。

（4）分泌功能：在生精小管的管腔中存在着管腔液，由支持细胞分泌，是睾丸液的组成成分之一。支持细胞能分泌合成一种蛋白质，它和雄激素睾酮、脱氢睾酮有很强的亲和力，故称雄激素结合蛋白质（androgen binding protein ，ABP），ABP 通过与雄激素的结合，使生精小管中的雄激素集中浓缩于管腔，有利于精子形成。此外，支持细胞还能分泌抑制素及少量雌激素。

（5）形成血 - 生精小管屏障（blood-testis barrier，BTB）：实验证明将镉注入血管后，可通过睾丸毛细血管内皮、生精小管界膜进入生精上皮的生精细胞间隙中，但被支持细胞之间的一种特殊复合连接所阻挡，这种复合连接结构称为血 - 生精小管屏障。其原因是支持细胞之间的基部胞膜紧密连接，阻挡大分子物质穿过，从而保护生精微环境。

第二节 阴茎、阴囊

阴茎悬垂于耻骨弓前缘，附着于耻骨弓前缘的耻骨下支、坐骨支和尿生殖膈下筋膜，是男性主要的性器官。阴茎形态上可分为阴茎根、阴茎体、阴茎头三部分。阴茎根部是阴茎的固定部，由阴茎海绵体左、右脚和尿道球组成。阴茎体部是阴茎的可动部，由阴茎海绵体和尿道海绵体共同组成，呈圆柱状，外面包裹阴茎皮肤。阴茎头部由尿道海绵体末端的膨大部形成，其顶部前下方有尿道外口，阴茎头底部的游离缘隆起称为阴茎头冠，冠的后方与阴茎体部交界的狭窄移行部称为阴茎颈，又名冠状沟，在冠状沟处有能产生包皮垢的腺体。阴茎海绵体是具有勃起功能的组织，尿道海绵体的中心有尿道，是排尿和射精的通道（图 2-6）。

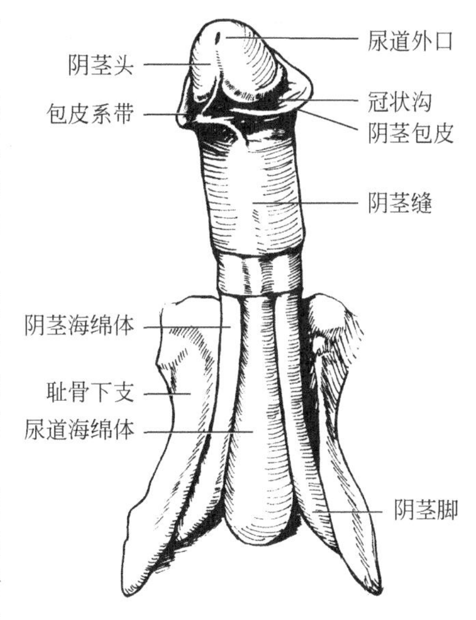

图 2-6 阴茎解剖结构

阴茎皮肤薄而柔软，是全身最薄的皮肤，厚不到 1mm，富有伸缩性，活动度大，阴茎皮肤可在勃起组织表面自由滑动。在阴茎前端冠状沟处，内外两层皮肤反折形成包皮，其内层称为内板，经冠状沟移行于阴茎头，内外层包皮相移行的游离缘形成包皮口。阴茎的筋膜由浅至深依次为阴茎浅筋膜（Colles' s fascia）、阴茎筋膜（Buck' s fascia）及白膜（tunica albuginea）。尿道海绵体处的白膜最薄，并且包含有平滑肌，能帮助完成射精，阴茎头处无白膜包裹。

阴茎由两个韧带支撑，一个是与腹白线延续的悬带状韧带（fundiform ligament），它分散开来包绕阴茎体，并与阴囊纵隔融合。另一个是由阴茎筋膜增厚形成的三角状悬韧带（suspensory ligament），该韧带与耻骨联合的连接使得阴茎在勃起时维持正常姿势。切断该韧带将导致阴茎勃起时成角减小。

阴囊位于阴茎的下方，肛门的前面，由中间的隔障分为两个囊，每一个囊内有睾丸、附睾和精索。阴囊皮肤薄而柔软，富有汗腺、皮脂腺，表面附有少量阴毛。阴囊是腹壁的延续部分，组织层次与腹前壁各层一致，由外向内依次为皮肤、肉膜、会阴浅筋膜、精索外筋膜（即提睾肌筋膜）、提睾肌、精索内筋膜及睾丸固有鞘膜。

阴囊具有保护睾丸和精索的功能，阴囊具有较大伸缩性，能在不同温度下随意舒张或收缩，以调节睾丸的温度。睾丸产生精子，需在适当的温度下生存。阴囊内温度一般比腹腔低 1.5 ～ 2℃。睾丸需在比体温低 1 ～ 1.5℃的情况下，才能产生正常精子，否则将导致精子的数量与质量改变。阴囊内温度的调节，依赖于阴囊壁在不同的温度下，以舒张或收缩的作用来控制。当天热时，阴囊壁松弛，阴囊汗腺大量分泌散热而降温；天冷或皮肤受到外界刺激时，阴囊壁收缩增厚并向上提升，具有升温和保温作用。精子的产生，对体温的改变极为灵敏，如在胚胎发育过程中，睾丸未降到阴囊内形成的隐睾症，往往影响睾丸和精子的正常发育。

一、阴茎海绵体

阴茎海绵体（corpus cavernosa）是主要的勃起组织，由结缔组织和海绵体窦构成，左右各一，呈圆柱形，其外包裹的白膜是致密的胶原纤维和弹力纤维组织。海绵体窦系由平滑肌组成的海绵状勃起组织，腔内覆盖内皮细胞，分泌内皮衍生舒张因子（endothelial derived relaxation factor，EDRF）调节海绵体平滑肌的舒缩功能。阴茎海绵体内有毛细血管、螺旋动脉、小静脉等血管穿行，白膜有导静脉斜形穿出。两个阴茎海绵体相邻处白膜融合形成中隔，并发出分支伸入海绵体内部形成小梁以支持勃起组织。同时，阴茎海绵体白膜中隔内有蜂窝状裂隙使左右阴茎海绵体血液相互交通，使得阴茎勃起时两侧阴茎海绵体血液充盈程度相等。阴茎海绵体近端逐渐相互分离成阴茎脚，其中有血管和神经穿入（图 2-7）。

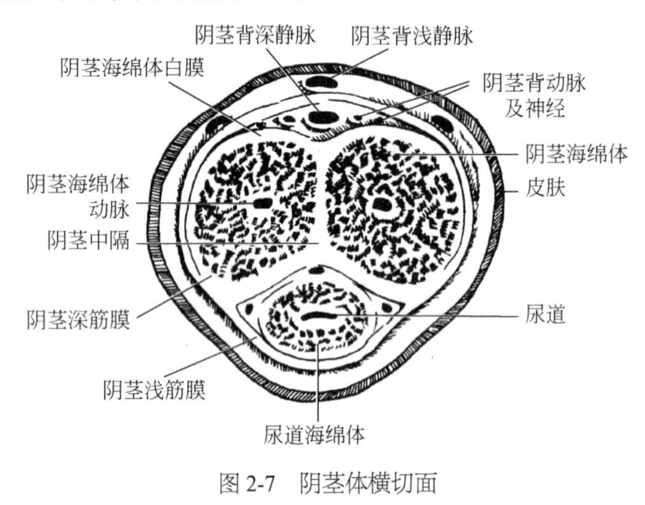

图 2-7　阴茎体横切面

二、尿道海绵体

尿道海绵体（corpora spongio-sum）为细长的圆柱形结构，位于阴茎海绵体下方的尿道沟内，尿道贯穿其全长，同时具有排尿和射精功能。尿道海绵体的前端膨大形成阴茎头，覆盖着阴茎海绵体前端，后端稍膨大形成尿道球，被球海绵体肌所覆盖。尿道海绵体的结构与阴茎海绵体相似，但白膜结构薄弱而不完整，平滑肌成分较阴茎海绵体少，不具有勃起功能。

球海绵体肌伞形覆盖尿道球部和尿道海绵体，受阴部神经的支配，球海绵体肌的收缩有助于提高海绵体内压，排尽尿液或射精。

三、阴茎的血管分布

1. 阴茎动脉　供应勃起器官的动脉分别来自浅层和深层动脉系统。浅层动脉系统是两个对称排列的管道，起自股动脉的分支——阴部外动脉。浅层动脉血管又分为背侧分支和腹侧分支，供应阴茎皮肤，在冠状沟处与深部动脉系统相沟通。深部动脉系统来自阴部内动脉——髂内动脉的末端分支。阴部内动脉穿过尿生殖膈下筋膜进入会阴浅隙发出会阴支后成为阴茎动脉，经坐骨大孔出骨盆，下行经骶髂韧带的深面绕过坐骨棘进入坐骨小孔，经坐骨小孔进入坐骨直肠窝，行于外侧壁的阴部管内，主干向前入会阴间隙成为阴茎动脉，其平均外径为 2.5mm。阴茎动脉在接近尿道球部时分出球动脉和尿道动脉，在耻骨弓状韧带后最终分出阴茎背动脉和阴茎深动脉（也称海绵体动脉）两终支。球动脉供应球海绵体肌和尿道海绵体近侧端血液，尿道动脉供应尿道的血液。阴茎背动脉从海绵体脚前方进入阴茎背侧，行走于阴茎筋膜和白膜之间，其平均外径为 1.5mm。阴茎背动脉向阴茎远侧行走时发出螺旋动脉伴随螺旋静脉环绕在阴茎海绵体白膜表面，并有细小分支伴随导静脉进入阴茎海绵体，阴茎背动脉主要营养阴茎头。海绵体动脉是主要的营养与功能动脉，在阴茎脚斜穿海绵体并走行于阴茎海绵体中央，平均外径 1.2mm，双侧海绵体动脉沿途树枝样发出螺旋动脉，再分支成细小动脉进入海绵窦。所有的阴茎动脉之间有许多吻合通路。两侧阴茎海绵体内的血液可以互相交通（图 2-8）。

2. 阴茎静脉　阴茎的血液回流由两套静脉收集系统来完成：阴茎皮肤的静脉血经阴茎背浅静脉，分左右两支汇入阴部外静脉；阴茎头和阴茎海绵体的静脉血经小静脉汇入阴茎背深静脉，阴茎海绵体中一部分小静脉由阴茎背侧穿出并直接汇入阴茎背深静脉，另一部分则从阴茎海绵体腹侧穿出并同尿道海绵体小静脉汇合后经阴茎海绵体两侧至阴茎背侧，再汇入阴茎背深静脉。阴茎背深静脉走行于阴茎背侧沟内，位于阴茎深筋膜和白膜之间，在其行程中不断接受环绕海绵体的螺旋静脉的血液，向上经耻骨弓韧带和尿生殖膈前缘进入盆腔，然后分为左右两支加入前列腺静脉丛和阴部静脉丛。阴茎背深静脉在耻骨联合下缘和阴部内静脉具有吻合支，部分血流可经阴部内静脉回流。

阴茎海绵体内的血液汇合成小静脉穿行于白膜和周围海绵窦之间形成白膜下静脉丛，斜形穿出白膜后汇合成导静脉，大多数导静脉从阴茎背侧穿出白膜汇入背深静脉，小部分从侧面经螺旋静脉汇入背深静脉。海绵体静脉、球静脉、脚静脉等收集阴茎海绵体近侧 1/3 的导静脉血液，汇合成海绵体静脉，随后合并成海绵体总静脉。海绵体总静脉穿行于尿道球部，在海绵体脚部汇流至髂内静脉，是阴茎海绵体的主要静脉回流途经（图 2-9）。

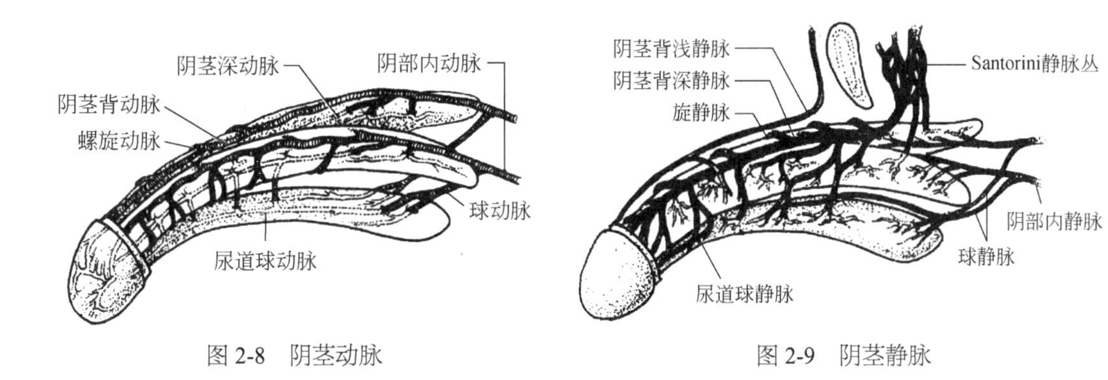

图 2-8　阴茎动脉　　图 2-9　阴茎静脉

四、阴茎的神经

阴茎的勃起功能有赖于阴茎循环系统和神经系统的健全，阴茎有两种神经分布，即植物性神经（交感和副交感神经）及躯体神经（感觉和运动神经）。

1. 副交感神经　来源于 S_2 ～ S_4 中间外侧细胞柱。其节前神经与交感神经在盆丛汇合，再发出分支支配直肠、膀胱、前列腺、后尿道和阴茎海绵体。在前列腺和尿道手术时应避免损伤而导致医源性勃起功能障碍。

2. 交感神经纤维 来自 $T_{11} \sim C_2$，通过主动脉前丛和副交感链下行至腹下神经丛，其分支与副交感神经会合形成海绵体神经。动物试验证实，刺激海绵体神经和盆丛时可诱发勃起，但刺激腹下神经或交感干时可导致肿胀的阴茎萎软，说明刺激骶部副交感神经阴茎可充血胀大，而刺激胸腰部交感神经则使阴茎萎软。

3. 躯体感觉神经 起源于阴茎皮肤、阴茎头、尿道和海绵体内的感觉神经感受器，会聚成阴茎背神经束并与其他神经汇合成为阴部内神经，通过 $S_2 \sim S_4$ 神经根至脊髓。

4. 躯体运动神经 来自于骶神经的阴部神经，成对地与阴茎动脉一起走行，穿过坐骨大孔，进入盆腔，支配尿道和尿道海绵体及形成阴茎背神经。深部分支支配球海绵体肌和坐骨海绵体肌。坐骨海绵体肌收缩可压迫并增粗阴茎海绵体，使海绵体内压高达数十千帕（kPa），达到坚硬勃起。球海绵体肌节律收缩使精液通过尿道排出体外。

阴茎的神经主要是阴茎背神经和海绵体神经。阴茎背神经是阴部神经的第一个分支，阴部神经来自骶丛（$S_2 \sim S_4$），随阴部内动脉一起出盆腔，在闭孔内肌附近发出阴茎背神经，穿过会阴深横肌，绕过阴茎脚进入阴茎背侧，沿阴茎海绵体背外侧表面下行，沿途发出许多小的神经分支，末端终止于阴茎头。阴茎背神经主要传递阴茎头和阴茎皮肤的感觉。

五、阴茎的淋巴管

阴茎的淋巴管分为深、浅两组。浅组淋巴管收集阴茎皮肤及阴茎筋膜的淋巴液，与阴茎背浅静脉伴行，在阴茎根部向上经耻骨联合和皮下环前方，呈弓状弯曲，最后汇入腹股沟下浅淋巴结。深组淋巴管收集阴茎头和阴茎海绵体的淋巴液，经阴茎筋膜深面，与阴茎背深静脉伴行，注入腹股沟深淋巴结，再经腹股沟管至髂外淋巴结。还有一部分淋巴管直接注入髂内淋巴结。

六、阴茎的生理功能

阴茎主要具有排尿、排精及勃起的功能。阴茎的勃起主要是一系列的神经血管活动，勃起的程度取决于动脉流入血量和静脉流出血量之间的平衡。当动脉流入血量低，与静脉流出量平衡时，阴茎松弛；动脉流入增加，静脉流出减少时，阴茎的含血量增加，产生勃起。影响阴茎勃起的神经主要有交感神经和副交感神经，交感神经作用为主时，动脉平滑肌和海绵体小梁平滑肌收缩，进入阴茎的血量减少，阴茎松弛；当副交感神经作用为主时，动脉平滑肌和海绵体平滑肌舒张，大量的血液进入海绵体内，使阴茎勃起。

第三节 输精管道

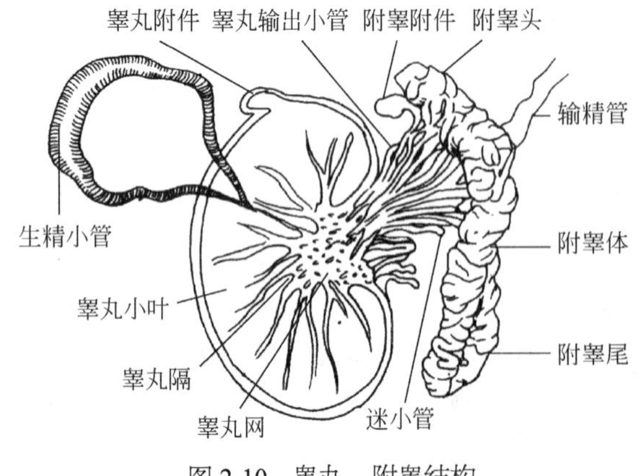

图 2-10 睾丸、附睾结构

一、附 睾

附睾（epididymis）为一对细长的扁平器官，主要由附睾管构成，长 5 ～ 6cm。上端膨大称附睾头，经睾丸输出小管与睾丸相连；下端尖细称附睾尾，借结缔组织与鞘膜脏层相连，附睾尾转向内后上方，逐渐移行为输精管。附睾头和附睾尾之间狭长的部分称附睾体，贴附于睾丸后缘并有睾丸鞘膜脏层覆盖（图 2-10）。

1. 附睾的解剖结构 附睾头内可见多数含丰富血管的结缔组织小隔称附睾小隔，将附睾头分成 8 ～ 15 个附睾小叶。附睾小叶呈圆锥形，底部为附睾游离缘，尖部指向睾丸纵隔。由睾丸网发出的 8 ～ 15 条睾丸输出小管经睾丸后缘上部进入附睾头，进入附睾小叶后逐渐迂曲形成附睾圆锥，在圆锥底部迂曲的小管由上而下逐步汇合成附睾管，沿卷曲的途径向下经附睾体到尾部，增大延续成输精管。附睾管有储存精子并使精子进一步成熟的作用。

附睾表面也像睾丸一样，覆盖同样的三层膜，由外而内依次为固有鞘膜脏层、白膜和血管膜，与睾丸相连续，但一般稍薄。

2. 附睾的血供

（1）附睾动脉：附睾的血液由发自睾丸动脉的附睾上、下动脉和输精管动脉的末梢支共同供应，通过毛细动脉供应附睾头、体。附睾尾部由来自提睾肌的动脉供应。

（2）附睾的静脉回流：附睾的静脉起始于实质的管周毛细血管网，逐步汇合于睾丸和附睾头上方，形成蔓状静脉丛包绕睾丸动脉走行于精索内，左侧注入肾静脉，右侧注入下腔静脉。

3. 附睾淋巴引流　睾丸和附睾的淋巴液经同一路径回流。

睾丸和附睾的淋巴管形成浅、深二丛。

（1）浅淋巴管：浅淋巴管丛位于睾丸固有鞘膜脏层的内面。

（2）深淋巴管：深淋巴管丛起始于睾丸、附睾内管道系统的毛细淋巴管，位于睾丸和附睾的实质内。深丛汇集成 4 ～ 8 条淋巴管，在精索内伴随睾丸血管上行，在输尿管交叉平面与血管分开，向内侧汇入腔静脉前淋巴结，最后汇入腰淋巴结。左侧睾丸的淋巴回流先到腹主动脉旁左侧淋巴管（包括左肾门上淋巴管），然后到腹主动脉与下腔静脉之间的淋巴管，一般不到下腔静脉旁右侧淋巴管。右侧睾丸的淋巴管汇入位于肾静脉和主动脉交叉之间的腹主动脉前淋巴结和下腔静脉前淋巴结，一小部分汇入腹主动脉旁淋巴管，体现了腰部淋巴回流一般从右到左的规律。然而，双侧睾丸恶性肿瘤广泛转移时，由于大量淋巴回流，可能从左向右回流、逆行回流，会发现所有的腰部淋巴和髂总淋巴结都有转移。在极少数情况下，睾丸淋巴沿输精管直接回流到髂外淋巴结。由于睾丸起源于肾和肾上腺的平面，因此睾丸的淋巴与肾和肾上腺的淋巴之间互相有吻合。

4. 附睾的神经支配　附睾的神经均来自精索丛下部的精索下神经，起源于脊髓第 11 ～ 12 胸节和第 1 腰节的下腹下丛（盆丛）的纤维与来自膀胱丛的纤维形成精索下神经，沿输精管下降，除少数至输精管外，大部分神经纤维进入附睾。

5. 附睾的生理功能

（1）吸收功能：睾丸的支持细胞每日分泌大量睾丸网液流入附睾。研究表明，一只公羊每日约分泌 40ml 睾丸网液，使不活动的精子流入附睾。这些睾丸网液最后由附睾排出的只有 0.4ml，所以 99% 的睾丸网液在附睾头部被重吸收，形成环流。

（2）分泌功能：附睾上皮具有分泌功能，主要分泌物包括甘油磷酸胆碱（glycerophosphate choline，GPC）、肉毒碱、唾液酸和糖蛋白等，与精子代谢、成熟和正常生理功能密切相关。此外附睾上皮也可分泌雄激素，雄激素经 5α- 还原酶作用转变为双氢睾酮及 3α- 雄烯二醇，它们对精子在附睾内的成熟起着重要的作用。

（3）收缩功能：附睾管有自发节律收缩功能，可帮助精子运行至输精管。

6. 附睾对精子的作用

（1）输出精子：精子进入附睾后，由于附睾分泌液的压力、附睾管的收缩及精子本身的活动力，使精子由附睾流向输精管。

（2）成熟精子：精子在通过附睾时获得了运动与受精能力。精子通过附睾需 14 ～ 20 天，而其成熟需 10 ～ 12 天，此时精子由无运动能力精子变成具有运动与受精能力的精子。雄激素的作用是精子在附睾中成熟的必需因素。

（3）贮藏精子：附睾体部及尾部为精子成熟和储存场所，睾丸不断产生精子，主要储存于附睾中，时间一般为 5 ～ 25 天，也可长达几个月。

（4）营养精子：附睾上皮分泌液体（含蛋白质和钾等）可以营养精子。

（5）免疫屏障：附睾具有屏障作用，可以阻止精子进入其上皮内，以免发生自身免疫反应。

（6）降解和吸收未射出的精子：附睾中的吞噬细胞可以解体和吸收未射出的精子。

二、输　精　管

1. 输精管的结构与走行　（图 2-11）。输精管（ductus deferens）为一对细长的管状结构，全长 31 ～ 32cm，成人输精管外径为 2.8 ～ 3.2mm，管腔内径为 0.5 ～ 0.8mm。管壁较厚，由黏膜、肌层和纤维膜构成。黏膜上皮为假复层柱状上皮，具有分泌功能；肌层发达，硬度高，触之如硬索，其强有力的收缩有利于精子的排出；外层纤维膜富含血管和神经。

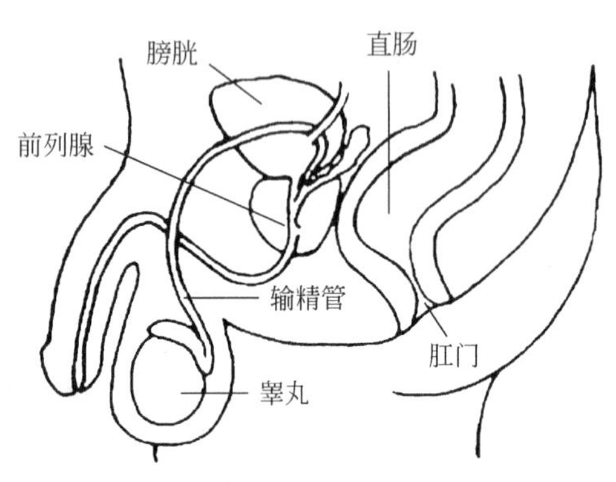

图 2-11　输精管周围结构

然后随精索经阴囊、腹股沟管后进入盆腔，穿过输尿管前面和脐中韧带后方到达膀胱底部，与精囊腺的排泄管汇合形成射精管。根据输精管走行的不同部位可将其分为 4 个部分：

（1）睾丸部：该段由附睾尾延续而来，比较迂曲，沿附睾内后方上行，终于附睾头水平，然后移行于输精管精索部。

（2）精索部：起始于附睾头水平的睾丸部，终于腹股沟管外环处。该段在移行过程中加入精索，沿精索血管的内后方上行。由于该段管壁较厚，易于在体外扪及，为一质硬的索状物，输精管结扎术多在此段施行。

（3）腹股沟部：起自腹股沟管外环，经腹股沟管终止于腹股沟管内环处，而后移行于输精管盆部。

（4）盆部：进入腹股沟管内环后，向内跨过腹壁下动脉根部，急转向内下方。其表面有腹膜覆盖，形成腹膜皱襞，称输精管襞。输精管盆部达骨盆入口处后，斜跨髂外血管进入盆腔，然后沿骨盆侧壁转向后下方并先后和脐动脉索、闭孔血管和神经以及膀胱血管交叉，然后向内侧跨过输尿管，向前内方经过膀胱与直肠之间，到达膀胱底部和精囊腺上端，沿精囊腺内侧向下内方走行。两侧输精管逐渐相互靠拢，在前列腺后上方形成梭形膨大，称为输精管壶腹。

输精管壶腹长 2.3 ～ 7.0cm，表面呈结节状，内腔凹凸不平，管壁上有隔状皱襞，皱襞间形成的陷窝称为壶腹憩室。壶腹内有一条主管纵贯皱襞中央以沟通全腔。壶腹下端逐渐变细，于前列腺底的后上方与精囊腺的排泄管汇合成狭窄的射精管进入前列腺。

2. 输精管的血管、淋巴及神经

（1）血管：输精管的血液供应主要来自输精管动脉，它与来自睾丸动脉的附睾下动脉及其邻近动脉均有交通支，有时膀胱下动脉的分支也参与输精管的血供。输精管静脉主要经膀胱静脉丛注入髂内静脉丛，或经精索内静脉注入肾静脉或下腔静脉。

（2）淋巴：输精管的淋巴管丰富，越靠近膀胱越密，与附睾和输精管动脉伴行。与附睾伴行的淋巴管回流到精索淋巴管，最后引流到腰淋巴结；与输精管动脉伴行的淋巴管回流入髂外淋巴结。

（3）神经：输精管的神经来自精索丛下部的精索中神经，由起源于脊髓第 12 胸节和第 1 ～ 3 腰节的上腹下丛的神经纤维组成，向尾侧延伸经腹股沟管内环到达精索，主要分布于输精管，有少量纤维沿输精管向下分布于附睾。输精管以交感神经的支配占优势。

3. 输精管的生理功能　输精管的主要功能是运输精子，而输精管壶腹则是储存精子的第二场所。当输精管由于各种原因造成阻塞时，精子不能正常地通过输精管进入精囊，完成精子运输过程；

如果双侧输精管均阻塞时，会引起梗阻性无精子症，导致男性不育。

三、射　精　管

射精管（ejaculatory duct）位于膀胱底部，贯穿前列腺，是输精管和精囊腺的排泄管汇合而成的成对肌性管道。走向由后外方向内下方斜穿前列腺实质约 2cm，最后开口于尿道前列腺部精阜中央的前列腺小囊下方，左右各一，该口称射精管开口。射精管管壁肌层较厚，分为内纵、中环和外纵 3 层。输精管壶腹和射精管肌层的收缩有助于射精时精液的排出。射精管的动脉、静脉、淋巴及神经支配与精囊腺相同。射精管平时呈闭合状态，性高潮时出现节律性强烈收缩，促使附睾尾、输精管的精子和精囊腺分泌物喷出于后尿道（图 2-12）。

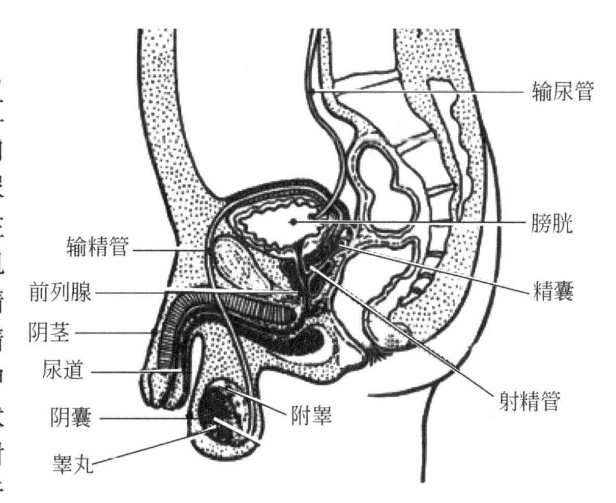

图 2-12　射精管周围结构

四、尿　　道

男性尿道（male urethra）兼有排尿和排精的功能，起自膀胱的尿道内口，止于阴茎头的尿道外口，成人尿道长 16 ～ 22cm，管径平均为 5 ～ 7mm。男性尿道可分为前列腺部、膜部和海绵体部三部分（图 2-13）。

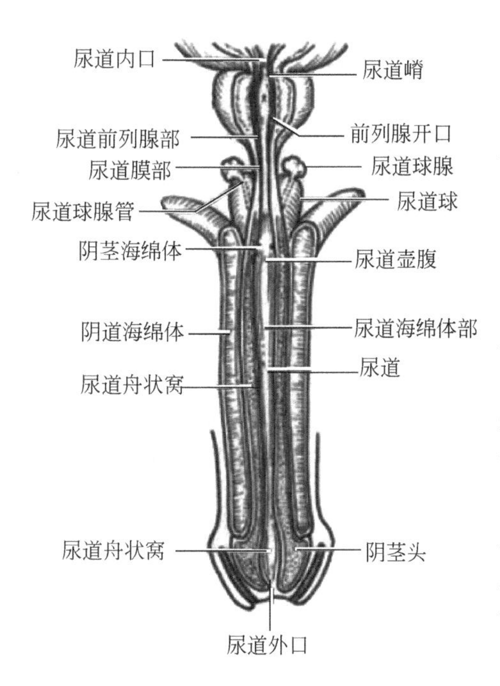

图 2-13　男性尿道冠状切面

1. 前列腺部（prostatic part）　为尿道穿过前列腺的部分，长约 3cm，是尿道中最宽和最易扩张的部分。此部后壁上有一纵行隆起，称为尿道嵴，嵴中部隆起的部分称精阜。精阜中央有小凹陷，称前列腺小囊，其两侧各有一个细小的射精管口。尿道嵴两侧的尿道黏膜上有许多细小的前列腺排泄管开口。

2. 膜部（membranous part）　为尿道穿过尿生殖膈的部分，长约 1.5cm，是男性尿道中最短的部分，其周围有尿道膜部括约肌环绕，该肌为横纹肌，有控制排尿的作用，又称尿道外括约肌。膜部位置比较固定，当骨盆骨折时，易损伤此部。临床上将尿道的前列腺部和膜部合称为后尿道。

3. 海绵体部（cavernous part）　为尿道穿过尿道海绵体的部分，是尿道中最长的一段，长 12 ～ 17cm，临床上称为前尿道。尿道球内的尿道管径最宽，称尿道球部，尿道球腺开口于此。阴茎头内的尿道扩大称尿道舟状窝。尿道的黏膜下层有许多黏液腺，称尿道腺，其排泄管开口于尿道黏膜。

男性尿道在行程中粗细不一，有三个狭窄、三个膨大和两个弯曲。三个狭窄分别位于尿道内口、尿道膜部和尿道外口，以外口最窄。尿道结石常嵌顿于这些狭窄部位。三个膨大分别位于尿道的前列腺部、尿道球部和尿道舟状窝。两个弯曲是凸向下后方的耻骨下弯和凸向上前方的耻骨前弯。耻骨下弯是恒定的，位于耻骨联合下方 2cm 处，包括尿道的前列腺部、膜部和海绵体部的起始段。

耻骨前弯位于耻骨联合前下方，阴茎根与阴茎体之间，阴茎勃起或将尿道向上提起时，此弯曲可变直而消失。临床上行膀胱镜检查或导尿时应注意这些解剖特点。

尿道的肌群由平滑肌和横纹肌构成。尿道内纵行平滑肌的收缩可以稳定尿道，并协同环形肌群关闭管腔和排尿时开放膀胱颈。目前，尿道平滑肌和环形横纹肌在产生尿道压力中的作用还存在争议。用烟碱类神经肌肉阻滞剂阻滞横纹括约肌的活动后会降低尿道张力，但降低的程度很少会超过 40%，这说明平滑肌在维持尿道张力上相对比较重要。而用 α - 肾上腺素能受体阻滞剂阻滞交感神经的活性，可以降低尿道至少 1/3 的张力。胆碱能神经一般不参与尿道张力的产生。

五、精　　索

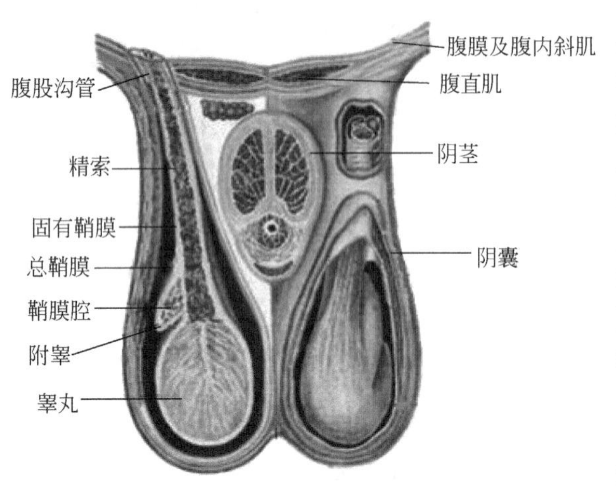

图 2-14　精索及周围结构

精索（spermatic cord）是一对柔软的圆形条索样结构，主要由进出睾丸的血管、淋巴管、神经和输精管组成。精索起自腹股沟管内环，经腹股沟管穿出腹股沟外环，进入阴囊而终止于睾丸后上方。全长 11.5 ～ 15.0cm，直径约 0.5cm，左侧较右侧略长。从腹股沟管外环至睾丸间的一段活动度较大，可触摸到。精索在穿过腹股沟管时上方有髂腹下神经，下方有髂腹股沟神经和生殖股神经的生殖支通过（图 2-14）。

精索内结构主要包括：

1. 输精管　是精索内的主要结构，在精索内位于最后方，光滑，有硬索感。当有病变时则管壁僵硬，也可呈结节状。

2. 动脉　精索内有三条动脉，精索内、外动脉和输精管动脉。精索外动脉来自于腹壁下动脉，是髂外动脉的分支，主要作用是营养提睾肌及其筋膜，其在外环水平和精索内动脉吻合后，共同供应附睾尾及睾丸下部。精索内动脉是腹主动脉的分支，穿过腹股沟内环后沿精索下降至阴囊，供应睾丸及附睾。输精管动脉来自于膀胱下动脉，主要营养输精管、附睾尾部、体部及睾丸下部。精索动脉在腹股沟外环处相互吻合，在动脉吻合点的远方都是终末动脉，因此在做睾丸、附睾或精索的手术时，如在腹股沟皮下环下方损伤精索动脉将影响睾丸的血供，从而导致睾丸萎缩。

3. 静脉　精索的静脉主要包括蔓状静脉丛和输精管静脉，位于精索的最前方。如果精索静脉回流受阻，则可出现静脉蔓状盘曲扩张，即所谓的精索静脉曲张（varicoceles，VC）。左侧静脉以直角回流到左肾静脉，右侧以锐角回流到下腔静脉，有时也回流到右肾静脉。睾丸静脉内有瓣膜。这些结构特点为精索静脉曲张及左侧的睾丸精索静脉曲张多于右侧提供了解剖形态学基础。该病多发生在左侧，发病率在 10% ～ 15%，男性不育伴有精索静脉曲张者高达 30% ～ 40%。精索静脉曲张可由多种因素损伤睾丸功能，导致精子的质量异常而造成不育，经手术治疗部分患者精液质量可得到改善。

精索静脉曲张左侧多发原因：

（1）精索内静脉瓣膜异常或缺乏。左侧精索内静脉近肾静脉处瓣膜缺乏约为 40%，瓣膜功能不全约占 10%。

（2）左侧精索内静脉较长。

（3）左侧精索内静脉与左肾静脉呈直角汇合。

（4）左肾静脉压比精索内静脉压略高。

（5）左肾静脉被降结肠内容物压迫，或受到肠系膜上动脉与主动脉的夹角所压迫。

（6）胸腹腔的压力及人类直立状态造成的静脉压的影响。

4. 淋巴管　精索的淋巴管主要包括来自睾丸和附睾的淋巴管，有 4 ～ 8 条，在精索内随血管伴行。

5. 神经　精索的神经主要包括输精管神经丛（睾丸交感神经丛）和生殖股神经的生殖支。

6. 鞘韧带　精索是鞘状突闭锁后的残留物，主要由平滑肌纤维和大量弹性纤维及疏松结缔组织组成。

精索外包被着精索被膜，由内向外分别是精索内筋膜、提睾肌及精索外筋膜。各内部结构间充填疏松结缔组织。

第四节　附属性腺

一、精　囊　腺

精囊腺（seminal vesicle）即精囊，是一对长椭圆形囊性器官，上宽下窄，左右稍扁，位于输精管壶腹外侧，前列腺底部的后上方，在膀胱底和直肠之间。其前面贴近膀胱底部，后面朝向直肠，之间有直肠膀胱筋膜相隔。精囊腺底部朝向外上方，腺体的排泄管开口指向下内方伸出，与输精管壶腹的末端汇合成射精管。精囊腺主要由迂曲的小管构成，切面呈管腺状，表面高低不平颇似多数结节聚集在一起。精囊腺的大小因人、年龄、充盈度而异，即使同一个体，左右腺体也可不同。精囊腺的位置和形态，多随膀胱、直肠的充盈程度而改变。中国人精囊腺一般长 2.11 ～ 6.16cm，管径为 0.56 ～ 2.20cm，如除去周围组织将腺管拉直，则可达 10 ～ 15cm，管径为 0.3 ～ 0.4cm，容积平均为 13ml。新生儿精囊腺小如短棒，表面光滑，结节也不明显；青春期迅速增大，且呈囊状；老年人随性功能衰退而缩小，囊壁变薄。精囊腺最常见的解剖学类型中包含一支走形较直且侧支很少的中央管。精囊腺的中央管开口于前列腺内输精管末端的射精管。从组织学角度来看，射精管是精囊腺的延续。因此，精囊腺也可以说是输精管局部外突并分化而成的一个高度迂曲的长囊，有短小的排泄管，所以其基本结构与输精管壶腹类似。腺壁亦由黏膜、肌层和外膜组成。黏膜向腔内突起，形成许多复杂而非薄的皱襞，皱襞常连接吻合，使管腔状如众多憩室，断面颇似蜂窝。精囊腺肌层较薄，主要由环状平滑肌和少量纵行平滑肌组成，外膜为疏松结缔组织（图 2-15）。

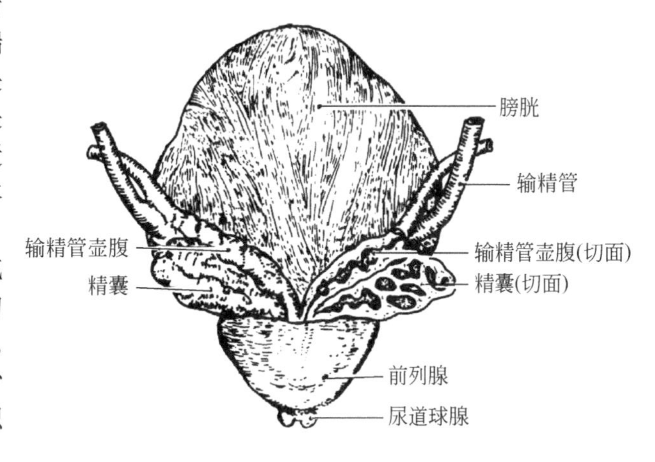

图 2-15　精囊腺的解剖关系

精囊腺的动脉来自膀胱下动脉的分支及痔上、痔中动脉，彼此之间相吻合。静脉的回流主要通过输精管精囊静脉和膀胱下静脉丛，再入髂内静脉。淋巴管丰富，与静脉伴行，入髂内淋巴结。

精囊腺的神经是由输精管神经丛分支形成精囊腺神经丛。

精囊腺属于分泌器官，分泌中性偏碱的淡黄色黏稠液，为精液的主要组成成分之一，对精子的存活起重要作用。精液中精囊液含量可达 50% ～ 80%，平均约 2.5ml。精囊液含有前列腺素、柠檬酸与果糖等多种物质，能供给精子能源，利于精子活动。最近，一种名为精液凝固蛋白1的52kDa蛋白已被确认存在。学者们认为它是精子活动抑制剂，并可在射精后被一种蛋白水解酶（即前列腺特异性抗原）裂解。在作直肠指检时一般正常精囊腺不易触及，当慢性精囊腺炎有纤维化时，前列腺上方有条索状物；急性精囊腺炎时，精囊腺部位有压痛。精囊腺也是精子储存的场所，故结扎输精管后一段时间内，射出的精液还可含有精子。因此，临床上输精管结扎后，短时间内还必须采用其他避孕方法。

二、前 列 腺

前列腺（prostate）是男性最大的附属性腺，具有内、外双重分泌的功能。其外分泌功能主要为，每天可分泌0.5～2.0ml前列腺液，是构成精液主要成分之一，有营养和增加精子活力、参与精液的凝固和液化等作用；内分泌功能可以分泌多种激素。

1. 前列腺的形态 前列腺是一个不成对的实质性器官，是由腺组织和肌组织构成的纤维肌性腺体，正常前列腺重18g，上端横径约4cm，垂直径约3cm，前后径约2cm，呈板栗状。位于真骨盆的下部、耻骨联合下缘和耻骨弓的后方、直肠的前方。前列腺可分为底部、体部和尖部3部分。前列腺底部朝向上方，稍凹陷，与膀胱底部和膀胱颈相贴，尿道在靠近其前缘处进入前列腺并通过前列腺的前1/3和中1/3之间从前列腺尖部穿出。前列腺尖部指向前下方，与膜部尿道及尿道外括约肌相延续。前列腺底部和尖部之间是前列腺体部，在其后方有射精管斜行穿过并开口于前列腺尿道后壁的精阜（图2-16）。

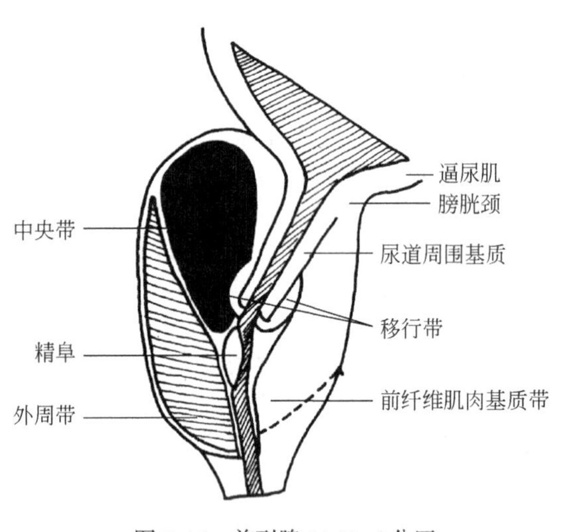

图2-16 前列腺McNeal分区

前列腺表面主要有3层被膜：外层为前列腺筋膜，又称前列腺囊，来源于直肠膀胱间的盆内筋膜；中层是薄而坚韧的纤维性被膜，称前列腺固有包膜，它深入腺体实质内，将腺体分叶，所以腺体和固有膜结合非常紧密；内层是肌层，与前列腺组织内的大量肌纤维相连。在前列腺筋膜和固有膜之间有前列腺静脉丛。

前列腺的分区和分叶目前尚存争论，1912年Lowsley根据对胚胎期前列腺研究的结果，将前列腺分为五叶，位于尿道两侧的部分分为左、右叶；前叶位于尿道前方，甚小；中叶位于尿道后方，呈楔形，又称前列腺峡；后叶位于左、右射精管及中叶后方。中叶增生时常突入膀胱，加重排尿困难，侧叶、中叶均为前列腺增生的好发部位，前列腺癌常好发于后叶。

而目前应用最为广泛的是1968年McNeal提出的分类法，即根据各带在前列腺分布的部位不同，将其分为前列腺前纤维肌肉基质带、外周带、中央带和移行带。

（1）前列腺前纤维肌肉基质带：位于前列腺腹侧，主要由平滑肌纤维组成，其最厚处可达0.5～1.0cm，约占整个前列腺体积的1/3。该部分是由膀胱前方的逼尿肌纤维延续而来，覆盖在前列腺前方。

（2）外周带：约占前列腺腺体的70%，由前列腺的外侧和背侧所组成，其尖端组成前列腺尖部，该带是前列腺癌的好发部位。

（3）中央带：约占前列腺腺体的25%，此带类似楔形并包绕射精管，其楔形的尖部位于精阜下，楔形底部位于膀胱颈下。因此，中央带被外周带所包裹。

（4）移行带：仅占前列腺腺体的5%，由两个独立的小叶组成。该带是良性前列腺增生症的好发部位。

2. 前列腺的血管、淋巴管和神经支配

（1）血管：前列腺的动脉血供主要源于膀胱下动脉，为髂内动脉的分支，主要供应精囊腺的后下方、前列腺和膀胱底部。此外，还可来源于膀胱上动脉、直肠下动脉、输精管动脉、直肠上动脉和闭孔动脉。这些动脉多在前列腺体、膀胱和前列腺连接处进入前列腺。

供应前列腺的动脉分支主要形成两组：前列腺尿道组和前列腺包膜组。其中尿道组动脉分支从前列腺膀胱结合部后外方，相当于膀胱颈后唇5点、7点处进入腺体，然后沿尿道平行下行，供应膀胱颈和尿道周围的腺体，与前列腺增生密切相关。由于尿道组动脉分支是供应增生部分前列腺腺体血供的主要来源，因此在施行前列腺手术时，重点在于缝扎前列腺窝后缘5点、7点处前列腺动脉。前列腺包膜组动脉分支于盆侧筋膜内沿盆壁下行，经过前列腺的后侧壁沿途发出分支至前列腺的腹侧和背侧，主要供应前列腺外周部分和前列腺包膜。由于前列腺包膜的血管被神经网广泛包裹，因此包膜组的动、静脉血管可作为识别由盆腔静脉丛发出的阴茎海绵体分支的标志，故又称其为血管神经束。

前列腺静脉在前列腺底部的前面和侧面汇集形成前列腺静脉丛，此静脉丛同时也收集阴茎背深静脉的血液，然后汇集成数支小静脉注入髂内静脉。

（2）淋巴管：前列腺的淋巴管起自前列腺包膜和腺体内的毛细淋巴管网，其前部的集合淋巴管沿膀胱上动脉分支走行至膀胱前淋巴结和膀胱外侧淋巴结，再由此汇入髂内淋巴结。有时也可直接注入髂内淋巴结或髂外淋巴结。前列腺前外侧部的集合淋巴管向后上方走行，经直肠两侧注入骶淋巴结或骶岬淋巴结。前列腺后部的集合淋巴管与精囊腺淋巴管汇合，再沿输精管走行注入髂内淋巴结或沿膀胱下血管汇入骶淋巴结。

（3）神经：前列腺的神经主要来自盆腔神经丛，该神经丛位于腹膜后直肠两侧。此神经丛主要由 S_2 ～ S_4 的副交感神经节前纤维和来自 T_{11} ～ L_2 的交感神经纤维组成，其分支主要支配膀胱及前列腺。大多数神经纤维在前列腺底部以上离开血管神经束并向内呈扇形进入前列腺包膜。一部分神经纤维进入包膜后直接支配前列腺中央区，另一部分则继续下行支配前列腺包膜，还有一部分神经纤维下行至前列腺尖部，并直接穿入前列腺包膜。目前认为前列腺内的副交感神经刺激腺泡的分泌，而交感神经则促使精液排入尿道内。

3. 前列腺的生理功能

（1）外分泌功能：前列腺液是由前列腺上皮细胞分泌，正常情况下较为稀薄，呈无色或淡乳白色液体，有蛋白光泽。正常情况下，前列腺液略偏酸性，但也有实验室报告略偏碱性，pH范围在6.7 ～ 7.3之间。前列腺液的pH随年龄的增长而碱性增强。当出现炎症时，pH可增加到7.7 ～ 8.5。前列腺的分泌物占正常男性精液体积的25% ～ 33%，能提供精子的营养物质，与精液的凝固与液化、精子与卵子的受精密切相关，还有一些抗感染物质及调节女性内分泌的因子。每日分泌量为0.5 ～ 2.0ml，比重1.002 7 ± 0.002。前列腺液含有氨基酸，是精子活动的主要能源；其中的锌、钠、钾、钙、氮、碳酸氢盐和枸橼酸，可使精液呈弱碱性，以缓冲阴道的酸性环境，提高精子的生存率和活力。此外，在分泌液中，还含有大量透明质酸酶，此酶在精液中为精子“开路”，使精子容易穿过子宫颈的黏液栓和卵细胞的透明带与卵子结合。前列腺液的分泌受雄性激素的调控。

（2）内分泌功能：前列腺可分泌前列腺素（PG），作用于人体下丘脑的促黄体生成素释放激素的神经内分泌细胞，增加促黄体生成素释放激素释放，再刺激垂体前叶黄体生成素和卵泡刺激素分泌，从而使睾丸激素分泌增加。前列腺素也能直接作用于睾丸间质细胞。前列腺素可维持雄性生殖器官平滑肌收缩，被认为与射精有关。精液中PG使子宫颈肌松弛，促进精子在雌性动物生殖道中运行，有利于受精。前列腺素可以促进精子的生长成熟，如果每毫升精液中所含前列腺素E（PGE）不到11μg，精子就不能成熟。前列腺内含有丰富的5α-还原酶，可将睾酮转化为更有生理活性的双氢睾酮。双氢睾酮在良性前列腺增生症的发病过程中起重要作用。通过阻断5α-还原酶，可减少双氢睾酮的产生，从而使增生的前列腺组织萎缩。前列腺还能分泌酸性磷酸酶，该酶在儿童期很低，进入青春期后，分泌逐渐增加并维持到一定水平。但是，一旦前列腺发生癌变，酸性磷酸酶可明显增高，所以临床上常将前列腺酸性磷酸酶的变化情况，作为前列腺癌的诊断及治疗疗效的观测指标。

（3）控制排尿功能：前列腺包绕尿道，与膀胱颈贴近，构成了近端尿道壁，其环状平滑肌纤维围绕尿道前列腺部，参与构成尿道内括约肌。发生排尿冲动时，伴随着逼尿肌的收缩，内括约肌则松弛，使排尿顺利进行。

（4）运输功能：前列腺实质内有尿道和两条射精管穿过，前列腺内的平滑肌纤维围绕构成了前列腺尿道，其中的括约肌在射精的过程中起着重要的作用。当性兴奋时，阴茎勃起，附属性腺分泌增加，附睾和输精管在自主神经的支配下开始有节律地收缩，将精液输送到前列腺内的后尿道，形成射精。此时，尿道外括约肌紧张性收缩以防止精液流出，促使后尿道内压增高，并由于前列腺尿道压力腔效应，诱发射精急迫感。至性高潮期后，交感神经紧张性进一步增高，导致尿道外括约肌松弛，而尿道内括约肌仍保持紧张性收缩状态，以防止精液流入膀胱，从而保证正常的射精过程。

（编者：吕伯东；审校：张敏建）

第五节　精　　液

一、精液的一般特性

精液是一种混合物，主要由精子和精浆组成。精子由睾丸内生精细胞分化生成，在附睾中运行和存储的过程中达到功能上的成熟，通过输精管道输出；精浆由睾丸内的支持细胞、附睾以及前列腺、精囊腺、尿道球腺等附属腺体的分泌物混合而成。在射精的过程中，两者混合而成精液。

正常成年男性一次排精精液体积是 1.5 ～ 6.0ml，但精液量的多少与禁欲时间有关。反复的精液量过多，可能提示附属性腺炎症性的过度分泌，会引起精子浓度降低，影响受精概率。单次精液量过少可能是因精液采集过程中出现标本丢失所致，但长期精液量过少则与前列腺、精囊腺的功能异常或病变有关。

刚排出的精液，在精囊腺分泌的蛋白凝固酶作用下呈胶冻状。随后在前列腺分泌的蛋白水解酶作用下，精液开始逐渐液化，一般室温环境下 15min 内达到完全液化，最长不超过 60min。若超过 60min 仍未液化或未完全液化，称为精液延迟液化症，这是引起男性不育的常见原因之一。液化延迟通常认为是前列腺功能异常导致蛋白水解酶活性下降所致，但也有一些原因不明。

正常精液具有特殊腥味，类似栗花味，这与精氨酸氧化密切相关。液化后的精液一般呈均质性，灰白色或乳白色，如精子浓度非常高，可呈乳白色，反之则透明稀薄，长期禁欲者精液可呈淡黄色。如果排出的精液呈淡红色或红褐色，一般认为是因精囊腺、前列腺等腺体的炎症所引起。

正常的精液具有一定的黏稠度，精液液化后将精液吸入吸液管中，然后让其借助重力滴下，正常的精液应为不连续的小滴，如果液滴连贯成 2cm 以上的拉丝，则是黏稠度过高，会干扰精子的活力，引起男性不育。

根据目前 WHO 对精液 pH 提出的参考标准，液化后 pH ≥ 7.2 视为正常。如果 pH ＜ 7.0 并伴有精液量少，可能存在射精管梗阻或先天性双侧输精管缺如、精囊腺发育不良。而高 pH 目前认为没有明显的临床意义。

二、精浆生化

精浆占精液的 95% 以上，不仅是运输精子的必要介质，而且能激发精子的活动力，同时含有很多复杂的生化成分及无机元素，为精子的存活提供了适宜的理化环境。精浆所含物质约 60% 来自于精囊腺，30% 来自于前列腺，5% ～ 10% 来自尿道球腺及附睾等。此外精浆中的一些特异性物质含量还可反映各个附属性腺的功能状态，对男性不育症发病原因判断具有重要价值。

1. 糖类　精浆中的糖类主要为果糖、葡萄糖、半乳糖、甘露糖等，其中果糖是精子活动的主要糖类能源，主要来自精囊腺，可直接参与精子获能和受精。精子轴丝收缩依赖 ATP 供给能量，而 ATP 可由果糖分解代谢产生，故精浆果糖浓度降低会造成精子活动力减弱，影响受精率。在精子线粒体鞘内，果糖在一系列酶作用下，通过无氧酵解或三羧酸循环进一步降解，并释放能量，以供给精子运动。果糖分解率越高，精子活动力越强。因此精浆果糖含量与男性生育力密切相关。临床上常用精浆果糖测定来了解精囊腺情况，精囊腺炎症、精囊腺发育不良、精囊缺如等会引起精浆果糖浓度降低或缺乏。正常参考值为 0.87 ～ 3.95g/L。

2. 蛋白质　精浆中含有丰富的蛋白质，如蛋白酶抑制剂、免疫球蛋白、酸性磷酸酶、透明质酸酶、α-葡糖苷酶、纤维蛋白酶原激活因子等，临床上常用于辅助诊断的是酸性磷酸酶和 α-葡糖苷酶。

酸性磷酸酶可水解精液中的磷酸胆碱、磷酸甘油及核苷酸等物质，将磷酸转移到葡萄糖和果糖上，参与精子的能量代谢。精浆中的酸性磷酸酶主要由前列腺分泌，其在精浆中的含量高于任何组织和体液，是血清中的数十万倍。因此酸性磷酸酶的测定可以反映前列腺的功能，当前列腺有炎症时酸性磷酸酶含量降低，前列腺癌时含量升高。其正常参考值为 48.8 ～ 208.6 U/ml。

精浆 α-葡糖苷酶可催化蛋白质的糖类组成部分或低聚糖的分解，为精子代谢与运动提供能量，精子成熟、获能及受精过程伴有比较活跃的糖基反应皆与此酶活力有关。精浆中性 α-葡糖苷酶主要由附睾上皮细胞分泌，是附睾的特异性酶。附睾病变如附睾炎、附睾梗阻等会导致中性 α-葡糖苷酶水平降低，因此中性 α-葡糖苷酶可作为反映附睾功能的特异性指标。临床上还可用于梗阻性无精子症和生精功能障碍性无精子症的鉴别诊断。正常参考值为 35.1 ～ 87.7U/ml。

3. 脂质　精浆中的脂质包括胆固醇、高密度脂蛋白、三酰甘油、磷脂及前列腺素等。精浆中脂质的含量、种类和相关代谢产物与精子的结构和功能密切相关。因泌尿生殖道慢性感染引发的不育症患者与正常生育患者相比，其精浆脂质组成与结构有显著性差异，其中总胆固醇含量明显减少，高密度脂蛋白和总磷脂也呈下降趋势。

4. 有机酸、碱　左卡尼汀，又称左旋肉毒碱，是人体必需营养素之一。左卡尼汀是线粒体膜上唯一的活化脂肪酸载体，主要功能是携带、转运活化的脂肪酸，特别是长链饱和和不饱和脂肪酸穿越线粒体膜，进入线粒体内进行 β-氧化和三羧酸循环反应，为机体的各种活动提供能量。精浆中 90% 以上的左卡尼汀来自于附睾，附睾本身无合成左卡尼汀的功能，需从血浆中摄取，但附睾中左卡尼汀的浓度远远高于血浆。目前认为其与精子在附睾中成熟有关。当精液中左卡尼汀缺乏时，精子线粒体内正常的 β-氧化过程缓慢，减少精子供能，可导致精子存活率和运动能力明显降低，引起男性不育。精液中左卡尼汀水平降低常见于输精管缺如、梗阻性无精子症、附睾炎症等患者。

精浆柠檬酸几乎全部来自于前列腺。精浆柠檬酸具有以下功能：通过与 Ca^{2+} 结合影响射精后精液液化过程；维持透明质酸酶的活性；与 K^+ 和 Na^+ 结合维持精液内渗透压的平衡；激活前列腺酸性磷酸酶，从而影响精子活力。在急性或慢性前列腺炎患者中，精浆柠檬酸含量显著降低，因此可作为了解前列腺功能的重要指标。另外，研究显示，血浆睾酮浓度与精浆柠檬酸含量呈正相关，柠檬酸的生成和分泌是在睾酮作用下进行的。因此，柠檬酸还可间接反映睾丸分泌的雄激素水平。正常参考值为 18.65 ～ 55.87mmol/L。

尿酸（UA）为人体嘌呤分解代谢的最终产物，精浆中 UA 来源还不清楚，其能直接结合铁、铜离子，发挥抗氧化作用，保护精子免受氧化损伤，是男性生殖系统中重要的抗氧化物质之一。研究显示，UA 对精子活力有利。精浆 UA 水平与正常形态精子百分率呈显著正相关，而且正常生育男性的 UA 平均水平显著高于不育患者，因此检测 UA 水平对诊断与抗氧化能力降低相关的男性不育有重要意义。正常参考值 397.57 ～ 526.45μmol/L。

5. 无机离子　目前研究较多的为锌、硒等，这些离子对维持精子生存环境的稳定具有重要的生物学意义，不仅直接参与精子的构成，而且对精子的成熟、运动、获能及顶体反应等一系列生理功能产生影响。

人体内的锌可以构成多种金属酶，锌不仅位于这些酶的活性部位，而且可以对蛋白质的结构起稳定和调节作用。精浆中的锌浓度是血浆中锌浓度的200多倍，主要由前列腺分泌，为前列腺的特征性产物，可间接反映前列腺的功能。目前研究认为锌对精子代谢的影响主要表现为调节精液中各种酶的活性。锌能通过ATP系统控制精子的活力，即控制精子在精浆内运动过程中能量的合理利用，还能通过精子的磷脂代谢进一步调节精子的能量储备。此外，锌还能延缓精子膜的脂质氧化，维持细胞膜结构的通透性和稳定性，使精子保持良好的活动力。因此锌与精子活力有密切关系。临床上锌的补充治疗能使部分患者精液质量得到改善和提高。锌的参考下限是每次射精为2.4μmol。

精浆硒主要由前列腺分泌，是精子线粒体外膜硒蛋白的成分之一，对维持精子线粒体螺旋状排列结构正常起重要作用。硒还参与生精上皮的合成及精子早期的发生过程。硒为体内抗氧化剂，参与调控体内产生的各种自由基。另外硒还能中和镉、铅、铜、汞等其他有害元素的毒性，对其导致的生殖系统损伤可起到一定的保护和预防作用。补充富含硒元素的酵母能提高血浆和精浆中硒的含量及谷胱甘肽过氧化物酶的活性，但精子发生对于睾丸中硒含量有很高要求，硒过高或过低都会影响精子形成，导致男性生殖能力下降。

6. 前列腺小体 是一种膜性小体，直径50～500nm。其来源并不限于前列腺，附睾、精囊的分泌都比较旺盛。而精子发生过程中的凋亡小体也可能并未被完全吞噬，所以，精浆中的前列腺小体应该是这个微小体的混合体。在精子功能方面，前列腺小体与精子之间的融合是精子细胞所特有的。除了脂质和蛋白质在融合时发生转移，前列腺小体上一些小分子物质也可以向精子内转移。特别关注的是前列腺小体的钙离子转移，因为钙离子与精子膜的流动性和获能有关。

三、精液抗原

精子和精浆含有大量的蛋白质，这是精液中抗原的分子生物学基础，蛋白质的相对分子质量越大，抗原性越强。

1. 精浆抗原 目前已知精浆含有数十种抗原，其中大多数可以在血清中测出，如前白蛋白、白蛋白、α球蛋白、γ球蛋白、转铁蛋白、非特异性脂酶A和B、前列腺特异性抗原（prostate specific antigen，PSA）等。精浆中的抗原物质多为自体分泌或旁分泌，很少发生强烈的排斥性免疫反应，一般对男性生殖不产生影响。

2. 精子抗原 种类繁多，到目前已涉及100多种。按其来源特异性分为精子特异性抗原和精子非特异性抗原。按其与生育力的关系分为生育相关精子抗原和生育非相关精子抗原。按其部位分为包被抗原、膜固有抗原、胞质抗原和核抗原。近几年，许多与受精和早期胚胎发育有关的精子抗原受到特别关注。

（1）特异性精子抗原主要包括：受精抗原-1，受精抗原-2，卵裂信号-1，未知抗原，精子/滋养层交叉反应抗原，兔精子膜自身抗原，鼠精子抗原-63，鼠-29抗原，PH-20，PH-30等。

受精抗原-1（fertilization antigen-1，FA-1）：是一种精子膜抗原，主要位于顶体后区，其次为中段及尾部。用FA-1接种雌兔，绝大多数生育力完全阻断，血清中出现抗体。动物实验证实，FA-1可诱导体液免疫和细胞免疫，损伤精子及胚胎。另外发现，抗FA-1抗体可抑制人精子与去透明带的卵子融合，并可抑制人精子的顶体反应及精子获能。调查表明，抗精子抗体阳性的不孕妇女宫颈黏液及血液中有IgG及IgA类抗体，阳性率为50%～80%。

受精抗原-2（fertilization antigen-2，FA-2）：为精子膜抗原，位于精子顶体区域，也可同时出现在赤道区。抗FA-2抗体可抑制人精子穿卵能力，亦可明显抑制精子获能及顶体反应，不影响活动精子百分率，但影响精子运动特征，如增加精子运动直线性，减少头部侧摆幅度及尾部鞭打频率。哺乳动物种属间有广泛交叉反应。

卵裂信号 -1（cleavage signal-1，CS-1）：亦是一种精子膜抗原，推测的作用机制是 CS-1 由精子带入卵子，作为卵裂的初始信号，或作为激活精子所必需的离子通道，促使初始卵裂。免疫性不育患者血清中有抗 CS-1 抗体。哺乳动物种属间有广泛交叉反应。

未知抗原（unknown antigen，AgK）：位于精子尾部的主段和颈段，该抗原的相关抗体可通过抑制精子功能而降低受精能力。

精子 / 滋养层交叉反应抗原（sperm/trophoblast cross-reactingantigen，STX-10）：为定位于人精子顶体内及人胎盘绒毛上的关联抗原，天然状态下以聚合物形式存在。用其单抗从人胎盘提取的 STX-10，主要是一组亚单位为 75 000 ± 5000 的糖蛋白。STX-10 的免疫活性易被蛋白水解酶和低 pH 破坏，不受过碘酸钠影响，说明其特异性位点是肽键而非糖基。STX-10 可能在受精及胚胎发育中起重要作用。

兔精子膜自身抗原（rabbit sperm membrane autoantigen，RSA）：为非酶性凝集素样蛋白，位于成熟精子顶体后部。RSA 与透明带的糖基连接，起凝集素样作用，使精子和卵子结合。其单抗或多抗在体内外均抑制受精，并抑制人 SPA。种属间存在有限的交叉反应。

鼠精子抗原 -63（mouse sperm antigen-63，MSA-63）：位于获能精子的顶体，顶体反应后脱落。不同种间的 MSA-63 存在广泛交叉反应，MSA-63 具有多态性。抗 MSA-63 单抗或抗血清可抑制鼠的体外受精及人的精子穿透仓鼠卵透明带试验。免疫性不育患者血清中尚未发现抗 MSA-63 抗体。

鼠 -29 抗原（mouse-29 antigen，M-29）：位于精子赤道部，抗 M-29 单抗在体内外均可抑制受精，其作用部位可能在卵浆膜，与精卵融合有关。

PH-20：豚鼠 PH-20 位于精子胞质膜上，抗体反应后出现于顶体内膜上。豚鼠 PH-20 的分子质量为 64kDa，人与豚鼠间有交叉反应。PH-20 参与精卵结合。在体外，抗 PH-20 抗体可抑制豚鼠精子与透明带结合。用 PH-20 免疫动物或用抗 PH-20 血清注射均可导致不育。但免疫性不育患者血清中是否存在抗 PH-20 抗体尚不明确。

PH-30：是一种精子膜糖蛋白，具有细胞膜的外胞质融合作用，位于成熟精子头的后部，相对分子质量为 75 000，由两个抗原性不同的亚单位非共价键紧密连接而成。抗 PH-30 多抗并不抑制精卵结合，但能显著抑制两者膜的融合。存在种间交叉反应。

（2）非特异精子抗原主要包括：肌酸磷酸激酶，甘露糖配体受体，膜磷酸酪酸蛋白，G 蛋白，c-ras 蛋白等。

肌酸磷酸激酶（creatine phosphokinase，CPK）：位于精子内，为能量转运关键酶，直接或间接参与精子成熟、精子与透明带结合、顶体排粒反应。精子 CPK 活性与精子浓度呈负相关。不育男性精子 CPK 活性显著高于可生育男性。

甘露糖配体受体（mannose-ligand receptors，MLR）：位于精子头表面，与精子获能、顶体反应状态显著相关，不育患者血清中无抗 MLR 抗体，各种 AsAb 影响 MLR 暴露的原因是增加精子膜非酯化胆固醇的含量，降低膜流动性。

膜磷酸酪酸蛋白：其单抗显著抑制人精子接触和穿透去透明带仓鼠卵能力。

G 蛋白：为一组参与细胞膜信号转导的鸟苷酸结合调节蛋白，参与精子生长、分化、顶体反应。

c-ras 蛋白：位于顶体区，其结构和功能与 G 蛋白极为相似。

3. 其他精子抗原　主要包括：顶体素，ABO 血型抗原，精核蛋白，精子膜抗原等。

顶体素：具有丝氨酸蛋白酶活性，能解离透明带。主动免疫动物如兔，可使血清中出现抗体但不影响生育力。

ABO 血型抗原：非精子固有，为精浆成分包被于精子膜上，对免疫性不育是否有意义尚不明确。

精核蛋白：为核抗原，其抗体不抑制精卵相互作用、顶体反应及精子运动，故与生育无关。

精子膜抗原：是一类包被于精子表面的抗原，来源于精囊等。研究认为其对防止贮藏于附睾内尚未成熟的精子提前获能有重要意义。

精子的抗原性，对于男性可引起自身免疫反应，对于女性可引起抗精子的同种免疫反应，造成免疫性不育或免疫性不孕。但是正常生理情况下，精子与免疫系统处于隔绝状态，并在各种生理保护机制作用下，机体不会对精子产生免疫应答，但这些保护机制一旦被破坏，机体就会发生抗精子免疫反应。体液免疫中机体的B细胞受精子抗原的刺激转化为浆细胞，产生抗精子抗体（AsAb），AsAb在体内发挥一系列生物学作用而影响生殖过程。其作用主要表现为：妨碍精子正常发生，干扰精子获能和顶体反应，影响精子的运行，细胞毒作用，影响精卵结合，干扰胚胎着床及影响胚胎存活。

精子抗原的种类和抗原决定簇的性质、数目和空间结构的多样性，决定不同的抗原诱导机体产生不同类型的抗体，主要组织相容性复合体（MHC）的多态性决定免疫应答的强弱，对特定个体而言，其所携带的MHC基因型由遗传决定，因此不同个体对同一抗原的反应不一，有些男性体内虽然存在AsAb，但这些抗体也许只是针对生育影响较小的精子抗原，这部分人仍具有生育能力。因此，找出那些在生育过程中起重要作用的抗原，对免疫性不育的诊断和治疗将有所帮助。

附：精液标本的采集

精液采集前应禁欲2～7天，如需要多次采集，每次禁欲天数应尽可能一致。手淫法是采集精液的标准方法，采集过程中应保证精液标本的完整性，采集地点尽可能在实验室安排的房间进行。如果不能在医院手淫取精或实验室缺乏合适的房间，可采取在家留取标本。针对在家留取标本的患者，应告知患者必须保证标本的完整性，并在保证温度（20～37℃）的情况下，在1h内将标本送达实验室。在手淫不能成功取精的情况下，可以采取性交时将精液射入避孕套的方法进行采集，但需要用专业的无菌性避孕套。普通的乳胶避孕套因含有损害精子活力的物质，因而不能用于精液的采集。性交中断法采集精液常常会丢失含精子最多的初始部分，因此不建议使用。

第六节　精　　子

一、精子发生

精子发生是指从精原干细胞到形成精子的全部过程，是一个高度复杂的细胞分裂分化过程，在睾丸中完成。胚胎发育早期，原始干细胞迁移到原始性腺部位。此后，随着未分化的性腺向睾丸分化，原始干细胞处于睾丸生精小管内。出生后至青春期前睾丸发育缓慢，睾丸发生上皮由未成熟的支持细胞和少量的精原细胞组成。青春期开始，精子发生启动，历经精原细胞的增殖分化、精母细胞的减数分裂及精子形成三个阶段，最终形成精子（图2-17）。

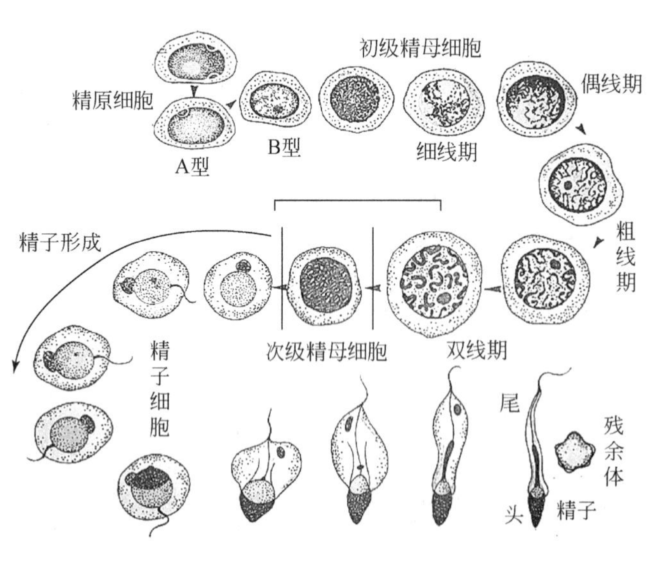

图2-17　精子发生

1. 精原细胞的增殖分化　进入青春期，处于分裂间期的生精细胞被启动进入周而复始的有丝分裂，这些细胞称之为精原干细胞或A型精原细胞（type A spermatogonia），它们在增殖过程中形成了两种精原细胞：一种是与精原干细胞完全相同的细胞；一种是正在分化的精原细胞。目前对精原干细胞的更新和分化提出了几种模式，其中被广泛接受的模式是：在生精小管的基底小室，A0 型精原细胞是一种储备型的细胞，这些细胞分裂缓慢，当睾丸损伤后，这种细胞能加快分裂。A1 ～ A4 型精原细胞更新精原干细胞，以维持生育能力，经数次有丝分裂形成同源的姐妹细胞群。

2. 精母细胞的减数分裂　是精子发生的第二个阶段，此阶段精母细胞连续进行两次减数分裂，第一次分裂结束后，一个初级精母细胞分裂成 2 个次级精母细胞，每个次级精母细胞再分裂成 2 个精子细胞。在两次分裂过程中仅在初级精母细胞的分裂为次级精母细胞时进行一次染色体复制，分裂后的次级精母细胞染色体数目则仍为二倍体。随后次级精母细胞不进行染色体的复制直接进行分裂，形成的精子细胞中仅有原来染色体的一半，即由二倍体细胞变成了单倍体细胞，单倍体细胞仅在生殖系统中存在。这种分裂方式因细胞的染色体数目减半，所以称为减数分裂。减数分裂是一个非常复杂的过程，需要许多蛋白和酶的参与，他们对染色体的排列、断裂、重组和修复等具有重要的意义。

3. 精子形成　一般认为精子的形成过程分为四个期：高尔基体期、头帽期、顶体期、成熟期。在这个过程中，最明显的是细胞形态学的改变。

高尔基体期，胞质内大量的高尔基复合体产生圆形囊泡，称为前顶体囊泡，此时头尾对称出现。

头帽期，前顶体囊泡融合成一个大的顶体囊泡，随着细胞核浓缩，精子细胞变长，顶体囊泡变为扁平状，覆盖于精子细胞头的 1/2 ～ 2/3，形成顶体。

顶体期，细胞核进一步浓缩，细胞持续延长，此时鞭毛发育成熟。细胞核浓缩的过程中大部分组蛋白丢失，基因停止转录。

成熟期，剩余的细胞质即残余体排出，被支持细胞吞噬，随着残余体的降解，一个新的生精周期开始。

4. 精子染色体结构　在精子发生过程中，核染色体组成及结构在精原细胞向精母细胞及精子细胞的发育过程中发生了极大的变化，以核小体组蛋白为基础的结构逐步被排列紧密的精核蛋白代替，通过一系列的变化，形成新的染色质重组。由于生精细胞分化产生功能成熟精子的过程很长，许多分化步骤常常由于各种因素干扰而发生改变，造成精子发生过程中的遗传损伤和结构异常。在减数分裂中，尽管具有一系列复杂的保护措施，包括 DNA 配对、DNA 修复等，但时常还会发生易位和非整倍体。

每一个精子都是一个克隆的成员之一，这个群体是由一个 A 型精原细胞通过多次的有丝分裂增殖和减数分裂而来的，但在这个群体中，没有完全相同的精子。第一次减数分裂时，初级精母细胞中来自于父方与来自于母方的 23 对染色体之间按 2^{23} 随机组合被分到次级精母细胞中，就会形成 8 388 608（2^{23}）种不同的染色体组成。此外，在每一条染色体上都有许多基因，其中许多基因都相互连锁，由于联会时，同源染色体之间可能发生染色体单体的部分片段交换，产生新的连锁关系。减数分裂时非同源染色体之间的随机组合，同源染色体之间的相互交换，确保了每一个精子具有自己独特的遗传信息，这是人类表现出复杂的遗传和变异现象的基础。

过去认为，精子的染色体组被压缩成如同晶体般紧缩的结构并失去其活性，只有在受精解螺旋后才具有活性。近些年研究发现，精子染色体结构是非常复杂的，它的有些属性与体细胞 DNA 结构相似，而有些则是生精细胞所特有的。

二、精子的成熟、储存和获能

（一）精子的成熟和储存

睾丸中产生的精子从其形态结构和染色质的角度看已基本成熟，但还不具备运动能力、精卵识别的能力和精卵结合的能力。精子与支持细胞的分泌液一起通过精直小管、睾丸网、输出小管进入到附睾，通过附睾的时间为 2 ～ 10 天。在附睾运行和储存过程中，精子又发生了一系列形态结构、生化代谢和生理功能的变化，最终获得了运动能力、精卵识别的能力和受精能力称为精子成熟，成熟的精子在射精前储存于附睾。

1. 精子形态的变化　在附睾成熟过程中，精子的形态结构发生进一步的变化，主要包括精子胞质小滴的移行，精子内胞质的减少，以及精子顶体的大小、形状和内容的变化等。睾丸精子的胞质小滴位于精子中段的近端，接近精子头部。在附睾运行过程中，精子的胞质小滴逐渐向末端移动，最后脱落。如果精子的胞质小滴未能移行，就会影响其受精能力。如果在射出精液中有大量的含有胞质小滴的精子，通常会造成男性不育。

2. 精子核的成熟变化　精子核 DNA 与核蛋白的结合越来越紧密，随着精子在附睾中运行和储存，精子核的巯基逐渐被二硫键所替代，这对精子核结构及基因的稳定起保护作用。在精子发生的过程中，生精细胞核内核蛋白组成发生了明显的变化，富含赖氨酸的体细胞型组蛋白被睾丸特异性的组蛋白代替，最后被富含精氨酸和胱氨酸的精核蛋白所取代。睾丸精子进入附睾后，其核蛋白的组分一般不再发生变化，但在精子成熟过程中，精子核 DNA 与精核蛋白的结合越来越紧密，故而表现为精子核 DNA 细胞化学染色不断减弱。此外，精子成熟过程中核结构的另一重要变化是精核蛋白的结合时巯基量逐渐减少，而二硫键量则不断增加，这是由于精核蛋白分子内和分子间的巯基逐渐被氧化成二硫键，使精核蛋白与 DNA 结合更为紧密，使精子核更趋浓集和稳定。未成熟的精子核的凝集程度不及成熟的精子，精子核的凝集程度可以反映精子在附睾中的成熟程度。许多研究已经表明，精子核染色质的凝集程度与精子的受精能力（受精率）有一定关系。

3. 精子膜的变化　精子在附睾成熟过程中精子膜也发生了一系列的变化，包括膜的通透性、膜的流动性、膜电荷、膜脂、膜蛋白以及膜上糖基成分和受体性质的改变。首先，从睾丸刚进入附睾的精子不具排钠能力，随着在附睾中的移行过程，精子逐步获得了这种能力。同时，精子膜对钾离子的通透性也明显增加，造成钾离子的内流，使精子内钾离子浓度明显高于精子外附睾液内的钾离子浓度。精子膜通透性的这种成熟变化，影响了精子内酶的活性及精子的代谢，同时也由于精子内离子浓度如钙离子的变化，对精子在附睾成熟过程中精子运动的启动和成熟有着重要意义。其次，在附睾精子成熟过程中膜脂的变化中，精子膜磷脂含量逐步下降。再次，在附睾精子成熟过程中，精子膜蛋白质组发生了重大的变化，这种变化或是在运行过程中加进了新的蛋白质成分。精子膜表面蛋白的丢失主要归因于精子在附睾成熟过程中精子膜经历了蛋白质裂解过程。

4. 能量代谢的改变　精子在附睾中成熟的过程中，能量代谢也发生了改变。睾丸内的精子主要依靠糖酵解供能，而在附睾中成熟后的精子则是由糖酵解和线粒体呼吸作用产生的 ATP 供能。能量代谢的改变很大程度上受到精子所处的微环境的影响。

5. 运动能力的获得　是精子成熟的一个重要表现，精子在附睾中经过形态及生化代谢的一系列改变后，获得了能够运动的潜在能力。但由于附睾液量少且黏稠，精子在附睾液中应该处于一种静止状态，在射精时，附睾液被其他附属性腺的分泌液稀释，此时精子表现出活跃的运动能力。目前的研究表明，人附睾不同部位的精子运动能力有差异，附睾头部的精子表现出很弱的运动能力，速度很慢，而且直线性很差。到了附睾体部，精子获得或明显增强了运动，表现为速度和直线性都有非常明显的增强。

附睾精子运动能力获得的相关因素很多，目前概括起来可归结为四个方面：①精子附睾成熟运行过程中的结构调控。精子能够运动从结构上讲，是由于精子尾部鞭毛内轴丝中微管间的相对滑动。鞭毛中，外周致密纤维可通过决定精子尾部的弹性而影响精子的运动方式。此外附睾精子成熟过程中精子膜结构的变化所造成膜渗透性和通透性的改变也可引起精子内代谢物质，特别是一些离子的改变，从而调控了精子运动的获得。②附睾精子的能量系统变化。精子中大量的线粒体构成精子尾部中段螺旋形排列的线粒体鞘，是精子的供能中心。精子糖酵解和线粒体呼吸代谢中产生的 ATP 是精子运动的主要能量来源，能激活精子的鞭毛系统。附睾精子成熟的过程中，精子内 ATP 含量是增加的。③精子细胞信使系统的调控。目前认为主要有钙离子、钙调蛋白、

cAMP、磷酸二酯酶抑制剂以及细胞外低浓度 ATP 的非能量调节作用。④附睾液中的某些离子成分的调控。钾离子、氨离子、钠离子和离子载体等会对精子的运动方式、活动力造成影响，目前认为主要是引起精子内 pH 的改变所致。这些因素之间存在着复杂的相互关系。

（二）精子获能

美籍华裔科学家张明觉和 Austin 发现，在生理条件下，新射出的精子如果不在雌性生殖道停留一段时间，均不能使卵子受精，必须进入雌性生殖道，并停留一段时间后，才会获得受精能力，他们把这一生理现象称之为获能。精子获能结果是精子功能状态的改变，精子获得了超活化运动力、穿透卵被及在透明带表面诱导顶体反应的能力。精子获能现象的发现，表明体内精子功能的进一步完善是卵子受精的必要环节，对生殖生理机制进行了阐明。但是近年来发展的显微授精技术如卵细胞胞质内单精子注射技术，能将单个精子注入卵泡内，发育成正常胚胎，其间无获能过程，对获能理论是一大挑战，但是这种精卵结合是非生理性的，获能仍是正常受精过程中的重要阶段。

精子的获能过程是一个多时相过程。第一时相在子宫内进行，第二时相在输卵管内完成。主要获能过程如下：

（1）宫颈和输卵管对精浆的初步处理：精子在阴道内尚未获能，当精子穿过宫颈时，精浆中大量的去能因子及其他一些酶抑制剂被阻挡，对精子获能起了重要作用。在这一初步处理过程中，子宫是获能的主要场所，输卵管的分泌也可能起到了一定的作用。

（2）去能因子（DF）的去除：子宫内的 β- 淀粉酶活性为血中的 4 倍，精子在 β- 淀粉酶作用下使覆盖于精子表面的 DF 失活。

（3）输卵管液和卵泡液的作用：精子获能的同时伴有耗氧量增加。实验证实，输卵管液可刺激精子体内的氧化磷酸化代谢过程，增加精子的能量，激活精子运动，促使向卵运转。同时高度活跃运动精子更容易摆脱精子在输卵管上皮细胞的黏附，在黏稠的输卵管液中保持前向运动；高度活跃运动也可能是趋化反应的前提，为穿过透明带所必须。另一方面，卵泡液中存在可刺激精子活动的因子和诱发顶体反应的因子，两因子均可促进获能过程。

（4）顶体酶系的激活及精子穿入卵子：精子顶体酶暴露，在子宫输卵管及卵泡液的刺激下，诱发顶体酶释放。顶体酶是一个复合酶系，包括一系列水解酶，如透明质酸酶、放射冠穿透酶、顶体蛋白酶和 N 酰胺酶。其中透明质酸酶可以消化卵丘细胞，放射冠穿透酶可使放射冠解体；然后在顶体酶系中的顶体蛋白酶和 N 酰胺酶的作用下，精子穿过透明带，与卵子相互辨识，发生受精作用。精子获能的最后阶段是精子深深陷入卵细胞中，被卵细胞的微绒毛所包围。

精子在女性生殖道中获能并不是同时发生的，而总是表现出有先有后，即获能并非同步进行，据此通常用精子群体百分率来表示精子获能程度。获能是一个可逆过程，这表现在已获能的精子一旦与精囊液再次接触，精子又呈现非获能状态即去获能。体内这些获能的特点有着极其重要的生理意义，因为与体外受精不同的是，体外受精时精子与卵子共同孵育及受精的时间可以人为控制，而在自然的体内受精的生理过程中，很多情况下精子与卵子接触时间并不是精确控制的，所以，精子需要等待时机，并通过在不同时间获能的方式延长受精的时间，增加受精的机会。

三、精子的结构、运动和运行

（一）精子的结构

人精子形态呈蝌蚪状，全长约 60μm，分为头和尾两部分（图 2-18）。

人精子头部呈扁卵圆形，长 4.0 ～ 5.0μm，宽 2.5 ～ 3.5μm，厚 1.0μm。正面观呈卵圆形，侧面观呈梨形。头部的主要结构为细胞核和核前顶体。在顶体尾部还存在与受精密切相关的顶体后环和核后环。

细胞核位于精子的头部中央偏后，表面包有核膜，其内为核质。核膜为类双脂结构，较体细

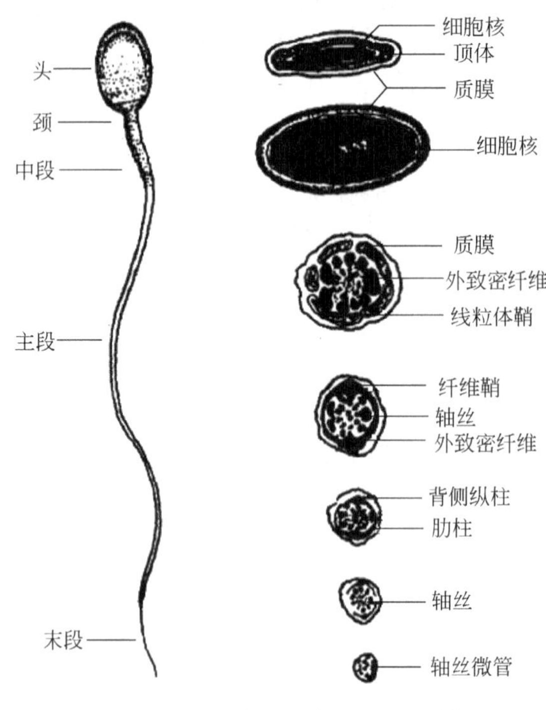

图 2-18 人精子及各断面微细结构

胞的核膜薄，为 7 ～ 10nm，大部分核膜无核孔，但是在核后环处，精子变态过程中可见染色质浓缩，核体积缩小，多余的核膜形成一下垂的皱褶，一直延伸到颈段，此处的核膜较厚，膜上有孔。核膜的内表面有一层蛋白质形成的网，称为核板，对核膜起支撑作用，并可固定染色质。核质含有遗传物质，主要为高度浓缩的染色质，电镜下染色质呈不规则的纤维颗粒状，在浓密的核染色质中，可常见不规则的透亮区，称为核泡。核泡是在染色质浓缩过程中形成的，较大的核泡可能是染色体排列时发生畸形引起的，正常精子的顶体区没有大的核泡，并且不超过两个核泡，核泡大小不超过头部的 20%，顶体后区不含任何核泡。核染色质主要由 DNA 和精核蛋白组成，和体细胞相比，精子的 DNA 和核蛋白的组成有其独特性。这种差异主要表现在两个方面：一是 DNA 量是体细胞的一半，并且染色质的致密度明显高于体细胞，体积也很小，有利于精子的穿透；另一方面是精子的核蛋白主要是精核蛋白，是一种富含精氨酸和半胱氨酸的碱性蛋白。

核前顶体为覆盖于细胞核前的扁囊状结构，光镜下，精子未染色时较透亮，染色后可见正常精子顶体面积占头面部面积的 40% ～ 70%；电镜下，顶体由顶体外膜、顶体内膜及顶体腔组成。顶体反应时，顶体外膜具有与细胞膜融合的功能，使得顶体酶释放，同时顶体内膜暴露出来，位于顶体内膜上的特异分子参与精子和透明带的二次识别。顶体腔内含有多种与受精相关的水解酶，如顶体蛋白酶、透明质酸酶、酸性磷酸酶、胶原酶样多肽酶等，总称为顶体酶系，这些酶系与精子穿越放射冠、透明带和卵细胞膜有关，其中顶体蛋白酶、透明质酸酶尤为重要。

顶体尾侧处细胞质局部浓缩，特化成一薄层环状增厚的致密带，紧贴于细胞膜下，称为顶体后环。受精时，覆盖于此处的细胞膜首先与卵膜融合，因此此处为精卵识别部位，顶体后环的缺乏可导致不育。在顶体后环的尾侧，细胞膜与核膜紧贴，形成一环状线，称为核后环。核后环尾侧，细胞膜又和核膜分离，多余的核膜在此形成下垂的皱褶。在核的后极，有一浅窝，称植入窝，与尾部颈段起始端嵌合，加强头与尾的连接。精子尾部又称鞭毛，长约 55μm，可分为颈段、中段、主段和末段 4 个节段。颈段为精子头和尾的连接部位，由前段的小头、后端的节柱和中央的中心粒组成。中段长 5 ～ 7μm，由内到外主要由轴丝、外周致密纤维、线粒体鞘和细胞膜组成。主段为精子尾部最长的一部分，长约 45μm，组成精子尾部的主要部分。主段的轴心仍为轴丝，但外周致密纤维仅达头侧的 60%。末段为精子尾部的最后一段，起始部有少量纤维鞘，随着末段的变细，纤维鞘消失，仅剩中央的轴丝和外周的细胞膜，末段轴丝的双联微管可互相分离。

精子膜主要由类脂双层组成，脂质双层的亲水端向外，疏水端向内，其中镶嵌有蛋白质和多糖。精子膜的脂质主要是磷脂，一般认为磷脂在把信息从精子外传入精子内的过程中发挥重要作用。在脂质双层的外面有一层细胞外衣，由糖脂、糖蛋白基团和从细胞膜表面伸出的寡糖链组成，细胞外衣上的蛋白常作为受体在精卵识别等过程中发挥重要作用。脂质双层的内面有微管和微丝组成的纤维系统，对维持精子的正常形态具有重要作用。

（二）精子的运动和运行

精子运动功能的实现离不开精子的正常结构，只有结构正常的精子才具有良好的运动功能。

在光镜下，正常精子的结构分为头尾两部分。精子尾部是精子的运动装置，由不同细胞器所组成。鞭毛及鞭毛内轴丝中微管间的相对滑动可促使精子运动，鞭毛的外周纤维的物理性状还可以影响精子的运动方式。精子运动轨迹是沿着精子尾部传播的长轴波形，在培养液中前向运动的速度高达 75 ～ 100μm/s，尾部摆动的频率为 14 ～ 16 次 / 秒。

正常的能量供给是精子运动必不可少的，精子线粒体鞘是精子的供能中心， ATP 是主要能量来源，通过 ATP 的水解来实现能量的供给。ATP 主要通过糖酵解和线粒体的呼吸作用生成，极少数情况下通过三羧酸循环产生。精浆中 ATP 的含量被看作是评估生育能力的重要参数之一。精子的运动类型分为前向运动、非前向运动和不活动。前向运动是指精子主动地呈直线或沿一大圆周运动。非前向运动是指所有非前向运动的形式，如以小圆周游动，尾部动力不能驱使头部移动，或者只能观察到尾部摆动。不活动是指精子没有运动。如果前向运动的精子数量太少，即使活动率在正常值范围，受精能力也将大大降低。

精子在附睾尾部停留时间较长，并在此处逐渐成熟。长期储存在附睾和输精管部位的精子畸形率会增高，易衰老，受精和运动能力下降。

射精排出的精液进入女性阴道后，由凝固状态转化为液化状，精子可以离开精浆做前向运动，由于阴道是一个酸性环境，不利于精子久留，一般精子只能在阴道内维持几个小时。精子从阴道运行至输卵管除自身运动外，还有外力的作用，首先是子宫和输卵管平滑肌的收缩与舒张，造成腔内负压，将精子吸入宫腔内。输卵管管壁基层与子宫肌层相连，收缩的方式较子宫复杂，可以是局部蠕动，有的则是阶段性收缩，均能促进精子在输卵管交界处向腹腔方向流动，有利于精子从子宫进入输卵管，并推动精子在输卵管中的运行。

影响精子运动的因素主要包括：精液黏稠度、pH、渗透压、温度、电离辐射、无机离子、病原微生物、细胞因子、抗精子抗体、活性氧自由基、精子尾部结构异常、蛋白酶的缺乏、染色体异常、内分泌激素、精索静脉曲张、化学毒物、药物、吸烟和饮酒等。

第七节　男性性生理基础

一、性　　欲

性欲是指在一定条件下向往满足机体性需求的一种本能冲动，是性的激发与准备状态，是进入青春期之后常见的一种生理、心理现象。性欲对于性行为的启动和正常性功能的维持是必需的。在性欲存在的基础上，由于内外刺激的作用，尤其是对感官的刺激由感觉神经传入性中枢，对这些信息进行综合分析之后做出判断，再由传出神经传至效应器官而产生相应的活动与反应，即发生性行为的过程。性欲被激发之后，产生两种性活动过程：一种是积欲过程，两性通过身体和精神上互相接触把性欲累积起来；另一种是解欲过程，即出现射精，达到性高潮和满足感。所以，有人认为，性欲的内容应包括接触欲和胀满缓解欲，其解剖生理学基础是储精囊内压增高的膨胀感，以及精囊对血液循环中睾酮极为敏感，促使它渴望释放。人对性活动的欲望与要求是与生俱来的，不仅仅是延续后代的需要，同时也是为了得到一种愉悦的生理享受的基本需要。虽然这种需要不像吃饭那样必要，但也绝不是可有可无的。

（一）性欲的调控

性欲虽然是一种生理现象，是在神经、内分泌等生理基础上形成的，但与人的心理、精神活动、文化传统、社会环境有密切的联系。所以，性欲受到生理学基础、性心理、社会环境以及疾病、药物等综合因素的调控。

1. 神经系统　大脑内的中枢神经系统在性欲的发生中起到了重要的作用，大脑灰质、下丘脑等部位均为“性中枢”。性幻想等思维活动的中枢位于大脑皮质的边缘系统，有关性与色情的思维、情景和记忆，都能引起“性中枢”的兴奋，进而引起性欲及阴茎勃起。男女两性性中枢的反应能力是不同的，男子在性梦和性幻想方面，要比女性强，男人做性梦的次数至少比女人多 3 倍。

2. 内分泌　性腺的成熟及其分泌的激素是性欲的生理基础，对性欲起主要作用的激素是雄激素，雄激素超过一定的阈值就会出现性欲的要求。男子约 95% 的雄激素来自睾丸，其余由肾上腺皮质等分泌。疾病、外伤或先天畸形等造成睾丸功能低下，就会引起性腺功能低下。若发生在青春期前，就会影响第二性征和生殖器官的发育，并丧失性欲；若发生在成人，可以造成性欲减退，甚至完全失去性欲。所以，雄激素对男子性欲的产生和性功能的维持十分重要。雄激素的分泌受到下丘脑和脑垂体的调节，下丘脑 - 垂体 - 性腺轴之间存在相互联系与制约的关系，一起参与调节性生理活动，雄激素可通过反馈调节机制来调控它的分泌。催乳素对性功能及性行为有明显影响，高催乳素血症可引起性欲低下、勃起困难及射精困难等。

3. 感觉器官　刺激是性生理反应的开关，某种刺激可以引起性兴奋反应，人的感觉器官是刺激的靶器官，个体可有自己独特的性兴奋敏感器官。

（1）触觉：在引起性欲上最为重要，皮肤是人体最大的感觉器官，上面布满着丰富的神经末梢，能够传递痒、热、冷、滑、湿、软、硬等感觉，皮肤受到刺激时可诱发性欲，为性行为做准备，性交也是一种接触。皮肤上传递触觉的神经末梢在身体各部分的分布是不同的，易诱发性欲的敏感部位称为性感带或动情区。男子的主性感带包括阴茎（特别是阴茎头和系带等部位）、臀部、乳头、肛门、会阴区、阴囊、股内侧区、腋窝、脐部、下腹部、颈部、耳及嘴。次性感带则是指在性活动中，通过学习和体验而变得有性感的部位，因人而异。

（2）视觉：视觉最易刺激男性引起性兴奋，有研究表明男性对视觉性刺激的反应比女性更强烈，这也是男性比女性更多地接触色情视频和图片的原因之一。

（3）嗅觉和味觉：味觉和嗅觉在人类性兴奋中所起的作用较小，这是因为人类在进化过程中，视觉、听觉刺激大大增加，已不需依靠身体发出的特殊气味来刺激和唤起对方。但两者在性唤起上仍具一定作用。尿液、腋下、会阴部和汗液中存在引起性欲的物质。

（4）听觉：听觉对性欲的影响可能仅次于视觉。用音乐求爱古时既有，是吸引、取悦异性和求爱的手段。某些类型的音乐也可引起性兴奋。在性生活时的男女间喁喁私语、呻吟及叫喊，既可以促进双方思想情感的交流，也能增强兴奋，提高性欲和性能力。

（5）其他：心理因素对性欲的产生也起到了重要作用。正常男性看到裸体异性后，身体会迅速发生一些生理反应，如心跳加快、潮热，甚至阴茎勃起、尿道溢出黏液等反应，而另一些人则可熟视无睹，毫无反应，如生活在非洲原始部落的男子，见惯了裸体异性，对他们就不构成刺激。另外，家庭、教育、环境也可以影响性欲，如从小受到错误性教育，对性持否定态度或压抑禁止，成人后可能出现相关性认知和功能障碍。由于住房拥挤、环境不良，或工作压力大，生意失败等诸事萦绕，均可对性欲和性功能造成严重的不良干扰。和谐的夫妻关系能长久维持双方的性欲水平，不会有太大的波动，同时，也能保持良好的性功能。反之，家庭不和睦，夫妻关系紧张，会影响双方的性欲及性生活。

（二）性欲障碍及治疗

性欲障碍主要表现为性欲低下、性厌恶和性欲亢进。其病因可以是器质性的，也可以是精神性的。由于性欲具有个体、性别及年龄等差异，很难确立统一的性欲标准来衡量是否有性欲障碍，因此正确理解性欲障碍的概念及区分个体性欲差异至关重要。性欲障碍的治疗，首先明确其原发病，积极治疗病因，并针对性地给予性知识教育，运用各种形式的精神心理疗法，如心理分析、行为疗法、认知疗法、暗示催眠等，减轻患者的紧张和焦虑，减少压抑，增强安全感和轻松感，同时，针对患者配偶的情况，加强双方的交流、了解，以达到合作默契，从而使疾病的恢复达到事半功倍的效果。

1. 性欲低下　是指患者持续地、反复地缺乏对性活动的主观愿望和参与意识，包括性梦和性幻想。当性被剥夺时也无挫折感，并且不是其他精神障碍（如强迫性神经症、严重抑郁症、精神分裂症等）的并发症。在诊断性欲低下时，应考虑患者的年龄、性别、身体状况、工作压力、情绪、既往病史、服用药物等因素，根据患者的陈述，与过去作对比，必要时结合体格检查及实验室检查。

性欲低下的发病过程、表现、分类因性欲低下的性质不同而不同：性欲低下可能是原发性性功能障碍，其发作年龄始于青春期；而继发性性欲低下始于成年期，指原来性欲正常、曾有充分性兴趣，后因心理冲突、创伤性生活事件或人际交往困难等导致性欲明显降低。性欲低下既可能是持续的或完全性的，并包容了所有形式的性表达；也可以是境遇性或偶发性性欲消失，常限于某些特定条件、特定伴侣、特定性活动方式，取决于社会心理或相互关系因素。

性欲低下的治疗主要采用性咨询、性指导为主的精神心理疗法。向患者及其伴侣进行相关的性教育，让他们对所患疾病有正确的认识，解除思想上的束缚，调动他们的主观能动性，积极配合治疗。若由其他疾病或药物因素所致的性欲低下，应积极治疗原发病，或根据病情选择停用药物，并辅以心理治疗。对于原发性性腺功能低下疾病所致，可选用外源性雄激素替代治疗。常选用长效睾酮制剂：十一酸睾酮，起始量 80mg/d，连服 2 ～ 3 周，维持量 40 ～ 80mg；或长效十一酸睾酮注射液，250mg，肌内注射，每月 1 次。若为继发性性腺功能低下疾病所致，可用绒毛膜促性腺激素（HCG），1000 ～ 1500U，肌内注射，每周 2 ～ 3 次，一般 20 000U 为 1 个疗程。

中医学认为性欲的产生是由神、气、血协调而发，把性欲低下归结于肝郁、肾虚等证候，祖国医学对继发性性欲低下有很好的疗效。根据中医辨证论治，酌情选用汤剂或中成药。肾阳不足，选用金匮肾气丸或右归丸；肾精亏损，选用五子衍宗丸；肝气郁结，选用逍遥散；心虚胆怯，惊恐伤肾，选用安志丸加味；气血亏虚，选用十全大补汤或归脾汤；痰湿内盛，气机不畅，选用苍附导痰汤。

2. 性欲亢进　是指性欲望、性冲动过分强烈和旺盛，临床表现为出现频繁的性兴奋，性行为要求异常迫切，频繁（一日数次）长时间性交，甚至不分场合及时间均有性活动（包括性交）要求，否则即感到不满足。由于性欲的强弱个体差异较大，正常性欲和亢进性欲之间的界限不是十分明显，到目前为止没有确切的标准。如果性兴奋和性生活次数对双方来说均感到满意，那么即使性生活次数较一般人多，也不能认为是病态。性欲亢进的发生率很低，而以性欲亢进就诊的患者更少，多为性伴侣不能忍受前来诉述而发现，也有一部分对此认识模糊前来就诊。性欲亢进患者对性活动有一定成瘾性，对每日的性活动难以自控，有时会对异性采取暴力性行为，严重影响本人和他人的正常生活。

性欲亢进的患者，若为原发疾病引起的，在治疗原发疾病后，性欲可逐渐正常。针对心理精神因素或个体差异的性欲亢进患者，可先夫妻分居，并进行性教育和心理治疗。 性欲亢进在中医学属阳事易举，其发生机制多与“火”有关，分虚实二类。虚证多为阴精亏损，水不制火，虚阳上亢；实证多为肝郁气滞，郁久化火，相火炽盛而性欲亢进。素体阴虚或少年受不良刺激而频繁手淫；或成人婚后恣情纵欲，耗伤肾精，不能濡肝及上济心火，则心火动于上，肝肾相火应于下，欲火乃亢；或素体相火旺盛，或沉溺于色情刺激，五志过极化火；或男子心有所慕，所愿不得而肝气郁滞，久郁化火，引起欲火亢盛；或性交不洁，嗜食辛辣、炙热之品，易生湿热，化火内扰心神，则心不主令，而相火代之，其人心无所务，但期快其欲矣。治疗以清肝泻火、滋阴降火为主。肾阴不足，阴虚火旺，选用大补阴丸；肝经湿热，相火旺盛，选用龙胆泻肝汤；心火亢盛，心肾不交，选用黄连清心饮。

3. 性厌恶　是指患者对所有或几乎所有的与性伴侣的生殖器接触持续地或反复地感到极度憎恶或回避。性厌恶患者想到会与伴侣发生性关系，就会产生强烈的负面情绪。性厌恶以女性较多，多数是由精神心理因素引起的。典型的性厌恶患者在与他人的性接触中各方面都充满着对性的否定反应。

性厌恶的治疗采用心理和行为治疗，同时配合药物的综合治疗。通过心理分析找出性厌恶的原因，其次通过性教育消除顾虑与恐惧，减少对性心理矫正的抵制情绪。行为疗法强调夫妻共同参与，首先对性回避进行矫正，可采用性感集中训练或系统脱敏疗法，即从语言交流逐步过渡到非语言交流，从穿衣抚摸逐步过渡到裸体抚摸，从非性感区向性感区过渡，最后直到恢复性交活动。药物治疗首选三环类抗抑郁药，如丙咪嗪、地昔帕明（去甲丙咪嗪）、阿米替林、去甲替林。可根据中医辨证论治，选用汤剂或中成药。胆虚痰热，选用温胆汤；惊恐伤肾，选用启阳娱心丹加味。

（三）男性性欲心理特点

（1）男性的性欲并非比女性强烈：男性性欲的高峰期是 18 ～ 20 岁，而女性在 35 岁以后，两性性欲的年龄差，常造成一种男性积极主动、女性等待被动的假象，实际两性结合之后，双方的性欲要求会逐渐持平的。

（2）男性对性的要求不只是性器官的结合：成熟的男性同样需要多种方式的性交往，如亲吻、爱抚、交谈。有些男性还喜欢用间接的方式来表达自己的情爱。

（3）男性也需要性交前的调情：成熟期以后的男性，含蓄、幽默，富有想象力，他们需要有质量的性生活，需要伴侣的温情与柔意。

（4）男性并非可以随时进行性生活：情感基础在男性性活动中是同样重要的因素，只有建立在具有情感基础上的性活动才会有幸福感。

（四）男性性心理基础

性心理是指与性相关或以性为内容的各种心理过程以及与人格特质相联系的关于性的心理活动，是性在人脑中的主观映像。个体的性心理随着性成熟和自我意识的发展而逐渐变得更为复杂化和层次化。性心理包括性欲望、性感觉、性知觉、性记忆、性想象（性幻想）、性思维、性情绪（性情感）、性意志、性气质、性兴趣、性能力、性行为等。各种性心理现象有各自的特点和发生发展变化的过程、规律。

（五）常见的男性性心理障碍

性心理障碍泛指性行为的心理和行为明显偏离正常，并以这类性偏离作为性兴奋、性满足的主要或唯一方式为主要特征的一组精神障碍。一般认为，凡符合某一特定社会文化的规范、道德认同、法律界定以及生物学需要的性行为被视为正常范围的性行为。而与社会性道德规范明显不一致的行为，如不指向性交、不导致生殖或种系繁衍的性心理或性行为，对性伴侣及本人造成伤害与痛苦的性心理或性行为，被视为异常性行为。但是有性心理障碍者，其一般精神活动可以无明显异常。世界卫生组织将性心理障碍分为性身份障碍、性偏好障碍、性取向障碍。

1. 性身份障碍　是指心理上对自身的性别的认定与解剖生理上性别特征恰恰相反。本病的发病率为 1/10 万～ 1/5 万，患者以男性为主，不满意自己的性别，对身体的性特征感到不舒服，甚至痛苦。一部分患者偏爱异性装扮，渴望成为异性一员。严重的患者甚至要求做变性手术。

（1）性别改变症：渴望像异性一样生活，通常伴有对自己解剖生理上性别的苦恼，希望通过激素治疗或外科手术，改变自己的性器官和副性征。根据病因可分为：原发性（真性）性别改变症，即从幼年起就开始表现出性别认同的紊乱，并持续终生。做变性手术者常为此类。继发性（假性）性别改变症，可出现在成人期的任何阶段，甚至在老年人发生。多由于生活中遭受挫折而引起，如婚姻失败、事业受挫或精神病，不会持续终身，但常有自杀倾向。上述两者心理治疗效果欠佳。

（2）双重角色异装症：此类患者能正确认同自己的性别，只是喜欢穿着异性服装，但没有改变性别的愿望，穿异性服装，只是为了暂时享受作为异性成员的体验，并不伴有性兴奋和性快感。此病与恋物性异装及同性恋穿异性服装均有不同，临床可通过与患者心理沟通相鉴别。恋物性异装症患者穿着异性服饰是为了唤起性欲并得到性满足。同性恋穿异性服装是为了增强对同性的吸引力。治疗以行为心理疗法为主，采取厌恶疗法，使其逐渐减少甚至消除。

（3）童年性身份障碍：是指 15 岁以下儿童持续对自己的性别感到痛苦，渴望成为异性或坚持认为自己就是异性的病症。患者排斥自己性别的服装及活动，偏爱异性的服装及异性儿童的游戏及活动。这类儿童常常在早期就已表现出来，治疗用行为矫正疗法，父母应在日常生活中积极引导，消除与解剖生理性别相悖的行为，发展与其生理性别相符的行为。

2. 性偏好障碍　是指采取与常人不同的行为方式来得到性欲的满足，包括三种类型即性欲唤起偏离正常、性欲对象的选择偏离正常及性满足的方式偏离正常。常见性偏好的表现形式有：恋物症、恋物性异装症、露阴症、窥阴症、摩擦症、恋童症、恋兽症等形式。性偏好障碍患者常常同时具有两种表现形式，排斥正常的男女性生活；性偏好异常强烈的患者在从事其行为时意识清楚，具有正常的判断能力，但是为达自我满足不择手段与不顾后果，造成触犯道德、法律的后果。其形成的原因与家庭环境、社会因素、条件反射及遗传有关。

（1）恋物症：又称恋物癖，表现为反复出现以异性某种使用过的非生命物件或异性躯体某个部分（性器官除外）作为性唤起的刺激物，以获取性兴奋和性满足的病症。一般只发生于男性，多从少年期或青年早期开始表现。所恋之物多为女性的用品，如内衣、手绢、鞋及月经期用品等，均为与女性直接接触的东西。有的患者迷恋异性的躯体某个部分，常见有头发等。这些物品为恋物症患者唤起性兴奋的基本条件，较严重的患者则完全缺乏对异性肉体的性欲，全部性兴趣集中在无生命的恋物上，在强烈的性欲望驱使下采取各种手段收集女性用品，从而获得兴奋与满足。治疗以动力心理治疗与行为治疗为主。

（2）恋物性异装症：长期多次依靠穿异性装，打扮成异性模样来唤起性欲，激发性兴奋的病症，又称异装症，一般只发生在男性。恋物性异装症性指向是正常的，大多数人有正常的异性恋关系，穿着异装的目的是从中获取性刺激进而引起性兴奋。此行为通常只在室内私下进行。穿上女装对镜自赏，体验性兴奋，或手淫，或与女性性交，获得性高潮之后，随即脱去女装。

（3）露阴症：是指在陌生异性面前显露自己的外生殖器，并借此来引起性兴奋的病症。患者几乎均为男性，年龄从少年到中年不等，以 20 多岁时较多见。患者仅裸露外生殖器而已，一般都与受害者保持相当的距离，不会有进一步的性企图。此外，其他精神障碍疾病引起的当众露阴症状称为症状性露阴症，如颞叶肿瘤、精神分裂症等疾病均可能诱发。采用动力心理治疗或行为治疗，疗效与患者求医愿望的程度及能否坚持治疗有关。

（4）窥阴症：长期偷看异性更衣、沐浴、如厕或他人的性生活，借此获得性兴奋的病症。患者依靠窥阴来引起自己的性兴奋或通过手淫达到性满足，但对被偷窥者无进一步的性企图。患者几乎全部为男性，一般于青春早期首次出现症状。被窥看者多为陌生女性，至少是与自己无关系的女性。患者有正常的法律意识，但往往不能自控。单靠法律惩罚不能使其戒断，需配合心理与药物治疗。

（5）摩擦症：也称触摸癖和摩擦癖，患者长期多次用手触摸异性的身体或用生殖器接触或顶撞异性的身体引起性兴奋及获得性满足的病症。只见于男性，被触犯者通常是陌生女性。患者多在公共场所利用拥挤的环境，以阴茎顶撞女性的臀部、腿部，大多是隔衣摩擦，也有将阴茎掏出直接接触甚至射精。患者在日常生活、工作及人际交往中无异常。行为疗法是主要疗法，但要靠患者的决心与服从医嘱才能有效。

（6）施虐症：通过对性爱对象施加身体上或精神上的虐待以获取性兴奋，达到性满足的性行为，又称性施虐癖。施虐行为多数发生在性交之前及过程中，少数发生在性交后。常见的身体施虐形式有捆绑、针刺、鞭打等，精神施虐有言语侮辱、强迫对方讲淫秽语言。极端的施虐行为有杀人行为，是危害最大的性偏好障碍，男性居多。

3. 性取向障碍　在合理异性成员存在的情况下，性爱或性趣的中心对象脱离社会所公认的合理异性成员，而指向同性的一种性心理障碍，最常见的类型即同性恋。同性恋是指在正常生活条件下，对同性成员持续表现性爱倾向，包括思想、情感和性爱行为，而对异性缺乏或减弱性爱倾向，可有正常的性行为。同性恋患者会以不同的方式发生不同程度的性行为，如相互手淫、口交、肛交等。同性恋有其生物学基础存在，但目前其相关机制未阐明。同性恋的起因，至今仍无定论，其成因可能是多元化的。既有先天的因素，生物学的根源，如下丘脑中细胞的大小之异、激素水平的差别问题，同时也应考虑在其生长发育过程中的心理因素、社会环境因素等。

二、勃起生理学

阴茎是男性的主要外生殖器，其主要功能是勃起完成性生活和排出尿液。阴茎勃起是在神经、内分泌及心理效应等综合调控下，产生的勃起器官复杂的血流动力学变化的过程，是男子对有效性刺激的生理反应，也是性反应的主要标志。勃起的过程就是阴茎动脉流入血量增加和阴茎静脉流出血量减少的结果。勃起状况与年龄密切相关，青年性欲旺盛，勃起迅速，硬度高，且不应期短。40岁以后性反应逐渐变慢，勃起硬度也逐渐下降。

（一）阴茎勃起的内分泌调节

内分泌对阴茎勃起的调节主要通过男性的性腺轴即下丘脑-垂体-睾丸轴（HPT）来进行。目前的研究表明睾酮主要负责男性第二性征的发育和维持。同时对于维持正常的性欲、性功能起着极为重要的作用。睾酮缺乏可引起性欲下降甚至消失并引起勃起功能障碍。睾酮主要由睾丸分泌，睾丸分泌睾酮是在下丘脑和垂体的调节下进行的，下丘脑分泌促性腺激素释放因子（GnRH），刺激脑垂体生成卵泡刺激素（FSH）和黄体生成素（LH），促使睾丸分泌性激素，包括睾酮和雌二醇。同时睾酮可通过负反馈来调节下丘脑和垂体的分泌，三者处于一个动态平衡，维持正常的性功能。

（二）阴茎动脉控制机制

正常情况下阴茎勃起及硬度维持主要依赖于动脉的血液灌注。阴茎疲软时，阴茎海绵体的血流量大约为4ml/min；诱发勃起时血流量达到80～120ml/min，维持勃起时血流量为20～40ml/min。受到性刺激后，阴茎内血管平滑肌舒张，动脉血管延伸并扩张，海绵体内压增高，血液灌注量增加而诱发阴茎勃起。如果动脉供血不足，不能充分灌注海绵体，可导致阴茎勃起不完全。勃起后动脉持续提供新鲜而氧饱和度高的血液以维持阴茎勃起和细胞高代谢所需的养料。阴茎海绵体动脉是决定阴茎海绵体内压的主要动脉，沿途分出许多螺旋状动脉深入海绵体组织，最终流入到海绵体小梁间隙。阴茎疲软时，大多数阻力血管平滑肌收缩，仅一些有限的营养血管开放供应阴茎海绵体。

（三）阴茎海绵体静脉闭塞调节机制

阴茎海绵体的静脉闭塞功能在阴茎勃起和维持勃起中起着重要的作用，阴茎勃起是动脉灌注量增加和静脉流出阻力增加联合作用的结果。动脉流入海绵窦，海绵窦及小梁壁扩张引起海绵体膨胀，海绵体紧压白膜，将动脉的压力传给白膜，白膜下小静脉延伸而静脉直径变小，随着海绵体内压的进一步增高，静脉受压而闭塞，阻止静脉血流出，将血流限制在海绵体内，维持阴茎勃起。阴茎勃起时的阴茎海绵体静脉流出阻力比疲软时增加100倍。射精后，阴茎动脉和海绵体平滑肌收缩，阴茎血流量减少，对白膜的压力下降而失去静脉闭塞功能。海绵体平滑肌在静脉闭塞机制中起关键作用，海绵体平滑肌舒张时海绵窦压力才能传递至白膜，在白膜顺应性达到极限时阴茎变得坚硬。

（四）阴茎勃起的分子生物学机制

（1）一氧化氮（NO）：阴茎海绵体内副交感神经、非肾上腺素非胆碱能神经末梢和血管内皮细胞在NO酶系（NOS）的催化下合成并释放NO。NO一方面激活钾离子通道ATP酶诱发平滑肌细胞膜超极化，阻止电压依赖性钙离子通道的开放而降低细胞质内钙离子浓度；另一方面，NO活化细胞质内可溶性鸟苷酸环化酶，使三磷酸鸟苷（GTP）转化为环磷酸鸟苷（cGMP），cGMP作为细胞内第二信使，降低平滑肌细胞细胞质内钙离子浓度引起平滑肌松弛，从而诱发阴茎勃起。

（2）乙酰胆碱（Ach）：副交感神经在阴茎勃起中发挥着重要作用，其内富含乙酰胆碱酯酶，在受到刺激后释放乙酰胆碱。乙酰胆碱作用于血管平滑肌的 M 受体诱导血管舒张，因而引起阴茎勃起。

（3）去甲肾上腺素（NA）：阴茎主要通过交感神经作用来维持其疲软状态，交感神经释放去甲肾上腺素并作用于阴茎血管组织肾上腺素受体，使海绵体内螺旋动脉及小梁平滑肌收缩，诱导阴茎疲软或维持阴茎疲软状态。

（4）内皮素（ET）：是肽类家族成员之一，已发现有三种亚型，即 ET-1、ET-2 和 ET-3，内皮素对海绵体平滑肌收缩的维持发挥着重要作用，能诱导阴茎平滑肌缓慢产生持续时间较长的收缩反应，其作用机制可能是通过钙跨膜转运及动员三磷酸肌醇来实现的。三种亚型中 ET-1 对平滑肌的收缩作用最强。

（5）血管活性肠肽（VIP）：是由位于阴茎海绵体平滑肌和血管周围的自主神经末梢所分泌，在阴茎勃起时释放，是参与阴茎勃起反应的重要神经递质。其作用机制可能是通过增加平滑肌内 cAMP，进而降低细胞质内钙离子浓度来诱发阴茎海绵体平滑肌松弛。但有研究者把 VIP 用于正常人和勃起障碍者，结果发现单纯的 VIP 只引起中度阴茎肿胀反应，并不导致阴茎充分勃起。可见，VIP 不是阴茎勃起的主要非肾上腺素非胆碱能（NANC）介质。

（6）前列腺素（PG）：人的阴茎血管及海绵体组织具有合成多种前列腺素的能力，如 PGE_1、PGE_2 等。PGE_1、PGE_2 激活 EP 受体使细胞内 cAMP 水平增加，引起平滑肌舒张。PGE_1 还可抑制去甲肾上腺素的释放。

（五）阴茎勃起的分期

（1）松弛期：大部分时间阴茎都处于松弛期，主要通过交感神经作用维持。交感神经释放去甲肾上腺素，作用于阴茎血管上的受体，进而使海绵体动脉血管处于收缩状态，每分钟流量只有 4ml，海绵体内压接近静脉系统（5 ～ 7mmHg），血气分析结果与静脉血相接近。

（2）充盈期：受到性刺激后，阴茎启动勃起机制，副交感神经、非肾上腺素非胆碱能神经末梢和血管内皮细胞，在 NOS 的作用下生成一氧化氮，cGMP 生成增加，使螺旋动脉扩张同时阴茎海绵体平滑肌松弛，阴茎血液灌流量增加，进入阴茎海绵体的血流量急剧增高。但是此时海绵体内压保持不变，阴茎长度增加体积开始轻度增大。

（3）肿大期：阴茎海绵体血流量的增加，作用于血管和海绵体窦内皮细胞释放 NO，进一步松弛阴茎动脉和海绵体而增进阴茎勃起。此时阴茎海绵体的容积继续增大，由于白膜延伸增加了静脉流出阻力，使海绵体内压力增高达到平衡状态。此期阴茎海绵体静脉闭塞功能开始启动。阴茎海绵体内血氧饱和度急剧增高，血气分析结果与动脉血相等。

（4）完全勃起期：由于阴茎海绵体静脉闭塞功能完全启动，阴茎海绵体内压进一步增高，白膜被伸张延伸到最大容积。此时由于海绵体白膜容积的限度，流入阴茎的血流量逐渐减少，而海绵体内压进一步增高。阴茎勃起角度超过 90°，有阴茎随脉搏而搏动的现象。此时阴茎海绵体内压达到周围动脉血压。阴茎海绵体内血氧饱和度与动脉血相等。

（5）强直期：此期持续时间很短，由于随意性或反射性的球海绵体肌的收缩，压迫阴茎脚，使海绵体内压明显超过周围动脉血压。此时动脉血灌流停止，白膜下静脉完全闭塞，阴茎海绵体处于完全闭合的状态。随着骨骼肌的疲劳，海绵体内压迅速下降到完全勃起期，海绵体动脉血流重新开始。此期常伴有射精和性高潮。

（6）消退期：射精后，由于交感 - 肾上腺素能神经的兴奋性增高，阴茎动脉和海绵体平滑肌收缩，阴茎血流量减少。阴茎的硬度迅速下降并开始疲软和体积回缩。然后，排放血量逐渐减缓，静脉通道重新开放到疲软时的水平，动脉流入血量也渐渐地恢复到松弛期水平，阴茎恢复到松弛期状态。

（六）阴茎勃起的类型

勃起是一种反射活动，对阴茎的直接刺激、来自其他感受器官的刺激及精神活动都可引起这一反射。阴茎勃起分为心理性勃起（又称心因性勃起）、夜间勃起和反射性勃起。

（1）心理性勃起：主要指发源于大脑所接收到或大脑内产生的刺激，包括视觉、听觉、嗅觉及思想情感等诱发的勃起。心理性勃起会随着年龄的增长而逐渐减少，心理性勃起与反射性勃起有协同作用，心理性勃起可增强反射性勃起。

（2）夜间勃起：正常男子在睡眠时发生的规律性和重复性阴茎勃起称为阴茎夜间勃起。青春期以后夜间勃起次数增多，中年以后减少，65 岁以上健康老人仍可有夜间勃起。夜间勃起是由于昼夜交替过程中，副交感神经兴奋在夜间处于主导地位，导致间歇性自主勃起。

（3）反射性勃起：直接刺激生殖器或周围敏感区域引起的阴茎勃起，如爱抚、触摸等。刺激通过阴部神经传入，再经过脊髓 $S_2 \sim S_4$ 由副交感神经传出，支配勃起组织而完成。反射性勃起和心理性勃起可协同发生，也可独立发生。

三、射精生理学

射精是男子性生理活动进入高潮期的具体表现。射精是一种反射活动，冲动来源于阴茎头，由阴部神经传入中枢神经，中枢神经下达射精冲动，各射精器官通过协调运动完成射精，参与射精的生殖器官包括睾丸、输精管道（附睾，输精管，射精管，尿道）和附属性腺（精囊腺，前列腺，尿道球腺，尿道旁腺）。性刺激必须达到足够的强度（也称为射精阈值）才能激发射精，长期手淫会破坏性刺激的正常阈值，引起射精障碍。

（一）射精的生理

（1）泌精：在性兴奋期，随着阴茎勃起，附睾和输精管在自主神经支配下节律性蠕动，并将成熟的精子传送到精囊腺，再经精囊腺和射精管的节律性蠕动，将精液输入到前列腺内的后尿道，形成泌精。此时，尿道外括约肌紧张性收缩以防止精液流出，促使后尿道内压增高，并由于前列腺尿道压力室效应，而诱发射精急迫感。

（2）射精：由性反应周期的持续期转入高潮期后，交感神经紧张性进一步增高，引起外尿道括约肌舒张，而尿道内括约肌仍保持紧张性收缩状态，以防止精液逆流入膀胱。此时，尿道前部平直，前列腺节律性收缩，球海绵体肌和坐骨海绵体肌强力收缩，使精液经尿道外口射出，即发生射精。大多数健康男性在性交时，从阴茎插入阴道到射精的时间即射精潜伏期为 4 ～ 15min。

（3）性快感：是指性交过程中性高潮达到顶点时所发生的强烈欣快感，常与射精同时发生。性快感的生理学机制迄今尚未完全明了，可能与性兴奋转入性高潮而诱发泌精时，因后尿道内压增高产生的前列腺尿道压力室效应有关。

（二）射精的神经调节

射精是在自主神经调节下的一种生理反射，其中交感神经的兴奋性起着主导作用。

1. 中枢神经调节 性器官感受到的接触性冲动，通过传入神经传入到脊髓泌精中枢和射精中枢（$S_2 \sim S_4$），再通过传出神经支配射精器官而诱发射精。视听刺激直接通过大脑射精中枢（视上前核、视上下核、中央前脑束）的调节，并再通过脊髓泌精和射精中枢（$S_2 \sim S_4$），经传出神经而支配射精器官以诱发射精。大脑射精中枢的兴奋性，与多巴胺和 5- 羟色胺代谢有关。

2. 周围神经调节

（1）交感神经：交感神经节前纤维起源于脊髓 $T_{11} \sim L_2$ 的中间外侧灰质，止于交感神经节，在不同节段的交感神经节细胞进行突触连接，发出交感神经节后纤维形成盆神经、海绵体神经和背神经分布到泌尿生殖道。盆神经丛发出短的肾上腺素能神经纤维，与分布在膀胱、前列腺、附睾、输精管、精囊腺上皮细胞上的 α- 受体发生联系并支配该器官的活动。膀胱颈部的神经支配较精囊腺复杂，虽然这些神经纤维大多数作用于 α- 肾上腺素受体，参与调节膀胱颈部与前列腺收缩功能，但是有少数神经纤维可能止于节后神经元，与副交感神经纤维协同作用，参与调节膀胱颈的功能。交感神经纤维的绝大多数为有髓神经纤维，是调节射精过程的主要神经。

（2）躯体运动神经：躯体神经主要是支配阴茎的感觉及球海绵体肌和坐骨海绵体肌收缩的神经，运动神经起源于骶髓 $S_2 \sim S_4$ 节段前角的 Onuf 核，是阴茎躯体运动神经中枢，这些神经纤维由骶神经走行至阴部神经，支配球海绵体肌和坐骨海绵体肌。坐骨海绵体肌收缩压迫已经充血的阴茎海绵体，可使海绵体内压升高超过收缩压，形成阴茎坚硬勃起相，在性高潮时，球海绵体肌节律性收缩，促使精液排入尿道，引起射精。

（3）感觉神经：起源于骶髓后角（$S_2 \sim S_4$）Onuf 核分出的阴部神经，分出阴茎海绵体、阴茎皮肤、阴茎头分支。阴茎感觉通路起始于阴茎皮肤、阴茎头、尿道及阴茎海绵体内的感觉器，发出神经纤维融合形成阴茎背神经束，加入其他神经纤维成为阴部内神经，而后经骶 $S_2 \sim S_4$ 神经的背根上升到脊髓。感受器激活后，通过阴茎背神经、阴部神经、脊髓、脊髓丘脑束，将痛、温、触觉信息上传至下丘脑和皮层进行感知。接触性刺激后阴茎皮肤和龟头的神经冲动通过阴茎背神经传入，启动和维持反射性阴茎勃起。老年或糖尿病患者可能影响这些神经功能而引起勃起或射精功能障碍。

（4）射精的受体机制：有研究显示，在给动物注射 α- 肾上腺素能受体兴奋剂后，刺激下腹神经，泌精可明显增加，后尿道内压可出现节律性波动；而当注射 α- 肾上腺素能受体阻滞剂后，刺激下腹神经，此时泌精即可受到抑制，后尿道内压的节律性波动亦随之消失，说明 α- 肾上腺素能受体在泌精及射精过程中起重要作用。而注射 β- 肾上腺素能受体兴奋剂或 β- 肾上腺素能受体阻滞剂后，刺激下腹神经，可观察到其对泌精和后尿道内压的节律性波动均无影响，因此，推测 β- 肾上腺素能受体与泌精和射精并无关联。

四、男性性反应周期

性反应是指人类在性交过程中的生理及心理反应，从性欲开始唤起到性交结束的重新恢复，遵循着一个不同阶段的周期性规律。美国著名性学家 Masters 与 Johnson 揭示了这一性反应的基本规律，并将性反应分为四个阶段，即兴奋期、持续期（亦称平台期）、高潮期和消退期。性反应周期并不是各自独立的，而是连续的不可分割的动态过程，这样划分有助于理解性活动期间所发生的解剖学和生理学方面的变化，为描述性反应的生理过程提供一个有效的结构模式。

性反应分期

（1）兴奋期：性反应周期的第一阶段，男性在有效性刺激下，性器官与全身进入兴奋状态。阴茎可在数秒内达到勃起，阴囊提升，阴囊皮肤收缩变厚，睾丸轻度提升、增大，尿道外口可出现少量由尿道球腺分泌的液体，随意肌紧张，尤其是肋间肌和腹壁肌张力增加，心率增加，血压增高，部分男性可出现乳头竖起。

（2）持续期（平台期）：性反应周期的第二阶段，是性兴奋的不断积累，并逐渐向高潮期发展的持续阶段。随着性交动作的深入，阴茎完全充分勃起，冠状沟处的周径明显增大，龟头因充血而呈现深紫红色。阴囊皮肤继续收缩而增厚，睾丸进一步升高、旋转、体积增大。完全的睾丸提高是即将射精的特殊体征。随意肌与不随意肌的肌紧张度进一步增加。呼吸、脉搏、心率和血压都进一步增加。

（3）高潮期：性反应周期的第三阶段，也是性反应周期中最关键的阶段，生理、心理达到极度兴奋状态，男性高潮以射精并出现欣快感而告终。输精管和尿道肌肉发生不自主的波浪式的收缩，产生压力排出精液，引起射精。开始收缩强而有力，一般为 3 ～ 4 次，也有的为 8 ～ 10 次。每次收缩间隔约 0.8s，以后收缩间隔延长，力量逐渐减弱。性红晕继续发展，其程度与性高潮相一致，随意肌丧失控制，非随意肌收缩，群肌痉挛，肛门括约肌出现间隔约 0.8s 的不随意收缩，心理上达到情欲高潮与性的满足。

（4）消退期：性反应周期的第四阶段，经过短促的高潮期后迅速进入消退期。初始阶段勃起的阴茎迅速疲软，其后阴茎则缓慢回缩，阴囊充血和绷紧的外表迅速消失，外被膜早期的皱褶外表重新出现，皮肤松弛，睾丸大小恢复正常，其位置也恢复下降。乳头勃起消退，性红晕与出现时的相反顺序迅速消退，全身肌肉放松，不随意的汗出反应，通常局限于脚底和手心汗出。血压、呼吸、脉搏和心率逐渐恢复到正常水平。

男子性反应的分期及各期持续时间，因人不同而有较大差别因人而异。但男子性反应的共同特点：①仅出现一次性高潮；②消退期较快；③存在不应期。男性在射精结束后迅速进入不应期，即在射精后到再次唤起性兴奋的间隔期，间隔期内对有效性刺激不出现反应，还会出现生理不适。不应期的长短因人而异，受年龄、性欲强弱和身体状况等影响，其中与年龄关系最密切。

第八节　中医学对男性生理的认识

一、男性的生理特点

《黄帝内经》中对男性的生理特点作了高度的概括："丈夫八岁，肾气实，发长齿更；二八肾气盛，天癸至，精气溢泻，阴阳和，故能有子；三八肾气平均，筋骨劲强，故真牙生而长极；四八筋骨隆盛，肌肉满壮；五八肾气衰，发堕齿槁；六八阳气衰竭于上，面焦，发鬓颁白；七八肝气衰，筋不能动，天癸竭，精少，肾脏衰，形体皆极；八八则齿发去。肾者主水，受五脏六腑之精而藏之，故五脏盛，乃能泻；今五脏皆衰，筋骨解堕，天癸尽矣，故发鬓白，身体重，行步不正而无子耳。"此文以 8 岁为一个年龄周期，阐述了男性在生长、发育、生殖功能成熟和衰退的生理变化过程中的特点，突出了肾气、天癸、精三者在人体生理活动和生殖功能方面的重要作用。

肾主宰人体的生长、发育、衰老过程和生殖活动，男子一生的自然盛衰现象正是肾气自然盛衰的外在表现。男子生殖系统的发育以及生精、种子等功能与肾气密切相关，而肾气之盛衰又与天癸的"至"与"竭"有直接关系。肾气虚可导致天癸迟到或天癸早竭，天癸迟到则性功能欠成熟，天癸早竭则性功能过早衰退。肾气虚者性功能多低下，或引起无精子、无精液、不育等病症。男子到了 16 岁前后的青春期，肾气始盛，天癸充盛，发育迅速，尤其是性器官和性征的发育最为明显，性功能和生殖能力趋于成熟，并开始出现排精现象，初步具备了生育能力。24 ～ 32 岁是男性的鼎盛时期，此时肾气充实，天癸充足，为最佳的生育年龄，故《周易》谓"男子三十而娶"。56 岁左右，肾气始衰，天癸渐竭，性功能和生殖能力逐渐衰退。约 65 岁开始，性能力明显下降。一般不再有生育能力。

天癸是促进男性机体生长发育、生殖功能旺盛、精液精子的产生、第二性征的维持及种子生育的一种物质，而非男子之精。天癸孕育于胚胎时期，贮藏于肾，并受肾气盛衰的影响和后天水谷精微之充养。"二八"以后，天癸充，精满溢泄，初具种子能力；"七八"以后，天癸衰，精少，种子能力减退。天癸在心肾等脏腑及经络、气血功能的协同作用下发挥其生理功能。

天癸既与现代医学的促性腺激素、性激素或精子、卵子等生殖细胞密切相连，又不完全等同。可谓是对生殖轴所涉及的多种物质的高度概括。

男性生殖系统具有生精、藏精、排精、种子四大生理功能，是男性特有的生理特点之一。其中生殖之精的生成以脏腑、经络、气血的功能正常及其协调作用为基础，以肾气的强盛和天癸的至竭为决定性因素，即生殖之精生成的多少直接受肾气、天癸的影响。心主调神，肾主藏精，肝主疏泄，脾主统摄，肺朝百脉，诸脏功能正常并协同作用，共同维持着排精功能的正常进行。肾的功能正常，男性有了足量、质高的生殖之精，便具备了种子功能。

肾气、天癸和生殖之精三大物质既相互区别，又紧密联系。天癸来源于先天之精气，靠后天水谷滋养；肾气的充实促使天癸充盛，随着天癸的充实，精室产生成熟精子而精液溢泄。三者之中，天癸是促进男性性能力和生殖能力旺盛的关键物质，性能力和生殖能力的强弱随着天癸的盛衰而发生变化。因此，男性的生理特点是以肾主生殖为中心，以肾气、天癸、精三大物质为基础，以“肾气 - 天癸 - 精”为主轴的变化过程。

二、脏腑功能与男性生理

正常的脏腑功能是人体生命活动的基础，男性生理活动的进行也依赖于正常的脏腑功能。五脏功能不同，心主血、肺主气、肝藏血、脾统血、肾藏精，但诸脏功能相互依存，如《景岳全书・治形论》说：“诸血藏于肝而化于脾胃，精髓主于肾而受之于五脏。”

（一）肾与男性生理

肾具有藏精化气、充天癸、主生殖、主水液、主前阴二窍、精液排泄等功能，在男性生理活动中起着他脏不可替代的作用。

（1）藏精化气：肾藏之精，包括先天之精和后天之精。先天之精，禀赋于父母；后天之精，来源于脾脏化生的水谷精微。精化气，气生精。肾中精气，内寓元阴元阳，即肾阴肾阳，是维持人体阴阳平衡的基础。肾阳是肾生理活动的原动力，为人体阳气的根本，对全身脏腑、四肢百骸等起着温煦作用。肾阴即肾之阴液，是肾生理活动的物质基础，人体阴液之源泉，对脏腑、四肢百骸等起着濡养作用。正如《景岳全书・命门余义》说：“五脏之阴气，非此不能滋；五脏之阳气，非此不能发。”肾气以肾精为物质基础。凡肾精充足，则肾气旺盛，阴平阳秘；肾精不足，则肾气虚衰，阴阳失调。肾精、肾气、肾阴、肾阳四者相互作用，共同维持肾生理活动的正常进行。男子的生、长、壮、老、死过程，是肾气盛衰的全过程，肾气内在的盛衰可通过外在生理特征的盛衰来反映。

（2）充天癸：天癸孕育于人体胚胎时期，随着肾气的发育旺盛，而渐趋成熟，天癸经肾气充养到一定程度，才能促使人体化生生殖之精，生殖功能的生理活动才会有足够的物质基础。天癸通过冲任二脉促使生殖之精的化生、发育和成熟，生殖之精藏于外肾，是繁衍生命的物质基础，是胚胎形成的始基。

（3）主水液：《素问・逆调论》指出：“肾者，水脏，主津液。”在肾的气化作用下人体水液代谢保持动态平衡。肾气化正常，开阖适度，水液的输布与排泄方能正常进行，如肾气化功能失常，则会出现病态，若开多阖少，可致夜尿增多、尿崩或失禁；阖多开少，则会出现排尿无力、小便滴沥不尽或癃闭。

（4）主前阴二窍：男子前阴之中有二窍，一为精窍，一为溺窍。二窍之外口为一，通过冲任二脉得肾阴液滋养。在肾的协同作用下，精窍司精室的开阖，主精液排泄，《素问・灵兰秘典论》曰：“肾者，作强之官，伎巧出焉。”即指肾主前阴二窍，能使阴茎勃起，具有开启精关，调节精液、尿液排泄之功能。

（二）肝与男性生理

肝藏血，主疏泄，是人体血液藏泄的调节中心，且能濡润全身筋膜。肝与男性生理有密切关系。

（1）主藏血：肝藏血，是指肝具有调节血液流通、血量及贮藏血液的功能。肝主宗筋，既包括全身之筋膜，又包括外肾。阴茎的勃起和松弛与肝密切相关，肝一方面能充分地供给阴茎足够的血液，使阴茎勃起和持续坚硬以完成性事；一方面又及时迅速地调节阴茎过多的血量而使其松弛恢复常态。在病理条件下，如肝血不足或肝失疏泄，性活动时就会因没有足够的血液及时供给阴茎，而出现阳痿。例如，《灵枢・经筋》中说，足厥阴肝病则“阴器不用。伤于内则不起，伤于寒则阴缩入，伤于热则纵挺不收”。《素问·痿论》说：“筋痿者，生于肝，使内也。”另湿热又可循肝经下注而致阳痿、阳强、精闭、缩阳等。故《素问·热论》说：“厥阴经循阴器而络于肝，故烦满而囊缩。”

（2）主疏泄：肝的疏泄功能除对全身气机有升、降、出、入的调节，对精神情志活动也有疏达作用。对男性生理来说，肝气疏畅条达为顺，最忌郁结。只有在肝气条达，气机疏畅的情况下，人才能产生性欲；如肝气郁结，或肝气横逆，就会导致性欲低下、性欲淡漠、阳痿等性功能异常。肝之疏泄太过，肝火偏亢，则往往表现为精神亢奋，从而出现性欲亢进、早泄、遗精等。正如《景岳全书》所说：“忧郁太过，多致阳痿”，《慎斋遗书》说：“郁郁不乐，遂成伤肝，肝木不能疏达，亦致阳痿不起。”《读医随笔》以性欲亢进为例，认为“凡肝热郁勃之人，于欲事每迫不可遏，必待一泄，始得舒快。此肝阳不得宣达而下陷于肾，是怒气激起志气，使志不得静也，肝以疏泄为性，既不得疏于上，而陷于下，遂不得不泄于下”。

精液的排泄与肝之疏泄也有密切关系。《格致余论》论述：“主闭藏者肾也，司疏泄者肝也。”即指精之固约机制在肾，而精液之排泄由肝所司。肝气条达疏畅，则精关开阖适度；肝郁气滞，疏泄不及，精关开启缓慢或阖而不开，则可引起射精迟缓甚或不射精；肝火过亢、疏泄太过，精关开启过早，则可导致早泄。由此可见，肝之疏泄功能与男性性功能有密切关系。肝主疏泄，调畅三焦气机，协助上中下三焦调节水液代谢。若肝失疏泄，三焦气机不畅，亦可发生癃、闭、淋等水液代谢疾病。

（3）与肾同源，精血互生：由于肝肾同源、精血互生，肝肾阴阳，息息相通，相互制约，协调平衡，肝血既能滋养肾精，肾精又利于肝血化生；反之，如果肝血不足，或肝血瘀滞，则肾精生化无源。

（三）脾与男性生理

脾主运化，与胃相表里，主纳运水谷，为后天之本，气血生化之源。脾胃与男性生理的关系主要是营润外肾与充养天癸和肾精。

（1）主运化：脾胃消化吸收的水谷精微通过经络而达外阴，对外肾起着濡养作用，如《素问·痿论》说：“阳明者，五脏六腑之海，主润宗筋。宗筋主束骨而利机关也。”男子宗筋包括了阴茎、阴囊、睾丸等生殖器官，而“机关”可理解为阴茎排泄精液和尿液之功能。脾胃运化功能正常，外肾营养充足，发育正常，是维持性事活动的基础；如脾胃失于健运，则气血生化之源匮乏，外肾营养不足，不仅发育会受到影响，功能活动也会随之减退，从而发生性欲低下甚至阳痿、不育等病症。

（2）化气血：生殖之精有赖于后天水谷精微化生气血的不断滋养。例如，《景岳全书·杂证谟》说：“人之始生，本乎精血之源；人之既生，由乎水谷之养。……非精血，无以立形体之基；非水谷，无以成形体之壮。精血之司在命门，水谷之司在脾胃，故命门得先天之气，脾胃得后天之气也。是以水谷之海本赖先天为之主，而精血之海又必赖后天为之资。”其精确描述了脾胃水谷与命门精血的关系。在生理情况下，脾胃健运，气血充足，则精之化生有源，精血旺盛，保证生殖生理功能的完成。在病理条件下，脾胃运化失常，气血生化不足，则生殖之精化源匮乏，而导致不育。现代研究也证实脾胃虚弱的患者存在精子数量减少或精子活动下降。因此，治疗不育一病，可以治脾胃为主，稍佐治肾。此外，脾气主升，有固摄作用，肾精之闭藏虽在肾，但又需脾气的统摄，若脾虚气陷，统摄乏力，则可致精无所固而泄下，出现滑精、遗精、精浊、尿浊等疾病。因此，遗泄之疾，治以健脾益气固摄，往往收效明显。

（四）心与男性生理

心藏神，主血脉，为人身脏腑之大主。人之精神、生理活动都必须在心的神气支配下才能完成。心在男性生理活动中，主要表现为主血脉以养外肾和主神明以司性欲。

（1）主血脉：心气具有推动、约束血液在脉中运行，流注全身，发挥营养和滋润作用。全身脏腑的活动均有赖心脏推动血液为基础。男子外肾悬于身体下部，亦需心血之营养，才能正常发育并维持其功能。若心气、心血不足，则脉道不利，血行瘀阻，则外肾失养，发生阴囊与睾丸的萎缩、阳痿、精少等病症。

（2）主神明：心藏神而主神明，主宰着人体五脏六腑、形体官窍的一切生理活动和人体精神意识思维活动。《灵枢·本神》上说："所以任物者谓之心，心有所忆谓之意，意之所存谓之志。"任物，即指心神对人体自身行为的支配作用。性欲的产生，必须是心神有所触动才会引起。心神在性欲及性活动过程中的作用，古代医家已有深刻认识，《格致余论》曰："主闭藏者肾也，司疏泄者肝也，二脏皆有相火，而其系上属于心。心，君火也，为物所感则易动，心动则相火亦动，动则精自走，相火翕然而起，虽不交会，亦暗流而疏泄矣。所以，圣人只是教人收心养心，其旨深矣。"《杂病源流犀烛·遗泄源流》说："心为君，肝肾为相。未有君火动而相火不随之者。故寐时神游于外，欲为云雨，则魂化为形，从而行焉，精亦不容不泄矣。"《临证指南医案》说："精之藏制在肾，而精之主宰在心。"《金匮翼》也云："动于心者，神摇于上，则精遗于下也 。"如果心神活动正常，则由性意识支配的性欲也正常，性活动也会得以正常进行；如果心神活动失常，性欲就会发生异常，或亢进，或减退，甚则阳痿。现代研究证实，外界的强烈刺激会导致精神心理障碍，从而影响生殖能力以致阳痿、不育等。

（五）肺与男性生理

肺为相辅之官，具有主气、司呼吸、主治节、朝百脉，宣发气血精津以供养全身的功能，同样男性生理活动的进行亦是在此基础上进行的。

（1）主治节、朝百脉：肺对全身脏腑的治理和调节作用，是通过"主气"、"朝百脉"来完成。《医学实在易》说："气通于肺，凡脏腑经络之气，皆肺气之所宣。"肺主气，气血津液的运行需赖肺气之疏布散发，肺朝百脉，气血运行都要经肺脏进行物质交换。在生理条件下，肺主治节的功能正常，气血津液运行全身，肺金生肾水则外肾亦得以濡润。如肺病导致气血津液敷布障碍，则外肾失于濡养，可发生功能上的病理改变。例如，肺气亏虚，不能宣发气血津液，宗筋无以充养，且母病每多及子，肾脏受累，肾气也虚；或肺失通调，聚水生湿，或肺焦叶燥，宗筋失润，均可导致性欲减退、阳痿、癃闭等疾病。

（2）肺肾相生，金水互化："肺为气之主，肾为气之根"，肺肾共司人身之气机升降，肺属金，肾属水，肺肾之阴相互滋生，金水互化。肺肾相生，在男性生理中主要体现为肺对生殖之精的影响。在病理条件下，或肺失宣清，则影响肾之气化；或肺肾阴虚，肾精化源不足，生殖之精亦匮乏，甚则宗筋失养，发生性欲减退、阳痿、不育等疾病。

三、气血、经络与男性生理

（一）气血与男性生理

气是维持人体生命活动的物质基础，人体的各种功能活动都要靠气的推动才能完成。男性生理同样以气为原动力。五脏气中以肾气为主，既能充实天癸以促进性功能的成熟，又能维持性功能的成熟；此外，肝、脾、肺、心等脏腑之气与男性生理也有联系，如其中某一脏之气不足，或被病邪扰乱，都会影响男性生理功能。

气在男性生理活动中的功能主要如下：一是推动血液等精微物质以营养外肾；二是对外肾及精室的温煦作用；三是对精血的固摄作用；四是气化作用，气化可使精血相互转化。

血与男性生理功能的关系，主要表现为血养外肾和精血互化两个方面。"血主濡之"，男子外肾必须得到血液的滋养，才能正常发育并维持其功能。男子以精为本，精赖血液化生。精乃血之粹，血为精之源。血液化生无穷，则精之生化有源，精子发育正常，可繁衍后代。

（二）经络与男性生理

经络是经脉和络脉之简称，脏腑在男子生理中的作用是通过本脏的经络来实现的。与男性生理关系最为密切的经络是冲脉、任脉、督脉、带脉、足少阴肾经、足厥阴肝经、足太阴脾经和足阳明胃经等。

（1）冲脉：起于胞中，对男性生殖生理起着重要的作用，主要表现为以下几个方面：①运行天癸，男子“二八……天癸至，精气溢泻，阴阳和，故能有子”，冲脉充盛，第二性征得以发育并维持，从而产生生殖之精并具备生育能力。②滋生精液，冲脉起于精室，隶属于肾。天癸、肾气可经冲脉直达精室，促使生殖之精的产生与成熟。冲为血海，血能化精，是精的物质基础，冲脉充盛，则精液之化源丰富。③充养外肾，外肾的发育和性功能的发挥，必须有大量的气血供给，气血来源于脾脏所吸收的后天水谷精微。外肾则受阳明经与冲脉输送的气血以充养。例如，《素问·痿论》说：“冲脉者，经脉之海也，主渗灌溪谷，与阳明合于宗筋，阴阳总宗筋之会。”

（2）任脉：任脉起源于小腹内，出于会阴，过外阴部，沿腹部正中线上行，最后经面部进入目眶下。任脉与冲脉在男子均起于精室，与男性生殖生理关系密切。主要表现为：①运行天癸维系性征，任、冲脉共同发挥通天癸、促发育的作用。《灵枢·五音五味》说：“其有天宦者，未尝被伤，不脱于血，然其须不生……此天之所不足也，其冲任不盛，宗筋不成，有气无血，唇口不荣，故须不生。”说明任脉对维系性征起重要作用。②化生精液，男子二八任脉通，天癸至，促使精室化生生殖之精。

（3）督脉：督脉为阳经总汇，总督人一身之阳。张子和认为督脉与冲任二脉同出一源，即“一源三歧”。一般认为督脉源于小腹之内，下出会阴。行于背部正中，入于巅顶。督脉在男子亦起源于精室，对生殖功能有资助调节作用，主要表现为对生殖之精温煦与推动的作用。

（4）带脉：始于季肋，绕身一周，状如束带。在男性生理中，带脉的生理功能主要是约束冲、任、督三条经脉，协调其对外肾的作用。《儒门事亲》说：“冲、任、督三脉，同起而异行，一源而三歧，皆络于带脉。”带脉在男性生理中的作用有以下两个方面：①束养宗筋，阴茎的伸展与收缩、勃起与痿软，均与带脉的功能有关。带脉约束冲、任、督三脉，张弛得宜，既使宗筋得到充养，又使宗筋受到约束。②固约精关，带脉不仅对外肾有固护维系和调节的作用，而且对精关的开启与关闭也有固约作用。一旦带脉对精关的固摄和调节作用失常，则可导致遗精、早泄等病症。

（5）肾经：足少阴肾经脉与外肾无直接的联系，但足少阴之经并太阴之经筋而上，循阴股，结于阴器，有“肾主阴器”之说。肾为先天之本，阴精之海，元气之根，肾气赖足少阴之经以传输，肾精赖此以运送于外肾。少阴肾经对生殖之精的化生、储藏与排泄起着主导作用。例如，肾经功能失调，则可影响外肾，导致阳痿、不育等疾病的发生。

（6）肝经：足厥阴肝经与男性生理极为密切，其经、筋、别均与外肾直接相通，有“肝司阴器”之说。《灵枢·经脉》指出足厥阴肝之脉“循股阴，入毛际，环阴器，抵少腹”，足厥阴之别“循胫上睾，结于茎”，《灵枢·经筋》云足厥阴之筋“上循及股，结于阴器，络诸经”。肝主筋，外肾为宗筋之聚，肝通过其经、筋、别等输送气血以充养外肾，若肝血充盈，“淫气于筋”，使外肾得以濡养，从而保持其正常活动。肝主疏泄，对阴茎的勃起与疲软，精关的开启与闭合等也起调节作用。若肝经功能失常，则会发生阳痿、早泄等病症。

（7）脾经：脾之经脉不仅与胃之经脉连于外肾，且其筋亦与外肾相连，《灵枢·经筋》说：“足太阴之筋……结于膝内辅骨，上循阴股，结于髀，聚于阴器。”脾为后天之本，运化水谷精微，外肾亦有赖脾之经络输送的水谷精微以滋养。

（8）胃经：足阳明胃经与外肾亦有直接的联系，《素问·厥论》说：“前阴者，宗筋之所聚，太阳阳明之所合也。”《灵枢·经筋》云：“足阳明之筋……其直者，上循伏兔，上结于髀，聚于阴器。”胃主受纳、腐熟水谷，故阳明为多气多血之经，后天水谷所化之精微通过其经脉、经筋输送到外肾，发挥濡养作用并维持其正常的生理活动，《素问·痿论》之“阳明者，五脏六腑之海，主润宗筋”即指此意。

综上所述，男性的生理离不开脏腑之间的阴平阳秘，以及气血、经络输送精微物质的充养。例如，脏腑功能失调，或经脉气血失和，不能传输精微，就可引起男科疾病的发生。因此，临床诊治男科疾病时，既要重视局部病变，又要兼顾整体调节，才能取得更好的疗效。

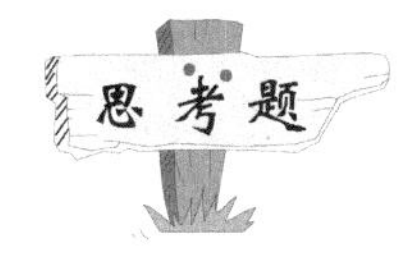

1. 简述阴茎勃起的解剖学支持？
2. 简述精液的基本构成和特性？
3. 阴茎勃起的调控机制主要有哪些？
4. 阴茎勃起分几期？阴茎勃起类型有哪些？
5. 男性的性反应周期如何划分？
6. 气在男性生理中，其功能主要体现在哪些方面？
7. 冲脉、任脉和督脉与男性生理关系如何？

（编者：孙自学；审校：常德贵）

第二章思维导图

第三章　男科临床诊断及特殊检查

第一节　男科症状学

一、排尿异常

排尿异常临床常见症状有尿频、尿急、尿痛、排尿困难、尿潴留、尿失禁、遗尿等。

（一）尿频

尿频指排尿次数增多，每次尿量减少，但24h尿量正常。中医称为“小便频数”“小便数”“溲数”。正常成人白天排尿4～6次，夜间0～1次，每次尿量约300ml，大量饮水、精神紧张等，可出现生理性尿频。夜间尿频又称夜尿症，常因膀胱出口梗阻和（或）膀胱顺应性下降引起。排尿次数增多，每次尿量正常，但24h尿量增多，称之多尿，而非尿频，多见于糖尿病、尿崩症、醛固酮增多症、急性肾衰竭的多尿期。

病理性尿频常见于：

（1）炎症性与机械性：常见于各种原因导致的膀胱、后尿道、前列腺炎症时，膀胱因受炎症、水肿的影响，膀胱容量减少引起排尿次数增加，常伴有尿急、尿痛。特别是膀胱炎时，由于膀胱黏膜充血、水肿、炎性浸润、浅层溃疡，使黏膜神经感受阈值降低，排尿中枢一直处于兴奋状态而引起尿频；结核性膀胱炎时尿频症状一般持续很长时间。

（2）膀胱容量减少：常见于各种原因导致膀胱容量减少，如膀胱内占位性病变、膀胱外肿块压迫、膀胱挛缩、膀胱部分切除术后、膀胱内残留尿的增多。疾病常见有膀胱结石、肿瘤、结核及前列腺增生等。

（3）排尿障碍：当因膀胱颈部以下发生梗阻，继发膀胱壁肥厚，增加了膀胱不稳定性，而出现尿频，如尿道结石、异物或膀胱颈挛缩等。

（4）神经源性膀胱：常因膀胱逼尿肌反射亢进引起尿频或急迫性尿失禁。

另外包皮过长、包皮龟头炎、尿道炎、前列腺炎均亦可引起尿频。

（二）尿急

尿急指突然有强烈尿意而迫不及待地要排尿，即排尿时有一种急迫感。中医称为“里急”“尿急”。临床上尿急常与尿频、尿痛、排尿困难等症状同时出现，甚则出现急迫性尿失禁。正常人的排尿是一种高级神经中枢与脊髓排尿中枢协调反应，并受人体自主意识控制的生理活动。当膀胱内尿液充盈至一定程度时，膀胱扩张刺激引起的排尿信息反射到大脑中枢，由大脑中枢发出的神经信息经盆神经传递至膀胱，解除副交感神经对逼尿肌的抑制作用，并使后者收缩，而出现排尿活动。如果情况不允许排尿，高级中枢能暂时抑制排尿。但如果参与排尿的神经及膀胱、尿道、前列腺等处发生病变时，则可出现一种不能控制的排尿急迫感，这就是尿急症状。

引起尿急的常见原因主要有：

（1）炎症刺激：膀胱炎、尿道炎、前列腺炎等，并常伴有尿痛。

（2）膀胱容量缩小：前列腺增生症、膀胱挛缩、膀胱部分切除、盆腔肿瘤等。

（3）神经病变：神经源性膀胱或脊髓损伤等。

（4）膀胱过度活动症（overactive bladder，OAB）：是一种以尿急为特征的症候群，常伴有尿频和夜尿症状，伴或不伴有急迫性尿失禁，没有尿路感染或其他明确的病理改变。良性前列腺增生的 OAB 症状，既是继发性的，也可能是原发病并存的症状。

（5）精神因素：精神紧张、害怕排尿等。

（三）尿痛

尿痛指患者在排尿时或排尿后膀胱区或尿道内疼痛，可发生在排尿初、中、末或排尿后。疼痛程度由烧灼感到刺痛不等，多见于炎症或结石。中医称为“小便疼痛”“小便涩痛”，属中医“淋证”范畴。尿痛分为炎症性尿痛和非炎症性尿痛。

（1）炎症性尿痛：多因感染刺激膀胱及尿道黏膜或深层组织，引起膀胱或尿道的痉挛和神经反射，表现为会阴部、耻骨上区挛缩样疼痛或在排尿时尿道灼痛或刺痛，常伴尿频、尿急、血尿或脓尿。常见于泌尿生殖系统炎症如膀胱炎、前列腺炎、尿道炎及结核等。尿道炎多在排尿开始时出现疼痛；膀胱炎常在排尿终了时疼痛加重；前列腺炎除有尿痛外，耻骨上区、腰骶部或阴茎头亦感疼痛。

（2）非炎症性尿痛：多因膀胱结石及膀胱尿道异物和晚期膀胱癌、前列腺癌的刺激引起，而膀胱结石或异物多有尿线中断。尿频、尿急及尿痛常合称膀胱刺激征。

（四）排尿困难

膀胱内尿液排出障碍，或排出不畅称为排尿困难，可伴有尿线细、尿无力、尿中断、尿等待或尿末滴沥等症状。排尿困难多由膀胱出口梗阻（bladder outlet obstruction，BOO）引起。中医称为“小便不利”“癃”“小便余沥”。排尿困难可分为机械性排尿困难和功能性排尿困难。

（1）机械性排尿困难：主要由于膀胱颈部以下尿路梗阻所致。①膀胱颈部病变：多见于膀胱内结石、异物、血块、肿瘤或膀胱颈挛缩等。②后尿道病变：多见于前列腺增生症、尿道瓣膜、结石、异物、精阜肥大等。③前尿道病变：尿道损伤、血块、结石、异物、包茎、阴茎异常勃起等。

（2）功能性排尿困难：主要由于中枢或周围神经损害造成支配膀胱的神经功能失调，使膀胱逼尿肌肌张力减弱或尿道括约肌痉挛，引起排尿困难。常见于颅脑或脊髓损伤、糖尿病、直肠癌或宫颈癌根治术等损伤骨盆神经或阴部神经以及隐性脊柱裂等引起的膀胱功能障碍。体格检查会阴部可发现患者感觉减退、肛门括约肌松弛，插导尿管无困难，依此可与机械性排尿困难相鉴别。排尿困难的程度轻重不等，轻者排尿延迟，尿线无力，射程短；重者尿线变细或滴沥不成线，每次排尿均费力，或用手按压小腹而仅排出少量尿液，形成间歇性排尿现象，患者有尿不尽感。尿线中断指在排尿过程中，尿流突然中断，常伴有尿痛、阴茎头疼痛，变动体位后尿液又顺利排出，常见于膀胱结石、异物、输尿管囊肿、膀胱颈部带蒂的肿瘤。

（五）尿潴留

尿液滞留于膀胱内而不能排出，称为尿潴留。中医称为“小便不通”“尿闭”。常由排尿困难发展而来，长期尿潴留会导致双侧输尿管及肾积水，最终导致肾衰竭，分为急性和慢性两类。

（1）急性尿潴留：多为突然发生，膀胱胀满但尿液不能排出。常见于尿道损伤、脊髓损伤、急性前列腺炎或脓肿、急性尿道炎手术（腹部、盆腔、会阴部）损伤膀胱神经而导致的尿潴留。腰椎麻醉可引起手术后暂时性尿潴留。

（2）慢性尿潴留：主要表现为排尿困难，膀胱充盈。多起病缓慢，历时较长，可见膀胱明显膨胀，但患者却无胀痛不适感，经常有少量持续排尿，或呈假性尿失禁或充盈性尿失禁，常见于前列腺增生症、尿道狭窄、神经源性膀胱及其他尿道梗阻性疾病。

（六）尿失禁

尿液不受主观控制而自尿道口处点滴溢出，称为尿失禁。中医称为“小便不禁”，多由于膀胱括约肌损伤或神经功能障碍而丧失排尿自控能力。按其发生机制分为四类：

（1）真性尿失禁：指在任何时间和体位时均存在不自主漏尿，通常呈持续性漏尿，膀胱呈空虚状态。尿道括约肌功能丧失，膀胱失去贮尿作用，尿液不自主地由尿道流出。该症状常见于括约肌或其支配神经损害的疾病，如大脑发育不全、脑出血、脑瘤等中枢神经疾病所致的神经源性膀胱或前列腺摘除术中损伤尿道括约肌等。另外异常瘘管的形成、尿道上裂、输尿管异位开口，也是引起尿失禁的原因。

（2）充盈性尿失禁：指膀胱经常处于充盈状态，而致尿液不断滴出，亦称为假性尿失禁。其括约肌本身并无损伤，由于各种排尿障碍原因引起的慢性尿潴留和大量残余尿，造成膀胱过度充盈，尿液被迫点滴外溢。该症状常见于良性前列腺增生症、神经源性膀胱、尿道狭窄等下尿路梗阻及脊髓病变等引起的慢性尿潴留，由于膀胱内压力超过尿道阻力致尿液溢出，夜间多见。

（3）压力性尿失禁：指在大笑、咳嗽、喷嚏、体育锻炼或其他引起腹内压增加的活动时突然出现的漏尿现象。其发生机制是腹内压暂时超过尿道阻力。逼尿肌功能正常，尿道括约肌或盆底及尿道周围肌肉与筋膜松弛，尿道阻力下降，同时尚能控制排尿，但在腹部压力突然增加，膀胱内压力骤然增高时立即溢出少量尿液；当腹压解除时溢尿立即停止。该症状可见于前列腺手术后尿道外括约肌受损的男性患者。

（4）急迫性尿失禁：指伴随强烈尿意的突发性尿失禁。膀胱内病变强烈刺激膀胱收缩或脊髓上中枢抑制功能减退，膀胱顺应力减低，逼尿肌不稳定，膀胱逼尿肌无抑制性收缩，尿意紧迫而出现尿失禁。该症状常见于急性膀胱炎、间质性膀胱炎、结核性膀胱炎、重度膀胱出口梗阻伴有膀胱顺应性降低的患者。精神紧张、焦虑偶可引起急迫性尿失禁。急迫性尿失禁通常继发于能够明确的潜在性疾病，原发病变如感染或膀胱出口梗阻治疗后，急迫性尿失禁可消失。

（七）遗尿

遗尿指成人或 3 岁以上儿童在睡眠中不自主地排尿的症状，俗称“尿床”。遗尿原因有多种，主要包括膀胱功能性容量减少、大脑皮质发育迟延、睡眠过度、遗传、泌尿生殖系器质性病变等。成人遗尿常有神经系统和泌尿系统的病理基础。

（八）尿不尽感

尿不尽感指排尿后仍有尿意，或尿液不能完全排尽。中医又称为“余沥不尽”“小便余沥”“尿后余沥”等，多因膀胱、尿道、前列腺的炎症刺激引起，尤其是膀胱三角区和后尿道出现炎性水肿时，这一症状表现最为明显。其次是膀胱或尿道结石的刺激也可引起排尿不尽。此外，前列腺肥大时，由于膀胱残余较多尿液，也可刺激膀胱而出现排尿不尽的症状。

（九）尿流中断

尿流中断指排尿过程中尿流突然中断，体位改变后又可以继续排尿，如此反复出现的症状，多由于膀胱结石在膀胱颈部形成球状活塞，阻断排尿过程而引起。该症状也可见于良性前列腺增生，因侧叶增大引起间歇性尿道梗阻。

二、疼　　痛

疼痛是男性泌尿生殖系疾患的常见症状。需问明疼痛的部位、性质、程度、疼痛是否有放射、放射至何部位及伴随症状等。泌尿生殖道的疼痛可以非常剧烈，通常伴有尿路梗阻或炎症。前列腺梗阻性尿潴留时疼痛较严重。由于炎症造成泌尿生殖系器官实质受损，组织水肿和器官包膜紧张引起的炎症性疼痛较严重。中空器官黏膜炎症时多表现为局部不适，疼痛多不剧烈，泌尿生殖系肿瘤早期常无明显疼痛，但当出现管腔梗阻或神经受到侵犯时，可出现疼痛，提示肿瘤进展至晚期。

（一）会阴疼痛

会阴疼痛指会阴部的疼痛，可呈灼痛、割痛、抽痛、跳痛等。除会阴局部病变外，其他部位的病变也可放射至会阴，出现会阴疼痛。会阴疼痛以会阴局部病变为主，泌尿生殖系统病变及其他部位如下消化道病变也可引起会阴部位的疼痛。常见原因有：

（1）前列腺病变：前列腺病变引起的会阴疼痛最为常见。前列腺炎引起的疼痛，多放射至会阴及阴茎，且有尿频、尿急、尿痛等症状。前列腺癌引起的疼痛，多伴排尿困难，直肠指诊可在前列腺后叶触及腺体肿大、坚硬、结节、腺体固定。前列腺结石引起的疼痛，多为会阴腹股沟及腰骶部隐痛，性交射精时疼痛剧烈，或见血精。

（2）尿路结石：几乎所有部位的尿路结石引起的疼痛均可放射至会阴部位，但临床以输尿管下段以下结石为多见，除会阴疼痛外，多伴有排尿困难，排尿时疼痛加重，血尿或尿流突然中断等。

（3）泌尿生殖系感染：尿道炎、膀胱炎引起的会阴疼痛，多同时伴见尿频、尿急、尿痛，尿常规可见大量白细胞，尿培养可见致病菌生长。由精囊炎引起的会阴疼痛，多在性交射精时加重，并出现血精。

（4）会阴部位损伤：多有骑跨损伤病史，会阴部位可见肿块瘀斑等。若伴有尿路损伤，还可出现排尿困难、血尿等。

（5）直肠病变：以直肠癌、直肠周围脓肿引起的会阴疼痛多见，同时伴见大便异常。

（二）膀胱区疼痛

膀胱区疼痛常位于耻骨上方，常为下腹部胀痛不适，与膀胱充盈和排空有密切关系，多为隐痛或胀痛，可由炎症、结石、梗阻、急性尿潴留引起。膀胱炎症波及黏膜下层或肌层时也可引起严重疼痛，在膀胱充盈时出现的疼痛，常为间质性膀胱炎所致，在排尿终末出现的疼痛，常见于膀胱结石、膀胱炎等。此外，膀胱肿瘤晚期或尿道内口附近的肿瘤，除严重的疼痛不适外，常伴有尿频、尿急及排尿困难，有时疼痛可放射至阴茎头部。慢性前列腺炎也可引起膀胱区疼痛不适。

（三）阴囊内疼痛

阴囊内疼痛常分为睾丸疼痛、附睾及精索疼痛。

（1）睾丸疼痛：中医称之为“卵痛”“肾子痛”，常见于急性睾丸炎、睾丸肿瘤、损伤、扭转及鞘膜积液。急性睾丸炎是由化脓性致病菌如葡萄球菌、链球菌或腮腺炎病毒而引起，多发生于一侧，患侧睾丸肿大疼痛，疼痛可放射至腹股沟，睾丸有明显触痛。形成脓肿时，则疼痛更加剧烈。睾丸肿瘤一般无明显疼痛，仅在肿瘤增大时，有沉重感和胀痛。睾丸损伤多由直接暴力所致。损伤程度轻者为挫伤，疼痛较轻；重者为裂伤、脱位、扭转或出血，并可发生外伤性睾丸炎。其表现为睾丸肿大、疼痛剧烈，可放射至下腹部或腰部，甚至引起休克。睾丸扭转亦即精索扭转，在剧烈活动后，睾丸突然发生剧痛，并放射至腹股沟和下腹部，伴有恶心呕吐，甚至休克。扭转后易引起睾丸缺血或坏死。

（2）附睾及精索疼痛：常见于炎症及精索静脉曲张。急性附睾炎时，患侧附睾肿大疼痛，胀痛，剧烈疼痛和跳痛，触痛明显。慢性附睾炎仅局部有轻度疼痛，但疼痛时间持久，而且往往是双侧的。精索静脉曲张主要表现为患侧阴囊坠胀疼痛感，并可放射至下腹部、腹股沟或腰部，常在站立过久或行走劳累时加重，于平卧后随曲张静脉消退而疼痛缓解，但症状轻重与曲张程度不呈正相关性。

（四）阴茎痛

阴茎痛中医称为“茎痛”“茎中痛”。阴茎痛的原因以局部病变为主，常见的有阴茎损伤、阴茎癌、尿道结石、异物、尿道炎、龟头炎、阴茎异常勃起、阴茎硬结症等。另外，前列腺炎有时疼痛也可放射至阴茎，出现阴茎疼痛。男子的阴茎是前尿道的一部分，前尿道疼痛，可表现为阴茎痛。阴茎既为生殖器官，又为泌尿器官，因此阴茎痛多与排尿、性交有关，常在排尿、性交甚至运动时出现或加重。

（五）尿道痛

尿道痛可呈灼痛、刺痛和剧烈疼痛，常见于尿道炎和尿道结石，排尿时疼痛加剧。有时输尿管下段结石引起疼痛也可放射到尿道口或阴茎头。

（六）射精与性交疼痛

射精痛多见于精囊炎或前列腺炎，若合并“血精”，常是精囊炎的特征。性交疼痛多见于阴茎异常勃起、阴茎海绵体炎、包茎、包皮系带过短及包皮龟头炎等。

三、尿液异常

（一）血尿

血尿指尿中有过多的红细胞。根据血液含量可分为镜下和肉眼血尿两类。镜下血尿指新鲜离心尿液在显微镜每个高倍视野中红细胞数≥ 3 个。若尿液内含血量多，达到每 1000ml 尿液中含血量≥ 1.0ml，即肉眼血尿。但并不是所有红色尿液都是血尿，有些食物及药物能使尿液呈红色、黄红色或褐色，如胡萝卜、大黄、酚酞、利福平、四环素族、酚红、嘌呤类药物等。由于错误输血、严重创伤等引起的大量红细胞或组织破坏所致的血红蛋白或肌红蛋白尿；由前尿道病变出血，血液自尿道口滴出所致的尿道滴血，并非血尿。应注意与邻近器官出血混入尿中使尿液染色鉴别。根据出血部位与血尿出现阶段的不同，肉眼血尿可分为：①初始血尿：血尿见于排尿初期，提示出血部位在尿道或膀胱颈部。②终末血尿：血尿见于排尿终末，提示病变在后尿道、膀胱颈部或膀胱三角区。③全程血尿：血尿见于尿液全程，提示病变在膀胱或其以上部位。血尿是泌尿系统疾病重要的症状之一，往往是疾病的一个危险信号，但血尿程度与疾病严重性并没有肯定的相关性。血尿是否伴有疼痛是区别良恶性泌尿系疾病的重要因素，血尿伴排尿疼痛大多与膀胱炎或尿石症有关，而无痛性血尿除非另有其他的证据，否则提示泌尿系肿瘤，尤其在中老年人。血尿色泽因含血量、尿 pH 及出血部位而异。来自肾、输尿管的血尿或酸性尿，色泽较暗；来自膀胱的血尿或碱性尿，色泽较鲜红。严重的血尿可呈不同形状的凝血块，蚯蚓状血块常来自肾、输尿管的血尿，而来自膀胱的血尿可有大小不等的凝血块。膀胱病变引起的血尿，当凝血块通过尿道时，尿痛不会加重；而上尿路病变引起的血尿，当凝血块通过输尿管时，会产生胁腹部的绞痛，类似于尿结石引起的肾绞痛。

（二）尿浊

尿浊指排出的尿液混浊不清，包括脓尿、乳糜尿、结晶尿等。正常尿液应为淡黄色而透明，若出现混浊不清，则为病态。由于尿中含有较多的有机及无机物质，在饱和状态下，这些物质可因温度、尿液酸碱度等因素而发生沉淀、结晶，形成结晶尿，出现尿浊。尿浊可由泌尿生殖系统炎症、肿瘤、寄生虫等所引起。泌尿生殖系统感染如肾盂肾炎、尿道炎、膀胱炎、前列腺炎等可使尿液混浊，或形成脓尿。丝虫病感染造成乳糜尿而令尿液混浊。腹腔和泌尿系的肿瘤压迫，以致淋巴管阻塞、狭窄，淋巴液反流而引起尿液混浊。中医根据尿浊颜色分为“赤浊”和“白浊”，白浊相当于现代医学的脓尿、乳糜尿，赤浊相当于脓血尿、乳糜血尿。

（1）泌尿系感染：尿浊多为脓尿，尿液中有大量的白细胞或脓细胞，镜下见＞ 10 个 /HP。若兼有大量红细胞则为脓血尿。排尿开始出现脓尿多为前尿道炎症，以淋病性尿道炎为多见，龟头包皮炎也可出现。终末脓尿多为前列腺炎、精囊炎症。若全程脓尿则多为膀胱、肾脏等炎症。由炎症引起的尿浊一般多伴有尿频、尿急、尿痛等膀胱刺激症状，在急性期还可伴有高热、恶寒等全身症状。如为前列腺炎引起，多见于大便后，尿末发现有乳白色黏液自尿道口涌出，直肠指诊可扪及前列腺肿大、压痛，前列腺液检查有白细胞增加、卵磷脂小体减少等。

（2）丝虫病：排出的尿液混浊如淘米水，多为乳白色，若同时伴有血尿则为粉红色和酱油色。放置数分钟后可出现分层，上层为白色脂肪，中层为粉红色的乳糜尿，下层为红白细胞及沉渣。镜检常可找到脂肪滴及淋巴细胞，乙醚试验阳性。患者多为间歇性发作，劳累、进食高脂食物后加重，一般无尿频、尿急、尿痛等膀胱刺激征。可出现消瘦、乏力等营养不良症状，还可伴见阴茎阴囊象皮肿。

四、尿道分泌物

尿道口血性分泌液提示尿道损伤、尿道肿瘤或精囊炎。黄色、黏稠脓性尿道分泌液多见于淋菌性尿道炎。白色、稀薄尿道分泌液多见于非特异性尿道炎。清晨排尿前或大便后尿道口滴白多见于慢性前列腺炎。

五、肿　　块

腹股沟肿块以疝最常见，也可见于隐睾患者；阴囊内肿块以斜疝、睾丸鞘膜积液、交通性鞘膜积液及精索静脉曲张为多见，还有附睾结核、附睾囊肿、睾丸肿瘤等；阴茎头肿块是阴茎癌的主要特征，阴茎海绵体肿块多为阴茎硬结症，尿道触及肿块应排除尿道狭窄、结石或肿瘤。

六、其他症状

1. 尿道异物感　尿道不适及有异物的感觉，常见于尿道异物、尿道结石、尿道感染、尿道脓肿、尿道肿瘤、慢性前列腺炎等。

2. 外阴瘙痒　外阴部（包括阴囊、阴茎、会阴及腹股沟）出现瘙痒不适的症状，常见于阴囊湿疹、股癣、阴囊瘙痒病、扁平苔藓及小儿过敏性阴茎包皮水肿等。

3. 睾丸下坠　患者自觉睾丸下坠、酸胀不适的一种症状，也可兼有睾丸本身较正常下垂的体征。其常见于精索静脉曲张、睾丸鞘膜积液、睾丸肿瘤、腹股沟斜疝及急慢性附睾、睾丸炎等。

4. 血精　正常的精液为乳白色或淡黄色。若排出的精液为粉红色、红色或棕红色或精液中带有血丝则称为血精，多见于精囊炎。

第二节　男科体格检查

一、全身检查

男科疾病的体格检查，除对患者生殖器官作重点检查外，同时应进行全身体格检查。全身体格检查可以了解全身器官系统，有无与雄激素不足和（或）不育有关的疾病，应包括身高、身长与臂长比例及体重。如果在正常青春期开始前就存在雄激素不足，就会因青春期延迟或缺如造成骨骺闭合延迟，形成类似无睾症的体态，表现为臂展超过身体长度，腿长超过躯干。因为这种身体比例特点，患者的相对高度在坐位时矮，而在站立时高。如果存在其他影响甲状腺或生长因子的中枢性异常患者会身材矮小，但身体的比例与无睾症体态类似。青春期开始后出现雄激素不足不会影响身体比例，但是肌肉系统会因雄激素不足的时间长短和程度不同出现不同程度的萎缩，另外雄激素不足还可能导致脂肪分布呈现女性特征（髋部，臀部，下腹部）。

注意体形、观察毛发及皮下脂肪分布。检查肌肉力量、嗅觉、甲状腺、喉结、男性乳房发育等。这对提示有无皮质醇症、甲状腺疾病、高泌乳素血症、睾丸和肾上腺肿瘤有帮助。

测量血压和四肢脉搏。股动脉、腘动脉搏动消失或减弱提示有股动脉、髂动脉栓塞或狭窄。注意下腰、下肢、会阴及阴茎痛觉、触觉和温差感觉。腹部有无肝脾肿大、有无腹水征。

二、生殖器官检查

男性外生殖器检查应首先注意观察阴毛的有无、多少和分布情况。一般在青春期启动阶段 12 岁左右阴毛开始生长，个别性早熟患者在 10 岁以下就有阴毛生长。正常成年男性的阴毛分布略呈正三角形，其上缘境界不明显，正中逐渐向上延伸到脐。若阴毛分布反常，可能有内分泌功能紊乱如男性女性化阴毛，呈倒三角形。

（一）阴茎

观察阴茎大小、外形及有无包茎、包皮口狭窄、包茎内肿块等。阴茎增大常见阴茎青春期早熟；小阴茎多见于先天性睾丸发育不良症（Klinefelter 综合征）、垂体功能减退、双侧隐睾等。应翻起包皮检查龟头有无红肿、糜烂、溃疡、是否存在包皮粘连或包皮系带过短。观察尿道口的位置、大小、数目，是否有外伤、狭窄、畸形、炎症、肿物及异位排尿口，尿道口有无分泌物、出血、血迹，尿道有无压痛、肿块、硬结等。检查包茎者之后必须把包皮翻回原状，否则易造成嵌顿。儿童及青少年包茎者，阴茎头部扪到的硬块往往是包皮垢。触摸阴茎海绵体有无肿块、硬结。阴茎长度依人种不同而有差异，中国人正常成人阴茎大小差异很大，一般为 7 ～ 10cm，勃起长度可增至 14 ～ 20cm。注意阴茎有无瘀斑、硬结、肿块、溃疡等情况。成年男性的阴茎部无痛性硬结、溃疡都要考虑癌症的可能性。阴茎海绵体出现条索状硬块伴勃起时弯曲疼痛，常是阴茎海绵体硬化硬结症。

（二）阴囊及内容物

有无阴囊畸形，会阴型尿道下裂可将阴囊纵行分开，两性畸形患者见不到阴囊，隐睾患者阴囊不发育。注意有无阴囊血肿、炎性水肿、象皮肿、阴囊皮肤有无溃疡、窦道、坏死、肿瘤及阴囊坏死、尿外渗等情况。站立位检查易发现精索静脉曲张、交通性鞘膜积液和腹股沟斜疝。阴囊肿块以鞘膜积液和疝多见，透光试验可鉴别鞘膜积液和疝。

精索检查应注意精索内有无肿块，有无精索静脉曲张。若有精索静脉曲张，应仔细检查左肾或腹部有无肿块，以排除继发性精索静脉曲张。精索肿瘤较多见，以良性为多，如脂肪瘤；恶性精索肿瘤多为肉瘤，可在阴囊内触及质硬之肿块。精索肿块与输精管粘连者，常为丝虫性肉芽肿。精索囊性肿块大者常为精索囊肿或精索鞘膜内积液，小而靠近附睾者，常为附睾囊肿。精索静脉曲张的检查可采用 Valsalva 试验，即嘱患者增加腹压促使静脉扩张。依触诊的结果，精索静脉曲张可分为 3 度：临床型Ⅰ度：阴囊触诊时无异常，但患者屏气增加腹压（Valsalva 试验）时可扪及曲张的精索静脉；临床型Ⅱ度：阴囊触诊可扪及曲张的精索静脉；临床型Ⅲ度：视诊可以看见阴囊内曲张静脉团块阴囊触诊时可扪及明显曲张的静脉团。Ⅲ度精索静脉曲张容易诊断，Ⅰ度和Ⅱ度的精索静脉曲张主要靠检查者的经验判断，不确定时需要多普勒超声检查帮助诊断。

睾丸应注意双侧睾丸大小、形状、质地，有无肿块、触痛，触摸睾丸可对其大小做出粗略判断等。正常睾丸左侧低于右侧，有弹性，轻压之有酸痛感。急性睾丸炎时睾丸肿大、压痛极为明显。睾丸萎缩时，睾丸小而软压迫时无痛感。小而坚硬的睾丸是 Klinefelter 综合征的典型表现。两侧睾丸大小不一、睾丸肿大、表面光滑质较硬，托起睾丸有沉重感，应考虑睾丸肿瘤可能。睾丸鞘膜积液时有囊性感，透光试验阳性。

睾丸容积测定对了解睾丸的发育、初步估计睾丸病理损害程度、反映睾丸的内分泌状态，评估男性生育力都有一定意义。对大多数患者经过触诊就可判断睾丸体积是否在正常范围，对小睾丸者可通过定期就诊时测量观察治疗效果。常用的测量方法有两种：

（1）卡尺测量法：用卡尺钳分别测量每侧睾丸的最大长径、宽径和厚径，按公式计算出睾丸体积。

$$V=\pi d^2 4 \times L \times 0.9$$

公式中的 V：睾丸体积（cm^3）；d：宽径和厚径的平均值（cm）；L：长径（cm）。

（2）睾丸模型测量法（Prader 睾丸测量器）：睾丸模型为不同体积似睾丸的椭圆形器材，依其大小分别标出编号。测量时将被测睾丸提起，绷紧阴囊皮肤，将测量模型于睾丸旁逐一对照比较，与睾丸大小最相近的睾丸模型体积可视为睾丸体积。

另可以借助超声检查精确地测量睾丸体积，计算公式：睾丸体积（ml）= 长度（mm）× 宽度（mm）× 厚度（mm）×0.71。中国正常成人的睾丸体积为 15 ～ 23ml，小于 12ml 提示睾丸发育不良。

隐睾症患者的睾丸位于腹腔内或腹股沟管以上的腹膜后时不能触及。腹股沟睾丸指睾丸固定于腹股沟管内；回缩睾丸指睾丸位于腹股沟管口并能暂时性地移到阴囊内，或者由于寒冷或性交可自发地在阴囊和腹股沟之间移动；异位睾丸位于正常的下降路径之外。采用盘腿坐位可触及腹股沟管内及外环处的隐睾。

附睾应检查其头、体、尾三部分，并注意其大小、质地，有无结节、压痛、脓肿或阴囊瘘管。附睾增大提示有病理改变：急性炎症时，肿大并压痛明显。慢性附睾炎时可轻微肿大和压痛。附睾结核质硬，压痛不明显，可在其头部或尾部触到硬结，严重时累及整个附睾，可发生冷脓肿形成阴囊窦道。输精管结扎后出现附睾淤积症时，可见附睾肿大和压痛。精液囊肿为球状，主要发生在附睾头部。直立位时可在精索的血管中摸到输精管，应注意输精管有无增粗、结节或触痛。输精管结核时，输精管可触到串珠状结节。急性精索炎时，精索增粗、压痛明显。精索肿块以丝虫性肉芽肿多见。不育症者应检查两侧输精管，以排除先天性输精管缺如。

（三）腹股沟

腹股沟应检查有无溃疡、既往手术或外伤的瘢痕及肿大的淋巴结。阴茎癌患者有腹股沟淋巴结转移时，淋巴结肿大、增多、质硬甚至融合成团块，固定或破溃。

（四）前列腺与精囊腺

直肠指检前应先排空尿液，患者取站立位，年老体弱者宜取仰卧或侧卧位，检查者用右食指戴指套，涂润滑剂从肛门缓慢伸入直肠，作直肠指诊时要注意肛门括约肌张力。有射精障碍者，如出现肛门括约肌松弛，提示可能是神经因素所致。如患者诉痛，要注意是否有肛裂等肛门疾病，尽量减少痛苦。若无特殊情况，手指应尽量伸入，以便最大限度查清情况。正常前列腺大小形态像一颗中等大小的栗子。硬度如鼻尖，表面光滑，略能推动。正常前列腺只能触到左右两侧叶。后叶甚薄，遮在两侧叶后面，较难触及它的存在，前叶在前面，更难以触及。极消瘦的人偶可扪到中叶。前列腺增生症时，前列腺增大，表面光滑富有弹性。按增大程度可分为三级：一级似鸡蛋大小，突入直肠 1 ～ 2cm，中间沟变浅；二级似鸭蛋大小，突入直肠 2 ～ 3cm，中间沟消失或略突出；三级似鹅蛋大小，突入直肠大于 3cm，中间沟明显突出，手指触不到其上缘。此外，触诊前列腺硬度、结节、压痛对临床诊断也有重要意义。若触及质地坚硬如石的结节应疑为前列腺癌；急性前列腺炎可触摸到增大肿胀、触痛的前列腺腺体；若有波动感说明已形成脓肿，此时禁用前列腺按摩与尿道器械的检查；慢性前列腺炎可触及表面不规则、质地变硬或硬度不均的前列腺；前列腺肉瘤时，前列腺明显增大，质软，似有囊性感；前列腺结核一般前列腺不大，质地不均匀；前列腺结石质硬，应与癌肿鉴别。指检除注意前列腺的特征之外，尚需注意前列腺与直肠黏膜有无粘连及其与周围组织的关系；注意肛门括约肌功能，神经系统疾病的患者，肛门括约肌可能缺乏收缩力而松弛，且有排尿困难、尿失禁等症状。

前列腺按摩时体位和步骤与直肠指检相同，按摩前列腺时要动作轻柔均匀用力，切忌使用暴力造成损伤。应自前列腺两叶从外向内下顺序按压，再沿中央沟自上而下进行挤压，如上动作反复数次，直到有白色液体自尿道滴出为止，收集前列腺液作镜检或细菌培养。一次按摩如未流出液体，可再按摩一次，如仍未获液体，则应下次再取，不可强行收集标本。按摩过度可偶致射精，应予避免。在急性前列腺炎时，禁止做按摩检查避免炎症扩展。

正常精囊腺不易触及，急性精囊腺炎时，两侧精囊腺肿大，有压痛。精囊腺结核时可触到结节。在检查精囊时要注意正常精囊的硬度与周围组织相同，其位置又较高，故肛门直肠指诊时，一般不能触及。当患急性精囊炎时偶可在前列腺两叶的外上方触及，有明显触痛，应注意有无结节或肿块。精囊结核可触及精囊有浸润或结节，而精囊癌时可触及精囊部有不规则的结节。

尿道球腺正常情况下不能触及，在肛门直肠指诊触及前列腺下缘后，拇指置于会阴部肛门前缘，与肛门内食指相对扪诊。若于会阴部中线两侧扪及球形、质软、表面光滑的肿物，即为肿大的尿道球腺，应注意有无触痛，并可按摩收集分泌物送检。

第三节　男科特殊检查

一、睾丸活检术

睾丸活检在男科学诊断中是一项很重要的检查项目，能直接评价睾丸生精功能及生精障碍的程度，帮助鉴别非梗阻性和梗阻性无精子症，以评估生育能力并能提供直接资料，对鉴别男性不育症的病因、诊断睾丸疾病、判断不育症患者的预后具有重要意义。但睾丸活检术是一种创伤性、侵入性检查，应慎重选择，严格掌握适应证。

1. 适应证　该术用于鉴别生殖道阻塞或睾丸生精障碍的无精子症和 FSH 值正常的重度少精子症。对输精管再通术、隐睾固定术和精索静脉曲张手术的预后作评估等。

（1）睾丸正常的无精子症，或睾丸正常的严重少精子症，经治疗效果不佳者，或睾丸小的少精子症或无精症。

（2）用于鉴别生殖道阻塞或睾丸生精障碍的无精子症。

（3）FSH 值正常的少精子症。

（4）精道阻塞的无精子症，确定睾丸的生精功能，术前便于对精道再通手术治疗的预后作出评估。

（5）确定精索静脉曲张对睾丸生精功能的影响。

（6）对肿大的睾丸，借助检查发现生殖细胞肿瘤。

（7）隐睾固定术后。

（8）精索静脉曲张术后。

（9）辅助生殖治疗的需要，行睾丸活检取精或冻存精子。

2. 睾丸活检的方法　该方法包括经阴囊皮肤穿刺活检和手术活检。

（1）经阴囊皮肤穿刺活检：1% 利多卡因局部麻醉（简称局麻），用睾丸穿刺针吸取睾丸组织条切片或用带倒钩的针刺入睾丸内，回抽时倒钩带出睾丸组织送病理切片检查。

（2）手术活检：术者用左手拇指、食指将睾丸固定于阴囊皮肤下，避开附睾，做局部麻醉，切开阴囊皮肤，逐层分离阴囊壁各层组织，切开睾丸鞘膜壁层，用小拉钩显露切口，并在此处睾丸白膜上切开 3 ～ 5mm，轻轻挤压睾丸组织，直接用锐利的小剪刀剪下一小块凸出白膜外的睾丸组织，大小为 $4mm^3$，取材后白膜用 5-0 可吸收缝线 8 字缝合，逐层关闭切口。睾丸组织标本用 Bouin 液固定，若用作电子显微镜观察，则用戊二醛液固定。染色一般采用苏木素 - 伊红染色。

3. 睾丸活检的病理检查　主要包括曲细精管的形状、管径大小，曲细精管界膜，曲细精管各级生精细胞数目、形态结构，各阶段的细胞组合，间质细胞的数量和形态等。

睾丸活检基本的病理变化有下列几种：

（1）生精发生低下：以精原细胞在内的各级生精细胞数量减少为特征。

（2）生精过程停止：常见停滞在精母细胞阶段，见不到精子。

（3）曲细精管透明变性：曲细精管发生纤维化。

（4）唯支持细胞：仅见支持细胞，无各期生精细胞。

（5）未成熟睾丸：其特征为曲细精管管径很小，无精子发生。

4. 睾丸活检的临床意义

（1）睾丸活检正常，而精液无精子，首先应考虑梗阻性无精子症。

（2）生精功能低下，精液检查往往属少精子症。

（3）成熟障碍或生精阻滞，若能除去引起睾丸损害因素，常能取得良好的效果。

（4）睾丸严重病变，即使用多种方法也难以恢复生育能力的情况有：①唯支持细胞综合征；②克氏综合征；③严重生精障碍。

二、前列腺穿刺活组织检查

此法主要通过组织学和细胞学检查明确前列腺肿块的性质、前列腺肿瘤的组织分型和细胞学特征。

1. 穿刺指征

（1）直肠指检发现结节、肿块。

（2）临床疑有前列腺癌，为确诊和早期治疗。

（3）发现前列腺特异抗原（PSA）异常。

（4）前列腺 CT 检查或直肠 B 超发现可疑病变。

（5）放射线检查发现转移病灶而不知原发灶。

（6）PSA>10ng/ml，任何游离 PSA 与总 PSA 比值（f/t PSA）和前列腺特异性抗原密度（PSAD）值。

（7）PSA 4 ～ 10ng/ml，f/t PSA 异常或 PSAD 值异常。

（8）PSA 4 ～ 10ng/ml，f/t PSA 和 PSAD 值正常，B 超发现前列腺低回声结节或（和）MRI 发现异常信号。

（9）初次穿刺结果为阳性，但直肠指诊（DRE）、复查 PSA 或其他衍生物水平提示可疑前列腺癌时，或穿刺病理发现非典型增生或高级别 PIN（无间质浸润的病变）时，可考虑再行穿刺。

注：PSA 4 ～ 10ng/ml，如 f/t PSA、PSAD 值、影像学正常，应严密随访。

2. 穿刺方法 穿刺前 1 周停用抗凝药物（如阿司匹林）及抗血小板药物。在检查前一天晚上和当天早上各灌肠一次。检查当日早餐或中午可以吃一些清淡食物，并在早晨口服抗生素预防感染。检查前 1h，喝水约 300ml，在喝水后不能小便。

常用的方法有经会阴穿刺、经直肠细针穿刺抽吸法。目前，在经直肠超声引导下进行前列腺系统性穿刺活检，是前列腺癌诊断的主要方法。研究结果表明：10 针以上穿刺的诊断阳性率明显高于 10 针以下，同时不明显增加并发症。

（1）经直肠穿刺活检法：目前多采用超声检查定位的多点式穿刺（Franzen 法）。患者取胸膝位或左侧屈曲卧位，术者左食指戴上指套和 Franzen 设计的戒指式穿刺针导引器并涂上润滑剂，右手持配有 23 号细长针及 10m1 注射器的手枪式把柄，把细针插入导引器内，针尖露出戒指外，用藏戒指的食指插入直肠达到前列腺部，当触到病变区，将细针用力刺入病灶内，右手利用枪式把柄使注射器造成负压，针尖在病变区内移动，应注意针尖不要退出到直肠，以避免吸入肠内容物污染标本。利用负压将病变部细胞或组织吸引到针腔内，在拔除内套针前先消除负压（轻轻地释放活塞压力，以便不再产生吸吮）以免针尖拔除后空气进入注射器，针腔内的标本也随之进入注射器。针头抽出后将其与注射器分离，让空气充满注射器，再安放好针头。将针内组织排在玻片上。此操作可重复穿刺 6 ～ 8 针，以提高前列腺穿刺阳性率。

（2）经会阴穿刺活检法：①取截石位或侧卧位；②常规消毒及局部浸润麻醉；③在会阴中心至肛门中点处，右手持穿刺针刺入，左手食指插入直肠内，摸准前列腺结节或穿刺部位在左手食指感觉下诱导穿刺针穿入前列腺包膜内；④将针芯推入 3 ～ 4cm 以穿刺病变部位，左手食指持续向上抵压，使组织嵌入取物槽内，然后将套管针向前推进，直达针芯尖端。此时，管壁即将嵌入取物槽内的前列腺组织切下；⑤将套管针连同针芯一起迅速拔出，推出针芯后即见所取的前列腺标本；⑥左手食指继续向上压迫 2 ～ 5min 以达完善止血。

3. 并发症 经直肠前列腺穿刺可能出现的并发症有感染、尿道和直肠出血，但发生率极低。术后尿道少量出血比较常见，但一般会很快恢复正常，不需特殊处理。

4. 穿刺后注意事项

（1）8h 之内，至少饮水 3000ml。

（2）术后可以恢复正常活动，但禁止重体力劳动。

（3）术后可以洗澡。

（4）术后第二天可以恢复工作。

（5）术后需遵医嘱继续服用抗生素，并恢复常规服药，但继续停用抗凝药物（如阿司匹林）2 天，注意血尿及便血情况，严重时给予止血药物。

（6）如有下列任何症状，需到医院就诊：①体温 38.5℃以上或寒战；②持续性血尿；③直肠出血；④剧烈疼痛，服用止痛药无效。

三、阴茎海绵体血管造影术

阴茎海绵体血管造影术是把造影剂直接注射入阴茎海绵体的放射显影技术。

1. 适应证 对阴茎夜间勃起不佳或不能勃起，阴茎海绵体血管活性物质注射后可疑静脉回流异常，而经阴茎血流多普勒检查、动脉扩张良好者，并有阳痿病史，但其他临床非侵入性检查未确定阳痿原因者。

2. 检查方法

（1）药物性海绵体造影法：做碘过敏试验后，常规消毒阴茎皮肤，在阴茎根部用橡皮筋加压后用 7 号针头于阴茎后 1/3 处注射血管活性物质，如罂粟碱、前列腺素 E1 观察阴茎勃起 5min 后，选用 30% 泛影葡胺 80ml，直接注入一侧阴茎海绵体，显影满意后摄正位、左右斜位片。

（2）连续灌入造影法：阴茎海绵体血管活性物质注射后，勃起在 60° 以下或勃起很快消失，阴茎动脉系统检查在正常范围时，用瑞士 Gombro 灌注泵，自动控制液体每分钟流速，患者平卧位，常规消毒，将连接灌注泵的导管一端接 9 号针头刺入一侧阴茎海绵体内，导管另一端接输液瓶，以每分钟 80 ～ 120ml 的流速注入生理盐水，直接诱发阴茎勃起，并记录开始勃起的流速，然后减慢流速维持勃起，并记录维持勃起的速度，最后注入 30% 泛影葡胺 100ml，在荧光屏监视下摄片，摄片后拔除针头，局部压迫 3 ～ 5min。

3. 检查目的 阴茎海绵体造影术是了解阴茎静脉系统异常比较直接的检查方法，它可反映阴茎静脉回流的途径，阴茎海绵体内部结构的变化，为阴茎血管重建或阴茎假体植入提供全面的考虑。造影显示造影剂于海绵体内潴留，纤维性海绵体炎患者勃起组织不显影。阴茎硬结症常显示患处造影剂不充盈，海绵体变形缩小，边缘不规则及阴茎中隔增宽。本方法为有创性检查，应严格掌握好适应证。

第四节 男科实验室检查

男科实验室检查主要包括精液常规分析与特殊检查、前列腺疾病的实验室检查、生殖内分泌激素的测定、性传播疾病的实验室检查、遗传性疾病的实验室检查等。

一、精液常规分析与特殊检查

常规的精液检查包括精液量、液化时间、pH、黏稠度、精子计数、精子活力、精子活率、精子形态等。若需进一步了解精子功能，还应检测精子穿透宫颈黏液的运动能力等。

（一）精液常规分析

精液检查是男性不育症患者诊治过程中一项必需的检查项目，是评价男性生育力、对男性不育病因诊断和疗效判定的客观依据。由于精液分析受多种因素（环境、温度等）影响，不能凭1次精液结果做出判断，一般需要在3～5周内复查3次以上以得出更客观的判断，且每次禁欲天数均应尽可能一致。近年来研究发现，正常男性和男性不育病人的精液参数波动周期部分大于4周，甚至达8周，少部分波动可达“0”值现象。在人工授精过程中，筛选质量优良的精子，也要通过精液分析加以确定。精液检查也有其局限性，检查结果有人为的误差和个体标本间的差异。因此，对不育的诊断应结合临床及某些特殊检查（精液的生化、免疫、内分泌等）综合分析才可得出正确判断。

（1）精液收集前应嘱患者禁欲2～7天。禁欲时间少于2天或过久均会影响结果分析。

（2）收集精液标本应当完整，特别提醒患者最初射出的精液成分至关重要，精液收集的完整程度可直接影响精液分析的结果。收集精液的容器要清洁干燥，记录排精时间，立即或30min内送检。

（3）精液标本采集后在实验室存放或在转送过程中，其温度应保持在20～37℃环境中，在冬季标本最好放在内衣口袋内。过冷过热都会影响精子存活率。

（4）采集精液最好是让患者来实验室由本人手淫采集。如果有困难可用取精器采集。不宜用普通避孕套收集精液，因制作材料及避孕套内的润滑剂等可能影响精子活力。

（二）精液物理性状检查

该检查包括精液的颜色、气味、黏稠度、酸碱度、液化时间、精液体积等。

（1）颜色和气味：正常精液呈灰白色或乳白色，禁欲时间长者呈淡（深）黄色；精液含有大量红细胞时，呈棕红色或褐色，称为血精，可能有精囊腺炎、前列腺炎等。有些药物可使精液带有颜色，刚射出的精液有一股刺激性腥味，这是前列腺分泌的精氨氧化的缘故。

（2）凝固与液化：刚射出的精液稠厚呈胶冻状，在含有前列腺分泌的蛋白酶的作用下，大约15min后精液便从凝固状态转变成液体状态，称为精液液化。精液的凝固蛋白由精囊腺分泌，而液化因子由前列腺分泌。精液暂时凝固及逐渐液化均是正常生理现象。射出精液呈不凝固状态，可能是先天性精囊腺或射精管缺陷所致。而精液液化不良可能是前列腺分泌的蛋白水解酶缺乏所致。

（3）黏稠度：待精液完全液化后测定黏稠度。黏度过高或过低，均反映精液质量不佳。

（4）酸碱度：精液pH应在射精后1h内测定。用精密试纸或pH仪检测。正常精液的pH为7.2～8.0。输精管道阻塞或先天性精囊腺缺如，均可导致精液pH下降。

（5）精液体积：正常一次精液排出量为2～6ml，精液量常与射精频率有关。每次射精量如少于1ml或多于8ml，均应认为异常。精液量少时，常提示附属性腺功能障碍或存在逆行射精。精液量过多会降低精子密度，可能与禁欲时间过长或附属性腺功能亢进有关。

（三）精液的显微镜检查

显微镜检查前，应将精液标本充分混匀，避免抽样误差影响精子活力及计数结果。通常在低倍光学显微镜下粗略观察有无精子，是活动精子还是不活动精子。若遇无精子症，应将标本离心沉淀后重复检查一次。

（1）精子浓度及精子总数：现在常采用Makler精子计数板、Microcell精子计数池、计算机辅助的精液分析（ computer-aided semen analysis，CASA）仪等来检验。

精子浓度是指每毫升精液中的精子数目，精子总数表示全部射出精液量的精子总数目，即精子浓度乘以精液量。精液量过高，精子总数正常，使精子浓度降低，生育力下降。若精子浓度正常而精液量过低也会引起生育力低下。因此，精子浓度与精子总数同等重要。

（2）精子活率分析：精子活率指精子总数中活精子所占比例。累计 200 个精子，观察活动与不活动的精子比例，得出活动精子百分率。

（3）精子活力：即精子的运动能力。检查方法与检查精子活率相同。按 WHO 推荐的方法将精子活力分为前向运动、非前向运动和不活动精子：①前向运动（PR）：精子主动地呈直线或沿一大圆周运动，不管其速度如何；②非前向运动（NP）：所有其他非前向运动的形式，如以小圆周泳动，尾部动力几乎不能驱使头部移动，或者只能观察到尾部摆动；③不活动（IM）精子：精子没有运动。

（四）精子形态学检查

可以了解正常精子和生理及病理范围内变异精子所占的比例，是反映男子生育能力的一项重要指标。常采用精子涂片染色法，即用苏木素 - 伊红染色，然后在光学显微镜下计算 200 个精子中正常及各类畸形精子所占百分率。

（五）精液中非精子细胞检查

人精液中非精子细胞主要包括未成熟生精细胞、白细胞、支持细胞、脱落上皮细胞等其他细胞。

由于疾病、高温、药物等原因可以出现睾丸生精停滞，生精细胞分化成精子的复杂过程中断，而出现少精（部分停滞）或无精子（完全停滞）的症状，精液中可见各级不成熟生精细胞。

（六）计算机辅助的精液分析

传统的精液分析往往带有很大的主观性，对精子运动能力的判断缺少严格的量化指标。计算机辅助的精液分析除可分析精子密度、活动百分率等指标外，在分析精子运动能力方面有独特的优越性。

二、精子功能指标测定

精液常规分析在一定程度上反映了男性的生育能力，但有时常规检查的结果与实际生育力之间不尽一致。精子功能指标的测定，更能客观地反映精子的受精能力，是对精液常规检查的必要补充。

精子功能测定主要有：精子运动功能指标的测定、精子穿卵试验、精子 - 宫颈黏液相互作用、精子膜功能测定、精子核功能测定、精子线粒体功能测定、精子顶体反应和顶体酶活力测定等。

1. 精子 – 仓鼠卵穿透试验　精子穿卵试验是精子穿透去透明带金黄仓鼠卵试验（sperm penetration of zona-freehamster egg assay，SPA）的简称，是测定精子获能、顶体反应、精子卵膜融合能力以及精子核解聚能力的经典方法。

在临床实践中，SPA 可用于以下几个方面：①对不明原因的不育者，进一步了解精子功能；②在女方进行治疗，如促性腺激素治疗和输卵管成形术前，确定其丈夫精子的受精能力；③评估男性不育症患者精液异常的严重程度、观察治疗效果；④体外受精和胚胎移植时，评估精液标本的质量和受孕率；⑤检测生殖抗体，如抗精子抗体对生殖的影响；⑥输精管结扎前，男性受精能力监测；⑦评价化疗或放疗对男性肿瘤患者生育力的影响；⑧估计化学药品、环境中的毒物和药物对人精子受精能力的影响。

2. 精子 – 宫颈黏液相互作用　精子 – 宫颈黏液相互作用试验分体内试验和体外试验。体内试验即性交后试验（post-coital test，PCT），体外试验主要包括毛细管穿透试验和玻片试验。

（1）性交后试验：精子在宫颈黏液中的运动及其存活时间受许多因素的影响：黏液中如有抗精子抗体存在，或精子表面结合有抗精子抗体，精子将失去其运动能力，出现凝集及摇摆现象；由于巨噬细胞的吞噬和补体介导的细胞毒作用，精子将被破坏；精子本身如有遗传或代谢障碍，也不能穿透宫颈黏液。

PCT 除了检查精子穿透宫颈黏液的能力，还可反映精子在黏液中的寿命。PCT 不仅能测定宫颈黏液中的活精子的数量，也可以了解性交后一定时间内精子在女性体内存活和运动情况。性交后 6 ～ 10h 是 PCT 测定的最佳时间，此时如宫颈内有适量的活动精子，就可排除不育的宫颈黏液因素。对初次试验阴性或不正常者应重复 PCT 试验。

（2）毛细管穿透试验：可以用来鉴定导致 PCT 异常的因素是在男方还是在女方，有很大的临床实用价值。原理与 PCT 相同。由于使用供者的宫颈黏液或宫颈黏液代用品，精子在黏液内的穿行距离及黏液内活动精子数，完全取决于精子本身的运动功能。

（3）玻片试验：原理和作用类似毛细管穿透试验，区别在于本法在载玻片上观察精子对宫颈黏液的穿透，比毛细管法更为简便。

3. 精子膜功能测定　精子膜上含有丰富的多聚不饱和脂肪酸及多种蛋白成分，精子膜的功能与精子获能、顶体反应及精卵融合密切相关。精子膜功能的测定，可预见精子的受精能力。该方法分为精子尾部低渗肿胀试验和伊红 Y 水试验两种。

4. 精子顶体反应及顶体酶活性测定　获能的精子穿过卵丘细胞外基质时被激活引发顶体反应，将顶体内的酶释放出来以溶解卵放射冠及透明带。精子在体内只有经过获能、顶体反应，才能穿入卵细胞与其融合，完成受精。因此，检测精子是否发生顶体反应，有助于预示精子的受精能力。

三、精囊腺功能指标检查

精囊腺的分泌物占人类射出精液的 60% 左右，其分泌物含有果糖、山梨醇、前列腺素、凝固因子及去能因子等，都与男性生育密切相关，其中果糖和山梨醇是供给精子代谢所需要的能量源泉。当精囊腺功能紊乱时，必然导致精液总量减少，同时精液内果糖含量也降低，进而引起精子活力不足，导致不育。

四、附睾功能指标检查

附睾上皮能分泌 α- 葡糖苷酶、唾液酸等功能标志物，并可浓缩肉毒碱于头部远端和体部，肉毒碱作为脂肪酸代谢的重要辅助因子，为精子在附睾内成熟提供必要的能量来源，与精子成熟和精子运动密切相关。

五、前列腺疾病的实验室诊断

前列腺既有外分泌也有内分泌功能：成人前列腺持续分泌一种稀薄的液体，其色与牛乳相仿，呈酸性（pH 6.7 ～ 7.3），主要化学成分有锌、枸橼酸盐、酸性磷酸酶、精胺、蛋白质以及促甲状腺素释放激素、松弛素、催乳素等。精液中的枸橼酸与酸性磷酸酶一般被认为是前列腺的功能指标，在广泛性炎症破坏时，浓度降低。锌在前列腺中含量较高，其作用机制至今尚不十分明确，可能参与了前列腺分泌的负反馈调节或作为多种酶的辅因子，在精子的代谢与运动中扮演重要角色。

（一）前列腺液检查

前列腺液是指通过按摩前列腺而收集到的液体。

1. 标本采集 前列腺按摩时，患者需排空尿液，取胸膝卧位，手指从前列腺两侧向正中按摩，再沿正中方向，向尿道外挤压，如此重复数次，再挤压会阴部尿道，即可见有乳白色的液体自尿道口流出，用小试管或载玻片承接标本，及时送检，微生物检查需进行无菌操作。如前列腺按摩后收集不到前列腺液，不宜多次重复按摩，可让患者留取前列腺按摩后尿液进行分析。生殖系统结核和急性前列腺炎患者，不适宜作前列腺按摩。

2. 物理学检查 正常时，前列腺液稀薄呈淡乳白色，有蛋白光泽。炎症严重时分泌物浓稠，色泽变黄或呈淡红色，浑浊或含絮状物，并可有黏丝。

3. 显微镜检查 通常采用湿涂片法和血细胞计数板法镜检。

（1）卵磷脂小体：正常前列腺液中卵磷脂小体几乎布满视野，圆球状，与脂滴相似，折光性强，发亮，分布均匀，大小不等，可略小于红细胞，也可小至红细胞的1/4。炎症时卵磷脂小体减少，且有成堆的倾向，这是由于炎症时，巨噬细胞吞噬大量脂类所致。胞质内含有吞噬的卵磷脂小体或细胞碎片等成分的巨噬细胞，也是前列腺炎的特有表现。

（2）红、白细胞：正常前列腺液内红细胞极少，往往在炎症时才出现，但按摩手法过重也可人为地引起出血，此时镜检可见多数红细胞。正常前列腺内白细胞散在，高倍视野下不超过10个。炎症时因排泄管引流不畅，按压后可见成堆白细胞。如每高倍视野白细胞超过10～15个，即可诊断前列腺炎。

（3）颗粒细胞：在正常前列腺中还含有一些体积较大的细胞，即颗粒细胞，内含大量的卵磷脂小体颗粒，有的是巨噬细胞及吞噬细胞，在炎症时及老年人多见。

（4）淀粉颗粒：系大小不一的分层状构造的嗜酸性小体，圆或卵圆形，微黄或微褐色，中央部分含小粒，系碳酸钙沉淀物质，淀粉颗粒随年龄而增加，故老年人患结石症较多，与疾病无明显关系。

（5）精子：如按摩触及精囊部也可在前列腺液中检出精子。

（6）滴虫：前列腺滴虫感染者可以检出滴虫，可将前列腺液加适量温盐水后立即镜检。

4. 前列腺液培养 取材时须严格消毒外阴，使用无菌容器取材。收集前列腺液于消毒容器内，立即进行培养。最常见的致病菌包括大肠杆菌、肠链球菌和金黄色葡萄球菌、结核杆菌。由于前列腺液中锌离子具有杀菌功能或按摩时未能触及病变区域等原因而找不到细菌时，必要时可复查培养。

5. 前列腺液脱落细胞学检查 临床疑有前列腺癌时可做前列腺液细胞学检查。其方法是用前列腺按摩采集的前列腺液标本涂片，苏木素-伊红染色，在显微镜下找可疑细胞。前列腺癌患者脱落细胞中可见到不同种类的癌细胞、低分化癌细胞，成群脱落排列紧密以至重叠。核浆比例失常、核与细胞质界线不清，胞核大小形态不规则，核染色质增加呈粗线状，分布不均，可见核分裂象。高分化癌，多为单个散在，少数成群，大小形态不一，核居偏位，染色质增加分布不均。

（二）前列腺特异性抗原

前列腺特异性抗原（prostate specific antigen，PSA）存在于血液和精浆内，是由前列腺上皮细胞产生的一种含有237个氨基酸的单链糖蛋白，它具有极高的组织器官特异性。血清中的PSA有不同的分子形式，PSA能与血清中的一些丝氨酸蛋白酶抑制剂形成复合物，不与蛋白酶抑制剂络合而以游离形式循环于血液中的称为游离PSA（free-PSA）。

目前公认PSA是前列腺癌最有价值的肿瘤标志物，已被广泛应用于前列腺癌的诊断和临床分期，血清PSA正常值是0～4ng/ml。血清PSA浓度上升出现于罹患前列腺癌、良性前列腺增生及一些泌尿系器官感染的患者中。若血清PSA＞10 ng/ml应高度怀疑前列腺癌。血清PSA可随年龄增长而增高。测定血清中不同分子形式的PSA对于区别前列腺癌和前列腺增生有重要意义，前列腺癌患者血清free-PSA/t-PSA（血清总PSA）比值明显较前列腺增生患者低。PSA还可以作为前列腺癌术后的疗效指标。直肠指诊、经直肠超声检查、前列腺按摩和穿刺、经尿道前列腺电切术及前列腺炎发作时，血清PSA均有不同程度升高，宜间隔2周或以上再检查血清PSA。

六、生殖内分泌激素的测定

血清生殖激素的测定能反映下丘脑 - 垂体 - 性腺轴的功能。临床上常见的睾丸功能减退者往往与体内激素改变密切相关，许多内分泌疾病也可以引起男性不育，因此检测男子的内分泌生殖激素水平，可以帮助对下丘脑、垂体和睾丸功能做出判断，为一些男科病的临床诊断提供帮助。主要的男性激素测定包括垂体卵泡刺激素（follicle stimulating hormone，FSH）、促黄体生成素（luteinizing hormone，LH）、催乳素（prolactin，PRL）和睾酮（testosterone，T）、双氢睾酮（dihydrotestosterone，DHT）、游离睾酮（free testosterone，FT）等。目前生殖激素的测定方法有放射免疫分析法、时间分辨荧光分析法、化学发光免疫分析法等。

（一）垂体激素测定

垂体激素测定主要包括血清 FSH、LH 和 PRL 的测定，当不育男性血清生殖激素测定出现 FSH、LH 及 T 明显降低，睾丸容积缩小，精液质量极差甚至无精子症，可诊断为促性腺激素低下的性腺功能低下症，为了进一步明确这些患者是属垂体病变还是下丘脑病变，必要时可做克罗米酚刺激试验，或通过影像学检查以排除丘脑、垂体的肿瘤。

（1）LH 与 FSH 测定：下丘脑合成和以脉冲方式分泌促性腺激素释放激素（GnRH），GnRH 进入垂体门脉系统，刺激垂体前叶细胞合成和释放 LH 和 FSH，垂体 LH、FSH 也是以脉冲方式释放的。LH 可刺激睾丸间质细胞产生睾酮，同时睾酮反馈调节使垂体和下丘脑 LH 分泌减少。FSH 作用于支持细胞，促进精子的生成，而支持细胞又产生抑制素，抑制素负反馈调节致使 FSH 分泌减少。LH 正常值男性成人为 5 ～ 28U/L，FSH 正常值男性成人为 3 ～ 30U/L。FSH、LH 正常基本上可以除外生殖内分泌疾病。LH 及 FSH 两者均低提示下丘脑或垂体病变，从而影响睾丸间质细胞合成睾酮，睾酮水平也相应降低。LH 及 FSH 升高表明由于睾酮水平低，不能反馈 FSH 及 LH 分泌所致。因此病变往往发生在睾丸本身。当 LH 降低而 FSH 正常，睾酮减低多见于 LH 缺陷。

（2）PRL 测定：PRL 是腺垂体产生的，对男性性功能的影响起重要作用。正常值男性为 0 ～ 20μg/L，PRL 异常受多种因素影响，一般高于正常 1 倍以上才有意义，高于正常 10 倍多为垂体肿瘤且 PRL 升高常伴有睾酮下降。偶然一些 PRL 水平高的患者，可能是一种正常的生物学散布。高催乳素血症则可使下丘脑 - 垂体 - 性腺轴的功能降低，使下丘脑释放的 GnRH 脉冲信号减弱，造成患者血清睾酮水平下降，男性化减退，乳房增大和不育。

（3）GnRH 实验：该实验适用于鉴别下丘脑及垂体病变，受试者清晨空腹取血后，将 GnRH 50 ～ 100μg 溶于生理盐水 5ml 静脉注射，于 15min、30min、60min、90min、120min 取血测 LH。正常成年男性在 15 ～ 60min 内 LH 升高 2 倍以上，否则考虑垂体病变，正常反应或延迟反应（峰值在 60min 后出现）考虑下丘脑病变，如 Kallman 综合征，或应用 GnRH 240 ～ 250μg 溶于生理盐水 500ml 内静脉滴注，4h 滴完，在输液前 20min 及注药当时及注药后 15min、30min、45min、60min、90min、120min、150min、180min、240min 测 LH，通常出现 2 个高峰，15 ～ 60min 时为第 1 个高峰，90 ～ 120min 为第 2 个高峰，前者为垂体释放功能，后者为合成储备功能。因此，注药后无反应表明垂体病变，第 2 个峰延迟发生为下丘脑病变，仅有第 1 个峰，无第 2 个峰则意味着垂体释放功能正常但合成或储备功能异常。

（4）绒毛膜促性腺激素（HCG）刺激实验：HCG 具有类似 LH 生物活性，可促使间质细胞合成睾酮。采用 HCG 2000 ～ 5000U，连续 4 天每日肌内注射 1 次，注射后取血测睾酮水平与注药前对比，正常反应者睾酮应增高 2 倍，外源性给予 HCG 后继发性性腺功能低下则无反应。

（二）雄激素测定

（1）血清（浆）睾酮（T）：是由睾丸 Leydig 细胞合成，主要由睾丸、肾上腺分泌，其主要功能是促进男性第二性征的发育，并维持男性正常状态。血清睾酮受（GnRH）脉冲式分泌的影响，每12h出现一次峰值，如果睾酮水平异常，应多次检测1天中不同时间的睾酮水平。清晨是睾酮分泌高峰，因此在上午9时许取血为宜。血清睾酮的测定对某些内分泌疾病的诊断有所帮助。若睾酮分泌过多见于睾丸良性间质细胞瘤、先天性肾上腺皮质增生症。睾酮分泌不足见于垂体病变、甲状腺功能减低、原发性睾丸发育不良、高PRL血症、Kallman综合征、Klinefelter综合征等。

（2）DHT：血液循环中80%的DHT是在末梢组织中衍生来的。DHT比睾酮活性更强，与雄激素受体的亲和力更高。少精子、精子活动度减弱、输精管结扎患者DHT含量明显减少。

（3）FT：在血液中只有少量的雄激素处于游离状态，大部分与血清蛋白结合，其中除白蛋白外主要是性激素结合球蛋白（sex hormone binding globulin，SHBG）。结合型睾酮不具有生物活性，只有游离的睾酮才能进入靶细胞发挥生理效应。因此FT的测定在临床研究中十分重要。

严重痤疮、男性脱发、多毛者FT明显增高，而SHBG水平降低，睾酮正常。这是由于低水平的SHBG促使睾酮分泌速率增加，刺激细胞的吸收和睾酮的代谢，这样总睾酮产生的速率被清除速率的增加而抵消，形成了总睾酮浓度不变而FT却上升。

（三）雌激素测定

男性雌激素中活性最高的雌二醇（E2），主要来自睾丸，正常值男性青春期0～11ng/L，成人0～10ng/L，血清E2浓度是检查下丘脑－垂体－生殖腺轴功能的指标之一，主要用于青春期前内分泌疾病的鉴别诊断，也是男性睾丸或肝脏肿瘤的诊断指标之一。

（四）生殖激素测定的意义

血清生殖激素测定在鉴别原发性睾丸损害和输精道梗阻的无精子症中起着重要的作用。假如睾丸体积缩小而FSH明显升高，即可判断睾丸生精功能有明显损害，若同时伴有T/LH值的明显降低或单独T值明显降低，又可判断睾丸曲细精管和间质细胞的同时损害。至于睾丸体积正常而血清生殖激素测定也正常的无精子症患者，可初步得出梗阻性无精子症的诊断，为了进一步查明梗阻性无精子症的病因、梗阻部位及梗阻范围，需进一步做阴囊探查术等检查措施。

对于各种病因引起的不育症，如精索静脉曲张、附属性腺感染不育、免疫不育、获得性睾丸损害不育等，以及特发性无精子症、少精子症、弱精子症、畸形精子增多症等生殖激素测定结果，应结合睾丸体积测定、第二性征表现及精液检测结果才能判断这些不育患者睾丸损害程度，FSH、LH升高和T下降与睾丸损害程度成正比关系，为制定治疗措施和预后提供依据。

七、性传播疾病的实验室诊断

1. 淋球菌的检测 取尿道标本，男性慢性淋病取前列腺按摩液，做革兰氏或亚甲蓝染色，观察白细胞内外有无淋球菌。此法阳性率男性90%，女性50%～60%。淋球菌培养及鉴定主要用于确诊，对症状轻或无症状的患者都很敏感，是目前淋球菌筛查病例唯一推荐方法。

聚合酶链反应（PCR）是一种在体外由引物介导的特定DNA序列的酶促扩增，又称基因扩增。用于检测淋球菌其敏感性和特异性都很高，但需有特殊设备，而且要规范操作，在实验过程中要控制外源DNA的污染，防止由于污染而出现假阳性结果。

2. 沙眼衣原体的检测 用单层细胞培养法。McCoy细胞常用作进行衣原体的培养和分离，检出率高，但费用贵。采用PCR检测沙眼衣原体特异性DNA片段，特异性、敏感性均高，可用于沙眼衣原体15个血清型的基因诊断。

3. 支原体感染的检测 支原体的分离培养和鉴定是实验室确认各种支原体的唯一方法。解脲支原体在培养基中生长约18h可使培养基颜色由淡红变为红色。再把培养物传代到A7B鉴别琼脂培养基上培养48h，解脲支原体产生深的金棕色，而其他的支原体仅产生轻微的琥珀色，且菌落也比解脲支原体大。PCR是解脲支原体的基因诊断法，特异性、敏感性均高。

4. 生殖器疱疹病毒的检测　用灭菌棉拭子用力擦拭水疱或溃疡的边缘，标本直接涂片染色，可用于 HSV 感染的快速筛选。本方法不能区分原发性或复发性感染，也不能鉴别 HSV-Ⅰ或 HSV-Ⅱ感染，更不能区别水痘和带状疱疹病毒，故实用价值有限。

电镜检查病毒颗粒只能做出推断性诊断。免疫电镜虽可做出较特异的电镜诊断，但尚未更多地应用于临床。

HSV 抗原检查可检出 HSV 抗原。目前常用者有两种免疫学方法，包括直接免疫学方法和间接免疫学方法。

5. 尖锐湿疣的实验室检查　醋酸白试验用 3% ～ 5% 醋酸溶液外涂疣体 2 ～ 5min 后，病灶部位变白或有红点稍隆起。本试验需排除皮肤的慢性炎症所致的假阳性反应，发白区界限不清或不规则提示假阳性反应（甲苯胺蓝实验阳性者有助于诊断）。

取疣组织作涂片，作帕氏（Papanicolaou）染色可见空泡细胞与角化不良细胞。组织病理检查有诊断意义。

PCR 检测使标本中的 HPV DNA 扩增，此法敏感性及特异性均很高。

6. 梅毒的实验室检查　梅毒血清试验是当人体感染梅毒螺旋体后，出现下疳 5 ～ 15 天，血清中就可产生一定数量的抗脂质抗原的非特异性反应素和抗密螺旋体的特异性免疫球蛋白抗体。梅毒的血清学检查主要可分为以下两类：

（1）非螺旋体抗原血清试验：用心拟脂作抗原，检测血清中的反应素。常用的方法有性病研究室（VDRL）试验、不加热血清反应素（USR）试验、快速血浆反应素（RPR）试验等。

（2）梅毒螺旋体抗原血清试验：用活的或死的梅毒螺旋体或其成分做抗原，检测血清中的特异性抗螺旋体抗体。常用的方法有梅毒螺旋体制动（TPI）试验、荧光梅毒螺旋体吸收（FTA-ABS）试验、梅毒螺旋体血凝（TPHA）试验等。

7. 艾滋病的实验室检查　免疫学指标：T_4 细胞减少，T_4 ∶ T_8 比值降低［正常值为（1.75 ～ 2.1）∶ 1］＜ 1.0。美国 1991 年修订的艾滋病诊断标准强调：CD4（T_4）＜ 200/mm^3 即可诊断为艾滋病。

血清抗体检测初筛试验包括竞争酶联免疫吸附试验（ELISA）、间接 ELISA、明胶颗粒凝集试验和间接免疫荧光试验。上述方法均具有快速、简便、敏感性高等优点，但可出现假阳性和假阴性结果。

HIV 血清抗体检测确证试验有蛋白印迹试验和放射免疫沉淀试验，这两种试验因为检测的是 HIV 的结构蛋白，特异性较强。HIV 血清抗体检测初筛试验阳性的标本，必须用 HIV 血清抗体检测确证试验进行验证，当验证试验结果阳性时，才可最后定论。

HIV 抗原检查包括 ELISA、免疫荧光试验、放射免疫试验。血清中 HIV 抗原检测结果与 HIV 抗体检测结果有时并不完全一致，一般认为血清抗体检测的方法比抗原检测更为敏感。

HIV 核酸的检测可采用核酸探针检测法和多聚酶联反应（PCR）。具有高度敏感和特异的优点，但存在尚需设置合适的对照、使试剂和操作过程标准化等问题。

八、遗传性疾病的实验室诊断

男子不育症患者中如果有严重的少弱精子症、畸形精子增多症，睾丸容积小于 10ml，配偶常有晚期流产或畸胎史，以及有第二性征发育异常和两性畸形体征者，均应行遗传学检查。

1. 鼓槌体的检查　用以初步鉴定男女性别，方法是镜检 500 个中性粒细胞，统计出中性细胞中含鼓槌体的百分数。正常值：男性为 1% 以下或无，女性 3% 以上。

2. 性染色质（X 小体）检查　用以鉴别男女性别，并可推算出 X 染色体的数目。方法是用牙签从口腔黏膜上刮取少许上皮细胞，经固定、脱水和硫堇紫染色后，镜检 200 个细胞，统计细胞核膜边缘有性染色质的百分数。男性为 10% 以下或无，女性 40% 以上含此种性染色质。

3. 染色体核型分析 染色体核型分析是诊断染色体畸变疾病的重要方法。染色体畸变分为数目畸变和结构畸变两大类，数目畸变指 46 条染色体数目上的变化，结构畸变是指染色体有断裂、缺失、倒位、易位等。男子不育症患者中常见的有染色体增多和常染色体易位。

染色体也可以通过减数分裂来研究，生殖细胞通过减数分裂，使每个精子只含有 23 条染色体。观察睾丸组织的减数分裂，可提供精子生成的动态情况，了解减数分裂的障碍发生在哪一期，这比常规睾丸活检可靠。

4. 精子发生基因部分候选基因检测 Y 染色体长臂（q11）的有些基因与精子生成有关，这些基因某些片段的微小缺失可以导致无精子症和严重的少精子症，被称为无精子因子（azoospermia factor， AZF）。在无精子症和少精子症患者中，AZF 缺失的占 3% ～ 29%，可能是男子不育的第二个重要原因。目前常用基因探针或聚合酶链式反应（polymerase chain reaction，PCR）方法检测。

5. SRY 基因检测 人类的 Y 染色体短臂上存在性别决定区域（sex-determining region of the Y，SRY），定位于 Yp11.3。许多实验表明 SRY 基因在胚胎的极早期决定原始性腺向睾丸发育。如果 SRY 基因本身有突变或调控 SRY 基因发生突变，将导致性分化异常。SRY 基因检测可用 PCR 方法。男子 SRY 检测为阳性，女性检测为阴性。

6. 受精前与种植前遗传性诊断 受精前种植前遗传学诊断（preconception and preimplantation genetic diagnosis， PGD）是对配子和体外受精的胚胎取部分细胞进行遗传诊断的过程。通过染色体检查、基因检测筛选出染色体不平衡的配子或携带致病基因的配子；或在种植前对受精的胚胎进行遗传检查，淘汰染色体不平衡或携带致病基因的胚胎，以防止有遗传缺陷的婴儿出生。随着试管婴儿技术的广泛应用，这项检查也普遍开展。

第五节 男科疾病的影像学诊断

一、X 线 检 查

通过放射线影像可观察生殖系本身病变以及周围脏器病变对生殖系统引起的继发变化。平片检查可用来了解精囊、输精管、前列腺、阴囊、阴茎部位有无高密度钙化或结石影。

二、超 声 检 查

超声显像是一种非常理想的影像学诊断方法，由于能及时提供丰富、可靠的诊断信息，并且对患者无损伤、无痛苦，已在临床各科中广泛应用。经直肠超声显像已被成功地应用来检查前列腺癌、前列腺增生症、男性不育症等多种疾病。

1. 前列腺及精囊疾病的诊断

前列腺大小的估计过去依赖于直肠指诊和膀胱造影，现在借助 B 超已能够对前列腺作出准确测量，其测量的误差不超过 5%。

（1）前列腺增生症：是老年人常见病。声像图上，前列腺轮廓增大，各径线超过正常值，但厚径增大比横径更明显，使前列腺的形态变圆，接近球形。伴发的结石通常丛集在移行区和周缘区之间，即外科包膜内，较大的结石一般产生声影。增生的腺体向膀胱内突入者，可酷似膀胱肿瘤。严重梗阻者，膀胱出现小梁小室和残余尿。

（2）前列腺癌：经直肠超声显像对于早期发现前列腺癌具有特别重要的意义。前列腺癌呈多灶性发生，但大多数发生在前列腺的周缘区。

（3）前列腺肉瘤：前列腺肉瘤很少见，早期无症状，发现时往往已经晚期。声像图表现为前列腺极大，向膀胱腔凸出，包膜不整齐，内部回声不均匀，高回声与低回声交错存在。

（4）前列腺囊肿：本病少见，在没有应用超声等现代影像学技术前，本病是很难诊断的。声像图上，前列腺内出现圆形或椭圆形液性暗区，并见后壁增强效应；囊肿一般局限于前列腺内，也可向膀胱腔内突入。大囊肿压迫尿道，出现下尿路梗阻的声像图改变。

（5）前列腺炎：慢性前列腺炎很少有特征性的声像图改变，前列腺增大不明显，形态一般对称，包膜增厚或不整齐，内部回声不均匀，可有强回声斑，也可有低回声区，很难与前列腺癌鉴别。常常合并前列腺结石，其声影不可误诊为是前列腺癌造成的包膜破坏。

（6）精囊疾病：精囊隐蔽、深在，一般检查不易发现。经直肠超声显像能清楚显示精囊形态和结构，为精囊疾病的诊断提供了可靠的方法。

2. 阴囊内疾病的诊断　阴囊彩超可用于诊断精索静脉曲张、鞘膜积液、附睾结核、附睾炎、睾丸扭转、睾丸血肿、急性睾丸炎、隐睾、睾丸肿瘤。

3. 勃起功能障碍的彩色多普勒分析　近年来采用彩色多普勒显像仪已能连续地观察阴茎海绵体内注射罂粟碱后阴茎海绵体动脉的反应情况。借助彩色多普勒显示的血流方向，能用于诊断血管性 ED。评价阴茎内血管功能的常用参数有：海绵体动脉直径、收缩期峰值流速（PSV）、舒张末期流速（EDV）和阻力指数（RI）。一般认为，PSV ≥ 30cm/s，EDV ≤ 5cm/s，RI ≥ 0.8 为正常。PSV ＜ 30cm/s，提示动脉供血不足；EDV ＞ 5cm/s，RI ＜ 0.8，提示阴茎静脉闭塞功能不全。

三、CT　检　查

（一）前列腺的 CT 检查

（1）先天性异常：前列腺大囊肿和苗勒管囊肿，位于前列腺中线后部，圆形边界清楚的囊性病变，呈水样密度，可因蛋白成分增加而 CT 值略高于水，平均 CT 值在 10 ～ 25Hu 范围。

（2）前列腺增生症：前列腺增生呈圆形或卵圆形，两侧对称或不对称地肥大，边缘清楚，密度均匀。增生的前列腺向上推压膀胱底，使其升高或呈“双叶”征象，并可以突入到膀胱腔内形成膀胱内肿块，但此时膀胱壁是完整的。由于 CT 不能区分内层及外层腺体结构，对前列腺增生和炎性前列腺增大或早期癌的鉴别非常困难。

（3）前列腺癌：早期癌表现为位于包膜内的结节，在密度上无特异性表现，CT 显示有一定的限度。前列腺癌好发于前列腺外周部，当肿瘤生长超过包膜时，前列腺呈结节状不规则的边缘或里分叶状。大的肿瘤内出现坏死时，前列腺密度不均匀。前列腺和直肠周围脂肪组织的密度增高且出现强化，常是肿瘤浸润的表现，然而直肠由于受到直肠膀胱筋膜的保护，不易受侵犯。肿瘤可通过尿道黏膜累及膀胱或直接侵犯膀胱壁，在膀胱充盈时，显示膀胱壁局限性增厚及轮廓不规则。前列腺癌易侵犯的是精囊，CT 上表现为膀胱精囊角变窄或完全消失，两侧明显不对称。CT 对判断前列腺癌淋巴结转移的准确率较高，为 80% ～ 90%。某些情况下转移性淋巴结肿大和非特异性淋巴结肿大难以鉴别，一般而言大于 1.5 ～ 2.0cm 的淋巴结有诊断意义，1.0 ～ 1.5cm 的淋巴结应疑为转移，小于 1.0cm 者不能认为转移。单纯依据淋巴结的数量而确定转移是有限度的。平扫时淋巴结肿大常不易与邻近血管、神经及肠袢相鉴别，必须增强扫描才能显示清楚。在 CT 图像上，若受累骨如骨盆、腰椎、股骨等得以扫描，可以发现骨的转移。根治性前列腺癌切除术后，肿瘤的局部复发表现为原来的前列腺区域内软组织肿块。但需鉴别因手术瘢痕形成的块影，通过追踪观察，特别在 6 ～ 8 周后，因瘢痕组织缺乏血管而不强化或不明显强化。

（二）精囊的 CT 检查

（1）先天性异常：以精囊囊肿为例，在精囊上可见囊性厚壁病变，其密度取决于囊液内蛋白含量 CT 值（0 ～ 25Hu）。囊壁可以光滑或不规则，常见钙化。增强扫描后囊壁可以强化，而囊内无强化。可伴有一侧肾脏形态异常或缺如。

（2）精囊肿瘤：恶性精囊肿瘤瘤体较小时，则表现精囊边缘呈不规则的分叶状。较大肿瘤，精囊区则见软组织块影，坏死区呈低密度灶，有时可见斑点状小的钙化。

（3）炎性病变：对于非特异性精囊炎 CT 对其诊断无帮助。急性炎症表现精囊弥漫性增大；慢性炎症在增大且密度不均匀的精囊内有时可见小的囊肿。精囊脓肿是 CT 检查的适应证。

（三）外生殖器的 CT 检查

（1）隐睾：CT 用于临床上未扪及睾丸的定位。隐睾常位于睾丸下降的行程内，即腹膜后、腹股沟、阴囊上部等处，呈卵圆形软组织密度影，直径为 1 ～ 2cm，边界清楚。隐睾停留在腹股沟处占 70%，由于两侧腹股沟组织对称，且能区分精索，所以绝大多数隐睾能准确定位。在腹腔停留的隐睾因受肠袢、血管、淋巴结的影响，约 40% 呈假阴性。采用良好的强化、增强扫描、重点区域的薄层扫描等可能提高对小睾丸的检出率。若隐睾大于 3 ～ 4cm，应考虑到恶变。对于影像学检查未发现隐睾的患者可采用腹腔镜进行检查，在定位的同时进行治疗。

（2）睾丸恶性肿瘤：肿瘤多为单侧，CT 不能诊断精原细胞癌或非精原细胞瘤（包括畸胎瘤、胚胎细胞癌）等。其共同的 CT 表现为睾丸增大，呈边界清楚的肿块，密度不均匀，常可见到液化坏死的低密度区，增强扫描实质部分呈不同程度的强化。常伴有盆腔和腹膜后淋巴结转移。

（3）睾丸鞘膜积液：鞘膜积液呈水样密度，分界清楚，密度均匀，与睾丸密切相连，增强扫描无强化。在 CT 上积液多为偶然发现。

（4）精索肿瘤：CT 表现无特征性，显示为腹股沟管内圆形或卵圆形肿块，边缘清楚，密度不均匀，中心区常见低密度区。由于特定的位置，不难同睾丸和附睾的肿瘤鉴别，但不能与隐睾肿瘤鉴别。若肿瘤为脂肪密度则支持脂肪瘤和脂肪肉瘤的诊断。

四、MRI 检 查

1. 前列腺增生 MRI 对前列腺轻度增生不敏感，更无特异性。但对中度以上的增生有明确信号改变，表现为：前列腺增大，横断面与耻骨联合上 2cm 层面仍可见前列腺信号；T_1WI 移行区出现低信号，T_2WI 呈等或高信号。当局限性增生时，可发现环形假包膜的低信导，弥漫性增生时，压迫周围组织，可无包膜环。矢状面、冠状面常见增生的前列腺造成膀胱底部变平、增宽及突入膀胱。

2. 前列腺癌 MRI 与 CT 一样，在诊断和鉴别诊断早期前列腺癌方面没有突出的特异性与敏感性，不易作为常规检查方法，但在协助临床进行分期诊断上都有不可替代的作用，通常可通过了解前列腺周围组织有无受侵而作出诊断。前列腺癌 MRI 的主要表现有：①前列腺局限性或多结节状增大，T_1WI 见局边区略增宽且呈低信号，若合并出血则为等信号。T_2WI 为正常高信号，周围带中出现低、高信号或信号断裂。② T_1WI 上前列腺周围的高信号脂肪圈受侵蚀或断裂。③正常时提肛肌的耻骨层骨部环绕前列腺包膜外侧及尖部，表现为两侧对称的连续灰色肌肉信号。若发现包膜外侵蚀时，该部肌肉失去对称性，发生移位、蚕蚀或中断，同时或可出现精囊、膀胱受累，盆腔淋巴结肿大。④前列腺癌易发生早期远处转移，常见于椎骨、骨盆、股骨、肋骨等处，远处转移灶的发现有助于前列腺癌的定性诊断。约 70% 的前列腺癌患者可有 MRI 阳性发现，但正常、病变之间有相当范围的信号重叠。因此，诊断前列腺癌应慎重。既要考虑形态学上的变化，又要分析信号强度的特点。

3. 隐睾症 MRI 对隐睾的定位是一种可靠、敏感又无损伤的方法。正常睾丸 T_1WI 信号低于脂肪，T_2WI 信号则与脂肪信号相等或略高。睾丸白膜则呈线状低信号。隐睾均有程度不等的萎缩，T_2WI 呈明显低信号，易于辨认。若在睾丸下降通道内未发现睾丸，则应考虑隐睾异位，得反复观察前腹壁、股三角、会阴和阴茎根部。

4. 睾丸肿瘤 原发性睾丸肿瘤源于生殖细胞，多见于年轻患者。常见的有精原细胞瘤、胚胎细胞癌、畸胎瘤、绒毛膜细胞癌等，其中精原细胞瘤最多见。睾丸肿瘤 T_1WI 上信号略低于或相等于正常睾丸组织，T_2WI 上信号强度上升但仍低于正常睾丸，且信号不均匀，如睾丸筋膜失去连续性而出现信号缺损时，则示肿瘤组织已向周围扩散。睾丸肿瘤易发生远处转移，最常见腹膜后淋巴结肿大。右侧肿瘤侵犯低位主动脉旁与腔静脉前淋巴结，而左侧肿瘤先转移至左肾门水平的主动脉左旁淋巴结，一般不累及盆腔淋巴结。目前的MRI尚不能对睾丸肿瘤进行细胞学分型，但对有无肿瘤及对肿瘤的分期是很有价值的。

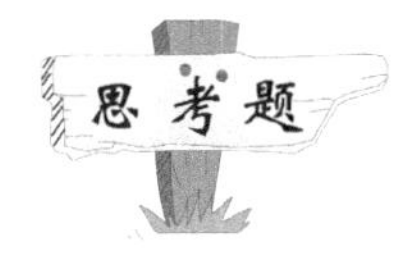

1. 男科常见临床症状有哪些?
2. 简述睾丸活检术适应证及采取方式有哪些?
3. 精液检查中精子活力指的是什么? 分为几种类型?

（编者：张培海；审校：常德贵）

第三章思维导图

第四章　中西医结合男科学诊治概要

第一节　治疗原则

中西医结合治疗是社会发展的趋势，其治则与治法应根据男科疾病的客观实际不断丰富和发展，方能更有利于提高临床疗效。

一、整体和局部相结合

中西医结合治疗男科病症，不仅具有针对性，而且作用层次多，既注重整体体质的调节，又重视调治局部病变，整体与局部相结合。例如，治疗勃起功能障碍，既调理肝肾等脏腑以求整体功能协调，又用活血通络以改善局部血液循环，从而达到阴茎勃起功能障碍康复的目的。

二、因时、因地、因人相结合

男科病症的诊治，因时应考虑古今病机之不同，因地应考虑我国地域广阔、南北东西气候之差异、饮食习惯之迥异，因人应考虑个体体质禀赋虚实羸弱之不同，故而三因结合以制宜。如勃起功能障碍（ED），古代常食不果腹、衣不蔽体，或房劳伤肾，故多脾肾阳虚；现今我国已全面摆脱贫困，人民的生活水平极大提高，物质极大丰富，饮食结构多以高糖、高脂、高热量、粗纤维少为特点，且社会竞争加剧、工作压力加大，故而当今 ED 多以痰湿内蕴、肝郁气滞、血脉瘀阻等病机为主；ED 地域差异也是比较明显，北方患者肾虚证候多见，南方则肝郁、湿热证候多见。

三、辨病与辨证相结合

我国医疗诊治体系提倡中西医并举融合发展，从对男科疾病认识的角度出发，中西医结合男科学诊治疾病，坚持辨病与辨证相结合，是其优势所在。男科辨病必须具备扎实的基础理论知识，临证先抓疾病的特殊表现，详细、全面、认真对待患者是辨病重要环节。如无各种疾病的基础知识，将不能抓住疾病的关键，诊疗将茫然不知如何辨病。如对有典型表现的男科疾病可快速辨病，而对复杂的疾病则需详细全面认真地诊察。熟悉现代西医学及相关检查，是中西医结合工作者准确辨病的重要参考，在此基础上，辨病论治与辨证论治相结合，方能让中西医优势互补，提高疗效。

四、改善症状与提高生活质量相结合

男科疾病多以功能障碍为主要临床表现，如勃起功能障碍、射精功能障碍、排尿功能障碍、

慢性盆腔疼痛综合征等，相关症状引起患者的生活质量的下降，表现为实验室检查正常但症状突出。因此，诊治此类男科疾病，更多依据各类症状评分表、中医症候评分表、生活质量量表等作为诊断、辨证以及疗效的判定标准。所以，改善患者症状，提高患者生活质量，两者相结合，符合中西医结合男科诊治此类疾病的原则和导向。如慢性前列腺炎 / 慢性盆腔疼痛综合征（CP/CPPS）的诊治要以改善患者的疼痛症状群、排尿症状群，提高患者生活质量为主，而非针对前列腺液常规中白细胞的来治疗。研究表明的确前列腺液白细胞与病情轻重程度及疗效判定并不相关。

五、身心同治综合为法

传统认为疾病是机体本身失常，现今则注重社会环境和心理状况对疾病的影响，即由生物医学模式转向生物 - 心理 - 社会构成的多元模式。因此突出形神相济，身心同治的重要性。如功能性ED 和早泄与心理因素高度相关，因此提倡中西医结合身心同治，即常规诊治联合性生活指导，心理疏导等，使其夫妻和谐、家庭和睦，对其整体治疗大有裨益。再如 CP/CPPS 与焦虑抑郁相关躯体症状有关，疏肝解郁同时联合抗焦虑抑郁药能起到事半功倍的效果。

六、治未病思想相结合

中西医结合诊治男科病强调与治未病思想相结合，除调摄养护重视补脾益肾的同时也重视疏肝和畅通三焦。人体气机升降出入正常，百病不生；但肝失疏泄或三焦不畅则影响脾胃失养和肾精生成乏源，以致男科疾病反复发作或加重。三焦作为气的运动和水液代谢的通道，一旦三焦气化失司，早期易产生各种湿、痰、瘀等病理产物，从而造成男科疾病的再次发生。因此，中西医结合诊治男科疾病应结合治未病思想，未病先防、既病防变、病瘥防复。

第二节　治疗方法

一、中医治疗

（一）内治法

男科内治法是从整体观念出发辨证施治。具体应用时，须根据患者体质情况和不同的致病因素，辨别阴阳及经络部位，确定疾病的性质，然后立出治疗法则，运用相应方药，才能获得满意的疗效。常用脏腑辨证、六经辨证等法。

1. 脏腑辨证　脏腑辨证是根据脏腑的生理功能和病理特点，辨别脏腑病位及脏腑阴阳、气血、虚实、寒热等变化，为男科疾病治疗提供依据的辨证方法。主要治法如下：

（1）疏肝理气法：是用疏肝理气的药物治疗情志抑郁，肝气不疏病症的方法。适应证：凡因肝气郁结，气机不畅所致的勃起功能障碍、慢性前列腺炎、不育、睾丸胀痛等，伴胸胁、少腹胀痛或烦躁不安等均可应用。常用方剂有逍遥散、四逆散、柴胡疏肝散等，常用药物有柴胡、香附、厚朴、郁金、青皮、川楝子等。气滞常引起血瘀，理气药可配伍活血之品；气滞多致水湿停聚，理气方中可配伍化痰利湿之品；若气郁化火，可加清肝泻火药；肝气郁结常致脾胃气滞，可配伍健脾药。

（2）温肝散寒法：是用温性药物，祛除寒滞肝脉所致病症的治疗方法。适应证：凡素体阳虚，肝经寒盛，或寒邪直冲肝经所致阴冷、睾丸疼痛，伴见小腹疼痛、阴囊收缩、遇寒则甚、得热则缓、畏寒肢冷、舌苔白滑、脉弦或沉迟等均可应用。常用方剂有暖肝煎，当归四逆汤。常用药物有吴茱萸、小茴香、肉桂、蜀椒等，阳虚寒盛者用温阳散寒剂，肝经寒盛而阳虚不显者，宜温经散寒。此类病症多为虚实夹杂。使用入肝经的温热药物时，常辅以补气补血药；寒邪凝滞多致气血不通，故温经散寒药常与行气活血药相配伍。另温肝散寒剂多辛燥，易耗气伤阴，故不可久服。

（3）清肝泻火法：是用苦寒泻肝火的药物治疗肝火上炎的方法。适应证：肝郁化火，肝火炽盛，或湿热外侵，内蕴肝经，下扰精室，致精浊、淋病、子痈、囊痈、阳痿、不育等症，伴急躁易怒，胸闷胁痛，头晕目眩，口苦咽干，苔黄，舌边尖红，脉弦数。常用药物龙胆草、栀子、黄柏、知母、柴胡、黄芩、木通、泽泻、茵陈蒿等。

（4）滋养肝血法：即补肝之法，通过滋补肝血使肝脏的疏泄与藏血等功能恢复正常。适应证：营养不良，失血过多，或脾胃运化失调，精血乏源，肝血不足，所致阳痿、早泄、遗精、不育、性欲淡漠等，或伴精子稀少，面色淡白不华或萎黄，眩晕，口唇、爪甲淡白，舌淡，脉细弱。常用方剂一贯煎等。常用药物熟地、制首乌、当归、白芍、阿胶、龙眼肉、桑椹子等。

（5）补益肝肾法：用具有补益肝肾作用的方药，治疗肝肾亏虚所致病症的方法。肝藏血，肾藏精，精血同源，若精血不足，则可出现性欲减退、阳痿、早泄、遗精、不射精、男性更年期综合征、不育等症；或伴精液稀少，面色淡白不华或萎黄，眩晕，口唇、爪甲淡白，腰膝酸软，五心烦热，舌淡，脉细弱。常用方剂有六味地黄丸、左归丸等。常用药物熟地、山茱萸、枸杞子、女贞子、制首乌、当归、肉苁蓉、山药、紫河车、黄精等。

（6）补益肾气法：用具有补肾益气作用的方药，治疗肾气虚证的治法。肾藏精，精能化气，肾气不足可致阳痿、早泄、遗精、性欲低下、不育等症，伴有神疲乏力，气短懒言，舌淡脉虚。常用方剂金匮肾气丸等。常用药物黄芪、人参、党参、太子参、白术、山药、茯苓、桑螵蛸、沙苑子、菟丝子、桑寄生等。

（7）补肾填精法：用补益肾精的药物，治疗肾精亏虚的治法。肾主生殖，若因先天或后天的因素导致肾阳虚衰而精亏者，临床上可见隐睾、睾丸下降不全、不育、阳痿、性欲淡漠、腰膝酸冷等。常用药物枸杞子、肉苁蓉、制首乌、菟丝子、沙苑子、胡桃肉、桑椹子、锁阳、补骨脂、熟地、紫河车等。

（8）温补肾阳法：用温补肾阳的药物作用于机体，解除阳虚症状使阳气恢复的治疗方法。适用于肾阳不足，命门火衰所致的疾病，如阳痿、早泄、遗精、不射精、精浊、癃闭、不育等，伴头晕耳鸣、面色㿠白、形寒肢冷、腰膝酸软、舌淡苔白、脉沉无力、两尺尤甚。常用方剂有右归饮等。常用药物有附子、肉桂、菟丝子、淫羊藿、巴戟天、肉苁蓉、仙茅、蛇床子等。温补肾阳方药中，补阳中兼补阴，甘温补阳与甘润补阴并举，使阴阳互用，阳生阴长之目的。

（9）滋阴补肾法：用滋补肾阴药物消除肾阴不足、阴虚火旺症状的治疗方法。适用于肾阴虚损的遗精、不射精、慢性前列腺炎、不育、男性更年期综合征等，伴形体瘦弱、头晕耳鸣、咽干口燥、少寐健忘、五心烦热、腰膝酸软，或颧红唇赤、潮热盗汗、男子梦遗、舌红少苔、脉细数。常用药物有熟地、山茱萸、天冬、枸杞子、女贞子、龟板、鳖甲等。阴虚火旺者加知母、黄柏泻相火；热扰精室者，症见梦遗，宜加金樱子、牡蛎等涩精止遗，或加龟板、鳖甲滋阴降火潜阳。应注意肾阴虚用药忌辛散、温燥、苦寒，宜甘润壮水之剂。

（10）固肾涩精法：用收敛固涩之药治疗肾气不固而致遗精的方法。适用于肾虚所致的遗精、遗尿、茎中溢液等，伴神疲、腰膝酸软、小便频数而清长、尿后余沥或尿失禁、夜尿频等。常用药物有金樱子、芡实、莲须、龙骨、牡蛎、桑螵蛸、沙苑、蒺藜、菟丝子等，但应注意湿热未尽，热毒壅盛，脓肿欲溃者，不宜使用固肾涩精药。

（11）交通心肾法：用滋阴降火、交通心肾的药物，解除肾阴不足，心火亢盛的治法。适用于早泄、遗精、不射精、阴茎异常勃起等病，症见虚烦不寐、心悸健忘、头晕耳鸣、咽干口燥、腰膝酸软、夜梦遗精、舌红少苔、脉细数。常用药物有黄连、黄柏、知母、灯心草、鸡子黄、阿胶、熟地、山茱萸、肉桂等，一般以补肾滋阴为主，辅以降火之药。

（12）养心安神法：用滋阴降火、宁心安神的药物治疗阴虚而心神不安的方法。适用于阴血不足，心失所养，出现遗精、早泄、阳痿、男性更年期综合征等，症见心悸怔忡、虚烦不寐、健忘多梦等。常用药物酸枣仁、柏子仁、远志、大枣、夜交藤、龙眼肉、当归、五味子、合欢皮等。

（13）补益心脾法：用具有益气养血、补脾养心作用的方药，治疗心脾两虚证的方法。适用于心脾两虚，气血不足所致性欲低下、遗精、早泄、阳痿、不育、血精等症，伴面色萎黄，多梦易惊，失眠健忘，食少体倦，舌淡白，脉细弱。常用方剂有归脾丸、人参养营汤等。常用药物黄芪、党参、白术、五味子、天冬、柏子仁，酸枣仁、麦冬、龙眼肉、大枣、甘草等。

（14）化痰宁神法：用化痰宁神的方药治疗因心血不足，痰热内扰所致心神不宁，适用于阳痿、早泄、滑精、梦遗等病，见心悸不宁，心烦不眠，短气乏力，遇事易惊等。常用温胆汤、清气化痰汤等。常用药物竹茹、制半夏、枳实、陈皮、远志、茯苓、五味子、人参、酸枣仁、合欢皮等。

（15）补中益气法：用补脾气药物恢复脾主升清功能的治疗方法。适用于脾胃气虚，中气下陷所致不育、精索静脉曲张、疝气、膀胱过度活动症等，症见少气懒言，体倦肢软，饮食乏味，大便溏薄，舌淡白，脉细弱。常用药物人参、黄芪、白术、升麻、柴胡、陈皮、当归、大枣、甘草等。

（16）健脾温中法：用温中健脾的药物治疗脾胃虚寒，清浊升降失常所致的阳痿、不育、阴冷、子痰等，伴畏寒肢冷，纳呆胃胀，便溏泄泻。常用药物附子、肉桂、干姜、人参、白术、蜀椒、高良姜、吴茱萸等。

（17）健脾温肾法：用温补脾肾的药物治疗脾肾阳虚所致阳痿，早泄、遗精、不育、血精、男性更年期综合征等，伴头目眩晕，纳呆便溏，腰酸肢冷，性欲下降等。常用药物党参、白术、益智仁、大枣、茯苓、肉豆蔻、补骨脂、吴茱萸等。

（18）温化脾湿法：用温脾化湿的药物治疗中焦阳虚，脾失健运，聚湿成痰成饮所致的小便不利、鞘膜积液、尿道溢液等症，伴心悸气短，头晕目眩等。常用药物肉桂、白术、茯苓、薏苡仁、泽泻、车前子、桂枝、苍术、厚朴、白豆蔻、补骨脂、益智仁、肉豆蔻、吴茱萸等。

（19）理气止痛法：用理气行滞的方药，治疗气机阻滞导致疼痛的方法。气机郁滞，升降失常，则局部胀痛、走窜不定，见于疝气、睾丸炎、附睾炎、精索静脉曲张、男性节育术后痛性结节、附睾淤积症等。常用药物乌药、川楝子、荔枝核、延胡索、香橼、茴香、制香附、橘核等。

（20）活血化瘀法：用能消散或能攻逐体内瘀血的药物治疗瘀血证的方法。精索静脉曲张、阴囊睾丸血肿、阴茎外伤等病出现血行瘀滞，见少腹胀满，疼痛固定，甚或局部肿块，刺痛及放射痛；或跌仆损伤，局部青紫瘀块；或青筋暴露，舌暗或有瘀斑。常用药物丹参、水蛭、蒲黄、五灵脂、川牛膝、桃仁、红花、三棱、莪术、乳香、没药等。

（21）软坚散结法：用具有祛痰软坚、消癥散结作用的方药，治疗痰瘀互结、痰湿蕴结所致疾病的方法。痰核瘰疬、癥瘕内结表现为局部结块肿大、无色，见于阴茎硬结症、慢性附睾炎、男性生殖器肿瘤等。常用方剂消瘰丸、鳖甲煎丸、海藻玉壶汤等。常用药物浙贝母、半夏、瓜蒌、昆布、海藻、海浮石、生牡蛎、夏枯草、皂角刺等。

（22）渗湿利水法：用具有淡渗利尿作用的方药治疗水湿内停证的方法。脾虚水不运化，或水湿内聚停留，出现小便不利、水疝、水肿、淋浊等。常用药物泽泻、猪苓、车前子、木通、茯苓、通草、冬瓜皮、玉米须、赤小豆等。配合桂枝通阳化气，白术健脾运湿。

（23）温阳利水法：用具有温补阳气、渗湿利水作用的方药治疗阳气不足、水湿内停所致病症的方法。肾阳不振，气不化水或久湿从寒化，伴小便不利，四肢沉重，阳虚水肿，肢体浮肿。常用药物肉桂、附子、干姜、茯苓、白术、桂枝、泽泻等。

（24）清热利湿法：用清热利湿药物治疗下焦湿热，使湿去热清的方法。嗜食肥甘厚味，聚湿久而生热，或湿热下注，常见于精浊、血精、阴囊湿疹、热淋、龟头包皮炎等症，伴尿痛，尿急，淋漓不尽，舌红苔黄腻，脉滑数。常用药物选用苦寒燥湿药，如茵陈、黄连、黄芩、黄柏、栀子、龙胆草等；苦温燥湿药，如厚朴、苍术、半夏、乌药等；芳香化湿药，如藿香、石菖蒲、佩兰、白豆蔻等；淡渗利湿药，如茯苓、猪苓、滑石、薏苡仁等。

（25）燥湿止痒法：用清热燥湿止痒的药物治疗湿热蕴结肌肤，局部瘙痒、红疹、渗液等症的方法，常见于阴囊湿疹、包皮龟头炎等病。常用方剂消风散、土茯苓汤等。常用药物土茯苓、苦参、地肤子、白鲜皮、蛇床子等。

2. 六经辨证　汉代张仲景著《伤寒论》，将外感疾病演变过程中的各种证候群，进行综合分析，归纳其病变部位，寒热趋向，邪正盛衰，划分为太阳、阳明、少阳、太阴、少阴、厥阴六经病。两千多年以来，它有效地指导着中医学的辨证施治。六经病证，是经络，脏腑病理变化的反映。其中三阳病证以六腑的病变为基础；三阴病证以五脏的病变为基础。运用六经辨证，不仅仅局限于外感病的诊治，对男科病的论治也同样具有指导意义。小便不利，从太阳病论治见《伤寒论》第 71 条（五苓散证）；从阳明病论治见《伤寒论》第 223 条（猪苓汤证）、《伤寒论》第 236 条（茵陈蒿汤证）；从少阳病论治见《伤寒论》第 96 条（小柴胡汤证）；从太阴病论治见《金匮要略•消渴小便不利淋病》第 13 条（瓜蒌瞿麦丸证）；从少阴病论治寒化症见《伤寒论》316 条（真武汤证），少阴类证气机郁滞见《伤寒论》318 条（四逆散证）；从厥阴病论治见于《伤寒论》147 条（柴胡桂枝干姜汤证）。慢性前列腺炎常从六经论治，可用五苓散、猪苓汤、柴胡桂枝汤、肾着汤、真武汤、柴胡桂枝干姜汤治疗。前列腺增生症阳明病用猪苓汤合四妙散；太阴病兼水饮证用五苓散；太阴病用真武汤；少阳阳明合病兼瘀滞证用桂枝茯苓丸合四逆散。阳痿病从太阳病辨治用桂枝加龙骨牡蛎汤、五苓散、桃核承气汤；从阳明病辨治用白虎汤、麦门冬汤、栀子豉汤、茵陈蒿汤；从少阳病辨治用小柴胡汤；从太阴病辨治用理中汤；从少阴病辨治用四逆汤、黄连阿胶汤；从厥阴病辨治用当归四逆汤、吴茱萸汤。六经辨证要结合气、血、痰饮、水湿等致病因素的辨治。六经辨证处方策略应依方证条文而用方，以六经提纲而遣方，参开阖理论而选方，蕴八纲之法而组方，顺病证时机而择方。

（二）外治法

男科外治法是运用中医辨证论治理论，将具有清利湿热、解毒散结、化瘀通络等作用的外用药，运用中医外治法，通过会阴部、肛门部、脐部等不同途径，使中药效应和经络效应融为一体的治法。

1. 熏洗法　应用中药煎煮所得之蒸汽，或煎煮后的药液，熏洗患处，借助药力和热力作用，通过皮肤或黏膜的吸收，疏通腠理，流通经络，调和气血。适用于阴囊湿疹、阴茎肿痛、附睾睾丸炎、阴囊坏疽等。常用方剂有三黄汤、苦参汤。

2. 灌肠法　应用中药药液保留灌肠，以清热解毒、散结消肿。适用于急、慢性前列腺炎，前列腺增生等。

3. 药浴法　应用中药药液，进行局部或全身沐浴，以疏通腠理、开通毛窍、调和气血、消肿止痛等。适用于湿疹、疮毒、阴囊肿痛、前列腺炎等。

4. 外敷法　将中药膏剂、酊剂、油剂、合剂等外敷于患处，适用于阴囊湿疹、下疳、外阴损伤、外阴结核破溃、阴囊脓肿等。

5. 湿敷法　应用中药药液湿敷患处以清热解毒、散瘀消肿、活血止痛、祛湿止痒。适用于阴囊湿疹、下疳、外阴损伤、阴囊脓肿等。

另有肛门栓剂纳入法、经直肠盆骶经络揉推法、仪器理疗法、药物离子透入法、中药微波导入法、敷脐法、涂擦疗法等亦有独特疗效。

（三）针灸疗法

男科针刺治疗对调补奇经八脉有重要作用。任脉是阴经经脉的总纲，督脉是阳经经脉的总司，任、督脉中会阴、曲骨、中极、关元、命门、长强有治疗阳痿、早泄、遗尿、尿频等功用，与肝、肾、膀胱经脉配伍有着较好的疗效。例如治疗阳痿用命门、关元配肾俞、三阴交；遗精用关元配心俞、肾俞、神门、太溪；滑精用关元、中极配肾俞、志室、三阴交；遗尿用中极配膀胱俞、三阴交、肾俞等。针刺治疗用奇经八脉的穴位与肝肾、膀胱经俞穴配伍。实证用泻法，虚证用补法，或平补平泻法。针刺治疗穴位配伍要注意辨证施治，治疗慢性男科病要坚持疗程，分组交替使用。

男科艾灸临证应用广泛，尤其对慢性虚弱性及风寒湿邪为患的男科病证最为适宜。艾灸有温经通络、祛湿散寒、行气活血的作用，可治疗风、寒、湿邪为患的精浊病以及气血虚弱引起的少弱精子症、阳痿、性欲低下等；有温补中气、回阳固脱的作用，用来治疗遗尿、房事昏厥、阴冷症等；增强抗病能力可灸大椎、关元、气海、足三里等腧穴，鼓舞人体正气，起到防病保健的作用。常用灸法有悬灸直接灸，有艾炷间接灸如隔姜灸、隔蒜灸、附子饼灸等，也可温针灸等。

二、西医治疗

（一）一般治疗

男科一般治疗包括生活方式、饮食调节、物理疗法等，如：戒烟限酒、饮食清淡、控制血糖、降低血脂、改善心血管功能等慢性病管理措施；精索静脉曲张要避免增加腹压的运动；给予降温疗法或阴囊托等；CP/CPPS 注意不久坐、适量饮水、不要饮酒等。针对不同疾病有不同的一般治疗的要求，详见各论。

（二）药物治疗

抗生素主要适用于控制急性、慢性细菌性感染性疾病常用氟喹诺酮类、头孢菌素类，大环内酯类等。

改善慢性前列腺炎、前列腺增生症、膀胱过度活动症、尿道综合征等下尿路症状群，如 a 受体阻滞剂坦索罗辛、赛洛多辛，M 受体阻滞剂索利那新等，β_3- 肾上腺素能受体激动剂米拉贝隆，5α 还原酶抑制剂非那雄胺、度他雄胺等。

改善慢性盆腔疼痛综合征的疼痛症状群，如环氧化酶抑制剂塞来昔布等。

改善勃起功能的药物，如 5- 磷酸二酯酶抑制剂（PDE5I）西地那非、伐地那非、他达拉非、阿伐那非。

改善射精功能，提高射精阈值的药物，如选择性 5 羟色胺再摄取抑制剂（SSRISI）达泊西汀等。

提高精子活力、改善附睾功能、治疗男性不育方面的药物，如左卡尼汀等；抑制雌激素生成，降低血液中雌二醇（E2）水平，提升睾酮（T）与促性腺激素水平，提高 T/E2，改善生精功能的药物，如芳香化酶抑制剂来曲唑，雌激素受体调节剂他莫昔芬和克罗米芬。

针对精索静脉曲张的药物，如七叶皂苷类迈之灵，黄酮类地奥司明，抗炎、抗渗出、保护静脉壁的胶原纤维作用，可以逐步恢复静脉管壁的弹性和收缩功能，增加静脉血液回流速度，降低静脉压。

各类药物的应用将在后续各论疾病的具体治疗方案中详细讲述，在此不做赘述。

（三）手术治疗

男科手术治疗具有微创、精细、重建、整形等特点。如梗阻性无精子症，附睾梗阻采用显微镜下输精管附睾端侧吻合术；输精管梗阻采用显微镜下输精管端端吻合术；射精管梗阻采用经前列腺小囊精囊镜探查 + 复通术。非梗阻性无精子症明确手术指征后可行显微镜下睾丸取精术，获取精子后再联合辅助生殖技术助孕。对于生殖器畸形，隐匿性阴茎可行隐匿性阴茎矫形术，推荐术式为改良 Devine 式；蹼状阴茎、阴茎腹侧包皮过短，可行蹼状阴茎矫形术或阴茎腹侧包皮过短整形术；包皮过长或包茎可行微创包皮环切缝合器术；有阴茎增粗私密整形需求，可采用人脱细胞真皮植入术来增粗阴茎周径；对于药物治疗无效的 ED 患者，可行阴茎支撑体三件套植入术治疗。

（四）心理治疗

男科疾病多与心理因素有关，多是身心疾病。男科患者常心理脆弱，一旦出现问题，往往会向坏的方面想。所以，在诊治时需要良好的沟通，改变观念，通过适当的检查评估后给予治疗方案，但治疗方案并不一定就是药物。有时解决心理问题才能寻根治病，因此男科心理疏导与治疗尤为重要。

常见的心理治疗包括纠正患者错误的认知，即认知疗法，比如患者生理知识的不足，自认为阴茎短小，其实查体发现他的阴茎并不短小，因此需要通过心理治疗纠正其认知，屏除他担心性功能以及影响性伴侣满意度的焦虑。

男科心理治疗，常以改变患者焦虑抑郁状态为要。如 CP 是中青年常见病，症状复杂，病程较长，虽然不直接威胁生命，但严重影响患者的生活质量和心理状态。患病后逐渐变得消沉、焦躁，甚至对性生活有一种愧疚的心态，生怕将病菌传染给配偶。在这样的心理状态下，男性性功能会出现日渐退化的趋势，这也是 CP 导致性功能减退的主要原因。因此心理治疗要告诉患者 CP 只是男人的“小感冒”，部分前列腺炎患者不需要治疗就可以痊愈。多数患者可以通过中医药辨证论治口服药物就能治愈。作为医生应该懂得在给予患者药物治疗和生活指导的同时，也要增加医患沟通，找到患者心结，从身心两方面入手去除“病因”。

总之，重视男科心理治疗可以消除患者紧张情绪让药物达到最佳疗效，甚至有些“病”不用药物治疗，只用心理治疗就可以治愈。

（五）性医学治疗

我国性教育普遍滞后，极大地影响了人民的生活质量。无论男性和女性出现性功能障碍均需要专业的性医学治疗，涉及人体解剖学、性病学、性医学、护理学、妇产科学、男科学、生殖医学、心理学等多领域。

性医学治疗以保护患者隐私放在第一位。治疗过程以访谈、咨询、讲解、健康宣教等形式为主，不会有异性间的身体接触。此外，性生活涉及夫妻双方，所以常会建议患者夫妻同诊。性医学治疗对夫妻双方涉及的性相关的生理、情感、家庭和社会方面的问题给予指导。有时甚至需要追溯患者原生家庭状况、教育背景、人际交往和社会环境等情况。性医学治疗对伴侣间性相关问题的认识不断加深，全面地了解患者疾病根源，从而有效治疗。

第三节 治疗策略

中西医结合治疗是男科临床实践的重要组成如何发挥中西医各自优势，并互相补充，以期达到最佳临床效果，还需要不断的探索和尝试。

一、病证结合，机理互释

病证结合，机理互释是中医学自身发展过程中不同阶段的产物。如何进行病证结合机理互释，众多医家众说纷纭，百家争鸣，从而推动了此理论的进一步发展。国医大师朱良春先生在“辨病与辨证相结合的重要性及其关系”中指出，要善于借鉴西医医理，进一步认识其病源病机，对于西医已诊断明确的疾病，要会运用中医思维方式进行辨证施治，力求做到诊断与治疗上的病证结合。因此，病证结合，机理互释具有诊断清晰化、治疗靶向化、预后精确化、经典深入化的优势。

二、疗效互补，手段多样

中西医各有所长，适时择优选择，可达到最佳疗效。比如中医治疗和西医治疗相结合；内治与外治相结合；中西医结合治疗常融入慢病管理、康复治疗的理念，综合一般治疗、药物治疗、手术治疗、心理治疗以及性医学治疗等手段，以获得满意的疗效，解决患者的疾苦，提高患者的生活质量，纠正患者不良的心理状态与生活习惯，加强夫妻沟通使之家庭稳定幸福和谐。

三、传承精华、守正创新

中医虽博大精深，但也存在一定的局限性。现代医学方法先进，仍很难做到病因治疗，因此应中西并举，辨证结合辨病，各取所长，相互配合，发挥最大效能。中西医结合男科学作为一门新兴的中西医结合临床二级学科，由于发展历史较短，在很多方面存在着缺点与不足。随着中西医结合男科学的发展及研究深入，我们要传承精华，守正创新，让中西医结合治疗为男性生殖健康及人类的繁衍做出更大的贡献。

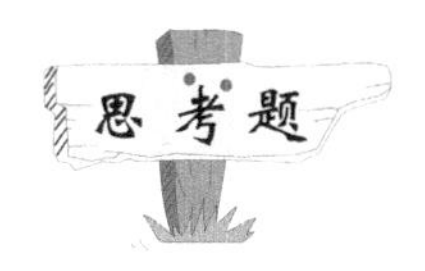

1. 简述男科疾病的中西医结合治疗原则是什么？
2. 简述从肝论治男科疾病常用的治法、方药有哪些？
3. 简述运用六经辨论证治小便不利的常用方药有哪些？
4. 简述男科外治法的功效以及常用治法与方剂？
5. 简述男科疾病的中西医结合治疗策略？

（编者：程宛钧；审校：孙自学）

第四章思维导图

下篇　各　　论

第五章　男性性功能障碍

第一节　勃起功能障碍

Ⅰ.西医临床导论

阴茎勃起功能障碍（erectile dysfunction，ED）是指阴茎持续不能达到或维持足够的勃起以完成满意的性生活，且病程持续三个月以上者。ED是一种常见病、多发病，尽管不是一种危及生命的疾病，但与患者的生活质量、性伴侣关系、家庭和谐密切相关，出现ED可能预示着一些心血管方面的潜在疾病，规范并及时治疗ED，有利于增进夫妻感情，提高生活质量和婚姻幸福感。

一、病因病理

正常生理情况下，阴茎的勃起是神经内分泌调节下一种复杂的血管活动，这种活动需要神经、内分泌、血管、阴茎海绵体及心理等因素的协同配合，并受一些身心疾病、营养与药物等多因素的影响，其中任一因素的异常均可导致ED。因此ED通常是多因素共同导致的结果。

按其程度可分为轻、中、重三度。根据病因将ED分为三类：器质性ED（动脉性、静脉性、神经性、内分泌性和药物相关性等）、心理性ED及混合性ED（器质性因素和心理性因素同时存在）。

（一）心理性因素

心理因素包括：①压力过大、愤怒、焦虑和抑郁：当焦虑不安、紧张的时候，人体内交感神经兴奋性增高，阴茎海绵体平滑肌功能性收缩，引起ED。②性交失败：特别是初始几次性生活不成功以后，心理将产生很大的压力，每次开始性生活都会产生很紧张的状态。③缺乏性知识：误认为自慰有害，或因性刺激不当或不充分。④曾有不良性经历：由此产生罪恶感。如性病后担心、恐惧，或在外遇时忽然想起妻子。⑤人际关系不好或恶化，情绪低落。⑥配偶间关系不协调。

（二）器质性因素

1. 血管性因素　正常的血管功能是阴茎生理性勃起的基础，血管性病变是ED的主要因素，随着年龄的增加，血管性ED的发生率会明显增加。

（1）动脉性ED：是40岁以上男性发生ED常见的原因之一。任何导致阴茎海绵体动脉血流量减少的疾病，均可发生ED，如高血压、动脉硬化、动脉损伤、动脉狭窄、阴部动脉分流、心功能异常、糖尿病等。高血压与ED的发生有共同的危险因素，如吸烟、高脂血症、肥胖等，均能增加ED的发病率。

（2）静脉性ED：海绵体静脉闭锁不全是血管性ED最常见原因。静脉病变常见的原因有：先天性静脉发育不全、瓣膜功能受损（吸烟、创伤、糖尿病等使静脉受损后出现闭塞功能障碍）、海绵体白膜变薄、异常静脉交通支，以及阴茎异常勃起手术后造成的异常分流等。

2. 神经性因素　任何影响大脑、脊髓、海绵体和阴茎神经功能的疾病或功能障碍都可引起勃起功能障碍。脑血管意外、帕金森病、肿瘤、癫痫、早老性痴呆、器质性精神病、外伤等可能引起下丘脑中枢功能紊乱，或脊髓中枢过度抑制而引起 ED。脊柱裂、椎间盘突出、脊髓空洞症、肿瘤、脊髓痨、多发性硬化等可影响传入与传出通路，导致 ED。脊髓损伤常见于年轻男性并发 ED。周围神经损伤或病变如糖尿病、慢性酒精中毒、维生素缺乏影响海绵体神经末梢发生病变，致神经递质缺乏；骨盆骨折、骨盆器官（结肠、直肠、膀胱、前列腺）的损伤、手术、放疗也可能损伤海绵体神经或阴部神经，破坏神经通路，以上均可导致 ED。

3. 内分泌性因素　许多内分泌方面的疾病与 ED 的发生有关，常见的有：垂体肿瘤、垂体功能低下、高泌乳素血症、皮质醇增多症、性腺功能低下、糖尿病、甲状腺功能亢进或低下等。下丘脑 - 垂体 - 性腺轴的疾病或功能障碍，有可能引起内分泌性 ED。性腺功能减退引起的勃起功能障碍并不少见，雄激素促进男性生殖器官的生长发育和第二性征的出现，对性欲和性行为产生影响。促性腺激素分泌不足引起的性腺功能低下可以是先天性的，也可由肿瘤、外伤引起；高泌乳素血症不管是垂体瘤还是药物引起，都可导致性功能障碍。

4. 代谢性因素

（1）糖尿病：糖尿病患者的 ED 发病率高达 30% ～ 70%，比非糖尿病患者高 2 ～ 5 倍。随着年龄的增长和病程的延长，ED 发生率会明显增加。其原因是糖尿病患者同时存在神经和血管因素。糖尿病还可引起阴茎海绵体白膜的异常改变，使海绵体舒张功能受损，而发生 ED。

（2）血脂代谢异常：40 岁以上男性高脂血症患者与 ED 关系更为密切。可能与血管、内皮细胞等改变有关。髂内动脉、阴部内动脉、阴茎动脉粥样硬化，减少了阴茎动脉血流量；损伤血管内皮细胞，影响阴茎勃起过程中的血管平滑肌松弛。

5. 阴茎海绵体病变　阴茎解剖或结构异常，如小阴茎畸形、阴茎弯曲（先天性或后天性）、尿道下裂、尿道上裂、痛性阴茎硬结症、阴茎白膜破裂等均可引起 ED。

6. 药物性因素　许多药物都可引起 ED，有些是药物直接作用，而有的则是中枢作用，有报道 25%ED 与药物有关。与 ED 相关的用药有：抗精神病药、抗抑郁药、抗高血压药、抗雄激素药、抗组胺药、毒品等。

7. 其他因素　肿瘤、原发性精索静脉曲张、阻塞性睡眠呼吸暂停综合征、肥胖、年龄、缺乏锻炼、吸烟、酗酒、前列腺癌根治术、前列腺癌放疗、近距离照射、冷冻治疗、高频率聚集超声治疗、射精障碍、良性前列腺增生（benign prostatic hyperplasia，BPH）、男性下尿路症状（lower urinary tract symptoms，LUTS）等均与 ED 具有相关性。

二、诊　　断

（一）询问病史

详尽的病史询问，有利于了解造成患者 ED 的多方面致病因素。包括：①发病与病程：发病是突然还是缓慢；程度是否逐渐加重；是否与性生活情境相关；有无夜间勃起及晨勃。②性生活史：勃起问题出现的时间和持续时间，勃起硬度，维持能力和时间，其他性功能情况。晨勃，视听性刺激（AVSS）时勃起状况：包括反应、硬度及时间。③一般情况：心理状态、体力，睡眠。④平时性格；性取向；与女性交流能力；工作压力；女方态度，对性生活的满意程度；目前的感情状态，性伴侣的健康状况等。⑤性腺功能低下评估：包括体能、性欲、疲劳、认知能力下降、LUTS 情况。⑥之前的诊疗情况。⑦精神心理学评估。⑧量表：IIEF-5（国际勃起功能问卷）（表 5-1）、SHIM（男性性健康量表），对 ED 诊断有较高的价值。

表 5-1 国际勃起功能问卷（IIEF-5）

	您在过去 3 个月中	0	1	2	3	4	5
1	性交过程中，对阴茎勃起和维持勃起的信心程度如何?	无性生活	很低	低	中等	高	很高
2	受到性刺激后，有多少次阴茎能坚硬地插入阴道?	无性生活	几乎没有或完全没有	只有几次	有时或大约一半时候	大多数时候	几乎每次或每次
3	阴茎插入阴道后有多少次能维持阴茎勃起?	无性生活	几乎没有或完全没有	只有几次	有时或大约一半时候	大多数时候	几乎每次或每次
4	性交时，保持阴茎勃起至性交完毕有多大困难?	无性生活	非常困难	很困难	困难	有点困难	不困难
5	尝试性交有多少时候感到满足?	无性生活	几乎没有或完全没有	只有几次	有时或大约一半时候	大多数时候	几乎每次或每次

注：IIEF-5 总分为 25 分，≥ 22 分为勃起功能正常；轻度 ED：12 ～ 21 分，中度 ED：8 ～ 11 分，重度 ED：＜ 8 分

（二）体格检查

1. 第二性征发育 注意患者体型、皮肤、皮下脂肪及其分布、骨骼发育、肌肉发育和力量，有无喉结，胡须和体毛分布与疏密程度，有无男性乳腺发育等。

2. 心血管系统 测定血压，股动脉、腘动脉搏动减弱或消失，提示股动脉、髂动脉栓塞或狭窄。

3. 神经系统 检查腰骶、下肢、会阴及阴茎痛觉、触觉和温差感觉，阴茎及脚趾的振动觉，提睾肌反射，球海绵体肌反射。

4. 生殖器官

（1）阴茎：阴茎大小、外形及包皮有无异常，触摸有无纤维海绵体炎，勃起时有无畸形和性交疼痛。有无小阴茎、阴茎弯曲、尿道上下裂、阴茎白膜破裂和阴茎癌。

（2）睾丸：睾丸大小、质地是否异常，有无鞘膜积液、精液囊肿和精索静脉曲张。中国人正常睾丸为 12 ～ 25ml（采用彩色多普勒进行检查，睾丸体积 = 上下径 × 左右径 × 前后径 ×0.71），小睾丸、第二性征减退或消失则提示性腺功能低下。

（3）前列腺：50 岁以上男性常规进行直肠指检，检查前列腺有无异常。

（三）实验室及其他检查

1. 一般辅助检查 可根据患者具体情况采用：血压和脉搏、血常规、尿常规、血糖、血脂、肝肾功能、血清 PSA、性激素六项、甲状腺功能等。

2. 特殊辅助检查 根据患者的具体情况选择一项或多项方法进行检查，如夜间阴茎胀大和硬度检测（nocturnal penile tumescence and rigidity test，NPTR）、阴茎海绵体灌注测压及造影术、选择性阴部内动脉造影术以及神经诱发电位检查（球海绵体肌反射潜伏时间、阴茎海绵体肌电图、躯体感觉诱发电位、括约肌肌电图和阴茎感觉阈值测定）等。

三、治　　疗

治疗原则：综合考虑患者具体情况，比如社会背景、文化背景、家庭状况、经济条件等因素，采用疗效好、安全性高、经济性好、患者配合度高的治疗方案，个体化综合治疗，改善患者生活质量。治疗目标：针对病因治疗原发病，纠正不良生活习惯及危险因素，改善勃起功能，使患者及配偶获得满意的性生活。

（一）一线治疗

1. 口服磷酸二酯酶5抑制剂（PDE5抑制剂） PDE5抑制剂可提高阴茎海绵体平滑肌内环磷酸鸟苷浓度，引起平滑肌松弛，动脉扩张，增加阴茎海绵体血液的灌流量，促进阴茎勃起。

（1）西地那非：西地那非给药后30～60min起效。脂肪餐影响吸收。可用25mg、50mg和100mg剂量。推荐起始剂量为50mg，根据患者反应程度和不良反应做相应调整。疗效可维持12h。

（2）他达拉非：半衰期比较长，服药后30min开始起效，约2h达到最佳效果，维持36h，且不受食物影响。按需使用10mg和20mg剂量。推荐起始剂量是10mg。现有按时服用的剂型（5mg，每天）。

（3）伐地那非：服用30min后有效。其效果受高脂肪餐影响。按需服用10mg和20mg剂量。推荐起始剂量10mg，应根据疗效与不良反应调整剂量。

（4）阿伐那非（avanafil）：为高选择性PDE5抑制剂。按需服用剂量50mg、100mg和200mg。推荐起始剂量100mg。至少提前30min服用。每天最大剂量为200mg。无须根据肝肾功能、年龄调整用量。可以在餐中服，进食后药物起效有推迟。

（5）乌地那非（udenafil）：推荐起始剂量为100 mg，于性行为前30分钟服用。乌地那非具有相对快速起效和长期作用的临床特性，在治疗各种病因或严重程度的ED有效且耐受性良好。

（6）生活中应自觉抵制色情的诱惑，学习必要的性知识，戒除手淫，节制房事。

（7）注意调摄心情，加强锻炼以增强体质。

（8）保证充足睡眠，劳逸适度，增强营养；调适寒温。

应根据个体化原则选择不同的PDE5抑制剂。根据性生活频度，以及患者对药物起效快慢、用法、不良反应的认识程度来决定。

2. 心理疏导和专科治疗 进行性心理咨询与心理治疗，可能使心理性ED恢复性功能。器质性ED也常常伴有心理问题，也需要进行心理疏导或治疗。

3. 真空勃起装置 真空勃起装置（vacuum erection devices，VED）适用于药物治疗效果不佳或不能耐受或药物治疗有禁忌的患者。治疗时，常以收缩环置放于阴茎根部，阻滞静脉回流以增加勃起强度。收缩环务必于置放30min内取下，以避免组织坏死。常见不良反应如阴茎皮肤温度降低、阴茎疼痛、射精痛、射精延迟无力、勃起麻木感、皮下青紫瘀斑、擦伤等。禁忌证为自发或间歇性异常勃起、阴茎严重畸形、凝血功能障碍或正在接受抗凝治疗的患者。

4. 补充睾酮 口服十一酸睾酮、肌内注射、皮肤贴剂。

（二）二线治疗

二线治疗包括阴茎海绵体内药物注射和尿道内给药前列地尔。此外，多个系统评价证实部分血管性ED患者还可以采用低能量冲击波治疗。

（三）三线治疗

随着新药问世和对勃起功能障碍发病机制的了解逐渐增多，外科手术治疗逐渐减少，但仍有一些勃起功能障碍患者需要手术加以解决，一般都是经其他各种治疗无效者，包括阴茎假体植入术、阴茎动脉重建手术及阴茎静脉手术。

四、预防与调护

（一）预防

加强科普教育，针对ED的危险因素，采取早期干预。由于多数中老年男性ED与动脉粥样硬化、高血压、糖尿病等相关，因此与心脑血管疾病的防治是相互关联的。同时，对有可能影响勃起功能的社会心理、神经、内分泌、泌尿生殖疾病和创伤等因素给予关注并及时干预。

（1）改变生活习惯：戒烟，体育锻炼和减轻体重，低脂肪高纤维素饮食。

（2）控制伴随疾病：如冠心病、高血压、糖尿病、高脂血症、代谢综合征等。

（3）规律的性生活：有助于改善勃起功能。

（4）早期治疗：轻度ED包括药物或其他治疗。

（5）盆腔器官根治性手术或放疗后早期每日小剂量持续用药或真空勃起装置。

（二）护理

1. 生活调理

（1）调节精神状态，保持心情舒畅，积极参加文体活动。

（2）不吸烟，不酗酒，起居有常，饮食有节，忌食辛辣油腻刺激之品，养成良好的生活习惯。

（3）生活中应自觉抵制色情的诱惑，学习必要的性知识，戒除自慰习惯，节制房事。

（4）注意调摄心情，加强锻炼，以增强体质。

（5）保证充足睡眠、劳逸适度、增强营养、调适寒温。

2. 饮食调理

六类食物，可作为男性滋补参考：

（1）肉类：动物的鞭（如鹿鞭、狗鞭等各种动物的生殖器官）、羊睾、猪肾、鹿肾、鹿血等。

（2）鱼贝类：黄鳝、甲鱼、泥鳅、鲫鱼、牡蛎、海贝、黄鱼、墨鱼等。

（3）昆虫类：蚂蚁、蝗虫、蚕蛹、蜂蛹等。

（4）爬行类：蛤蚧、蛇、田鸡等。

（5）植物类：种子（如坚果及籽类食物）是植物的胚芽，含有生育酚，对人的生殖功能有好处。如核桃、花生、松子、腰果、枸杞子、枣泥、龙眼肉等。

（6）其他类：雪蛤膏（又名哈士蟆油）、鱼肚、海参、雪耳、蜂王浆等。凡此类有胶性的黏滑食物，均含胶原蛋白及精氨酸，都有滋阴壮阳作用。

Ⅱ. 中医临证通论

中医对本病的认识，隋唐以前多责之于劳伤、肾虚。“劳伤于肾，肾虚不能荣于阴器，故痿弱也”（《诸病源候论·虚劳阴痿候》）；隋唐后，对本病认识有所发展，“多由命门火衰，精气虚冷，或以七情劳倦……亦有湿热炽盛，以致宗筋弛纵”“凡思虑、焦劳、忧郁太过者，多致阳痿”“凡惊恐不适者，亦致阳痿”（《景岳全书·阳痿》），“又有精出非法，或就忍房事，有伤宗筋”（《杂病源流犀烛·前阴后阴源流》）；此外久病劳伤，损及脾胃，气血化源不足，可致宗筋失养而成阳痿。诚如《类证治裁·阳痿》所言：“阳之痿多由色欲竭精，或思虑劳神，或恐惧伤肾，或先天禀弱，或后天食少……而致阳痿者。”现代社会，由于生活节奏快，社会竞争激烈，工作压力大，致使精神紧张，情志内伤，肝气郁结引起的阳痿日见增多，即所谓“因郁致痿”。本病的病因主要有禀赋不足，年老体弱，劳伤久病，饮食不节，七情所伤，外邪侵袭。基本病理变化多为肝郁，肾虚，血瘀，经脉空虚，或经络阻滞，导致宗筋失养而发为阳痿。

一、病因病机

1. 禀赋不足或房劳过度 肾藏精，主生殖，开窍于二阴；宗筋作强有赖于肾精之濡养。先天不足或恣情纵欲、房事过度，或频繁自慰，或早婚，或年老体弱，或劳倦过度，久病伤肾，均可造成肾之精气虚损，命门火衰，则宗筋无以作强而致阳事不举。若因素体阴虚，或相火偏旺，平素恣情纵欲，房事过频，而致肾精匮乏，阴虚火旺，此类患者虽阳道易兴，但勃而不坚，或甫触即痿，难行房事。

2. 劳伤久病　脾生血，为后天之源，脾之经筋聚于阴器。宗筋作强有赖于脾血之濡养。心乃君主之官，情欲萌动，阳事之举，必赖心火之先动。若素体禀赋虚弱，久病体虚或病后失养，劳倦内伤过度，损及脾胃，脾失运化，气血化源不足，可致宗筋失养而成阳痿。过思多虑，损伤脾胃，气血不足，宗筋失养而成阳痿；忧虑伤心，心血暗耗，则心难行君主之令，从而阴茎痿软而不举。

3. 七情失调　肝主筋，足厥阴肝经绕阴器而行；宗筋作强也有赖于肝血之濡养。心乃君主之官，情欲萌动，阳事之举，必赖心火之先动。情志不遂，思欲过度，忧思郁怒，或多愁善感，或居家失和，以致日久伤肝，肝失疏泄，气机阻滞，肝郁气结，血不达宗筋，则宗筋不聚，乃成阳痿。同房之时，突发变故，猝受大惊大恐，或初次性交，恐惧不能；或非婚同居，顾虑重重；或因偶有不举而疑虑丛生，恐惧再败等。惊恐伤于心肾，气机逆乱，气血不达宗筋，不能作强，则阳事不举。

4. 饮食不节，外邪侵袭　过食醇酒厚味，脾胃运化失常，聚湿生热，湿热下注，经络阻滞，气血不荣宗筋，乃成阳痿。或强力入房，忍精不射，而致败精瘀滞精道，酿为湿热；或交合不洁，湿热毒邪盘踞肝脉，体内湿热困阻，以致经脉失畅，宗筋失于气血充养，致其弛纵，发而成痿。或久居湿地或湿热外侵，蕴结肝经，下注宗筋，发为阳痿。

5. 气血瘀滞，久病入络　多因下腹、阴部外伤或手术所致创伤，导致局部气血瘀阻，或伤及经脉导致络脉不畅、不通，或久病生瘀，或年老体弱，败精阻络等，导致宗筋失于充养，渐致痿弱废用。

二、辨证论治

（一）辨证要点

1. 辨别脏腑阴阳　阳痿而兼见面色㿠白、畏寒肢冷、舌淡苔白、脉沉细者，是为阳虚；阳痿而兼见腰膝酸软，眩晕耳鸣，失眠多梦，遗精，形体消瘦、舌红少津、脉细数者，是为阴虚。其中辨证的依据，以脉象、舌苔为主。

2. 分清脏腑虚实　因本病有虚有实，亦有虚实夹杂者，故首先当辨虚实。实证者需区别肝郁、湿热、瘀滞；虚证者应辨气血阴阳虚损之差别，病变脏器之不同；虚实夹杂者，先别虚损之脏器，后辨夹杂之病邪。

（二）治疗原则

实证者，肝郁宜疏通，湿热应清利，瘀滞当通络；虚证者，命门火衰宜温补，综合养精，阴虚火旺应滋补，综合填精，心脾血虚当调养气血，佐以温补开郁；虚实夹杂者需标本兼顾。

（三）分型治疗

1. 实证

（1）肝气郁结证

主证：阳事不举，或举而不坚，心情抑郁，多疑善虑，急躁焦虑，胸胁胀痛，食少便溏，舌淡或红苔薄白，脉弦或弦细。

治法：疏肝解郁，通络兴阳。

方药：柴胡疏肝散（《医学统旨》方）。

方解：肝主疏泄，性喜条达，其经脉布胁肋循少腹络阴器。若情志不遂，木失条达，则致肝气郁结，经气不利。肝郁不疏、肝络不通，遵《内经》“木郁达之”之旨，治宜疏肝理气、解郁通络之法。方中以柴胡功善疏肝解郁，用以为君。香附理气疏肝而止痛，川芎活血行气以止痛，二药相合，助柴胡以解肝经和络脉之郁滞，增行气活血止痛之效，共为臣药。陈皮、枳壳理气行滞，芍药、甘草养血柔肝，缓急止痛，均为佐药。甘草调和诸药，为使药。诸药相合，共奏疏肝行气、解郁通络、活血止痛之功。可加薄荷、白（刺）蒺藜、郁金、路路通以增强疏肝理气通络之功；加当归、生地黄、枸杞子以增强养血柔肝之力；加石菖蒲以增强宁神益智之用。酌情加五味子、巴戟天、蜈蚣以兴阳起痿。气滞痛甚者，加九香虫；血瘀痛甚者加丹参；口干口苦，急躁易怒，目赤尿黄，为气郁化火，加丹皮、山栀、龙胆草以泻肝火。

备选方剂：逍遥散（《太平惠民和剂局方》）。

（2）气血瘀阻证

主证：阳事不举，或举而不久，阴囊坠胀，阴部时痛，头晕目眩，腰膝酸软，舌暗红边有瘀斑瘀点，苔少，脉沉细涩。

治法：活血通脉，兴阳振痿。

方药：血府逐瘀汤（《医林改错》方）。

方解：本方由桃红四物汤合四逆散加桔梗、牛膝而成。方中以桃红四物汤活血化瘀而养血；四逆散疏理肝气，使气行则血行；加桔梗、牛膝一升一降，气机条达。诸药相合，构成理气活血之剂。本方以活血化瘀而不伤正、疏肝理气而不耗气为特点，达到理气活血、兴阳振痿的功效。局部痛甚者加地龙；痿软无力甚者加蜈蚣、淫羊藿、仙茅。

备选方剂：补肾活血汤（《伤科大成》）。

（3）湿热下注证

主证：临房不举，或举而不坚，尿道口时有黏冻溢出而致痿软，阴囊潮湿，瘙痒腥臭，睾丸坠胀作痛，小便赤涩灼痛，大便黏滞，胁胀腹闷，肢体困倦，泛恶口苦咽干，舌红苔黄腻，脉滑数或弦数。

治法：清热利湿，疏肝振痿。

方药：龙胆泻肝汤（《医方集解》方）。

方解：方中龙胆草善泻肝胆之实火，并能清下焦之湿热为君；黄芩、栀子苦寒泻火；车前子、木通、泽泻清利湿热，使湿热从小便而解，均为臣药；佐以柴胡疏肝解郁；肝为藏血之脏，肝经有热则易伤阴血，故佐以生地、当归养血柔肝、凉血益阴；甘草调和诸药为使。可加丹皮清泻肝火；土茯苓清利湿热；香附疏肝理气。酌情加郁金、石菖蒲、蜈蚣以疏肝振痿。阴部瘙痒，潮湿重者，可加地肤子、蛇床子以燥湿止痒；若湿热久恋，灼伤肾阴，阴血耗伤者加枸杞子、女贞子；有血瘀者加丹参、牛膝；痿软无力甚者加地龙、蛇床子。

备选方剂：四妙丸（《成方便读》）。

2. 虚证

（1）命门火衰证

主证：阳事不举，或举而不坚，可伴性欲低下，精冷滑泄，神疲倦怠，畏寒肢冷，面色㿠白，头晕耳鸣，腰膝酸软，夜尿清长，舌淡体胖，苔薄白，脉沉细尺弱。

治法：温补命火，兴阳起痿。

方药：赞育丹（《景岳全书》方）。

方解：方中附子、肉桂补元阳；杜仲、仙茅、巴戟天、淫羊藿、韭菜子、蛇床子、山茱萸、肉苁蓉补肾气、助命门、起阳痿；“善补阳者，必于阴中求阳，则阳得阴助而生化无穷”，故用熟地、当归、枸杞子补阴、养血、补精，从阴求阳；白术益气健脾除湿，运化精微，使肾精能得到补充，并防滋腻碍胃。酌情加露蜂房、蜈蚣、五味子以增强兴阳起痿之功。阳虚明显者，阴茎痿软无力甚者，加九香虫、阳起石、鹿茸；伴有腰膝酸软者，加补骨脂、骨碎补；滑精频繁，精薄精冷，可加覆盆子、金樱子、益智仁补肾固精。

备选方剂：右归丸（《景岳全书》方）。

（2）阴虚火旺证

主证：欲念频萌，阳事易兴却举而不坚，茎软不举，五心烦热，形体消瘦，头晕耳鸣，腰膝酸软，小便短赤，夜寐不实，多梦滑精，舌红少津，苔薄黄，脉细数。

治法：滋补肾阴，填精起痿。

方药：左归丸（《景岳全书》方）。

方解：方中熟地、山药、山茱萸补益肝肾阴血；龟板胶、鹿角胶均为血肉有情之品，二味合用，峻补精血，调和阴阳；配菟丝子、枸杞子、牛膝补肝肾，强腰膝，健筋骨。合用具有滋阴补肾、益精养血之功。可加路路通、地龙以疏经通络；加淫羊藿、肉苁蓉以阳中求阴。

备选方剂：知柏地黄丸（《景岳全书》方）。

（3）心脾两虚证

主证：阳事痿弱，可伴性欲淡漠，神疲乏力，面色萎黄，食少纳呆，腹胀便溏，心悸少寐，多梦健忘，舌淡苔薄，边有齿痕，脉细弱。

治法：补益心脾，壮阳起痿。

方药：归脾汤（《正体类要》方）。

方解：方中以党参、黄芪、白术、甘草补气健脾助运；当归、龙眼肉补血养心，酸枣仁、茯苓、远志宁心安神；更以木香理气醒脾，以防补益药腻滞碍胃。可加郁金、香附以增强理气解郁之力。酌情加肉苁蓉、露蜂房、蜈蚣、五味子以壮阳起痿。兼肾虚加淫羊藿、补骨脂、菟丝子、九香虫、阳起石温补肾阳；夜寐不酣，可加夜交藤、合欢皮、柏子仁养心安神；若胸脘胀满，泛恶纳呆，属痰湿内盛者，加用姜半夏、川厚朴、竹茹以燥湿化痰。

（4）惊恐伤肾证

主证：阳痿不振，心悸易惊，胆怯多疑，夜多噩梦，曾有被惊吓史，舌淡苔薄白，脉弦细。

治法：益肾宁神。

方药：启阳娱心丹（《辨证录》方）。

方解：人参（另煎）、菟丝子、山药、当归、白芍益肾补肝壮胆；远志、茯神、石菖蒲、酸枣仁宁心安神；柴胡理气疏郁。白术、橘红、砂仁、神曲、甘草健脾理气，和中开胃。可加龙齿以增强宁心安神；香附、郁金以增强理气疏郁；酌情加肉苁蓉、蜂房、蜈蚣、五味子以兴阳起痿。惊悸不安，梦中惊叫者可加青龙齿、灵磁石以重镇安神；久病入络，经络瘀阻者，可加蜈蚣、露蜂房、丹参、川芎通络化瘀。

备选方剂：天王补心丹（《校注妇人良方》）。

Ⅲ. 中西医诊治思路与特点

临床辨证，应辨清脏腑的阴阳和虚实。实证当疏利，虚证应补益，虚实夹杂可先治标后治本，亦可标本同治。

1. 整体观念 ED 的治疗应重视整体情况的改善，关心患者的全身情况、性行为活动情况及配偶的情况。中医药在治疗 ED 的同时，通过辨证论治，能调节全身功能，增强体质，为成就满意的性生活提供基础。中医药在性欲异常、勃起异常、射精异常（早泄、不射精、逆行射精）等治疗中具有症状改善明显、多靶点发挥作用的特点。

2. 用药不应过于温补 对于阳痿，不少医家多从温肾壮阳论治，滥用温补之品的现象严重，有的非但疗效不佳，反而造成肾阴耗伤，湿热内生的状况。故用药应水中补火，或补中有清，寓清于补，乃可使火水得其养。具体而言，在温肾药的使用上应选用温而不燥，或燥性较小的血肉有情之品，如枸杞子、菟丝子、鹿角胶，并加用黄精、熟地等从阴引阳。此外，入肝肾之经的牛膝等，以及在阳痿治疗中有一定疗效的药物，如蜈蚣、细辛等的适当选用，有利于提高疗效。

3. 提倡多种疗法的综合应用 在阳痿的治疗中，许多方法对阳痿都有不同程度的疗效，多种疗法的综合治疗有利于提高疗效。①心理疗法：用心理暗示疗法治疗恐惧伤肾、肝郁不疏的阳痿，往往有良效，同时对其他证型的阳痿亦有一定效果。②针灸法：选关元、阳关、然谷、复溜、足三里、三阴交为主穴，每日 1 次，每次 3 ～ 5 穴， 10 次为 1 个疗程。其他尚有气功、按摩、中药外洗剂等方法，治疗阳痿亦有一定疗效。

4. 中西医结合治疗 重度 ED 或年龄较大的患者，可配合按时（每天小剂量）服用 PDE5 抑制剂。研究表明，长期使用 PDE5 抑制剂，能改善阴茎海绵体血管内皮功能，增加海绵体的血液灌流量，改善勃起功能。起效后可逐渐减量西药直至停用，其间应用中医中药巩固治疗。

第二节 早 泄

Ⅰ. 西医临床导论

早泄（premature ejaculation，PE）是最常见的射精功能障碍之一。推荐国际性学会（International Society for Sexual Medicine，ISSM）以循证为基础的全新定义：①从初次性交开始，往往或总是在插入阴道前或者插入阴道后约 1min 内射精（原发性早泄），或者射精潜伏时间有显著缩短，通常小于 3 min（继发性早泄）；②总是或几乎总是不能延迟射精；③消极的身心影响，如苦恼、忧虑、沮丧和（或）躲避性生活等。该定义仅适用于阴道内性生活类型，不包括口交、手淫及同性之间的性生活。

新近提出两种 PE 症状：①变异性（自然变异性早泄）：不规律，非持续性出现，在性生活正常波动范围。②主观性（PE 样射精功能障碍）：主观描述有持续或非持续射精早于预期，但阴道内射精潜伏时间在正常范围，能够延长。

一、病因病理

经典理论认为 PE 具有心理因素或人际关系基础，很大程度上是由于焦虑或早期仓促性经验导致的调节性改变。近 20 年来，已经初步建立了 PE 病因学的体细胞和神经生物学假说。目前解释 PE 的多种生物因素包括：中枢神经系统 5-HT 神经递质紊乱，阴茎头敏感性过高、遗传变异、勃起功能障碍、前列腺炎、甲状腺疾病、心理因素、内分泌因素等。

二、诊 断

（一）询问病史

PE 的诊断主要依据病史，特别是性生活史 。详细询问病史可以区分原发性、继发性、变异性和主观性 PE。询问内容应包括：阴道内射精潜伏时间（intravaginal ejaculatory latency time，IELT）、PE 发生的时间（从第一次性生活开始一直都 PE 或某个时间点后出现 PE）和是否为境遇性（在某种特定环境下或和某一特定伴侣）。此外，还应注意射精的控制力、双方的满意度、性刺激程度、对性活动和生活质量的影响、药物的使用和滥用的情况。病史采集时需要询问勃起功能、性欲、性高潮等其他性功能特征，也需要询问排尿状况、会阴部疼痛等症状，与勃起功能障碍、慢性前列腺炎等疾病相鉴别。

IELT 的测定是用秒表，其在 PE 与健康男性有重叠区，故不能作为诊断的唯一根据。秒表计时会明显影响射精自控力，但对 PE 相关的苦恼或性生活满意度影响则较小。在对 IELT 评估的同时，还应对射精自控力、相关苦恼及人际交往困难导致射精功能障碍进行全面评估。

1.PE 诊断工具 常用的量表主要有早泄诊断工具（premature ejaculation diagnostic tool，PEDT）。11 分以上可以诊断，8 分以下可能性较小（表 5-2）。

表 5-2　早泄诊断工具（PEDT）

	不困难	有点困难	困难	困难很大	极困难
1. 你认为控制射精有多困难	□ 0	□ 1	□ 2	□ 3	□ 4
	几乎没有或没有 0%	少数几次 25%	有时（约一半时间）50%	大多数时候 75%	几乎总是或总是
2. 你是否在你意愿之前射精	□ 0	□ 1	□ 2	□ 3	□ 4
3. 你是否很小的性刺激下就能射精	□ 0	□ 1	□ 2	□ 3	□ 4
	几乎没有	少数几次	有时	大多数时候	几乎总是
4. 你是否因为射精快而感到沮丧	□ 0	□ 1	□ 2	□ 3	□ 4
5. 你的射精时间和你的伴侣达到性高潮之间有多大关系	□ 0	□ 1	□ 2	□ 3	□ 4

2. 中国早泄患者性功能评价表　中国早泄患者性功能评价表（Chinese index of sexual function for premature ejaculation，CIPE）有利于临床上评估早泄患者性功能并提供比较客观的量化指标，可作为治疗早泄药物的评估指标（表 5-3）。

表 5-3　中国早泄患者性功能评价表（CIPE）

请根据您过去 6 个月的性生活实际情况回答下列问题，选择适当的编号标记（√）					
一、您平时产生性欲望或性兴趣的频度如何?	1. 几乎没有	2. 少数几次	3. 约一半左右	4. 多数时候	5. 几乎总是
二、性生活时阴茎勃起硬度足以插入阴道的频度如何?	1. 几乎没有	2. 少数几次	3. 约一半左右	4. 多数时候	5. 几乎总是
三、性生活时，能够维持阴茎勃起直到完成性生活的频度如何?	1. 几乎没有	2. 少数几次	3. 约一半左右	4. 多数时候	5. 几乎总是
四、性生活时，从阴茎插入阴道直到射精的时间有多久?	1. 极短（＜ 30s）	2. 很短（＜ 1min）	3. 短（＜ 2min）	4. 比较短（＜ 3min）	5. 不短（＞ 3min）
	6. ＞ 4 ～ 5min	7.6 ～ 10min	8.11 ～ 20min	9.21 ～ 30min	10. ＞ 30min
五、性生活时，您试图延长性交时间的困难程度如何?	1. 很困难	2. 困难	3. 有些困难	4. 一般	5. 没有困难
六、总体而言，您对性生活的满意程度如何?	1. 很不满意	2. 不满意	3. 一般	4. 满意	5. 非常满意
七、总体而言，您的配偶对性生活的满意程度如何?	1. 很不满意	2. 不满意	3. 一般	4. 满意	5. 非常满意
八、性生活时，您的配偶达到性高潮的频度如何?	1. 几乎没有	2. 少数几次	3. 约一半左右	4. 多数时候	5. 几乎总是
九、您对圆满地完成性生活的自信程度如何?	1. 很低	2. 低	3. 一般	4. 自信	5. 很自信
十、性生活时，有多少次感到焦虑、紧张或不安感?	1. 几乎总是	2. 多数时候	3. 约一半左右	4. 少数几次	5. 几乎没有

（二）体格检查

重点是男性外生殖器和第二性征检查，是否伴随包皮过长、包茎、龟头包皮炎、阴茎弯曲畸形、阴茎硬结症等生殖器异常，另外还应该检查其他血管、内分泌和神经系统，排除其他慢性疾病、内分泌疾病、自主神经病、慢性前列腺炎等。

（三）实验室检查

心理学实验室或神经生理检查不作为常规项目，在病史或体格检查结果异常时有针对性地实施具体项目。血清睾酮水平与 PE 严重程度存在明显相关性，特别是游离睾酮在早泄患者可以升高。黄体生成素、泌乳素、促甲状腺素等其他激素水平也有一定影响。

三、治　疗

治疗前必须充分了解患者期望值和对治疗措施全面评估。早泄治疗的目标是延长时间，提高控制力，改善性生活满意度，不应该简单追求时间的延长，也不能忽视伴侣间感情及身体的交流。与患者和其伴侣讨论治疗期望，轻松和谐、消除焦虑有助于提高早泄治疗的效果。

继发性早泄以治疗病因为主，可同时针对早泄进行药物治疗。原发性早泄大多需要长期治疗。早泄的治疗方法包括：性心理干预、行为治疗和药物治疗。

（一）性心理干预

性心理干预的内容包括：① PE 在普通人群的患病率以及平均阴道内射精潜伏时间 (IELT)，以消除 PE 的误区；②描绘和谐满意的性行为过程从而提高 PE 患者及其伴侣的性兴趣，同时鼓励患者和伴侣之间保持良好的关于性生活的沟通。

这些指导策略目的是让 PE 患者有信心尝试医疗干预，减少焦虑，并改变以往对性生活的错误认知，同时改善与伴侣的沟通模式。

（二）行为疗法

行为疗法是教育患者注意体验性高潮前的感觉，在尚未到不能控制之前，降低或停止阴茎抽动，使性感减退后重新活动，改变性交体位也可使射精时间延长。

1. 动 – 停法　伴侣帮助刺激阴茎，患者感到有射精冲动时即示意停止，待冲动消失后重新开始。

2. 挤捏法　在患者射精前，伴侣用手挤压龟头，直到射精冲动消失。以上方法通常都需 3 个循环后再完成高潮。

（三）药物治疗

1. 达泊西汀　该药为强力短效选择性五羟色胺再摄取抑制剂（SSRIs）类药，特点为按需临时口服，吸收迅速，达峰时间仅 1.5h，清除迅速，24h 即清除 95%，后遗效应少。不良反应有恶心、腹泻、头痛、头晕、嗜睡等。

2. 选择性五羟色胺再摄取抑制剂　该类药物包括帕罗西汀、舍曲林、氟西汀和氯米帕明等。射精延迟通常发生在开始服药 5 天之后，2 周后明显。6 ～ 12 个月可能会发生药效降低。不良反应包括疲劳、嗜睡、哈欠、恶心、呕吐、口干、腹泻和多汗等。2 ～ 3 周后症状会缓解。也有导致性欲减退，性快感缺失、不射精及 ED 的报道。当 PE 患者 18 岁以下，或合并抑郁症，上述药物慎用，因为有增加自杀念头的风险。对于长期每日服药者，为防止撤药综合征，要避免突然停药或迅速减量。

3. 局部外用麻醉剂　应用喷雾剂或软膏、霜，性交前涂抹于阴茎头，其成分主要为麻醉剂，通过局部麻醉作用来降低阴茎龟头敏感性，延迟射精，并不影响射精满意度。5% 利多卡因 / 普鲁卡因霜，适合于性交前 5 ～ 10min 使用。建议用药后使用避孕套，避免麻醉剂进入伴侣阴道壁，影响其敏感度。如果性生活要移除避孕套，则需首先清除龟头麻醉剂。对麻醉剂的任何成分过敏的患者或伴侣禁忌使用。

四、预防与调护

由于早泄与性知识缺乏等因素有关，因此让成年人特别是新婚夫妇了解有关的性知识十分必要，不要将自以为性交时间不够长而误认为早泄。注意夫妻间的相互配合与鼓励，消除性交前的恐惧心理，性生活环境要力求安静、安全，延长性交前的爱抚时间，避免仓促行事，这对预防早泄具有积极作用。

Ⅱ. 中医临证通论

《素问•六节藏象论》说："肾者，主蛰。封藏之本，精之处也。"其明确指出了精之闭藏在肾。《读医随笔》中说："凡肝经郁勃之人，于欲事每迫不遇，必待一泄，始得舒快。此肝阳不得宣达，下陷于肾，是怒之激其志气，使志气不得静也。肝以疏泄为性，既不得疏于上，而陷于下，遂不得不泄于下。"其说明肝与性生活的调节及精液的疏泄有关。元代朱丹溪则进一步指出"主闭藏者，肾也；司疏泄者，肝也。二脏皆有相火，而其系上属于心"。其说明肾主藏精，肝主疏泄，心主神明，三脏共司精关之开合，与精液的闭藏和施泄密切相关。若肾气健旺、肝疏泄有度、脾统有权、心主得宜，阴平阳秘，精关开合有序，则精液当藏则藏，当泄则泄。上述各种原因影响了肝之疏泄，肾之封藏，脾之统摄，心之藏神，以致疏泄不利，封藏失职，神明失守，统摄无权，使精关约束无权，精关易开，精液外泄，而见交则早泄。总之，本病与心、肝、肾三脏关系最为密切，其制在心，其藏在肾，其动在肝。精关约束无权，精液封藏失职是本病的基本病机变化。

一、病因病机

1. 肝气郁结　情志失调，肝气郁结，肝郁气滞，肝失条达，宗筋约束失职。以致精关约束无权，精液失控，故初交则精泄。

2. 下焦湿热　或外感湿热，或过食肥甘厚味。湿热内生，湿热之邪循肝经下注阴器，扰及精关，以致精关约束无权，精液失控，故初交则精泄。

3. 瘀血内停　肝郁气滞，久病入络；或忍精不泄，血脉瘀阻，滞留精道，扰及精关，以致精关约束无权，故交则精泄。

4. 肾气不固　素体亏虚，年老体衰，或久病体虚，房劳太过，肾气亏虚，封藏失职，固摄无权，精关易开，故致早泄。

5. 阴虚火旺　房事不节，恣情纵欲，耗伤阴精，阴虚火旺，相火妄动，精室受灼，精关易开，而成早泄。

6. 心脾两虚　情志内伤，劳倦过度，损伤心脾。心伤则神无所主，脾伤则脾不统摄，故一有交合则神伤气下而发早泄。

7. 心肾不交　忧心悲恐，心火不宁日久，则相火妄动，使心肾失调，水火失济。肾水不能上济心火，心火不能下交肾水。尚未交合而心神先动于上，相火妄动于下，精因神动而先离其位，故而早泄。

8. 心虚胆怯　心胆虚怯，心神不宁，神不守舍，决断无权。故心神一有萌动即发早泄。

二、辨证论治

（一）辨证要点

1. 辨八纲 早泄之病由于体质及致病因素不同，可分为寒证、热证、虚证、实证及虚实夹杂证。

2. 辨症状 实证早泄多为气滞、湿热或瘀血所致，多见于体健年少者，伴性欲亢进，心烦易怒，口苦咽干，下腹、腰骶刺痛不适，小便黄赤，舌红苔黄，脉弦数等症。虚证早泄多为肾阴、肾阳亏虚所致。阳虚多见于久病体衰者，伴性欲减退、腰膝酸软、小便清长；阴虚火旺可见阳事易举，五心烦热，潮热盗汗，舌红少苔，脉细数等症。虚证另有气血不足、心虚胆怯证，临证时当详细辨别。

（二）治疗原则

早泄实证或虚实夹杂治疗应首先祛邪，或者祛邪与补益固精同时进行。

（三）分型治疗

1. 实证

（1）肝气郁结证

主证：过早泄精，伴有郁郁不欢，胸闷善太息，情绪低落，胸胁少腹胀痛，烦躁易怒，头晕耳鸣，失眠多梦，口干口苦。舌淡或略红，舌苔薄白，脉弦。

治法：疏肝理气解郁。

方药：柴胡疏肝散（《医学统旨》方）。

方解：方中柴胡、枳壳、陈皮、香附疏肝理气；白芍柔肝敛阴，和血止痛，并助上药疏肝之功；川芎活血行气；炙甘草调和诸药。可加当归、茯苓、炒白术、五味子、刀豆子、沉香、乌药、石菖蒲、郁金以加强疏肝柔肝、理气解郁、实脾护中之力。气滞甚者加刺蒺藜、香附。

备选方剂：逍遥散（《太平惠民和剂局方》）。

（2）下焦湿热证

主证：泄精过早，阴茎易举，头晕目眩，口苦咽干，胸胁胀痛，阴囊潮湿，瘙痒坠胀，小便赤涩，或淋浊，舌质红，苔黄腻，脉弦滑或弦数。

治法：清泻下焦湿热。

方药：龙胆泻肝汤（《医方集解》）。

方解：方中龙胆草、栀子、黄芩清肝胆实火，泻肝经湿热；泽泻、木通、车前子清利下焦湿热，使湿热从小便而出；当归、生地养血益阴，柔肝坚阴，并防止苦燥伤阴，与清热药配伍，旨在泻中有补，疏中有养；柴胡疏肝利胆，以调郁火；甘草调和诸药。可加乌药、郁金、赤白芍、五味子、蜈蚣、石菖蒲以增强疏肝柔肝、化湿通络之功。相火偏亢者，加龙骨、牡蛎。

备选方剂：当归龙荟丸（《医学六书》）。

（3）瘀血内停证

主证：过早泄精，少腹、会阴及睾丸部坠胀疼痛，小便不畅或刺痛，射精不畅或射精痛，或有血精，口干不欲饮，舌紫暗或有瘀点瘀斑，脉弦涩。

治法：祛瘀通络。

方药：桃核承气汤（《伤寒论》）。

方解：方中桃仁破血祛瘀，大黄下瘀泄热，二药合用，瘀热并去。桂枝通行血脉，助桃仁破血祛瘀。炙甘草益气和中，并缓诸药峻烈之性，使祛瘀而不伤正。可加当归、赤芍、小茴香、肉桂、生蒲黄、炒五灵脂、没药、路路通、沉香、乌药以加强祛瘀通络，行气止痛作用。若有夜间发热，可加知母、黄柏清下焦之虚火；会阴痛甚者加川楝子、延胡索；失眠者加酸枣仁、川芎。

备选方剂：血府逐瘀汤（《医林改错》方）。

2. 虚证

（1）肾气不固证

主证：早泄遗精，精液清稀，性欲减退，甚则阳痿，腰膝酸软，夜尿清长或不利，手足不温，精神萎靡，面色无华或皖白，舌淡苔白，脉沉弱。

治法：益肾固精。

方药：金匮肾气丸（《金匮要略》）。

方解：方中肉桂、附片温肾助阳；熟地、山萸肉补肾填精；山药益肾健脾；茯苓、泽泻调脾渗湿；丹皮清泻相火，防温热太过；茯苓、山萸肉、山药尚有涩精作用。可加炙黄芪、五味子、五倍子、仙茅、淫羊藿、巴戟天、肉苁蓉以加强益肾固精作用。固摄不足者加龙骨、金樱子、桑螵蛸、芡实。

备选方剂：右归丸（《景岳全书》）。

（2）阴虚火旺证

主证：过早泄精，性欲亢进，阳事易举，时有遗精，伴五心烦热，虚烦不寐，潮热盗汗，头晕目眩，腰膝酸软。舌红少苔，脉细数。

治法：滋阴降火。

方药：知柏地黄丸（《景岳全书》）。

方解：方中生地黄、山萸肉、山药滋补肾阴；知母、黄柏、泽泻、丹皮清降相火；改茯苓为茯神，取其宁精安神作用。可加枸杞子、龟板助滋水养阴；加芡实、金樱子、沙苑蒺藜益肾固精；加龙骨、牡蛎滋阴潜阳，兼以涩精。

备选方剂：大补阴丸（《丹溪心法》）。

（3）心脾两虚证

主证：射精过快而无力，神疲乏力，形体消瘦，肢体倦怠，面色无华，纳呆便溏，心悸怔忡，健忘多梦，时时自汗，舌淡苔白，脉细。

治法：补益心脾，固涩精气。

方药：归脾汤（《正体类要》方）。

方解：方中人参、黄芪、白术、甘草补脾益气；当归、生地黄、龙眼肉养血；枣仁、茯神、远志宁神；木香理气健脾，防诸补药之呆滞，并增强补益心脾之功。生姜、大枣调和营卫，补益心脾。可加山茱萸、龙骨、金樱子、五味子固摄精气。

备选方剂：八珍汤（《瑞竹堂经验方》方）。

（4）心肾不交证

主证：早泄，阳事易举，伴少寐多梦，梦则遗精，神疲乏力，头晕目眩，心悸怔忡，心中烦热，口干咽燥，面色红赤，小便短赤而有热感，舌红，脉细数。

治法：滋水清心，交通心肾。

方药：黄连阿胶汤（《伤寒论》）。

方解：方中用黄连清心泻火，白芍滋阴柔肝养血，鸡子黄、阿胶滋阴养液益精，黄芩苦寒清上焦之热。可加山栀、灯心草清心火；知母、丹皮泻肾火；生地黄、当归养血滋阴；远志、莲子肉、茯神养心安神；恐滋腻碍胃用砂仁行气和中，开胃消食；甘草益气和药。滑遗甚者加五味子、远志；夜寐难安者加龙骨、牡蛎、酸枣仁。

备选方剂：交泰丸（《万病回春》）加减。

（5）心虚胆怯证

主证：早泄，伴心神不宁或心悸易惊，坐卧不安，心中烦乱，夜寐多梦，不能入睡，胆怯多疑，言多口干，常打哈欠，舌如常，舌苔薄白，脉弦细。

治法：宁心安神定志。

方药：安神定志丸（《医学心悟》）。

方解：方中石菖蒲、远志、茯神开心窍，宁心志，除痰定惊，养心安神；茯苓、人参健脾气，益心气，协助主药宁心除痰；龙齿补肾固精，重镇安神。加沙苑子、菟丝子、磁石增强补肾固精、止遗固泄、镇心安神之功。可加莲子肉、大枣补脾气、养心安神；当归、生白芍养心血、敛心阴；龙眼肉补心脾、益气血；益智仁温脾气、安心神；浮小麦益脾气、敛心阴。

备选方剂：启阳娱心丹（《辨证录》方）。

（四）针灸治疗

肾虚者常选太溪、三阴交、足三里、百会、关元、气海等穴，其中关元、气海采用灸法；太溪、三阴交、足三里、百会采用补法针刺。心气血亏虚者，加神门、内关、足三里、血海穴，其中灸关元、气海、足三里。肝气郁滞者选择太冲、间使、天枢、气海、太白；肝郁化火者加行间、侠溪，诸穴均用泻法。湿热者选择阴陵泉、中极、足三里、三阴交、天枢、复溜，诸穴均用泻法。

Ⅲ. 中西医诊治思路与特点

1. 整体观念　中医药在治疗早泄的同时，通过辨证论治，能调节全身功能，增强体质，为成就满意的性生活提供基础。中医药在性欲异常、勃起异常、高潮射精异常、消退异常等整个性行为过程均有影响，多靶点作用，提高性生活的整体水平。

2. 因人制宜　PE 治疗前，充分了解患者因个体不同而产生不同的期望值；疗效评价个体化，以控制能力提高、双方性生活满意为主，不宜刻意追求时间长短，因为其因人（夫妻）而异，只要她们的性高潮潜伏期与男性匹配即可。

3. 因病制宜　继发性 PE，应尽可能找到影响因素，先解决这些因素，如 ED 导致 PE、PE 与前列腺炎相关时，应首先进行中医药治疗。影响因素较轻者，也可同时采用中医包括针灸方法解决，病症较重者先中西医结合治疗，待有效后再逐步停用西医治疗。原发性 PE，应用中医中药初始可短暂配合西药，患者的依从性会更高。服西药不良反应明显者，单独应用中医药治疗。变异性 PE 和主观性 PE 主要是心理疏导，也可配合中医药治疗。

第三节　性欲低下

Ⅰ. 西医临床导论

男子性欲低下是指成年男性持续或反复地对性幻想和性活动不感兴趣，出现与其自身年龄不相符的性欲望和性兴趣淡漠，不能引起性兴奋，进而表现性行为表达水平降低和性活动能力减弱，甚至完全丧失。

原发性性欲低下是指发病年龄起始于青春期，多伴有性腺功能低下；继发性性欲低下是指发病年龄起始于成年期，性欲曾经正常；完全性性欲低下是指持续的出现低下，包容了所有形式的性表达；境遇性性欲低下是指偶发的，常限于某些特定条件、特定伴侣或特定性活动方式。

原发性性欲低下所占比例较少，多数为继发性性欲低下。临床上单纯性的性欲改变比较少见，大多与其他性功能障碍（阳痿、早泄及其他性功能障碍）并存，或者说是某些疾病的并发症。性欲低下并不排除在被动接受性生活时达到性唤起和获得性快感的可能性。

一、病因病理

性欲低下只有少数是由器质性病变或医源性因素引起的；而大多数是功能性的，是来自于境遇上或精神心理上的抑制，形成了与性有关的消极条件反射，从而发生性欲低下。

（一）功能性因素

1. 精神性因素

（1）错误的性教育：青春期前后接受了错误信息，形成了错误认识，如认为性是肮脏的、下流的。

（2）婚姻家庭冲突：关系紧张而又缺乏性方面的交流，夫妻关系紧张，缺乏激情，把非性问题的冲突带进性生活中，经济上和家务事的担忧，移情别恋。

（3）生活方式环境：工作压力大，经常失眠，焦虑，工作受挫，居住条件差。

2. 性心理障碍

（1）心理创伤：自己有过性创伤经历，因性生活不成功而被责怪；失恋带来性挫折。

（2）自身心理冲突：对自己性能力过分焦虑，对性交感到忧虑，对不能满足伴侣性要求而内疚。

（3）潜在的性身份、性偏好、性取向障碍。

（二）器质性因素

器质性因素有些是造成直接的身体障碍，即特异性地影响性器官、性中枢或生殖内分泌；有些是触发导致性欲障碍的精神心理反应，而后者更多一些。

1. 全身因素　严重的全身性急慢性疾病和慢性疼痛性疾病多可导致，如慢性活动性肝炎、肝硬化、慢性肾衰竭（透析）、充血性心衰、癌肿、慢性感染、营养不良（如蛋白缺乏和缺锌）等。

2. 局部因素　痛性阴茎勃起、较严重的前列腺或尿道或睾丸的炎症、损伤、肿瘤和先天性异常等。

3. 内分泌因素　性激素是诱发正常性欲的前提条件之一，其中下丘脑—垂体—性腺轴的功能对于维持正常性欲至关重要。如性腺功能低下、甲状腺功能低下均能引起性欲低下。

（三）医源性因素

1. 手术　损伤雄激素供应的手术，激素水平减低可损伤性欲。

2. 药物　长期使用或大剂量使用下列药物可导致性欲下降。如镇静药、降压药、抗促性腺激素和睾酮药物、抗过敏药物及糖皮质激素等。

二、诊　　断

持续或反复地缺乏性幻想和对于性活动的欲望　判断是否缺乏的标准由临床医生做出，同时需考虑影响性功能的因素，如年龄和个人生活的内容。

具体地，男性性欲低下的界定如下：①缺乏对性活动的主观愿望，包括性幻想和性梦；②出现与其自身年龄不相符的性欲望和性兴趣淡漠；③个体通常不会主动发起性活动；④性生活频率低，每月不足 1 次或更少，有的虽然次数稍多，但不是主动要求，而是在对方的要求下；⑤症状至少已经持续 3 个月；⑥这种障碍会引起显著的痛苦或人际关系方面的困难。

三、治　　疗

（一）原发因素的处理与治疗

应积极治疗原发病，随着病因的解除，性欲低下也将得到改善，有精神因素者给予心理治疗。药物性引起的应设法调整用药，停药或应用对性欲影响小的药物代替，但这需要与相关科室的医生协商，以避免造成不必要的损害；或等待治疗结束后，性欲低下会逐渐恢复，或适当用中西药物治疗以促使其恢复。

（二）心理治疗

解除思想顾虑协调双方关系纠正患者抑制自己性冲动的倾向；通过相关检查来解释以消除患者的顾虑；畅谈内心感受并重复提及（即脱敏疗法）；如对方对性有抵触、自己受影响而导致性欲降低者，可通过协商交流、提高技巧解决；存在未解决的怨恨、兼容性差者，通过豁达容忍、充分沟通来恢复和谐的性活动。

（三）药物治疗

1. 人绒毛膜促性腺激素 对于继发性性腺功能减退，病变通常在垂体或下丘脑，造成血清中FSH、LH的下降，进而引起睾酮水平的下降，可以肌内注射人绒毛膜促性腺激素（HCG）。

2. 5-羟色胺拮抗剂 包括曲唑酮和芬氟拉明等。伴有抑郁状态者使用后部分患者性欲增强。

3. 溴隐亭 垂体瘤尤其是泌乳素瘤，给予溴隐亭治疗，常可纠正激素异常，并改善性欲和性交能力。常需配合睾酮补充治疗。

4. 睾酮 十一酸睾酮能提高性腺功能低下男子的性幻想和性唤起的水平。但在睾酮治疗前应进行相应检查，以掌握好其适应证和禁忌证。

四、预防与调护

双方相互理解，相互体贴，建立和谐的性生活。加强夫妻间的情感交流和性体验交流，对于短暂的性欲低下，妻子要给予鼓励和安慰，而不是埋怨；一旦诊断为该病时，夫妻双方都应该应积极配合医生的治疗。加强科普教育、针对性欲低下的危险因素，采取早期干预。

Ⅱ. 中医临证通论

本病相当于中医的“阴冷”范畴。中医学认为性欲的产生是由神足、气充、血盛、精固协调而发，性欲低下的基本病机为气郁、湿阻、精亏、气血不足等。气机失调、郁怒伤肝；痰浊内阻，气机不达；久病伤精耗血，肝络失养，天癸不充、命火虚衰；劳心思虑过度，损伤心脾等，均可导致性欲低下。

一、病因病机

1. 命门火衰，肾精不足 先天不足，禀赋虚弱或后天失养，长期罹疾；房事不节，色欲过度；年老体弱，脏腑虚弱，均可致肾阳亏虚，精气衰微，而致性欲低下。

2. 心脾两虚，气血不足 过度疲劳，思虑久积，久病不愈，长期服药，耗伤气血或损伤脾胃，气血不足无以滋养先天之肾精，不能强精壮阳，胞脉失养，致性欲减退。

3. 心虚胆怯 身体虚弱，谨慎胆小；或受异说影响，如以为性生活有损健康，或怕女方怀孕而心惧胆怯；或暴受惊骇，致心虚胆怯，进而畏惧房事，终致性欲淡漠。

4. 肝气郁结 夫妻关系不良，性生活不和谐，精神苦闷；思虑过度，情志不遂，长期紧张，曾有“手淫”史而追悔悲观，抑郁不疏；肝郁不畅，疏泄不及，气机失调，肝木失达，气血不和，肾阳为之不振，盖肝肾同源，宗筋乃肝所主，故致性欲低下。

5. 痰湿内阻 平素阳虚体胖，或嗜食肥甘厚味烟酒，或脏腑失调，津液内停而成痰湿。以致痰湿壅盛，内阻经络，则气机不达宗筋，命门之火被遏，而致性欲低下。

二、辨证论治

（一）辨证要点

1. 辨八纲　若伴面色无华，腰膝酸软，形寒怕冷，或伴面色无华、失眠健忘、心悸胆怯、食欲不振、阳事日衰者为虚证；若伴情绪不宁、善叹息、胸胁胀满、失眠、舌淡苔薄者为虚实兼夹证。

2. 辨病位　性欲低下主要与心、肾、肝、脾四脏有关，其中每一脏腑病变均会引发该证，先天发育不良者，多责之于肾；劳思过度者，多责之于心脾；郁怒伤肝者，多责之于肝。

（二）治疗原则

中医治疗主要为温肾益精、疏肝解郁、调养心脾、祛湿化痰等。

（三）分型治疗

1. 实证

（1）肝气郁结证

主证：性欲低下，情绪不宁，郁郁寡欢，胸胁胀满，喜叹息，烦躁易怒，头晕耳鸣，口苦口渴，少寐多梦，大便干结，舌红苔薄黄，脉弦。

治法：疏肝解郁，或疏肝解郁，清解肝热。

方药：逍遥散（《太平惠民和剂局方》方）。

方解：方中柴胡疏肝解郁；当归、白芍养血柔肝；白术、茯苓健脾化湿；当归、白芍、甘草缓肝之急；薄荷助柴胡散肝郁之热，共奏疏肝解郁之效。可加郁金、白蒺藜、石菖蒲、木瓜、丹参、益母草、刘寄奴以增强疏肝解郁、宁神益智、舒筋活络之力。肝郁化热者可加丹皮、栀子。

备选方剂：柴胡疏肝散（《医学统旨》方）。

（2）痰湿内盛，气机不畅证

主证：性欲下降，形体肥胖，易倦嗜睡，喜静少动，胸闷纳少，呕恶，肢体困重，腹胀纳差，或阴部潮湿发痒，舌淡红，苔白腻或黄腻，脉弦滑或弦数。

治法：燥湿化痰，理气疏郁。

方药：二陈汤加味（《太平惠民和剂局方》）。

方解：方中半夏辛温而燥，最善燥湿化痰，且能降逆止呕，为主药；辅以橘红理气，燥湿化痰，使气顺痰消；佐以茯苓健脾渗湿，使湿无所聚；使以甘草和中健脾。可加刺蒺藜、郁金、香附、青皮以增强理气疏郁之力；加石菖蒲以增强化湿和胃之功。纳差可加莱菔子、炒麦芽。

备选方剂：三子养亲汤（《杂病广要》）合平胃散（《简要济众方》）。

2. 虚证

（1）肾阳不足证

主证：性欲低下，形寒肢冷，手足发凉，背部怕凉，精神萎靡，面色晦暗，腰膝酸软，夜尿频多，或见阳痿，睾丸萎缩，舌淡苔薄白边有齿痕，脉沉细而弱。

治法：温补肾阳。

方药：右归丸（《景岳全书》方）。

方解：方中肉桂、附子加血肉有情之品鹿角胶温补肾阳，填精益髓；熟地黄、山萸肉、菟丝子、枸杞子、杜仲等滋阴益肾，养肝补脾；当归补血养肝。可加淫羊藿、仙茅、巴戟天以增强温阳益精之功，加蜈蚣、刺五加以补肾兴性助欲。阳衰气虚者加人参；精滑或便溏者加五味子、肉豆蔻；阳痿加巴戟肉、肉苁蓉。

备选方剂：金匮肾气丸加减（《金匮要略》）、龟龄集（《云笈七签》老君益寿散）。

（2）心脾两虚证

主证：性欲低下，面色萎黄，心悸怔忡，眩晕耳鸣，消瘦纳差，腹胀便溏，胆怯健忘，情绪激动，心中烦乱，不能入睡，言多口干，舌淡胖苔白，脉细弱。

治法：甘润滋补，调养心脾。

方药：归脾汤（《正体类要》）。

方解：方中党参、白术、炙甘草、红枣补脾益气养血；当归养肝补血；茯神、酸枣仁、龙眼肉养心安神；远志交通心肾；木香理气醒脾，以防补血药过腻，有碍脾胃运化。可加炙黄芪、生白芍以增强益气养血之功；加浮小麦、益智仁以增强益心安神益智之力。失眠多梦加五味子、柏子仁；腰膝酸软加桑寄生、怀牛膝。

备选方剂：八珍汤（《瑞竹堂经验方》）。

（3）肾精亏虚证

主证：性欲淡漠，精神疲惫，肢体倦怠，头晕耳鸣，头目胀痛，腰膝酸软，五心烦热，自汗、盗汗，遗精，口干舌燥，舌质红苔少津，脉细无力或尺脉弱。

治法：益肾填精。

方药：左归丸（《景岳全书》）。

方解：方中重用熟地滋肾以填真阴，枸杞子益肾明目，山萸肉涩精敛汗。龟鹿二胶为血肉有情之品，鹿角胶重补阳，龟板胶偏滋阴，两者合用益精填髓。山药滋益脾肾，菟丝子配牛膝强腰膝、健筋骨。可加当归、五味子、覆盆子以增强养血益肾之力。虚火上炎者，去枸杞子、鹿角胶，加女贞子、麦冬；夜热骨蒸者，加地骨皮；大便燥结者，去菟丝子，加肉苁蓉；兼气虚者可加人参。

备选方剂：龟鹿二仙胶（《医便》）。

Ⅲ. 中西医诊治思路与特点

1. 排除器质性病变后可单独使用中药治疗；病程过长时，患者会产生精神心理症状，伴有抑郁状态者，必要时可以合用抗抑郁类药物。

2. 中西药联合应用，优势互补对于功能性的性欲低下，补肾法治疗效果佳，不仅仅能够提高性欲，还可以增强勃起功能，必要时可以结合小剂量的性激素治疗。十一酸睾酮能改善性腺功能低下男子的性欲，可配合使用。但在睾酮治疗前应进行相应检查，以减少不良反应发生。

（编者：李湛民、耿强；审校：孙自学）

第四节　性欲亢进

Ⅰ. 西医临床导论

性欲亢进是指对性生活要求过于强烈为主要特征的一类疾病，又称性欲过盛。患者表现为对性生活有超常的兴趣，呈现一种强迫性的需要，不考虑任何条件和环境的约束，不断有性交欲望，出现频繁的性兴奋现象。例如，对性行为迫切要求，性交次数增加，性交时间延长等，否则性欲得不到满足，出现烦躁、焦虑、情绪不稳定或容易导致性关系紊乱。这种冲动不易抑制，即使有高潮也得不到满足，由于高亢的性欲，使患者痛苦不堪，备受折磨，极大地影响了身体健康和人际交往关系，使其不能正常地生活。需要注意的是，一个人的性兴奋和性行为对夫妇双方来说感到满意，也没有出现不良后果，即使性生活次数较一般人多，也不能视为病态。

由于每个人所处环境、知识结构、认知程度、性刺激频次及体质功能状况不尽相同，性欲表现的强弱也千差万别。到目前为止，对于正常性欲和亢进性欲之间的界限并不明确，也没有确切的判定标准。临床上许多就诊者是由于对此认识不足或认识模糊而产生的心理疑惑。一般来说，青年人正常性生活每周 2 ～ 3 次。新婚或久别重逢者稍有增加，也属正常现象。临床上部分未婚男青年本身缺乏性知识，对性欲认识不足，同时接受外界各种性刺激，经常引起性中枢兴奋，却没有得到性满足，出现较频繁和较长时间的阴茎勃起。有些新婚夫妇缺乏性经验，女方由于害羞、精神紧张、性交疼痛等产生抵触，导致双方性生活不和谐，女方不堪忍受，而男方尚未达到性高潮，却自以为“性欲亢进”，其实并非是真正的性欲亢进。临床上以性欲亢进就医者少见，多数是通过性咨询或由配偶所述而发现的。

一、病因病理

现代医学认为，性欲亢进的机制是性中枢兴奋过程异常活跃，绝大多数与内分泌失调有关，男子性欲与体内生物可利用睾酮水平有关。后者刺激男子的附性腺如精囊腺、前列腺的生理性分泌，积累到一定程度后，男子感到自己体内有一定的饱胀感，刺激大脑性中枢而产生一种与异性强烈的接触欲和排泄欲，所以，任何一种引起血内睾酮水平增高的因素都可引起性欲亢进。另一方面，人体的性中枢在下丘脑及大脑边缘系统，其本身的病变也可以发生本病。少部分是由于病理改变而引起的器质性病变，或是由药物性因素引起的病变。已知病因如下：

（1）垂体肿瘤早期分泌 GnRH 过多。

（2）睾丸 Leydig 细胞肿瘤早期分泌睾酮过多。

（3）颅内肿瘤。

（4）躁狂型精神病。

（5）甲状腺功能亢进早期，部分患者可表现为性欲亢进。

（6）不良的性环境、反复强烈的性刺激，使性意志薄弱者沉溺于色情，导致性成瘾而引起性欲亢进。

（7）毒品成瘾也可能诱发性欲亢进。

二、诊　　断

（一）临床表现

（1）性欲要求强烈，性兴奋出现的频次过多、过快、过剧，如果达不到要求就全身难受，头晕、烦躁、失眠、注意力不集中、发呆。性交频繁，有与其年龄不相适应的性要求。虽有性交的全过程，包括性高潮和射精，但难以满足。

（2）性要求强烈，甚至不分场合、不考虑任何情境的约束和规范、不避亲疏的程度，当要求达不到满足时可能出现哭闹吵骂。

（3）精神痛苦，影响正常生活和身心健康造成人际关系不和谐。

（4）可伴有内分泌失调，性激素检测异常。

（二）体格检查

一般检查外生殖器及男性附属性腺，如睾丸等情况。

（三）辅助检查

性激素水平检测，肝肾功能甲状腺功能检查，必要时进行磁共振检查，排除颅内肿瘤。

（四）鉴别诊断

1. 阴茎异常勃起　表现为阴茎持续勃起，短则数小时，长则数日，射精后亦不痿软，属急证，如不及时处理，可使阴茎长期缺血坏死。性欲亢进，则表现为性交欲望强烈，阴茎易勃起，性交射精后阴茎萎软，但很快又会产生性交欲望，屡交亦不能满足。

2. 不射精 不射精症临床以性生活过程阴茎持续勃起但是无排精为主要表现。有正常的性欲，可以出现性交或频繁性交，或性交时间延长，但无性高潮或射精感觉。性欲亢进虽频繁性交，但能完成性交的全过程。

3. 性变态 特点是性对象的选择、性欲唤起和满足性欲的方式等有别于正常的性行为，一般是选择非正常的性交方式取得性满足，如恋物癖、露阴癖等。本病除心理出现异常外，其他情感、理智、智能等方面没异常表现，不属于精神病。因此，性变态与性欲亢进有本质的区别。

三、治　　疗

（一）精神性因素

主要是详细询问病情，分析病因，有针对性地做正面引导，纠正错误认识，解除患者思想上的顾虑。如对未婚男子，除科普相关的男性性生理知识外，更重要的是教育其树立正确的人生观、道德观及性爱观，及时寻求专科医生咨询。对初婚者，科普必要的性知识、性技巧指导，解除不必要的精神顾虑。对中老年男子出现“性欲亢进”者，可通过减少性刺激，增加群体性活动，转移注意力。对性交次数受各种因素限制的患者，某一段时间内频次增加，并非是性欲亢进。一般来说，性交后轻度愉快，对工作、学习、生活和健康无影响，就不作病态处理；相反，如果性交后出现乏力、腰酸背痛、头晕乏力、注意力不集中等症状，则应减少性交次数。

（二）器质性病变

“去因治疗”，针对性地治疗各种原发病，包括药物、手术等。对内分泌失调，如睾酮含量偏高者，可用雌激素治疗，使性中枢兴奋得以缓解，如用己烯雌酚片每次 1mg，每日 3 次口服；同时加服镇静剂，如哌替啶 2.5 ～ 5mg，每日 1 ～ 3 次口服；还可服用谷维素每次 10mg，每日 3 次。

（三）药物性因素

详细追问用药史，降低引起性欲亢进的药物的剂量，必要时暂停引起性欲亢进的药物，或改用其他药物治疗。有使用毒品者，应坚决戒除。

四、预防与调护

（1）夫妻要相互体谅，相互鼓励，相互配合，从心理上共同努力治疗本病。

（2）性生活中注重双方平等，切勿有大男子主义，丈夫要温柔体贴妻子，充分唤起妻子的性欲，再过性生活，不可粗暴地只顾个人快感。

（3）注重性生活的质量而非次数，时间可以在半夜休息后或者清晨精力充沛时。

（4）体质较差者，可适当加强营养，多吃温性食物，如羊肉、狗肉、牛肉等。

（5）坚持体育锻炼，包括肌肉力量训练及有氧运动（快走、慢跑、太极拳等）。

（6）因慢性疾病所致者，应积极治疗原发病。

Ⅱ. 中医临证通论

本病属中医“淫证”“阳事易举”“脏躁”等范畴。

一、病因病机

1. 肾阴不足，阴虚火旺　常因纵欲过度，房事不节，手淫过频，精失过多，耗伤阴精，肾水亏损，情志抑郁，日久不解，化火灼津，肾阴暗耗，肾精不足。阴虚火旺，肾精不能滋养肝木，肾水无以制阳，君火动越于上，肝肾相火应之于下，欲火内炽，而致性欲亢进。

2. 肝经湿热，相火妄动　本病多因情志不遂，气机不畅，久郁化火，肝火内炽，相火妄动；嗜食肥甘厚味，嗜酒辛辣，酿生湿热，或服湿热助阳之药物，内热壅盛注于肝经；内火炽盛，熬液成痰，痰火互结，下注厥阴，宗筋失纵而发生性欲亢进，阳事易举。

3. 心火亢盛，心肾不交　多因七情内伤，郁而化火；思虑过度，所思不遂，沉溺酒色和淫秽文字图片声像制品，泄欲不能；操劳过度，劳伤心神，心火亢盛，耗伤阴津，心肾不交，而发本病。

二、辨证论治

（一）辨证要点

性欲亢进的产生有虚实之分，虚者多因恣情纵欲，阴精亏损，虚火上亢而妄动，而致性欲亢进，表现为潮热盗汗、心烦少寐、性情急躁等；实者多为所愿不遂，肝气郁而化火，表现为面色潮红，心烦口苦、口干，或口舌生疮等。

（二）治疗原则

中医治疗主要为滋阴降火、清热利湿等。

（三）分型治疗

1. 实证（肝经湿热证）

主证：性欲旺盛，阳事易举，甚则胀痛，持续时间长，性交或手淫频繁，日数次而不满足，急躁易怒，面色潮红，心烦口苦、口干，或口舌生疮，舌质红，舌苔黄腻，脉弦数。

治法：清肝泻火。

方药：龙胆泻肝汤（《医方集解》方）。

方解：方中龙胆草大苦大寒，上泻肝胆实火，下清下焦湿热，为泻火除湿主药；黄芩、栀子苦寒，清泻肝胆之火；泽泻、木通、车前子清热利湿，使湿热从水道而出；肝主藏血，肝经有热，易耗伤阴血，故配以当归、生地黄滋阴养血，达到标本兼顾；柴胡为引经药，引诸药入肝经；甘草调和诸药。各药相配，泻中有补，利中有滋，使火清热去。若肝胆实火较盛，可去木通、车前子，加黄连以助泻火之力；若湿盛热轻者，可去黄芩、生地黄，加滑石、薏苡仁以增强利湿之功；若玉茎生疮，或便毒悬痈，以及阴囊肿痛，红热甚者，可去柴胡，加连翘、黄连、大黄以泻火解毒。

备选方剂：当归龙荟丸（《医学六书》）。

2. 虚证

（1）阴虚火旺证

主证：性欲旺盛，潮热盗汗、心烦少寐、性情急躁，口干、小便黄赤、大便秘结，舌质红，舌苔少或花剥，脉弦而细数。

治法：滋阴降火。

方药：大补阴丸（《丹溪心法》）。

方解：方中熟地黄、龟板滋补真阴、潜阳制火；山茱萸滋肾益肝，山药滋肾补脾，三阴并补；知母苦寒，上以清润肺热，下以滋润肾阴；川柏苦寒泻相火以坚肾阴；泽泻利水降浊，共奏泻相火保真阴作用；枣仁安神定志。诸药配伍，补泻并用，滋阴与制火并重。若出现眠差、心悸予以天王补心丹；腰膝酸软，加牛膝、补骨脂等。

备选方剂：左归丸（《景岳全书》方）。

（2）心肾不交证

主证：性欲强烈，动念则起，心烦胸闷，入夜难寐，多梦遗精，头晕健忘，精神不振，心悸，口干欲饮，尿黄赤，体倦乏力，舌质红而干苔少或黄，脉细数。

治法：清心安神，交通心肾。

方药：黄连清心饮（《内经拾遗》）。

方解：方中黄连清心泻火，清心经之火，使心火得以平降；生地黄滋阴凉血补肾阴；当归、枣仁安神和血，滋神；远志清心宁志，交通心肾；党参益气健脾；莲子补心益脾，收摄精气；甘草调和诸药，和中。诸药相配使心火得清，心肾相交，阴阳平衡。出现心胸不适感、尿黄或者尿痛者，予以导赤散或八正散；若眠差者，加天王补心丹。

备选方剂：交泰丸（《万病回春》）加减。

Ⅲ. 中西医诊治思路与特点

（1）性欲亢进诊断主要依靠患者或其性伴侣自诉，由于病因不明确等因素，西医治疗常以对症处理为主，中医疗法对此有多样性、有效性的特点。

（2）中医外治法对性欲亢进具有优势和特色，针刺疗法、中药汤剂的联合往往能达到良好的疗效。

（3）中西医结合治疗本病强调合理选择西药干预适应证，同时配合中医辨证施治，可有效缓解临床症状、缩短病程、提高治愈率。

第五节 遗 精

Ⅰ. 西医临床导论

遗精是指在非性活动时精液自行泄出的一种症状。遗精有滑精和梦遗之分，无梦而遗精，至清醒时精液自流者，名为“滑精”；有梦而遗精的，名为“梦遗”。

广义上讲，梦遗也是一种性活动。青春期后未婚或已婚者，或婚后夫妻分居，1个月遗精1～2次，属于正常的生理现象。据统计，80%～90%的成年男性都有遗精现象。精液在体内储存了一定时间后，往往借助梦中的性活动或在性欲冲动时不自觉地排出体外，与“精满则溢”的道理基本相同。个别青年男子极少遗精，性生活可以正常完成，亦属正常现象。只有遗精过频，或清醒时精液自流，并有头昏、精神萎靡、腰酸腿软、失眠等症，或在色情思维及与异性的一般接触时出现遗精，才属病态。

一、病 因

男性在青春期时，生殖系统逐渐发育成熟，睾丸中的生精细胞发育产生精子，同时附睾、精囊腺、前列腺等附属腺也在不断产生分泌液，与睾丸产生的精子混合构成精液，经过一段时间之后，如果产生的精液不被排出体外，便被人体自行吸收，当受到性刺激出现性冲动或生殖器受到刺激时，可导致睡梦中不自主地排精，即遗精。

1. 精神心理因素

（1）精神过度集中于性兴趣上，而且对性刺激过于敏感，使大脑皮质持续存在性兴奋灶，因而容易诱发遗精。

（2）沉迷于色情书籍、图片、影视等，可使大脑皮质持续受到强烈的性刺激而过度兴奋，致性中枢功能紊乱，触发遗精。

（3）手淫过度及性交过度，使大脑皮质对性的兴奋性过度增强，而抑制减弱，同时也使前列腺持续充血，脊髓射精中枢过度兴奋，容易激惹。

2. 器质性因素 生殖器炎症刺激，如包皮龟头炎、前列腺炎、精囊炎等炎症刺激，可传导至射精中枢，诱发遗精。

3. 其他因素 如被褥过于温暖沉重，或内裤过紧，刺激和压迫外生殖器或膀胱过度充盈，均可通过神经传导促使射精中枢异常兴奋而诱发遗精。

二、诊　断

（一）临床表现

遗精以非性交时发生精液遗泄为主要特征，有梦遗、滑精的区别。梦遗为夜间有淫，精随梦泄。滑精为无梦而滑泄，甚或清醒时精液自流，或有所思慕而精液自流，或色而精液自流。梦遗和滑精均有各自的特征，相比较而言，遗精病轻，滑精病重。患者多伴有头昏失眠、精神萎靡、腰腿酸软等症状。

（二）体格检查

一般检查外生殖器及男性附属性腺如前列腺、精囊腺等情况。

（三）辅助检查

前列腺液、性激素五项常规或脑电图检查，排除前列腺或是大脑皮质持续存在兴奋灶诱发遗精。

（四）鉴别诊断

1. 生理性溢精 成年未婚男子，或婚后夫妻分居者，1个月遗精一两次，次日不出现明显的不适感觉，属于生理性溢精现象。生理性溢精，一般多见于身体素壮，有梦而遗，次数多于常人，遗泄后一般不感觉困倦神疲，苔脉可正常。而病理性遗精则每周2次以上，或一日数次，并伴有头昏神疲、腰腿酸软、心慌气短等症状。

2. 慢性前列腺炎 指尿道口常滴米泔样或糊状浊物，滴沥不断，茎中或痒或痛，患者如刀割火灼，但小便并不混浊。常以浊不夹血者为白浊，夹血者为赤浊。而遗精无疼痛感觉。

3. 早泄 指性交时间极短即行排精，至性交前即泄精的病症。不能进行正常的性交。而遗精为不性交而精自遗泄，一般不影响性生活。

4. 淋病 是指小便急、迫、短、数、涩、痛的病症。多系泌尿系感染所致。精浊下滴如败脓，有恶臭。偶可伴见玉茎溃烂者，多为淋病，是由淋球菌引起的以泌尿生殖器黏膜为主的急性或慢性炎症性接触传染病。男性多于女性，尤以青年及中年发病率最高。化验检查淋病双球菌阳性即可确诊。

三、治　疗

1. 一般治疗 遗精多属功能性性功能障碍，多由性兴奋中枢功能紊乱引起，治疗主要是调整性中枢的生理功能。首先使患者对生理性遗精有正确的认识，使其分清正常与异常的标准；其次对性交后的疲劳也应有正确的认识，射精后由于神经中枢由兴奋转为抑制，同时由于射精过程全身肌肉的剧烈收缩，并引起心跳加速，呼吸急促等，相当于中等强度的体力消耗，因而可出现一定程度的疲劳感，因此不必把精液的丢失及性交后的疲劳看作是元气大伤，造成不必要的精神负担。对于真正的遗精病患者，应耐心安慰、开导。对性知识缺乏，受色情书刊引诱，过度手淫所致者，应劝其自觉抵制色情书刊，建立正确健康的娱乐活动。

2. 对症治疗 对伴眩晕、心悸、神倦、思想不集中者，可给予自主神经调节药，如谷维素 10 ～ 20mg，每日 3 次。对精神紧张，易激动，抑郁焦虑者，可给予镇静药，艾司唑仑片 2mg，睡前口服；氯氮䓬 10mg，口服，每日 3 次；哌替啶 2.5mg，口服，每日 3 次。

3. 原发病治疗 合并泌尿系统感染者，给予敏感抗生素治疗，包皮过长或包茎，施行包皮环切术。

4. 雌激素治疗 常用己烯雌酚，每次 2mg，口服，每日 3 次。

四、预防与调护

（1）正确认识生理性遗精现象，避免心理上不必要的负担。

（2）注意性生理卫生，合理安排性生活，切勿过分沉于性事，戒除手淫，避免色情刺激，造成对神经中枢的不良刺激。

（3）避免过度脑力劳动，做到劳逸结合，丰富文体活动，适当参加体育锻炼。

（4）内裤宜宽松，不宜过紧，睡时不宜将手置于生殖器部位，被褥不宜太暖太重，夜卧宜侧卧屈足，以减少对生殖器部位的刺激。

（5）饮食宜清淡，夜晚进食不宜过饱，少吃辛辣刺激性食物，戒除烟酒，不喝浓茶，少喝咖啡等，避免神经系统过度兴奋。

（6）睡前不宜过多喝水，以免膀胱过度充盈。睡前放松思想，勿过度考虑问题及妄想。

Ⅱ. 中医临证通论

本病属于中医学的“遗精”“失精”或“精时自下”的范畴。

一、病 因 病 机

本病的发生，总由肾气不能固摄，而导致肾气不固的原因，多由情志失调引起，或与房劳手淫过度、饮食失节、湿热下注等因素有关。

本病的病机，大略有以下几种：

1. 君相火动，心肾不交 心主藏神，气交于肾，凡人情志失调，劳神太过，意淫于外，则心阳独亢，心阴被灼，于是寐则神不守舍，淫梦遗精。心火久动，汲伤肾水，则水不济火，于是君火动越于上，肝肾相火应之于下，以致精室被扰，阴精失位，应梦而泄。另有年少阳气初盛，情动于中，或心有所慕，所欲不遂，或鳏夫久旷，思慕色欲，皆令心动神摇，扰精妄泄，正如清尤怡《金匮翼・梦遗滑精》所说“动于心者，神摇于上，则精遗于下也”。

以上病机重点在于心肾二经，阴虚火旺。初起心火动越，肝火随动久则肾阴被耗，可能转为滑脱不禁。

2. 湿热下注，热扰精室 明・龚信《古今医鉴・遗精》曰：“夫梦遗精滑者，世人多作肾虚治……殊不知此证多属脾胃，饮食厚味，痰火湿热之人多有之”，由于醇酒厚味，损伤脾胃，脾不升清，则混浊内生，流注于下，蕴而生热，热扰精室或因湿热流注肝脉，疏泄失度，产生遗精。

以上病机重点在于肝脾二经，湿热下注，经气郁滞，久遗可能影响精关不固。

3. 劳伤心脾，气不摄精 《景岳全书・遗精》篇说：“有因用心思索过度辄遗者，此中气有不足，心脾之虚陷也。”故凡中气不足，心脾气虚之人，每因劳倦太过，气伤更甚，或思虑过度，郁伤脾气，导致气不摄精而遗者。

以上病机重点在心脾二经，气虚下陷。

4. 肾虚精脱，精关不固　肾主藏精，肝主疏泄，平常之人，肾中阴阳平谧，虽有欲念火动，若不接内，不至于泄精。若肾中阴虚阳亢，则火扰精宫，产生梦泄。及其病久，则精气滑脱，肾不藏精，虽不梦，精亦滑遗。

以上病机重点在于肾虚滑脱，精关不固。但若推究肾虚滑脱不固的缘由，常因心肾不交，梦遗日久或因手淫斫丧，房事过度或因先天不足，禀赋素亏，以及其他证型遗精久延不愈，或疏泄失度，精关不固所致，所以与心、肝、脾、胃各经有关。

二、辨证论治

（一）辨证要点

在睡梦中发生遗精，每周两次以上，或一日数次，或在清醒时精液自流，并伴有头晕失眠，腰腿酸软，精神萎靡等症状，即可诊断为遗精。

（二）治疗原则

中医治疗主要为补虚摄精，祛邪止遗等。

（三）分型治疗

1. 君相火动，心肾不交

主证：少寐多梦，梦则遗精，伴有心中烦热、头晕、目眩、精神不振、体倦乏力、心悸、怔忡、善恐健忘、口干、小溲短赤，舌红，脉细数。

治法：清心安神，滋阴清热。

方药：黄连清心饮（《内经拾遗》）。

方解：方中黄连清心泻火；生地黄滋阴凉血；当归、枣仁和血安神茯神、远志养心宁神；人参、甘草益气和中；莲子补益心脾，收摄精气。

备选方剂：交泰丸（《万病回春》）加减。

2. 湿热下注，扰动精室

主证：遗精频作，或尿时少量精液外流，小溲热赤浑浊，或淋涩不爽，口苦或渴，心烦少寐，口舌生疮，大便常溏臭，后重不爽，或见脘腹痞闷，恶心，苔黄腻，脉濡数。

治法：清热利湿。

方药：程氏萆薢分清饮（《医学心悟》）。

方解：方中萆薢、黄柏、茯苓、车前子以清利湿热；莲子心、丹参、石菖蒲以清心安神；白术以健脾利湿。

备选方剂：导赤散（《小儿药证直诀》）。

3. 劳伤心脾，气不摄精

主证：心悸怔忡，失眠健忘，面色萎黄，四肢困倦，食少便溏，劳则遗精，苔薄、质淡，脉弱。

治法：调补心脾，益气摄精。

方药：妙香散加减（《古今医鉴》方）。

方解：方中人参、黄芪益气生精；山药、茯苓扶脾气；远志、朱砂清心调神；木香煦气，桔梗升清。使气充神守，遗精自愈。

备选方剂：归脾汤加减（《正体类要》方）。

4. 肾虚滑脱，精关不固

主证：梦遗频作，甚至滑精，腰膝酸软，咽干，心烦，眩晕，耳鸣，健忘，失眠，低热、形瘦，盗汗，发落齿摇，舌红少苔，脉细数。

治法：补肾益精，固精止遗。

方药：左归丸加减（《景岳全书》方）。

方解: 方中重用熟地黄滋肾填精,大补真阴,为君药; 山茱萸养肝滋肾,涩精敛汗; 山药补脾益阴,滋肾固精枸杞补肾益精，养肝明目；龟、鹿二胶，为血肉有情之品，峻补精髓，龟板胶偏于补阴，鹿角胶偏于补阳，在补阴之中配伍补阳药，取"阳中求阴"之义，均为臣药。菟丝子、川牛膝益肝肾，强腰膝，健筋骨，俱为佐药。诸药合用，共奏滋阴补肾、填精益髓之效。

备选方剂：大补阴丸（《丹溪心法》）。

Ⅲ. 中西医诊治思路与特点

依据遗精病的总体特征，临床一般以补肾固精法为主，但病因不同，虚实之异又当分别论治，总体效果佳。

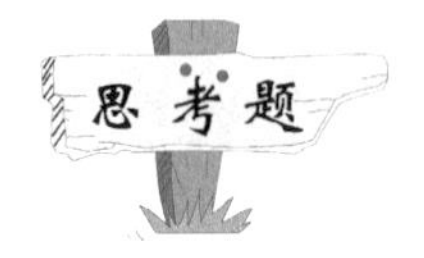

1. 性欲低下的概念？其发病特点有哪些?
2. 简述性欲低下的中医辨证分型、治则、代表方剂?
3. 原发性早泄和继发性早泄有何异同点?
4. 早泄的治疗方法有哪些?
5. 如何对早泄患者进行心理治疗?
6. 如何区分生理性的性欲亢进及病理性的性欲亢进?
7. 如何区分生理性遗精及病理性遗精?

（编者：周少虎；审校：孙自学）

第五章思维导图

第六章　不　育　症

第一节　男性不育症概述

Ⅰ. 西医临床导论

世界卫生组织（WHO）规定，夫妇未采用任何避孕措施同居生活 1 年以上，由于男方因素造成女方不孕者，称为男性不育症。男性不育症不是一种独立疾病，而是由某一种或很多疾病和（或）因素造成的结果。

据 WHO 调查，15% 育龄夫妇存在不育问题，而发展中国家某些地区可高达 30%，男女双方原因各占 50%。男性不育症的发生率达到了 35%，在我国约 1/10 的夫妇发生不育，属于男方因素的约为 50%。

一、病因病理

男性不育症是多种疾病和因素造成的结果。根据影响生殖环节的不同，可分为四类：睾丸前因素：占 1% ～ 2%；睾丸因素：占 30% ～ 40%；睾丸后因素：占 10% ～ 20%；特发性病因：占 40% ～ 50%。

（一）睾丸前因素

通常为内分泌性病因，患者的生育力损害常继发于体内激素失衡。

1. 下丘脑病变　促性腺激素（gonadotrophic hormone，GTH）缺乏；选择性黄体生成素（luteinizing hormone，LH）缺乏症；选择性卵泡刺激素（follicle stimulating hormone，FSH）缺乏症；先天性低促性腺激素综合征。

2. 垂体病变　垂体功能不足；高泌乳素血症；血红蛋白沉着症。

3. 内源性或外源性激素异常　雌激素和（或）雄激素过多；糖皮质激素过多；甲状腺功能亢进或减退。

（二）睾丸性因素

睾丸性因素可分两类：基因异常和睾丸损伤的其他原因。

1. 基因异常　克兰费尔特综合征；XXY 综合征；XX 男性综合征雄激素效应或合成障碍；其他染色体异常。

2. 睾丸损伤的其他原因　双侧无睾症、隐睾症、精索静脉曲张、肌紧张性营养不良、性腺毒素、外伤以及一些全身性疾病。

（三）睾丸后因素

1. 输精管道梗阻 输精管道梗阻是男性不育的重要病因之一，梗阻性无精子症在男性不育患者中为 7% ～ 10%。包括先天性梗阻、获得性梗阻、功能性梗阻。

2. 精子功能或运动障碍 纤毛不动综合征（immotile cilia syndrome）；成熟障碍。

3. 免疫性不育 2% ～ 10% 的不育与免疫因素有关，抗精子抗体（antisperm antibody，AsAb）是免疫性不育的重要原因。

4. 感染 8% ～ 35% 的不育与男性生殖道感染有关，主要为感染导致输精管道梗阻、抗精子抗体形成、菌精症、精液白细胞增多症及精浆异常。

5. 性交或射精功能障碍 性欲减退、勃起功能障碍和射精功能障碍是男性不育症的常见原因。

（四）特发性病因

特发性不育是指男性不育症找不到明确病因者，其影响生殖的环节可能涉及睾丸前、睾丸、睾丸后的一个或多个环节。目前倾向与遗传或环境因素等相关。

二、诊　　断

（一）询问病史

详细而完整的病史在不育症的诊断中具有重要地位，要全面了解家族史、婚育史、性生活史和其他可能对生育造成影响的因素。

1. 主诉及现病史情况

（1）主诉：多为结婚后（同居）数年，未避孕数年（月）未育。

（2）婚育史：尽可能夫妇双方在场，需了解结婚（同居）时间及尝试怀孕的时间；应详细了解既往生育史，包括既往使其他异性受孕情况。注意在私密场合探询，以获得可靠病史。还应了解女方基本生育力情况，如年龄、月经是否规律、常规检查情况，特别要了解女方输卵管检查通畅情况。

（3）性生活史：需了解包括性欲、阴茎勃起情况、性生活频率、质量及能否在阴道内射精。

（4）生育力检测及治疗史：要详细询问并记录既往生育力检测和治疗情况，尤其是精液分析结果。注明既往治疗方案、是否正确实施及治疗结果等细节。

2. 既往史 除常规询问既往疾病史、生长发育史、过去及个人史外，还要重点询问与生育相关的疾病和因素，包括炎症、发热史、对生育有影响的不良生活习惯、环境与职业因素等。高温环境作业者、有电磁辐射与放射线接触史者、长途驾驶员等对生育有一定影响。

3. 家族史、遗传性疾病史 父母身体状况，有无近亲结婚，有无遗传性疾病史，母亲生育情况及兄妹健康生育情况等。

4. 过敏史、手术外伤史 有药物、试剂等过敏史者，选择进一步治疗方案时要考虑。了解泌尿生殖系统手术外伤史，还要注意有无骨盆外伤史等。

5. 配偶病史 主要了解月经史、生育史、避孕史（女方是否曾使用宫内节育器）、妇科疾病和其他可能影响生育的疾病史和生活工作因素等。

（二）临床表现

1. 精神神经症状 精神抑郁，闷闷不乐，或记忆力减退，头昏耳鸣，或潮热心烦，失眠多梦，或反应迟钝。

2. 性功能障碍症状 性欲减低或无性欲或出现遗精、早泄、滑精、阳痿、不射精等性功能减退症状。

3. 泌尿系统症状 尿频、尿急，或尿黄短少，或夜尿多，或余沥不爽。

4. 消化系统症状 少数人饮食减少，或腹胀、腹泻。

5. 生殖系统症状 患过睾丸结核、附睾炎或睾丸炎、精囊炎、前列腺炎、鞘膜积液、隐睾症、精索静脉曲张等疾病的患者可有相应临床症状。

（三）体格检查

包括全身检查和生殖系统的检查，体检应在温暖的房间内进行，暴露良好并注意保护患者隐私。

①全身检查：重点应注意体形及第二性征。测量身高、体重及血压，注意体态和外形（躯干肢体比例，第二性征，体毛分布），有无男性乳房发育等。

②生殖系统检查：应注意有无外生殖器畸形，还要检查附睾和输精管有无结节、疼痛或缺如，肛指检查等。嘱患者做 Valsalva 动作以判断是否存在精索静脉曲张并予分度。

（四）辅助检查

1. 常规项目

（1）精液分析：包括分析精子和精浆特征与参数，进行 2 ～ 3 次精液分析，近年来有研究表明，部分男性不育精液参数波动周期大于 4 周，适当增加检测次数有助于获取基线数据。

（2）生殖系统超声：阴囊超声主要检测双侧睾丸、附睾、精索静脉及近端输精管。

2. 推荐项目 除了常规项目，还可选择下列有关检查：

（1）抗精子抗体（AsAb）检测。

（2）性激素检测。

（3）外周血染色体核型等遗传学检测。

（4）支原体、衣原体检测。

（5）射精后尿离心检测。

（6）宫颈黏液的抗体检查。

（7）染色体检查和无精子症等基因检测。

三、治　　疗

（一）一般治疗

临床医生需要牢记，不孕不育夫妇虽躯体上并无疼痛，但因为对后代的渴求，心理方面需要医护人员注意关切。此外不育夫妇双方共同治疗也是必要的，临床宣教在不育症患者治疗中也能取到很好的效果，包括对性疾病预防方面，生活环境、工作方面。

（二）内科治疗

明确男性不育症诊断后，在选择内科治疗或外科治疗之前必须对女方做详细生育力评估。内科治疗包括预防性治疗和药物治疗，后者可分为特异性治疗、半特异性治疗和非特异性治疗三类。

1. 预防性治疗

（1）感染性不育的预防：感染性不育的预防原则为：①避免婚外性接触；②有泌尿生殖系统感染症状者应进一步进行支原体和衣原体检测；③夫妇双方有一方存在衣原体、支原体感染者，应特别注意预防交叉感染。

（2）使用化疗药物致睾丸生精功能障碍的预防：睾丸肿瘤和霍奇金淋巴瘤等疾病采用的化疗

可引起睾丸损害，使睾丸生精功能发生障碍。对于必须接受化疗，同时又希望生育的肿瘤患者，可在化疗前进行精子冷冻，预防因化疗造成生精功能低下而导致的不育。冷冻的精子可复苏后进行人工授精。

2. 药物治疗　病因诊断明确，有针对病因的治疗性措施者，治疗效果则较为满意，如促性腺激素治疗、脉冲式促性腺激素释放激素（GnRH）治疗、促进内源性促性腺激素分泌、其他内分泌疾病治疗等。

（1）非特异性治疗：由于特发性男性不育症的患者缺乏明确的病因，针对这部分患者往往采用经验性药物治疗。目前临床常用的经验性治疗药物介绍如下：

1）抗雌激素类药物：是治疗特发性少精子症最常用的药物之一。这类药物通过阻断雌激素的负反馈抑制效应而促进垂体分泌促性腺激素，继而可以提高血清中 FSH 和 LH 水平，主要能刺激睾丸间质细胞产生睾酮，其次也促进精子生成。抗雌激素类药物相对便宜，口服安全，然而疗效仍存在争议。临床常用的抗雌激素药物为氯米芬和他莫西芬。

2）雄激素治疗：以往雄激素制剂用于特发性不育的治疗常有两种方案：大剂量反跳治疗和小剂量持续给药。如果下丘脑 - 垂体 - 性腺轴完整，雄激素治疗将降低睾丸内睾酮浓度。采用大剂量外源性睾酮治疗将抑制垂体释放 LH，进而降低睾丸内睾酮水平。反跳治疗是希望停止雄激素治疗后通过性腺轴的反跳改善精子生成。临床研究已发现这种方法对特发性不育无明显疗效。目前已基本不作为经验性治疗方法。小剂量持续治疗目的是通过补充睾酮来刺激精子生成，临床研究结果发现也无明显疗效。

3）抗氧化治疗：精液中过多活性氧（ROS）可通过氧化应激作用导致脂质过氧化而损伤精子，而精浆中的抗氧化剂具有清除 ROS 的作用，可防止精子受损。基于这一原理，临床口服抗氧化剂可减轻氧化应激损伤并改善男性生育力。常用的抗氧化剂包括维生素 E、维生素 C、辅酶 Q10 及乙酰半胱氨酸等。但疗效不确切。

4）左旋肉碱（*L*-carnitine）：人体内的左旋肉碱在附睾运送精子过程中增加精子能量并提高精子活力，也有一定抗氧化能力。目前，左卡尼汀广泛应用于临床治疗特发性男性不育症。

5）其他药物：氨基酸、锌、硒、维生素 A、前列腺素合成酶抑制剂等均有报道，可能有助于提高精液参数和受孕率，但均缺乏足够的说服力。

（2）半特异性治疗：许多引起不育的疾病，机制尚未完全阐明，且缺乏正确的诊断方法，对这些疾病的治疗效果还未被肯定。代表性的半特异性治疗包括使用抗生素治疗男性附属性腺感染及针对 AsAb 的治疗。

（3）特异性治疗：主要针对病因诊断明确的患者，如内分泌功能紊乱引起的男性不育等。通过针对病因的特异性治疗，多数治疗效果比较满意。

1）促性腺激素低下的性腺功能减退症：主要治疗药物为人绒毛膜促性腺激素（HCG）和人绝经期促性腺激素（HMG），适用于：各种低促性腺激素型性腺功能障碍。促性腺激素替代治疗前应常规行性激素检测，排除高泌乳素血症。激素替代治疗可用外源性促性腺激素或 GnRH。

2）高泌乳素血症：排除垂体肿瘤后采用多巴胺受体激动剂——溴隐亭（bromocriptine）治疗。剂量范围：2.5 ～ 7.5mg/d，2 ～ 4 次 / 天，疗程 3 个月，效果较好。卡麦角林（cabergoline）的疗效与溴隐亭相仿，服药次数和不良反应较少。

3）甲状腺功能减退症：补充甲状腺素可能改善生育力。

4）糖皮质激素：继发于先天性肾上腺皮质增生的男性不育症可用糖皮质激素治疗，减少促肾上腺皮质激素（ACTH）和外周血雄激素水平，进而促进促性腺激素释放、睾丸内雄激素合成与释放和精子生成。

3. 合并性功能障碍的综合治疗策略　导致男性不育的性功能障碍包括心理性和器质性因素引起的勃起障碍和（或）性交频率不足、射精障碍、逆行射精等。在选择治疗策略前，应明确出现性功能障碍的原因，应尽可能安排夫妇双方共同参与诊治。

（三）外科治疗

针对男性不育症患者中的一些器质性病变，无法通过药物解决，可采取手术治疗。主要有以下几类：

（1）精索静脉曲张。

（2）梗阻性无精子症。

1）睾丸内梗阻：常用睾丸取精术（testicular sperm extraction， TESE）和睾丸细针精子抽吸术（TESA），几乎适合所有梗阻性无精子症。

2）附睾梗阻：因炎症等因素造成的获得性附睾梗阻可行附睾管 - 输精管吻合术。

3）近端输精管梗阻：输精管结扎后的近端梗阻可行显微外科输精管复通术，即输精管 - 输精管吻合术。如果术中近附睾端输精管液未查到精子，考虑继发附睾梗阻，改行附睾管 - 输精管吻合术。

4）远端输精管梗阻：儿童时期行斜疝或睾丸下降固定术导致单 / 双侧输精管损伤，一般可行输精管 - 输精管吻合术；大范围缺失时，一般不进行手术再通。

5）射精管口梗阻：有学者提出对射精管口梗阻可行精囊镜探查术或经尿道射精管切开术 / 射精管囊肿切除术。尚缺乏多中心临床数据证实。射精管囊肿切开 / 切除术主要的并发症为逆行射精、尿液反流（导致精子活力降低、精液 pH 降低和附睾炎）等。

（3）非梗阻性无精子症：可通过睾丸切开显微取精（microsurgical TESE,M-TESE) 对所有 NOA 患者只要主观意愿强烈，明确告知患者手术风险情况下均可实行。

（4）器质性性功能障碍：包括因阴茎严重创伤、骨盆骨折、血管性因素（如静脉瘘）或神经性疾病引起的 ED，以及一些因器质性病变引起的逆行射精患者。

Ⅱ. 中医临证通论

不育症属于中医“无嗣”“绝育”范畴。中医认为肾藏精，主生长发育和生殖。历代医家都强调肾精在男性生育中的重要作用，认为肾精的盛衰决定着男子的生育能力，肾精亏虚是不育的主要原因。肾为天癸之源，天癸是促进生殖功能成熟的一种物质，能促使“任脉通、太冲脉盛”、调节精液的生成及排泄，从而使机体具有生殖能力。肾是先天之本，是发育生殖之源。治疗由少精症、精子活力低下症所致的男性不育症以补肾填精为要旨。补肾是中医治疗男性不育的一个重要方法，它不仅用于肾虚一证，即使在各种不同病因的治疗过程中也往往不同程度地被运用。补肾中药在调整下丘脑－垂体－性腺轴的功能以及内分泌的异常、改善精子的质量、调节免疫功能等方面对男性助育有显著功效。明代陈无择《辨证录》记载：“凡男子不能生育有六病，六病何谓？一精寒、二气衰、三痰多、四相火盛、五精稀少、六气郁”。说明其既有先天因素，又有后天因素；既有外伤，又有饮食情志劳伤；既有脏腑虚损之本，又有水饮痰湿、气滞血瘀之标。与不育关系密切的脏腑为肾、脾、肝，其中肾尤为重要。男性不育症的病机以脏腑虚损为本，湿热瘀滞为标。

一、病因病机

1. 禀赋不足 肾藏精，主生殖，若先天禀受薄弱，肾气不足，命门火衰，导致不育。

2. 房事劳伤 恣情纵欲、房劳过度，或年少无知，频繁手淫，耗气伤精，精室亏虚，导致不育。

3. 饮食不节 嗜饮酒浆，膏粱厚味，伤及脾胃，肾精无以滋养；水湿痰浊内生，精道不通，生化受阻，均可导致不育。

4. 七情所伤 情志不遂，思虑伤脾，恼怒伤肝，致肾精不足，气滞血瘀，精液无以生化，导致不育。

5. 久病劳倦 久病劳倦，气血亏虚，或久病之后，气虚不复，精亏血少，导致不育。

二、辨证论治

（一）辨证要点

本病与肝、肾、脾等脏腑功能有关，而与肾脏关系最为密切，故男性能够首辨病位，其次本病常属本虚标实或虚实夹杂。需当循其病因，区别病情，辨明虚实，辨病与辨证相结合。

（二）治疗原则

本病的治疗原则是辨病与辨证相结合，标本兼治，治本当益肾、补脾、疏肝，治标当活血、化瘀、清热、利湿、散寒、祛痰。治疗尤其当注重调理肾之阴阳，补充肾之精气，疏导肾之精道。

（三）分型治疗

1. 肾阴不足证

主证：精液量少，液化不良，精子畸形较多，伴有腰膝酸软，头昏耳鸣，遗精早泄，或射精障碍，失眠健忘，五心烦热，盗汗，口咽干燥，形体消瘦，大便干燥，舌质红少苔或无苔，脉象细数。

治法：滋阴补肾，填精种子。

方药：大补阴丸（《丹溪心法》）加减。

方解：熟地黄、龟板滋阴潜阳，壮水制火，黄柏、知母苦寒降火，保存阴液，平其阳亢；猪脊髓、蜂蜜助龟板、地黄滋补精髓以培本，又能制约黄柏之苦燥；诸药合用，滋阴精而降相火，以达培本清源之效。

备选方剂：左归丸（《景岳全书》）。

2. 肾阳不足证

主证：精液清冷，精子稀少，活动率低，射精无力，性欲淡漠，阳痿早泄，伴有腰膝冷痛，精神萎靡，神疲乏力，四肢不温，小便清长，夜尿频多，舌质淡胖，苔薄白，脉沉细无力。

治法：益肾温阳，佐以补精。

方药：右归丸（《景岳全书》）加减。

方解：附子、肉桂、鹿角胶为君药，温补肾阳，填精补髓。臣以熟地黄、枸杞子、山茱萸、山药滋阴益肾，养肝补脾。佐以菟丝子补阳益阴，固精缩尿；杜仲补益肝肾，强筋壮骨；当归养血和血，助鹿角胶以补养精血。诸药配合，共奏温补肾阳、填精止遗之功。

备选方剂：肾气丸（《金匮要略》）。

3. 气血亏虚证

主证：精液稀薄，精子量少，性欲减退，或阳痿早泄，面色不华，形体衰弱，神疲乏力，心悸怔忡，眠差多梦，健忘头昏，食少纳呆，气短懒言，舌淡苔少，脉沉细。

治法：益气健脾，养血生精。

方药：八珍汤（《正体类要》）加减。

方解：方中人参与熟地相配，益气养血，共为君药。白术、茯苓健脾渗湿，助人参益气补脾，当归、白芍养血和营，助熟地滋养心肝，均为臣药。川芎为佐，活血行气，使地、归、芍补而不滞。炙甘草为使，益气和中，调和诸药。

归脾汤（《校注妇人良方》）。

4. 脾肾两虚证

主证：多见精液清稀，精子数少，性欲减退，或阳痿早泄，伴有腰膝酸软，肢体畏寒，全身乏力，腹胀便溏，纳差食少，面色不华，形体衰弱，神疲乏力，心悸怔忡，眠差多梦，健忘头昏，食少纳呆，舌淡苔薄白，脉沉细。

治法：温补脾肾，益气生精。

方药：六君子汤（《医学正传》）加减。

方解：人参甘温大补元气为君药，炒白术苦温燥湿，健脾补气为臣药，茯苓甘淡，渗湿泻热为佐，甘草甘平、和中、益土为使，气足脾胃运化强健，则其他脏腑滋养有源而令整体身强。

附子理中丸（《太平惠民和剂局方》）。

5. 湿热下注证

主证：精液中有较多白细胞及脓细胞，精子计数少，精液不液化，同房后睾丸附近憋胀不适，尿短赤灼热，或阴肿阴痒，或白浊，两腿沉重，身倦乏力，心烦口干，大便不畅，舌红苔黄腻，脉弦滑数。

治法：清利湿热，消肿解毒。

方药：龙胆泻肝汤（《医方集解》）加减。

方解：方中龙胆草大苦大寒，既能清利肝胆实火，又能清利肝经湿热，故为君药。黄芩、栀子苦寒泻火，燥湿清热，共为臣药。泽泻、木通、车前子渗湿泄热，导热下行；实火所伤，损伤阴血，当归、生地黄养血滋阴，邪去而不伤阴血，共为佐药。柴胡疏畅肝经之气，引诸药归肝经；甘草调和诸药，共为佐使药。泻中有补，利中有滋，降中寓升，祛邪不伤正，泻火不伤胃。

备选方剂：当归龙荟丸（《医学六书》）。

6. 痰湿内蕴证

主证：形体肥胖，肢体困倦，精液稀薄，精子量少，性欲淡漠或不射精；面色苍白，神疲气短，头晕心悸。舌质淡红，苔白腻，脉沉细。

治法：燥湿化痰。

方药：苍附导痰丸（《广嗣纪要》）加减。

方解：方中胆南星、白茯苓、苍术化痰燥湿健脾为君；陈皮、香附、枳壳行气解郁化痰，石菖蒲宣痹除痰，晚蚕沙以除湿浊顽痰，共为臣药；川芎、当归活血通经，调理冲任为佐使药。

备选方剂：半夏厚朴汤（《金匮要略》）。

（四）其他治疗

不育症除了药物治疗外，饮食疗法也很重要，此外，针灸治疗也能有一定的效果。

1. 饮食调护

（1）动物内脏　动物内脏中含有较多的胆固醇，而胆固醇是合成性激素的重要原料，动物内脏中还含有 10% 左右的肾上腺皮质激素和性激素，能促进精原细胞的分裂与成熟。因此，适量食用肝、肾、肠、心等动物内脏，有利于提高体内雄激素的分泌，增加精子数并促进生殖功能。

（2）富含精氨酸的食物　精氨酸是精子组成的必要成分，食物有：泥鳅、墨鱼、章鱼、鸡肉、冻豆腐、紫菜、豌豆等，这类食物有助于精子的形成和质量的改善。

（3）宜食用含锌食品　锌是人体必不可缺的一种微量元素，它对男子生殖系统的正常结构和功能维持有重要作用。富含锌的食物有牡蛎、牛肉、鸡肉、肝、蛋黄、花生米、猪肉等。

（4）多食含钙食品　钙离子能刺激精子成熟，改善男子生殖能力。如虾皮、乳类、蛋黄、大豆、海带、芝麻酱等含钙较多。

2. 针灸治疗　以益肾为主，兼之调理肝脾等脏腑，选择肾俞、关元、膀胱俞、三阴交等穴，毫针平补平泻，每次 15 ～ 30 分钟，每日或隔日一次。

Ⅲ. 中西医诊治思路与特点

（1）本病不是一个独立的疾病，而是由某一种或多种疾病与因素造成的结果，中西医结合治疗效果良好。首先要寻找病因，区别病情，结合局部与全身情况，分别采用相应的中医药治疗、针灸治疗、内分泌治疗、免疫治疗、抗感染治疗、外科治疗、辅助生殖技术等。

（2）本病传统中药的论治优势在于少弱精症、免疫性不育、非细菌性前列腺炎等功能性、炎症性或代谢性病变，而对于染色体异常、睾丸附睾的器质性病变等应结合西医诊断治疗。

第二节　精索静脉曲张

Ⅰ. 西医临床导论

精索静脉曲张（varicocele，VC）是指精索的蔓状静脉丛静脉血液回流受阻或静脉瓣功能不健全导致静脉内血流淤滞，使得局部静脉扩张、伸长和迂曲，阴囊内形成血管性团块。本病是青壮年男性的常见病症之一，发病率占男性人群的 10% ～ 15%，青春期前发病率较低 1% ～ 2%，青春期后发病率随年龄增长而增加。患者以左侧发病为多，但近来发现双侧精索静脉曲张的发病率可达本病的 40% 以上，单纯右侧精索静脉曲张少见。精索静脉曲张可影响睾丸的生精功能，使精液质量下降，是引起男性不育症的原因之一。精索静脉曲张也可以因肾肿瘤或腹膜后肿瘤、肾积水或异位血管压迫上行精索静脉引起，称为继发性精索静脉曲张。本章讨论的是原发性精索静脉曲张。

早在公元 1 世纪，希腊人描述精索静脉曲张为“静脉肿胀迂曲于睾丸上，该睾丸变得比对侧小”。14 世纪。Ambroise Pare 把精索静脉曲张描述为“阴囊内一组充满瘀滞血液的血管”。19 世纪初，人们开始认识到精索静脉曲张与不育的关系。1918 年，Ivanissevich 采用经腹股沟管腹膜外途径作精索内静脉高位结扎。1952 年，Tulloch 报道精索静脉曲张手术治疗，使 1 名无精子症的患者恢复了生育力。此后，人们更认识到精索静脉曲张与不育症之间的密切关系。

一、病因病理

（一）病因

精索静脉由精索内静脉、精索外静脉及输精管静脉组成，三组静脉在阴囊内相互交通、盘曲，形成精索静脉丛。睾丸、附睾静脉形成的蔓状精索静脉丛，于腹股沟管内汇成 1 ～ 2 条精索内静脉，在腹膜后继续上行。左精索静脉行程较长，在第一腰椎下缘呈直角汇入左肾静脉。右侧则在右肾静脉下方约 5cm 处呈锐角汇入下腔静脉，进入右肾静脉者仅占 5% ～ 10%。

精索静脉曲张的病因有先天解剖因素和后天因素。

精索内静脉走行较长，如果静脉瓣发育不良、受损或闭锁不全及静脉壁的平滑肌或弹力纤维薄弱等原因，可造成其内压增加，血液回流受阻而发生精索静脉曲张。因此，精索静脉曲张实际上主要是精索内静脉曲张。左侧精索静脉曲张发病率高的原因为：①左侧精索静脉比右侧长 8 ～ 10cm，左侧精索静脉压大于右侧。②左侧精索静脉以直角汇入左肾静脉，人类直立性体位使成直角注入下腔静脉的左精索静脉回流阻力较大，易反流。经较长的左肾静脉后再注入下腔静脉，使本来较长的左精索静脉行径更长。③静脉瓣膜有防止血液回流的作用，当精索静脉瓣膜缺如或功能不良均可导致血液回流。尸解资料表明，人类左侧精索静脉瓣膜缺乏率高达 40%，而右侧仅 3%。④近端钳夹现象：左肾静脉位于腹主动脉与肠系膜上动脉之间，两动脉的搏动使肾静脉压增高而致左精索内静脉回流受阻。⑤远端钳夹现象：左髂总动脉压迫左髂总静脉，使左精索静脉部分回流受阻。⑥左精索内静脉下段可受到其前方胀满的乙状结肠的压迫。⑦精索静脉本身疾病：正常状态下，精索包膜中的肌纤维组织能产生泵的作用，促进静脉回流。提睾肌发育不良、精索筋膜松弛等因素可使泵压作用减弱，不利于静脉回流。以上因各种解剖因素和发育不良所导致的精索静脉曲张称为原发性精索静脉曲张，通常应考虑为多种因素的结果。

腹腔或腹膜后的肿瘤，肾积水或异位血管压迫上行的精索内静脉也可引起血液回流不畅，可导致精索静脉曲张。尤其是肾肿瘤，除了肿瘤本身直接的机械压迫外，由肿瘤转移引起的肾静脉或下腔静脉内的癌栓，也可使精索静脉回流进一步受阻，导致单侧或双侧精索静脉曲张，称为继发性精索静脉曲张。

（二）病理

精索静脉曲张可导致睾丸温度增高、精索静脉内压力增高、睾丸组织内 CO_2 蓄积、毒性物质影响及抑制睾丸内分泌功能等几个后果，可伴有睾丸萎缩和精子生成障碍，造成男性不育。

精索静脉和动脉不同，相互之间有广泛的吻合支，左右两侧精索静脉相互之间也有广泛吻合，一侧精索静脉曲张，往往两侧睾丸的功能都同时受到损害。

精索静脉曲张的主要危害在于其可通过对睾丸的损害，使精液质量下降而导致男性不育。一般报道精索静脉曲张伴不孕症的发病率为 35% ～ 40%，WHO 分析了 1294 例男性不育的原因，发现有精索静脉曲张者 522 例，占 40%，可见精索静脉曲张已成为男性不育的常见原因，在男性不育的原因中，WHO 把精索静脉曲张列为首位，所以探讨精索静脉曲张引起睾丸损害并导致不育的机制具有重要意义。

精索静脉曲张是一种男性常见病，虽好发于左侧，但睾丸损害却是双侧性的，多数精索静脉曲张患者都伴有精子总数减少、活动率降低、形态异常及曲细精管基膜增厚，严重者曲细精管塌陷，生精上皮消失，间质水肿。其作用机制尚不完全清楚，可能与以下因素有关：①曲张静脉内血流淤滞，使阴囊内局部温度升高，影响睾丸的生精上皮导致生精功能障碍，同时可因血睾屏障受损而产生抗精子抗体引致免疫性不育。②血流淤滞使睾丸缺氧、营养物质减少、局部一氧化氮等浓度增加，影响精子发生。③局部代谢产物蓄积，左侧精索静脉与肾静脉相通，反流的血液将含有肾、肾上腺的代谢产物如 5-HT、前列腺素 F2α（PGF2α）、儿茶酚胺、类固醇等带到睾丸，影响睾丸功能。其中 5-HT 可引起睾丸血管过度收缩，直接影响睾丸血供，还可以导致睾丸间质纤维化、间质细胞肿胀变性、抑制雄激素合成，造成不成熟精子过早脱落。PGF2α 可使睾丸血供减少并破坏蔓状静脉丛的功能，造成生精异常。儿茶酚胺可使睾丸慢性中毒，类固醇抑制精子产生。④两侧睾丸间因存在丰富的交通支，左侧精索静脉内的毒素和代谢产物，可经此影响右侧睾丸的生精功能。

精索静脉曲张使精索静脉血液回流不良，从而使蔓状静脉丛和围绕睾丸白膜的 Gremasteric 静脉丛成为一个逆流热交换系统，导致睾丸内温度升高，此时不仅使患侧睾丸温度升高，而且由于双侧睾丸间存在交通支，亦使健侧睾丸温度升高，以患侧明显，较健侧高 0.3℃。已知睾丸内生精过程需要在一个较躯体中心温度低 1℃左右的环境中才能正常进行，睾丸温度增高即使很小，其精子细胞整合氨基酸的速度也会明显减慢，进而干扰了正常蛋白质的合成，影响精母细胞的分化，导致精子发育停滞，引起男性不育。

二、诊　断

（一）临床表现

多数患者无明显症状，或在体检和不育检查时发现，或发现阴囊中无痛性蚯蚓状团块。有症状患者表现为阴囊坠胀不适，睾丸部隐痛，疼痛可向腹股沟区、下腹、会阴部放射，站立及行走时加重。久站可出现阴囊部坠胀，阴囊皮肤松弛，精索静脉粗大迂曲。严重者阴囊坠胀不适，睾丸或少腹抽痛，阴囊下垂、潮湿，静脉迂曲、裸露，呈蚯蚓状。

（二）体格检查

（1）视诊或触诊时有蚯蚓状的曲张静脉，站立时血管充盈，平卧时缩小消失，此点可与继发性精索静脉曲张相鉴别。临床分为 4 级：

0 级：无精索静脉症状表现，Valsalva 试验阴性，Doppler 超声检查发现轻微精索静脉，静脉管径超过 2mm。

Ⅰ级：阴囊内未触及扩张精索静脉，但 Valsalva 检查可触及曲张精索静脉。

Ⅱ级：可以扪及曲张的精索静脉，但外观看不见。

Ⅲ级：患者站立时可以看见阴囊内曲张如蚯蚓状的精索静脉丛。

（2）在精索静脉曲张检查的同时，必须进行睾丸检查，目前认为精索静脉曲张的严重程度与睾丸体积成反比。还应了解睾丸是否损伤以及是否有手术指证，睾丸大小测量方法包括视觉比较尺侧、Prader 模具、Takihara 模具以及 B 超。目前、多数学者认为，B 超测量是最准确的方法。

（三）辅助检查

1. 彩色多普勒超声　为首选检测方法，患者平卧和站立位对照检查，常规测量精索静脉内径（DR），观察有无静脉反流以及反流持续时间（TR）。根据超声诊断，可将精索静脉曲张分为亚临床型、临床型Ⅰ级、Ⅱ级和Ⅲ级共 4 级。亚临床型：诊断尚未统一，一般认为可作为选择性的检查，DR ＞ 2mm 可考虑，亚临床型精索静脉曲张；Ⅰ级：DR 2.2 ～ 2.7mm，TR 2 ～ 4s；Ⅱ级：DR 2.8 ～ 3.0mm，TR 4 ～ 6s；Ⅲ级：DR ≥ 3.1mm，TR ≥ 6s。

2. 红外线阴囊测温法　易受周围组织和环境温度影响。

3. 精索静脉造影　是一种可靠的有创性诊断方法，有助于减少手术的失败率和分析手术失败的原因。

生地、白芍、制首乌滋阴养血润燥，当归、川芎、僵蚕活血通络，血行风荆芥、防风、白蒺藜祛风止痒。

三、治　　疗

精索静脉曲张一般以手术治疗为主，部分患者可运用药物治疗或手术联合药物治疗。

（一）非手术治疗

无临床症状或症状较轻的患者可试行保守治疗，可运用阴囊托将阴囊托起和固定，也可穿弹力三角裤，有助静脉回流，减轻症状。但长期运用，因影响阴囊散热，局部温度升高，影响精液质量。也可运用局部冷敷等。

并发不育的患者，可运用提高生精作用药物。

（二）药物治疗

主要针对不育患者：

1. 中医辨证论治。

2. 其他，包括左旋肉碱，乙酰左旋肉碱、非甾体类雌激素受体拮抗剂。

（三）手术治疗

症状明显，已影响日常生活和工作者，或经保守治疗症状不缓解者或精索静脉曲张并发不育、精液质量持续下降或睾丸容积缩小，质地变软等，应行手术治疗。手术治疗后部分患者可以恢复生育能力。

传统手术有经腹股沟管精索内静脉高位结扎术和经腹膜后精索内静脉高位结扎术。微创手术有腹腔镜精索静脉高位结扎、显微镜下手术、精索静脉介入栓塞术。

四、预防与调护

（一）预防

（1）适劳逸，避免负重过度、便秘，以防腹压增高，发生或加重本病。长期站立工作者，应适当休息，变换体位。

（2）避免过度性生活。

（二）调护

（1）忌辛辣，烟酒等刺激性食物，保持大便通畅。
（2）沐浴时不宜热水浸泡过久。
（3）情绪乐观，避免动怒。

Ⅱ. 中医临证通论

精索静脉曲张是青壮年男性的多发病，是以阴囊坠胀不适、阴囊潮湿为主要临床表现的疾病。古代外科文献中一般将本病归于“筋疝”的范畴。“筋”字在中医里含义较多，中医称可见的皮下静脉为筋脉。疝者，山也，突起也。其内容物可以是液体、组织、器官，其形状容易变化，常与体位有关，发病部位多在外生殖器，可伴有腹痛症状。中医辨证施治对精索静脉曲张有较好的疗效。

中医认为本病病因以血瘀为主，或脾虚气弱、肝气郁结、肾气亏损。在清代张璐《张氏医通》一书中，论述了筋疝的病因病机和治疗方法：“筋疝者……肝经湿火旺也，龙胆泻肝汤。”

一、病因病机

1. 气滞血瘀 七情所伤，肝气不疏，气机不畅，疏泄失司，气化郁滞，血脉瘀阻，日久则络脉暴露，发为筋疝。

2. 肝肾亏虚 先天禀赋不足，肾气未充，或房劳损伤，肾精亏损，精不生血，致筋脉失养，气血运行不畅，筋脉失养，筋脉弛缓不收，络血瘀阻。

3. 湿热夹瘀 过食膏粱厚味或烟酒损伤脾胃，日久酿生湿热，循经下注，蕴结精室，久恋化瘀，阻滞筋脉。

4. 气虚血瘀 饮食不节，脾气虚弱，则气血运行无力，停滞为瘀，而为本病。

5. 寒滞厥阴 肾囊、睾丸者阴器也，肝经之所循，寒滞厥阴，凝聚肝经，经脉瘀阻，血流不畅，郁滞脉络而成本病。

6. 肾阳亏虚 肾阳虚衰，不能温煦形体、鼓动气血运行，气血不能畅达，宗筋失养而成本病。

二、辨证论治

（一）辨证要点

1. 辨八纲 精索静脉曲张的临床辨治原则是首辨虚实，再辨气血。本病多属实证，或为血瘀阻络，或为湿热夹瘀，可为寒滞厥阴；也有虚实夹杂者，如气虚夹瘀等。如无其他不适，多从血瘀论治。

2. 辨症状 气虚血瘀者阴囊坠胀不适，精索静脉曲张，阴囊胀大下垂，皮肤松弛，伴气短乏力，少气懒言；气滞血瘀者阴囊下垂，刺痛，青筋裸露，曲张成团，皮肤色暗，神情抑郁，善叹息；肝肾亏虚者阴囊坠胀，精索静脉曲张呈蚯蚓状，伴头晕失眠，腰膝酸软，甚则畏寒肢冷，阴囊湿冷，阳痿、早泄。

（二）治疗原则

本病病机是瘀血凝滞，络脉受阻为基本特点，治疗以活血化瘀为大法。《内经》曰“血实宜决之”。治血瘀证，记载较为系统的当推清代王清任《医林改错》。其主要学术思想为活血化瘀，用药特点：“少用则活，多用则破”。因此，治疗精索静脉曲张，偏血瘀，宜活血化瘀；偏精滞，化瘀通精；精血同瘀，宜活血通精。同时，兼有寒、热、湿、气滞、气虚、阳虚者，应谨守病机，随证化裁。

（三）分型治疗

1. 气滞血瘀证

主证：阴囊下垂，刺痛，青筋裸露，曲张成团，皮肤色暗，胸闷善太息，神情抑郁或性情急躁焦虑，舌暗红或有瘀斑，脉涩。

治法：活血化瘀，理气止痛。

方药：少腹逐瘀汤（《医林改错》）加减。

方解：方中当归、川芎、赤芍、没药活血和血；延胡索、蒲黄、五灵脂疏肝通络，活血祛瘀；小茴香、干姜、官桂温肝散寒，理气通滞。本方适用于血瘀而夹寒者。阴囊胀痛或刺痛重者，加牛膝、穿山甲、地龙；兼气虚证者，加党参、芡实、白术。

备选方剂：血府逐瘀汤（《医林改错》）。

2. 湿热夹瘀证

主证：阴囊下垂，坠胀，灼热，可伴有疼痛，阴囊青筋曲张成团，状若蚯蚓，或脘腹痞满，口苦口黏，舌暗红，苔黄腻，脉滑。

治法：清热利湿活血。

方药：龙胆泻肝汤（《医方集解》）加减。

方解：方中龙胆草、栀子、黄芩、泽泻、通草、车前子清热利湿；当归、红花活血祛瘀；柴胡疏肝理气。全方共奏清热利湿活血之效。瘀滞重者，加桃仁、红花、水蛭；湿热重者，加薏苡仁、黄柏、苍术。

备选方剂：八正散（《太平惠民和剂局方》）。

3. 寒滞厥阴证

主证：阴囊下垂，坠胀，发凉，睾丸少腹疼痛，久立后加重，平卧减轻，畏寒，四肢不温，腰部冷痛，舌淡，苔白腻，脉弦细。

治法：温经散寒。

方药：当归四逆汤（《伤寒论》）加减。

方解：方中桂枝、细辛温经散寒通脉；当归、芍药养血和血；全方共奏温经散寒、养血通脉之效。挟瘀者，加桃仁、红花；痛甚者，加乌药、小茴香、橘核。

备选方剂：暖肝煎（《景岳全书》）。

4. 气虚血瘀证

主证：阴囊坠胀不适，静脉迂曲，阴囊胀大下垂，皮肤松弛，气短乏力，少气懒言，舌淡，或有瘀点，苔白，脉细弱。

治法：补气，活血，通络。

方药：补阳还五汤（《医林改错》）加减。

方解：方中重用黄芪大补脾胃之气，使气旺以促血行，祛瘀而不伤正，并助诸药之力，为君药；当归尾祛瘀而不伤好血，为臣药；川芎、赤芍、桃仁、红花助归尾活血化瘀，地龙通经活络，共为佐使。诸药合用，气旺血行，瘀祛络通，诸证自可渐愈。阴囊潮湿者，加茯苓、泽泻、苡米、地肤子、白鲜皮；筋脉裸露者，加赤芍、土元、莪术。

备选方剂：补中益气汤（《脾胃论》）合桃红四物汤（《医宗金鉴》）。

5. 肝肾亏虚证

主证：阴囊坠胀，静脉迂曲呈蚯蚓状，头晕失眠，腰膝酸软，或酸痛，五心烦热，失眠多梦，小便短赤，遗精，早泄，舌淡红，苔少，脉沉细弱。

治法：滋补肝肾，行气活血。

方药：左归丸（《景岳全书》）加减。

方解：方中熟地滋阴补肾，山药健脾，山茱萸温补肝肾，为六味地黄丸中“三补”；菟丝子、枸杞、鹿胶、龟胶补肝肾，益精血；牛膝通络止痛。可加当归、丹参、路路通以活血化瘀。睾丸坠胀，牵及少腹者，加柴胡、橘核、小茴香、延胡索；腰膝酸软者，加杜仲、狗脊、桑寄生。

备选方剂：大补阴丸（《丹溪心法》）。

6. 肾阳亏虚证

主证：阴囊坠胀，站立时尤甚，伴腰酸肢冷，头晕耳鸣，舌苔淡白，脉沉。

治法：活血化瘀，补肾通络。

方药：温阳通络汤《赵炳南临床经验集》加减。

方解：当归、川芎、丹皮、丹参、路路通活血化瘀，通络散瘀，行血分郁滞；柴胡、丝瓜络疏肝理气，行气分郁滞；巴戟天补肾壮阳，苁蓉补肾填精；鸡血藤补血活血；黄芪补气而助血行，又兼扶阳，牛膝既破血而行瘀又补肝肾。全方合用，具有活血化瘀、补肾通络之功。

备选方剂：右归丸《景岳全书》。

Ⅲ. 中西医诊治思路与特点

因精索静脉曲张可能造成男性精子活力及数量的下降而逐渐引起人们的重视。精索静脉曲张伴有不育或精液异常者不论症状轻重均为手术治疗指征。西医采取手术治疗，对于精索静脉曲张本身的疗效是肯定的，但结扎后的精液改善程度不一。有关文献报道，精索静脉手术后精液改善率可达 50% ～ 80%。影响精液改善率及妊娠率的因素颇多。年龄愈大、病程愈长则睾丸损害愈大；精索静脉曲张如系左髂总静脉受压（即远端钳夹现象）所致，则结扎精索内静脉后病变更为严重。术前精子数目大于每毫升 1 千万时，术后精液改善率达 85%，妊娠率 70%；如精子数目小于每毫升 1 千万，术后精液改善率仅 35%，妊娠率仅 27%。无精子症术后恢复生育能力的可能性极微。目前，虽然对精索静脉曲张造成不育的手术疗效有一定争议，但大多数学者认为手术是治疗精索静脉曲张引起男性不育的有效方法。

中医对曲张静脉本身的治疗效果不如手术，但是中医辨证论治以扶正祛邪为主，尤其在术后采用中医辨证论治，在改善精液质量方面疗效确切。临床可把中西医对本病治疗的优势有机地结合起来。中医治疗的关键，要认识到本病的实质是局部血运异常，静脉血液回流不畅、受阻。因此，中医在辨证上首先要认识到是气血瘀滞的证候，以行气活血的治疗方法为主。其次，再兼顾患者的其他证候，如湿热、肾虚、气虚等，结合清热、除湿、补肾、益气等方法治疗，对缓解患者阴囊局部症状如胀痛、坠胀等及促进阴囊和睾丸等部位的血液循环、改善精子质量等方面有一定积极作用。

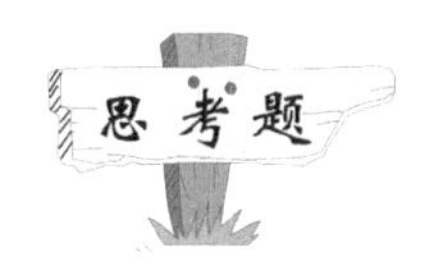

1. 男性精液检测前有哪些具体要求？
2. 男性精索静脉曲张是否对生育有影响？有何影响？
3. 精索静脉曲线的病因、病机、临床表现？

（编者：陈磊；审校：孙自学）

第六章思维导图

第七章　精 液 异 常

第一节　无精子症

Ⅰ. 西医临床导论

根据 WHO《人类精液检查与处理实验室手册》第 5 版，对于 3 次或 3 次以上精液离心后镜检未发现精子，即可诊断为无精子症。无精子症是男性不育症中最严重的类型，据相关数据表明，其发病率约为 1%。

一、分类与方法

（一）传统分型

将无精子症分真、假两种。真性无精子症是指睾丸生精细胞萎缩退化，不能产生精子；假性无精子症是指睾丸能生成精子，因输精管道梗阻不能排出体外，故检查不出精子。

（二）根据解剖结构的经典分型

1. 睾丸前性无精子症　主要为各种原因造成的促性腺激素低下所致的无精子症。

2. 睾丸性无精子症　主要为基因异常和生精功能障碍两类。

3. 睾丸后性无精子症　睾丸后性无精子症主要为生殖道梗阻，包括输精管道发育不全、感染、医源性损伤所致。

（三）以精确诊断为目标的分型

1. 梗阻性无精子症（obstructive azoospermia，OA）　临床表现为睾丸有正常的生精功能，由于双侧输精管道梗阻导致精液或射精后尿液中未见精子或生精细胞。又可以根据梗阻部位分为睾丸内梗阻、附睾梗阻、输精管梗阻、射精管梗阻等。梗阻性无精子症约占整体无精子症的 15% ～ 20%。

2. 非梗阻性无精子症（nonobstructive azoospermia，NOA）　排除了梗阻因素的一类睾丸生精功能障碍性疾病，包括各种下丘脑垂体疾病所致的生精功能的改变，以及不同病因所致的原发性生精功能障碍，可诊断为 NOA。临床诊断时生殖系超声检查无梗阻征象，患者睾丸体积往往较小（＜ 10ml），血清卵泡刺激素（follicle stimulating hormone，FSH）水平根据不同情况可表现为减低、正常或升高。这类患者的睾丸不能产生精子或只产生少量精子，导致精液中无法找到精子。通常由先天或后天因素导致。NOA 也是无精子症中最复杂的类型。

3. 隐匿性无精子症（occult azoospermia）　即精液检测中，精子时有时无，一般为血清 FSH 水平升高，或存在其他生精功能障碍表现。

二、病因病理

（一）病因

1. 梗阻性无精子症 患者第二性征正常，性欲、性功能正常，睾丸发育正常，有精子生成，但因输精管道梗阻而无精子排出，其病因有以下两种：

（1）先天性梗阻：主要是输精管道发育畸形，梗阻可发生于任何部位，从睾丸网、附睾、输精管直到射精管开口。如囊性纤维化（先天性双侧输精管缺如）、特发性附睾梗阻、成人多囊肾等。

先天性双侧输精管缺如（congenital bilateral absence of the vas deferens，CBAVD），也属于梗阻性无精子症范畴，大多伴有精囊腺缺如。精液检查无精子，精液量少，pH 低，呈酸性。精浆中酸性磷酸酶高，果糖阴性，而 α- 糖苷酶正常。阴囊体检输精管缺如。经直肠超声可见精囊腺缺如。

（2）获得性梗阻：主要为生殖系统感染、输精管结扎术后、输精管医源性损伤等。特别注意手术损伤，如疝修补术、隐睾下降术后，由于技术不当损伤输精管或附睾，也可能由炎症反应引起输精管梗阻。

2. 非梗阻性无精子症 主要表现为精子发生或者成熟障碍，可由多种原因引起。

（1）遗传性疾病：常染色体或性染色体异常均可影响睾丸生成精子，造成无精子症。常见性染色体核型异常包括 Klinefelter 综合征、男性 XX 综合征、Y 染色体微缺失、其他基因突变等。染色体异常在无精子症患者中比例可高达 10% ～ 15%。

（2）内分泌疾病：各种原因导致的下丘脑、垂体功能亢进或低下，如 Kallman 综合征、选择性黄体生成素（luteinizing hormone，LH）缺乏症、FSH 缺乏症、高泌乳素（PRL）血症；肾上腺功能亢进或低下；甲状腺功能亢进或低下等。

（3）睾丸本身的病变：如睾丸的外伤、炎症、扭转以及睾丸血管病变，均可引起睾丸的萎缩和退行性变而造成生精障碍。

（4）先天性睾丸异常：睾丸发育异常或睾丸位置异常均能导致精子生成障碍。如无睾症、隐睾症和生殖细胞发育不良（唯支持细胞综合征）等。

（5）生殖腺毒素：常见放射线、药物（化疗药物、免疫抑制药物、细胞毒性药物等）、食物（棉籽油等）、生活和工作环境（热损伤等）。

（6）严重的全身性疾病和营养不良：常见的严重的全身性疾病如肝硬化、肾衰竭等，会影响睾丸生精功能而致无精子症。正常的睾丸生精功能十分旺盛，需要足够的营养补充，如维生素 A、维生素 B、维生素 C、维生素 E 等，营养不良会导致必需营养元素缺乏。

（7）严重的精索静脉曲张：精索静脉曲张影响睾丸的血液循环，使睾丸长期处于较高的温度之中，并导致毒素沉积而影响生精功能。

（二）病理改变

根据睾丸活检明确病理类型。

1. 生精功能正常 OA 的常见类型，病理切片为睾丸生精小管及生精上皮与正常成人标本一致，即各级生精细胞数目正常。

2. 生精功能低下 NOA 的病理类型之一，生精小管中各阶段的生精细胞数目不同程度地减少，并包含一些混合类型，即部分生精小管为唯支持细胞综合征表现或玻璃样变，而其余生精小管有正常精子发生。

3. 成熟阻滞 NOA 的病理类型之一，所有生精小管的精子停滞于生精细胞的某一阶段，通常为精原细胞或初级精母细胞阶段。其中，早期成熟阻滞为精子发生停滞于初级精母细胞阶段；晚期成熟阻滞为精子发生停滞于次级精母细胞阶段或不成熟精子细胞阶段，如果局部还存在很少的精子细胞，应归为重度生精功能低下。

4. 唯支持细胞综合征（sertoli-cell-only syndrome，SCOS） NOA 的病理类型之一，所有生精小管中无生精细胞，只存在支持细胞。

5. 生精小管玻璃样变 NOA 的病理类型之一，生精小管周围的界膜因硬化或形成基膜样物质而变厚，管内不存在支持细胞和生精细胞。

三、诊 断

根据 WHO《人类精液检查与处理实验室手册》第 5 版，对于 3 次或 3 次以上精液离心后镜检未发现精子，即可诊断为无精子症。下列检查可为无精子症寻找准确病因。

（一）病史

下列病史和体征与生精功能障碍有关：隐睾症、泌尿生殖道感染、腮腺炎病史、睾丸外伤、暴露于毒性环境、损伤性腺功能的药物、暴露于射线、睾丸癌、睾丸缺如、第二性征异常、男性乳房发育、异常睾丸体积和（或）质地、精索静脉曲张、医源性损伤等。淋病后睾丸炎是附睾梗阻的最常见病因。

（二）体格检查

1. 全身检查 重点注意体形及第二性征。测量身高、体重及血压，注意体态和外形（躯干肢体比例、第二性征，包括胡须、喉结、体毛分布、乳房发育）。

2. 生殖系统检查 应注意阴毛分布，阴茎是否短小，有无外生殖器官畸形，附睾和输精管有无结节、疼痛或缺如等。嘱患者做 Valsalva 动作判断是否存在精索静脉曲张并予分度。

（三）实验室检查

1. 精液分析 应注意 pH 大小、精液量多少。此外，应进行离心后高倍镜下检查是否发现精子和生精细胞存在。同时，应检测精浆中生化指标如果糖、酸性磷酸酶、α - 糖苷酶等检测。必要时，可行射精后尿液离心找精子，以排除逆行射精。若精液量少（＜ 1.0ml）需进行射精后尿液检测，以排除性腺功能减退、射精功能障碍或射精管口梗阻。无精子症精液分析应至少进行 3 次以上的严格的精液采集和分析。

2. 生殖系统超声 根据患者体检及精液分析情况，考虑合并隐睾、精索静脉曲张、肿瘤、鞘膜积液、输精管道梗阻或缺如等情况时，可进行超声检查，包括阴囊超声及经直肠超声。

阴囊超声主要检查双侧睾丸、附睾、精索静脉及输精管。主要通过测量睾丸的上下径、左右径、前后径，并使用公式校正后计算睾丸容积（容积 = 睾丸上下径 × 左右径 × 前后径 ×0.7），睾丸体积较小（＜ 10ml），多提示为 NOA。如发现无精子症患者有双侧附睾细网改变，考虑存在附睾或输精管梗阻。

经直肠超声主要检查前列腺、精囊、输精管和射精管。可发现一系列包括射精管囊肿、射精管扩张（宽度大于 2cm）、射精管结石或钙化、精囊扩张（前后径＞ 15mm）以及精囊发育不良或不发育（前后径＜ 7cm）、精囊及输精管缺如。

3. 性激素测定 性激素检测主要针对可疑生精功能障碍、性腺功能低下及性功能异常的患者。内分泌检测的结果应当结合临床的具体情况，必要时可重复检查。生精功能损伤常伴有血 FSH 水平的升高，和（或）T 降低。40% 的原发性无精子症患者的血 FSH 水平正常。部分患者 FSH、LH 水平低于正常值下限，此为低促性腺激素性性腺功能减退症，多伴有阴茎、睾丸发育不良。梗阻性无精子症患者性激素水平大多正常。

4. 染色体检查 对于睾丸体积小、第二性征不明显或怀疑两性畸形以及有遗传病史的无精子症患者，可做染色体检查。男性 Y 染色体有决定精子发生的基因位点，其中 Y 染色体 AZF 缺失和核型分析是临床上诊断 NOA 的主要手段。

5. 诊断性睾丸 / 附睾取精术、睾丸活检术 无精子症患者因诊断和治疗需要，可考虑实施诊断性睾丸 / 附睾取精术、睾丸活检术。一般先行附睾穿刺取精，未取到精子，才考虑睾丸穿刺或活检术。常用的几种手术方式：开放手术活检、经皮睾丸穿刺活检术、睾丸细针精子抽取术等，后二者可能由于样本偏少而无法得到类似开放手术活检那样有效的病理诊断。任何一种手术方法获得的精子，都应考虑冷冻保存以备 ICSI 使用，因此，这种有创检查，最好在有 ICSI 条件的生殖中心进行。

6. 输精管探查术 为了鉴别梗阻性无精子症或睾丸生精功能障碍无精子症，明确梗阻部位、范围及梗阻原因，可选择输精管探查术。该操作必须在同时准备进行输精管道再通手术的情况下实施。

7. 其他 血常规、肝肾功能、血糖、血脂、甲状腺激素等血液检查有助于发现某些可能对生育造成影响的全身疾病。头颅 MR 检查用以排除垂体肿瘤和颅内占位，尤其在无法解释的 PRL 水平持续升高或者促性腺激素不足病例中更有必要。

四、治　　疗

（一）OA 的治疗选择

OA 的治疗选择主要根据梗阻的原因、程度、部位、性质和范围，选择药物治疗、输精管道再通术或卵泡浆内单精子显微注射，FSH 正常的患者可进行睾丸穿刺，生育后代。

（1）由输精管道的炎症水肿引起，可应用抗生素和糖皮质激素治疗。

（2）输精管道再通术：梗阻性无精子症必须严格选择手术适应证。常用手术方式为输精管 - 输精管吻合术、附睾 - 输精管吻合术、精囊镜下射精管再通术。对不能重建手术患者，可行附睾、睾丸穿刺取精，或显微外科睾丸切开取精术获得精子，通过 ICSI 生育后代。

（3）辅助生殖技术：针对先天性或获得性输精管梗阻可予微创输精管和附睾精子抽吸术，若取出的精子数量少（一般总活动精子小于 500 万～ 1000 万条），从患者成本效应及精子成熟度两方面考虑，IVF/ICSI 是最优选择。

（二）NOA 的治疗选择

一般情况较差的患者，如睾丸体积＜ 6ml、FSH 水平明显升高等，可直接选择 AID 或者领养。近年来，显微外科睾丸切开取精术，让部分小睾丸甚至克氏综合征患者，获得精子，并通过 ICSI 技术，获得后代。其他患者可尝试对因治疗或经验性药物治疗。尽管说，目前尚无特异性药物，大多采用经验性治疗。

1. 氯米芬（clomiphene） 是合成的非甾体类雌激素，表现出较为显著的抗雌激素效应。通过提高血清 FSH 和 LH 水平，促进睾丸产生睾酮。有研究报道使用氯米芬治疗可促进特发性无精子症患者产生精子或提高睾丸取精成功率。起始剂量为每天口服 50mg，治疗期间需严格检测血清睾酮水平。

2. 他莫西芬（tamaxifen） 其化学结构和作用机制与氯米芬相似，但其内源性雌激素作用更弱，因此也常规应用于治疗无精子症和少精子症。该药能增加促黄体生成素释放激素（LHRH）的分泌，从而起到内源性 LH 和 FSH 刺激睾丸的效果。常用剂量为每日口服 20mg，至少持续服用 6 个月。如果精液质量有改善，治疗还可持续到第 2 年。

3. 人绒毛膜促性腺激素（HCG）和尿促性腺激素（HMG，LH 和 FSH 的复合制剂） 治疗对低促性腺激素性性腺功能减退症（idiopathie hypogonadotropic hypogonadism，IHH 症），可给予双促治疗，即 HCG 1500 ～ 2000U，HMG 75U，肌内注射，一周 2 ～ 3 次，连用 6 ～ 12 个月，大多能获得满意疗效，不仅可获得精子，生殖器官和男性第二性征、性功能，也会得到明显改善。

4. 辅助生殖技术（ART） 对于那些久治无效，或目前确实无法治疗的患者，可以在患者充分知情同意的情况下，进行 AID 治疗，或领养。对 AZF 缺失行试管婴儿的患者，建议作植入前遗传学诊断（preimplantation genetic diagnosis，PGD）。

（三）隐匿性无精子症的治疗选择

隐匿性无精子症可以事先冻精，然后行 IVF/ICSI 治疗。或者选择药物治疗，治疗方法同 NOA。

五、预防与调护

（一）预防

保持会阴部清洁卫生，注意房事清洁，防止生殖系感染。积极治疗附属性腺感染。

（二）护理

避免膏粱厚味，忌烟酒、辛辣之品。避免接触射线、有毒物品。重视心理疏导，缓解患者心理压力。保持适当的性生活，注意自我保护。

Ⅱ. 中医临证通论

古代由于不能化验精液，因此没有无精子症的专论，究其症状属精液清冷范畴。汉•张仲景在《金匮要略》中曰：“男子脉浮弱而涩，为无子，精气清冷。”隋•巢元方《诸病源候论》中有云：“丈夫无子者，其精清如水，冷如冰铁，皆无子之候。”

一、病因病机

导致无精子症的机理较为复杂，既有先天禀赋不足，脏腑虚损，又有后天失养，起居失常，金刃灾伤，但多与先天禀赋和肾关系密切。肾藏精，主生殖，肾精的盛衰决定男子的生育能力和精子的生长。禀赋不足，肾精亏虚是造成无精子症的本，而在此基础上形成的湿热、瘀血，既是病理产物，又是重要的致病因素，影响脏腑、经络、气血功能，损及肾藏精和主生殖功能，是造成无精子症的标，如《素问•上古天真论》所言：“天癸竭，精少，肾脏衰……而无子尔。”

梗阻性无精子症不外虚实两类，虚者多因禀赋不足，天癸不充，肾精衰竭，气血亏虚；实证常因瘀而起，或禀赋各异，精道不通，或湿热瘀血阻滞精道，故治疗当分清虚实，辨明病位。

非梗阻性无精子症多责之于先天禀赋不足，王冰在《玄珠妙语》中提出“天、漏、犍、怯、变”为“五不男”。天即“天宦”，指男性先天性生殖器官发育不全等；漏指精关不固滑泄者；犍即后天阴茎及睾丸缺损者；怯即阳痿不举；变即男性假两性畸形。其中“天”、“变”、“犍”与本病有密切关系。

二、辨证论治

（一）辨证要点

1. 辨八纲 本病湿、热、瘀阻为实；气、血、精亏为虚。

2. 辨症状 湿热证特征性症状为小便灼热涩痛，尿频尿急；瘀阻证的特征性症状为少腹胀痛，睾丸隐痛，痛处固定；肾精亏极的特征性症状为腰酸乏力；气血两亏特征性症状为面色无华，神疲乏力。

（二）治疗原则

本病病因不外虚实两类，治疗当分清虚实，辨明病位。虚者多因禀赋不足，天癸不充，肾精衰竭，气血亏虚；实证常因瘀而起，或禀赋各异，精道不通；或湿热瘀血阻滞精道，可辨证治之。

部分患者临床无不适，多在精液检查时发现无精子。对这类患者，多从肾论治。

（三）分型治疗

1. 实证

（1）湿热下注证

主证：小便灼热涩痛，尿频尿急，尿黄短赤，尿后滴沥，少腹会阴胀痛，阴囊潮湿，口干口苦，大便干结，舌红苔黄腻，脉滑实、滑数或弦数。

治法：清热利湿，通精开窍。

方药：龙胆泻肝汤（《医方集解》）加减。

方解：龙胆草除下焦湿热，黄芩、栀子清热泻火；木通、车前子、泽泻清热除湿；生地黄、当归养血生阴；柴胡疏肝理气，气行则血行；生甘草调和诸药。诸药合用，共奏清热利湿之功。

备选方剂：萆薢渗湿汤（《疡科心得集》），石韦散（《普济方》）。

（2）经脉瘀阻证

主证：少腹胀痛，胸胁胀痛，睾丸隐痛，排尿涩痛，胸闷不舒，舌暗紫或黯红，边有瘀斑，脉涩或弦。

治法：活血化瘀。

方药：桃红四物汤（《医宗金鉴》）合失笑散（《太平惠民和剂局方》）加减。

方解：桃仁、红花、五灵脂、蒲黄活血化瘀，通络止痛；熟地黄、当归滋阴补肝养血；白芍养血和营，增补血之功；川芎活血行气、调畅气血，以助活血之功。诸药合用化瘀生新，通过祛瘀血、畅气机，使新血得生，精室得养。

备选方剂：少腹逐瘀汤（《医林改错》）。

2. 虚证

（1）肾精亏虚证

主证：头晕目眩，耳鸣，腰膝酸软，精神萎靡，性欲淡漠，阳痿或性欲低下，舌淡苔薄，脉沉弱或沉细。

治法：补肾填精。

方药：加味衍宗丸（《生生要旨》）加减。

方解：菟丝子、枸杞子、覆盆子、五味子、车前子填精补髓、疏利肾气；桑螵蛸补肾固精；党参、黄芪补气健脾固摄。诸药合用，共奏固肾摄精之功。

备选方剂：左归丸、右归丸（《景岳全书》），生精胶囊（《廖元和堂》）。

（2）气血两亏证

主证：面色无华，神疲乏力，心悸健忘，失眠多梦，肢体倦怠，纳谷不馨，少气懒言，舌淡有齿痕，苔薄白，脉细无力。

治法：健脾补气，养血生精。

方药：八珍汤（《正体类要》）加减。

方解：党参、茯苓、白术、炙甘草补脾益气；熟地黄、当归、白芍滋养心肝之血，加川芎入血分而行气，则熟地黄、当归补而不滞；加生姜、大枣助参、术入气分以调和脾胃。全剂配合，共收气血双补之功。

备选方剂：归脾汤（《正体类要》）。

（四）其他治疗

1. 食疗方、单方、验方

（1）二鞭膏：牛鞭50g，羊鞭50g，猪髓100g。洗净煮烂，加佐料，熬成膏，每服1匙，每日3次，常服之。

（2）米粥油：粥锅内滚起沫团，浓滑如膏者，即是米粥油。每日3次，常服。

（3）生育丸：红参48g，鹿茸60g，枸杞子80g，枣皮60g，熟地80g，黄芪80g，海狗肾1对，蛤蚧1对，上药共为细末，和蜜为丸，如梧桐子大，每日2次，每次10g。

（4）五子地黄汤：药用枸杞子、车前子、泽泻、当归、茯苓、牡丹皮、白芍、生地黄、党参、菟丝子、覆盆子、山药各12g，五味子、甘草各4. 5g。水煎服，1日1剂，以连服100剂为1个疗程。主治肾阴阳俱虚所致的无精子症。

（5）生精汤：药用枸杞子9g，韭菜子、菟丝子、补骨脂、肉苁蓉、生地黄、熟地黄、紫河车各12g，淫羊藿、制首乌各15g，水煎服，1日1剂。适用于肾阳虚所致的无精子症。

（6）五子桃红四逆散：由五子衍宗丸合四逆散加桃仁、红花而成。适用于肾精虚损、瘀血阻滞精道、肝气郁结所致无精子症。水煎服，每3～4天一剂，每月服7～10剂。阳虚者加紫河车、狗肾、仙茅、淫羊藿、巴戟天、锁阳；阴虚者加熟地黄、山药、山茱萸、天冬、麦冬、女贞子、墨旱莲；湿热者，加黄柏、知母、龙胆草、野菊花等。

2. 针灸

（1）肾俞、关元、三阴交和气海、中极、足三里，两组穴位交替，用补法，每日1次。

（2）肾俞、精宫、关元、命门、气海、足三里，用补法，加灸。

3. 推拿 按揉关元、气海、肾俞，每次15min，每日2～3次。

Ⅲ. 中西医诊治思路与特点

无精子症的病因有先天性和后天性因素之分，中西医治疗，各有长短，也各有盲区，如能各自发挥特长，取长补短，可最大限度地发挥疗效。

首先必须建立在充分的西医诊断基础上，对于非先天性可尝试治疗的患者，应积极治疗。如果选择中医治疗，必须遵循四诊合参、辨证论治的原则，进行处方用药。

对梗阻性无精子症患者而言，部分患者可通过手术再通，获得自然妊娠的机会。而对于非梗阻性无精症患者，药物治疗，疗效有限，获得自然妊娠机会不大，所以，一旦得到合格精子，应尽快采取辅助生殖措施，获得后代。

（编者：王万春；审校：陈 磊）

第二节 少精子症

Ⅰ. 西医临床导论

少精子症是指生育期男性具备正常的勃起和射精功能，在禁欲2～7日后，3次以上精液检查精子浓度小于15×10^6/ml或每次射精精子总数小于39×10^6/ml，其他精液参数基本正常。在导致男性不育的病症中，少精子症比较常见，但本病无明显临床症状，只是在因不育就医时，检查精液常规提示精子数量低于正常而被诊断。由精子减少而致男性不育的发病率较高，是男性不育的主要原因之一，占男性不育的20%～30%。

一、病因病理

（一）病因

从精原细胞到完成形态发育的精子，在生精小管内历时 64 ～ 74 天。影响精子的数量有诸多因素。

1. 内分泌因素 睾丸的生精功能受到下丘脑 - 垂体 - 睾丸轴的调控，同时睾丸的反馈信号使得性腺轴的调控过程更及时和准确。由于内分泌环境的改变或性腺轴自身的病变导致性腺轴功能紊乱，可出现睾丸生精功能障碍，而致少精或无精。

（1）性腺轴的内分泌激素异常：原发或继发性促性腺激素不足性性腺功能低下症，睾丸生精功能受损引发的高 FSH 等。

（2）高泌乳素血症：泌乳素升高可抑制垂体促性腺激素分泌，干扰生殖腺的功能，引起男性性功能低下和不育。

（3）肾上腺皮质增生：增生的皮质持续大量地合成雄激素，抑制促性激素的分泌，致使睾丸萎缩。

（4）慢性肾上腺皮质功能减退症：可分原发性及继发性。原发性肾上腺皮质功能减退症亦称 Addison 病，是由肾上腺皮质萎缩或被破坏引起皮质醇或醛固酮缺乏所致，这类患者可有性欲衰减的表现、睾酮合成减少、精子生成障碍而发生少精症；继发性可见下丘脑 - 垂体功能低下患者，由于促肾上腺皮质激素的分泌不足，以致肾上腺皮质萎缩。患者可有性欲衰减的表现，睾酮合成减少、精子生成障碍，而发生少精症或无精症，患者可伴有勃起功能障碍症状。

（5）甲状腺疾病：甲状腺激素的合成、分泌受皮质下部、下丘脑和垂体的控制，并对下丘脑和垂体有反馈抑制作用。甲状腺发生疾病后，如甲状腺功能亢进症、甲状腺功能减退症等，均可引起人体代谢紊乱，可出现睾丸生精功能障碍，精液中精子数量少、活力低，性欲减退等。部分病例可伴有乳房发育异常。

（6）糖尿病：糖代谢紊乱使睾丸内的间质细胞和腺垂体细胞对糖的利用过程发生障碍，激素合成功能受损，血中相应的激素水平降低。此外，糖尿病患者常伴有睾丸小动脉及附属性腺血管的病变，可损害睾丸的生精功能。

2. 感染因素 细菌性附睾－睾丸炎可引起生精功能障碍，精子受到精液中细菌的影响而出现死亡和分解。腮腺炎病毒感染可导致睾丸组织不同程度的破坏，约 10% 双侧腮腺炎性睾丸炎，导致患者双侧睾丸萎缩，生精功能低下，甚至无精。

3. 精索静脉曲张 是男性常见病，普通人群中患病率为 15%，在不育男性中占 23% ～ 39%。它对生精功能的影响主要有：①使睾丸局部温度升高；②肾静脉血液反流带来的有毒代谢产物和部分激素紊乱；③睾丸微循环障碍引发缺氧，二氧化碳和乳酸等代谢产物堆积，pH 下降等，对生精细胞和间质细胞产生损害；④血睾屏障破坏，产生抗精子抗体；⑤高浓度的脂质过氧化物可导致睾丸生精细胞及亚细胞膜损伤，生殖细胞凋亡增加；⑥引起精浆中转铁蛋白下降，可能导致精子发生障碍。

4. 遗传因素 体细胞核型异常有 5% ～ 6% 为少精子症，而严重原发性少精子症患者中 7% ～ 10% 有 Y 染色体微缺失。研究发现在 Y 染色体长臂第 5、6 区间存在 3 个与精子生成相关的区域，即 AZFa、AZFb、AZFc，统称无精子症因子（azoospermia factor，AZF）。Kent-First 等又报道在 AZFb 和 AZFc 之间可能还有一个区，被命名为 AZFd，该区实际上是 AZFb 和 AZFc 之间约 1.5Mb 的重叠区。据研究发现 AZFa 区缺失患者 67% 为无精子，33% 为严重少精；AZFb 区缺失患者 68% 无精子，23% 严重少精，9% 轻度少精；AZFc 区缺失 54% 表现为无精子症，46% 为严重少精。

5. 隐睾 是生殖系统常见的先天异常之一，占早产儿的 30%，新生儿的 4%。由于出生后 1 年，特别是前6个月内睾丸应该降入阴囊，所以新生儿需密切观察。由于1岁以后隐睾很少能自动降入阴囊，且2岁后隐睾的生精上皮出现病理改变，生精细胞明显减少，所以隐睾的治疗应在2岁前完成。如隐睾不能早期手术，可出现少精甚至无精。单侧隐睾青春期后手术，术后约83%的患者出现少精，在青春期前进行睾丸固定术的患者，约75%的双侧隐睾和50%的单侧隐睾患者出现少精。

6. 鞘膜积液 使睾丸局部温度升高和对睾丸的持续压通，可出现少精。

7. 环境因素 长期处于高温环境，从事有毒有害化学产品生产，接触放射性物质和强电磁辐射，均可影响睾丸生精功能。

8. 药物 有许多药物可以导致睾丸生精功能遭受可逆或永久性损害。其中包括大剂量的雄激素及其拮抗剂、雌激素、促性腺激素释放激素；利血平、呋喃类药物、西咪替丁、柳氮磺吡啶、螺内酯、部分抗生素；雷公藤制剂、癌症化疗药物中的一些烷基化合物等。

（二）病理

睾丸活检可见曲细精管内生精细胞减少，精子发生减退，精子发生停滞。

二、诊　断

（一）临床表现

患者多因不育症而就诊，一般无临床症状。也有因多年不育感到焦虑，或具有与原发性少精症有关原发病的症状。如严重精索静脉曲张所致的阴囊坠痛，泌尿生殖系统慢性炎症引起排尿异常、小腹不适、腰骶疼痛等。因不育而精神沮丧者较为普遍，可诱发阳痿、早泄等。

（二）体征

部分可见睾丸发育不良，或有附睾硬结，或有精索静脉曲张，或有隐睾。

1. 睾丸发育不良 患侧睾丸小、质地较软，半数患者青春期出现男子女性型乳房。

2. 附睾硬结 查体阴囊皮肤无红肿，附睾尾部有不规则局限性硬结，无明显触痛，可与阴囊皮肤粘连。随着病程的发展，病变由附睾尾部逐步累及头部。

3. 精索静脉曲张 站立时可见阴囊肿大、睾丸下坠；静脉曲张成团，如蚯蚓状，平卧或托起时阴囊内团块明显减小或消失，站立时再度充盈。不典型的病例可以采用Valsalva方法检查：被检查者取站立位，检查者用手按压受检者腹部，患者屏气用力加大负压的配合，再观察与触及阴囊内精索静脉，便可发现不同程度的曲张静脉。

4. 隐睾 患侧阴囊小，触之阴囊内无睾丸，常在腹股沟区摸到隐睾。体表可触诊到隐睾，不易触及者的，可以借助超声、MRI、腹腔镜。

（三）辅助检查

1. 精液分析 精液采集后60min内，精子密度低于参考值下限：15×10^6/ml，或一次射精精子总数小于39×10^6。

2. 性激素检查 如T、FSH、LH、E2、PRL等，通过对性激素检查，可寻找少精子症的原因。

3. 遗传学检查 严重少精子症，应建议查染色体核型、AZF。

三、治　疗

（一）病因治疗

若能明确病因应考虑针对病因的治疗。若病因不明，则在征得患者知情同意后，尝试保守或对症治疗。

（二）激素类药物

1. 他莫昔芬　为非固醇类抗雌激素药物。结构类似雌激素，能与雌二醇（E2）竞争雌激素受体，从而阻断雌激素的作用，同时消除血循环中 E2 的负反馈抑制，增加下丘脑促性腺激素释放激素的脉冲释放，使 LH 和 FSH 分泌增加，从而降低 E2 水平，进而刺激睾丸生成精子，改善精液质量。他莫昔芬还可以增加 Leydig 细胞对 LH 的敏感性，促进 T 分泌。用法：口服，每日 2 次，每次 10mg。

2. 氯米芬　也是抗雌激素药物，对雌激素有弱的激动与强的拮抗双重作用。主要通过竞争下丘脑的 E2 受体，抑制负反馈效应，增加促性腺激素释放激素的分泌。用法：口服，每日 1 次，每次 50mg，连服 25 日，停 5 日，3 个月一个疗程；或每日 1 次，每次 50mg，连服 15 日，停 7 日，连续用药 3 个月。用药后应每月检查精液 1 次，并同时测定血睾酮和 FSH。出现以下情况应停止治疗：① FSH 和睾酮显著升高者；②治疗初期精液质量改善但以后恶化者；③发生视力减退、视力模糊或出现闪光的盲点时。严重肝肾功能障碍或高 FSH 患者禁用。

3. 促性腺激素释放激素激动剂　模拟 GnRH 峰，对于促性腺激素释放激素低的患者效果佳。对于部分单项 FSH 升高的严重少精子症患者，使用 6 个月的 GnRHa 能使 FSH 下降，睾酮水平升高和精子浓度增加，常用药物有戈林瑞林、曲普瑞林等。它可促使垂体合成、分泌 LH 和 FSH。通过脉冲式注射治疗下丘脑疾病所致少精子症，由于 GnRHa 花费高，作用有限，临床上并不推荐作为特发性少精子症的常规治疗。

4. 促性腺激素　对于下丘脑－垂体功能减退引起的少精子症，联合使用 HCG 和 HMG 替代治疗有较好效果。HCG 1000 ～ 2000U，每周肌内注射 2 次；HMG 75 ～ 150U，每周肌内注射 3 次。至少用药 3 个月。

（三）芳香化酶抑制剂

来曲唑是高特异性的非甾体类芳香化酶抑制剂，通过抑制芳香酶活性，显著降低血浆雌激素水平，解除其对下丘脑 - 垂体 - 睾丸轴的负反馈抑制，引起垂体 FSH 分泌增加，FSH 与曲细精管的 Sertoli 细胞膜上的特异受体结合，通过调节 Sertoli 细胞而调节精子发生；另外来曲唑抑制雄激素向雌激素转化，使雄激素短暂蓄积，局部高水平的睾酮又结合于 Sertoli 细胞和曲细精管管周肌样细胞内的受体而调节精子发生。

（四）营养疗法

补充维生素，如维生素 A、维生素 E、维生素 C 等。还可使用肉碱、精氨酸、谷胱甘肽、辅酶 Q10、锌、硒等。含有维生素和微量元素的复合制剂，如维参锌胶囊、锌硒宝等。

（五）辅助生殖技术

应根据夫妇双方的具体情况，适时推荐人工授精、IVF 或 ICSI。

四、预防与调护

（一）预防

（1）注意个人卫生，保持适度性生活，避免不洁性行为，防止生殖系感染。
（2）避免接触有毒有害理化因素，避免射线，注意自我保护。
（3）积极治疗原发疾病，如泌尿生殖系炎症、精索静脉曲张等。

（二）护理

加强营养，多食用牛奶、瘦肉、鱼等富含优质蛋白的食物。多食用新鲜蔬菜、水果等食物，补充维生素及微量元素。根据四季气候，选择适当的养生食品。戒除烟酒、辛辣食物，避免热水浸泡阴囊。应与患者充分沟通，仔细解释，坚持按疗程服药，切忌间断服药。

Ⅱ. 中医临证通论

中医学虽然没有少精子症这一病名，但少精子症属于中医学“精少”“精薄”“精冷”“无子”等范畴。《诸病源候论·虚劳无子候》云：“丈夫无子者，其精清如水，冷如冰铁，皆为无子之候。”《辨证录·种嗣门》亦云：“男不能生子者有六病，一精寒，二气衰，三精少，四痰多，五相火盛，六气郁。”其明确指出男性不育的病因分六种，可见古人早已认识到精少、精清、精冷皆令人无子。《金匮要略·血痹虚劳病脉证并治第六》云：“男子脉浮弱而涩，为无子，精气清冷。”明确提出精冷的脉象为浮弱而涩。

一、病因病机

（1）先天禀赋不足，或房事不节，不知持满，耗伤肾精或五劳七伤，病久及肾；或温病后期热极伤阴，下元不固，可见精子稀少、精液稀薄；肾精亏损，导致生殖功能减退，男子精少而不育。

（2）肾阳不足，命火式微，不能温煦脾阳；脾阳不足，不能运化水谷精微；脾肾阳虚，全身功能衰退，生精功能随之减退。

（3）久病体弱，血证日久，气血两虚，精亏水乏，精亏则血少，血少则精少，气不摄血，血不化精，皆可导致精子减少。

（4）饮食不节，过食辛辣厚味，酿湿生热；或外感湿毒，湿热下注，灼伤肾精；或湿阻精窍，涩精难出，生精减少。

（5）久病入络，或外伤瘀血阻络，精道不畅，亦可造成精子量少。

二、辨证论治

（一）辨证要点

1. 辨八纲 虚证可见精子稀少，精液稀薄，腰膝酸软，神疲乏力，畏寒肢冷，面色不华，伴性功能障碍等症。实证可见精液少而黏稠，精子少，口苦咽干，胸胁痞闷，或少腹不适，阴囊湿痒，少腹会阴刺痛，或阴囊青筋暴露，或有附睾肿大疼痛等症。

2. 辨症状 腰膝酸软，神疲乏力，目眶发黑多为肾精不足；面色不华，大便溏薄，性欲减退多为脾胃虚弱；面色萎黄，腰膝无力，头晕目眩多为气血两虚；小便短赤涩痛，尿频尿急，精液黏稠多为湿热下注；少腹或会阴部刺痛，痛有定处多为气滞血瘀。

（二）治疗原则

本病的治疗原则为：虚证当补肾填精、补益脾胃、补气养血；实证当清热利湿、活血化瘀。

（三）分型治疗

1. 虚证

（1）肾精亏损证

主证：精液量少或量多稀薄，神疲乏力，腰酸膝软，午后潮热，五心烦热，目眶发黑，口干溲黄，夜寐盗汗，大便秘结，舌红苔少，脉细数。

治法：大补真元，滋肾填精。

方药：斑龙二至百补丸（《医统》）合七宝美髯丹（《本草纲目》）加减。

方解：方中鹿角胶、补骨脂、菟丝子补肾阳；枸杞子、生地黄、天冬、麦冬、制首乌滋阴填精；怀牛膝引药下行；当归养血，取精血相生之意；黄精平补肺脾肾；金樱子补肾主收藏。方中加用陈皮、皂角刺等以补而不滞，滋而不腻，静中有动也；可加鱼鳔、紫河车、露蜂房以加强补肾生精之力；午后潮热，五心烦热，或精液检查见精液不液化、死精子多者，加丹皮、白芍、地骨皮滋阴清热凉血；盗汗明显者，加五味子、浮小麦；大便秘结者，加瓜蒌仁、肉苁蓉。

备选方剂：左归丸（《景岳全书》）。

（2）脾肾阳虚证

主证：精子稀少，性欲减退，精冷不育，肢体畏寒，面色苍白，自汗便溏，小便清长，舌淡、苔薄白，脉沉细。

治法：补脾益肾，温壮阳气。

方药：打老儿丸（《万氏家抄方》）合右归丸（《景岳全书》）加减。

方解：熟地黄、枸杞子、山茱萸、当归滋阴补肾；杜仲、菟丝子、附子、肉桂、鹿角胶、巴戟天、楮实子、小茴香补肾壮阳；山药健脾。可合用六君子汤，与“形气不足，温之以气”、“精不足者，补之以味”暗合。滑精者，加莲须、芡实涩精气；腰痛，加续断、桑寄生壮筋骨；腹痛喜温，大便溏薄者，加干姜、炒白术。

备选方剂：金匮肾气丸（《金匮要略》）。

（3）气血两虚证

主证：患者精子稀少，精液稀薄量少，面色萎黄，形体衰弱，神疲乏力，头晕目眩，气短心悸，失眠多梦，性欲减退，舌淡，苔薄白，脉细弱。

治法：补中益气，养血生精。

方药：嗣育汤合八君子汤（《陈素庵妇科补解》）加减。

方解：党参、黄芪、白术、茯苓、山药、甘草补脾益肾；当归、白芍、熟地黄、枸杞子补血养血；菟丝子、巴戟天、淫羊藿补肾助阳。方中加紫河车等血肉有情之品以加强补肾填精，益气养血之功；失眠多梦者，加炙远志、酸枣仁、合欢皮安神定志；心悸不宁者，加柏子仁、丹参、茯苓。

备选方剂：归脾汤（《校注妇人良方》）。

2. 实证

（1）湿热下注证

主证：精子数量少，精液黏稠而不液化，婚后不育，口苦咽干，胸胁胀满，少腹或会阴部不适，舌红，苔黄腻，脉弦数或滑数。

治法：清热利湿，兼补阴精。

方药：龙胆泻肝汤（《太平惠民和剂局方》）合六味地黄汤（《小儿药证直诀》）加减。

方解：龙胆草、黄柏、栀子清热燥湿；金银花、连翘清热解毒；车前子、泽泻清热利湿；熟地黄、山萸肉滋阴填精；丹皮清血分热。尿频、尿急、尿痛明显者，加萹蓄、瞿麦；尿道灼热刺痛者，可加青风藤、槐花、茜草；精液黏稠而不液化者，加蒲公英、浙贝母；胸胁胀满明显者，加柴胡、郁金、枳壳；少腹或会阴部不适严重者，加三棱、莪术、川楝子、延胡索。

备选方剂：当归龙荟丸（《医学六书》）。

（2）气滞血瘀证

主证：精子数量少，精液量少，不育，面色紫暗，皮肤粗糙，少腹不适，茎中刺痛，舌暗红或有瘀斑，脉弦涩。

治法：行气活血，化瘀生精。

方药：血府逐瘀汤（《医林改错》）加减。

方解：桃仁、红花、赤芍、川芎、当归行气活血；柴胡行气疏肝调理气机；路路通、穿山甲疏通经络。少腹胀痛明显者，加川楝子、延胡索、乌药；会阴或茎中刺痛者，加炙乳香、炙没药、失笑散。

备选方剂：桃红四物汤（《仙授理伤续断命方》）。

（四）其他疗法

1. 中药成药　左归丸用于肾精（阴）亏虚之不育；五子衍宗丸用于肾虚不育；知柏地黄丸用于阴虚火旺之不育；龙胆泻肝丸用于肝经湿热之不育。

2. 针灸疗法　选中极、关元、肾俞、气海、足三里、太溪、三阴交、脾俞，每次选用3～5穴针刺，或加灸。

Ⅲ. 中西医诊治思路与特点

（1）少精子症的中医治疗以补肾健脾为基本原则，温养阳气、滋补精血为重要手段，临床运用具有良好的疗效。西医以激素治疗为主要方法，配合使用促进精子发生和成熟的药物。中西药联合应用，优于单用西医或单用中医治疗，可发挥协同作用。治疗的关键是要尽可能明确少精子症的发病原因，对生殖道感染、精索静脉曲张、内分泌异常及自身免疫性疾病等引起的少精子症，在积极治疗控制原发病的同时配合运用此法，往往也能收到良好疗效。

（2）临证多定位于肾、脾二脏，立脾肾双补大法，又于法外兼理气血，寓有静中有动之机。赵彦辉先生云："补精必用浓厚之品，然总需胃化脾传，方能徐徐变精归肾，不过以浓厚之品较清淡之品者，变精为易耳。断不能入口之后，辄变精而藏诸肾也。"须补脾胃化源者，饮食增则津液旺，自能充血生精也。

（3）实邪引起精子量少多责之于湿热、瘀血。除常用方法治疗外，要注意此类药物可引起精子活力下降的可能，故同时应给予提高精子活力的方药。

（编者：金保方；审校：陈　磊）

第三节　弱精子症

Ⅰ. 西医临床导论

精子活动力是评价精子质量的一个重要指标，是精子的一个重要的功能，这种功能保障了受精过程中精子对卵子的机械穿透能力。精子活力低下症是指精子密度在正常范围，而精子活力低者，简称弱精子症。根据WHO《人类精液检查和处理实验室手册》第5版指出：若3次以上精液常规发现精液采集后60min内，前向运动（PR）级＋非前向运动（NP）级精子比率低于40%，或PR级精子比率低于32%，则可诊断为弱精子症。弱精子症是引起男子不育的重要原因之一。

一、病因病理

（一）病因

弱精子症最常合并的疾病是少精子症，两者病因也往往相同，弱精子症的病因主要表现在以下几个方面：

1. 生殖系统感染　精子成熟过程中，精浆环境的恒定是至关重要的，生殖系统如附睾、精囊等发生炎症时，可影响精浆的理化特性，使睾丸生精上皮退行性变化和生殖内分泌失调，使精子的产生出现异常而影响精子的数量和质量。

2. 自身免疫性疾病 生殖系统的损伤可导致血睾屏障的破坏，使精子抗原暴露于机体的免疫系统中，诱发产生抗精子抗体，影响精子成熟过程，导致弱精子症。

3. 长期禁欲 长期不射精的男性往往精子密度高，但精子不断老化、死亡，影响精子活动力。

4. 环境因素 环境包括各种化学制品及铅、铜、锡等化学元素，合成的农药，电离辐射（包括 X 射线和 Y 射线）与非电离辐射（包括无线电波、微波、红外线、紫外线、超声、激光等），不良嗜好（如过度吸烟、酒精中毒、过度紧张）等都有可能影响精子活力。

5. 内分泌紊乱 常见的有高泌乳素血症、血液睾酮水平异常增高或不足等均可能抑制睾丸的生精功能而导致弱精子症。

6. 精索静脉曲张 精索静脉曲张可引起睾丸、附睾的血行障碍和睾丸的局部温度及毒素沉积，导致弱精子症。

此外，影响弱精子症的病因还有一些全身性疾病发生（如糖尿病、慢性肝病等）、营养障碍（如贫血、维生素及微量元素的缺乏）、进入衰老期等。

（二）病理

弱精子症病理表现为睾丸生精上皮变薄，生精小管萎缩，间质纤维化。精子线粒体排列紊乱，间隙扩大，出现肿胀、气泡。原发性纤毛不动综合征可见精子鞭毛超微结构缺陷。

二、诊　　断

（一）临床表现

多数患者临床上可无明显症状，因婚后不育就诊。可有因不育而产生焦虑和沮丧；生殖道感染患者可有睾丸肿痛史和尿频尿急的泌尿系统感染史；精索静脉曲张者可见睾丸坠胀。

（二）体征

与本章第二节少精子症体征相同。

（三）辅助检查

1. 精液分析 精液采集后 60min 内， PR 级＋ NP 级精子比率低于 40%，或 PR 级精子比率低于 32%。

2. 性激素检查 如 T、FSH、LH、E2、PRL 等，通过对性激素检查，可寻找少弱精子症的原因。

3. 前列腺液、支原体衣原体检查 前列腺液中卵磷子小体减少，显微镜下白细胞增加，每高倍视野＞ 10 个 /HP，考虑前列腺炎，同时不少弱精子患者合并支原体或衣原体感染。

4. 免疫学检查 对弱精子症患者常规检查精浆、血清是否含有抗精子抗体（AsAb）和抗弓形虫抗体。

5. 彩超检查 彩超检查可以排除睾丸、输精管、精索、前列腺等疾患。

三、治　　疗

（一）病因治疗

治疗原发病，如因附睾炎、精囊腺炎所导致的不育，可运用抗生素治疗；远离导致精子损伤的环境因素；药物因素引起睾丸损害，应停药，部分患者可恢复；对睾丸有永久损害的药物，较为可靠方法是用药前，将精子储存于精子库中，以备使用；精索静脉曲张严重的患者可选择手术治疗。

（二）增强精子活力

1. 三磷酸腺苷（ATP） 是以次黄嘌呤核苷酸为底物，经生物发酵的技术制得的高能化合物，三磷酸腺苷是体内组织细胞一切生命活动所需能量的直接来源，储存和传递化学能，蛋白质、脂肪、糖和核苷酸的合成都需它参与，可促使机体各种细胞的修复和再生，增强细胞代谢活性，研究证明 ATP 具有刺激精子活动的能力，尤其是促进精子的鞭毛运动，适用于弱精子症的治疗。用法：20mg 肌内注射，每日 1 次，或 20mg 口服，每日 3 次，一般疗程为 3 个月。

2. 精氨酸 是精子蛋白的主要成分，有促进精子的质量、提高精子运动能量的作用。用法：4g 溶于水中口服，或 10 ～ 15g 溶于葡萄糖溶液中静脉滴注。

3. 血管舒缓素 研究表明血管舒缓素能促进肾髓质前列腺素的分泌及骨髓和胸腺细胞分裂，促进男性生殖细胞增生和修复。用法：口服，10U，3 次 / 天，疗程 12 周。

4. 维生素 A 和维生素 E 维生素 A 是精子发生过程中必需的物质，具有维持上皮组织和各类细胞正常功能、结构完整的作用。维生素 E 具有抗氧化作用，可减少或阻止不饱和脂肪酸与维生素 A 的氧化，增加维生素 A 的含量，并能抑制前列腺素氧化物的作用，增加精子的活力。两种维生素常联合使用。用法：维生素 A 每次 5 万 U，每日 3 次；维生素 E 每次 100mg，每日 3 次，两者连续服用 3 个月以上。

除以上常见药物之外，还有锌制品、左卡尼汀、甲状腺素片、盐酸赛庚啶、阿密曲替林、核苷酸制剂等增强精子活力临床药物。

四、预防与调护

（一）预防

（1）注意个人卫生，保持适度性生活，避免不洁性行为，防止生殖系感染。
（2）避免接触有毒有害理化因素，避免射线，注意自我保护。
（3）积极治疗原发疾病，如泌尿生殖系统感染、精索静脉曲张等。

（二）护理

加强营养，多食用牛奶、瘦肉、鱼等富含优质蛋白的食物。多食用新鲜蔬菜、水果等补充维生素及微量元素。根据四季气候，选择适当的养生食品。戒除烟酒、辛辣食物，避免热水浸泡阴囊。应与患者充分沟通，仔细解释，坚持按疗程服药，切忌间断服药。

Ⅱ. 中医临证通论

中医文献中没有“弱精子症”的记载，但本症相当于“精少无子”“精清”“精寒”“精冷”等范畴，历代医家对精子质量病变已有相当的认识，《金匮要略》指出“男子脉浮弱，为无子，精气清冷”。《诸病源候论》曰：“肾主骨髓，而藏于精，虚劳肾气虚弱，故精少无子也”。朱丹溪认为“精虚脉弱不能成胎者”。

一、病因病机

（一）病因

本病多由先天禀赋不足，或后天房劳过度，导致肾精不足，不能营养生殖之精；或饮食不节，导致脾肾虚损，精血亏虚；或以湿热为患，感受湿热之邪，下扰精室，灼伤精液，或阻滞经络，精道不通导致弱精。

（二）病机

中医学认为弱精子症，多以虚证为主，不外于脾、肾二脏，涉及精、气、血，实证以湿热扰乱精室，阻滞精道为患。也可见虚实夹杂证，或因虚致实，或因实致虚，当辨明何者为本，何者偏重，以免误治。

（1）先天不足或房室过度，精室空虚，精子动力不足。

（2）平素过食肥甘厚味之品，或外感湿热之邪，“伤于湿者，下先受之”，湿性重浊，湿热壅结，瘀阻精室，耗阴伤精，灼伤精道，导致生殖之精异常。

（3）久病体虚，气血不足，精失所养，精子活力低下。

二、辨证论治

（一）辨证要点

1. 辨八纲 虚证可见精子少弱，疲乏倦怠，面色不华，头晕耳鸣，腰膝酸软，伴性功能障碍等症。实证可见精液少而黏稠，精子少，周身困倦，口苦咽干，胸胁痞闷，或少腹不适，阴囊湿痒，少腹会阴刺痛，或阴囊青筋暴露，或有附睾肿大疼痛等症。临床上可见虚实夹杂证，或因虚致实，或因实致虚，当辨明何者为本，何者偏重，以免误治。

2. 辨症状 小便短赤涩痛、尿频尿急多为湿热下注；腰膝酸软多为肾精不足；面色不华、大便溏薄多为脾胃虚弱；面色萎黄、腰膝无力多为气血两虚。

（二）治疗原则

本病的治疗原则为实则清利，虚则补益。

（三）分型治疗

1. 湿热下注证

主证：精液多黏稠，色黄量少不液化，精子活力下降，小便短赤涩痛，尿频尿急、尿后滴沥，早泄遗精，阴囊潮湿，胸胁痞闷，口苦或渴，舌红苔黄腻，脉滑实或数。

治法：清热利湿。

方药：四妙丸（《成方便读》）加减。

方解：方中苍术健脾燥湿；黄柏清热燥湿；薏苡仁清热渗湿；怀牛膝补肝肾，强筋骨。四味合用，为清热利湿之妙剂。兼见少腹胀满不适者，加香附、枳壳以行气；兼尿道白浊者，加萆薢、石菖蒲。

备选方剂：龙胆泻肝汤（《医方集解》），萆薢分清饮（《医学心悟》）。

2. 肾精亏虚证

主证：精子活力低下，腰膝酸软，神疲乏力，头晕目眩，耳鸣或耳聋，健忘恍惚，小便清频，舌淡苔薄白，脉细无力。

治法：补肾填精。

方药：五子衍宗丸（《摄生众妙方》）加减。

方解：方中菟丝子补阳益阴固精；枸杞子滋补肝肾；五味子敛肺滋肾；覆盆子益肾固精；车前子通利肾气，取泻而通之，泻有形之邪浊，使全方补而不滞，既能滋补阴血，又蕴含生生之气。诸药并用，共奏填精补髓、疏利肾气之功。脾虚便溏者加生黄芪、潞党参、炒白术；肝肾不固者可加续断、熟地黄、桑寄生；伴遗精、滑精配以芡实、龙骨、牡蛎、沙苑子；肾精亏损严重者加熟地黄、制黄精、鹿角胶、紫河车。

备选方剂：六味地黄丸（《小儿药证直诀》），左归丸（《景岳全书》），生精胶囊（《廖元和堂》）。

3. 脾胃虚弱证

主证：精子活力低下，面色不华、大便溏薄，自汗，少气懒言、肢体倦怠，身热而烦，舌淡体胖苔少，脉沉细无力。

治法：补中益气。

方药：补中益气汤（《脾胃论》）加减。

方解：方中黄芪补中益气、升阳固表；人参、炒白术、甘草健脾益气，补益脾胃；陈皮理气调中，当归身补血和营；升麻、柴胡协同参、芪升举下陷清阳，使浊降清升。综合全方，补气健脾，升提中气，使后天生化有源，中焦升降之功得复。气虚热甚者，重用炙黄芪，伴有咳嗽者，去人参；腹中痛者，加生白芍；兼血虚头昏者，加当归、鹿角胶、龟甲胶；胃寒气滞泄泻者加木香、炒苍术、益智仁。

备选方剂：归脾汤（《正体类要》），香砂六君子汤（《古今名医方论》）。

4. 气血两虚证

主证：精子活力低下，面色萎黄，腰膝无力，精神倦怠，食欲减退，大便溏薄，身热而烦，舌淡体胖苔少，脉沉细无力。

治法：补气养血。

方药：十全大补汤（《太平惠民和剂局方》）加减。

方解：本方是由补脾益气的四君子汤（人参、白术、茯苓、甘草）和补养阴血的四物汤（熟地黄、白芍、当归、川芎）合方再加温补的黄芪、肉桂组成，全方共奏健脾益气、养血充精之功。气虚不摄血而见便血、尿血者，加龙眼肉、酸枣仁，阳虚畏寒者加淫羊藿。

备选方剂：八珍汤（《瑞林堂经验方》），炙甘草汤（《伤寒论》）。

（四）其他疗法

1. 单方、验方 虚证者可选用中成药：龟鹿二仙膏、六味地黄丸常服。

2. 针灸 气海、关元、命门、肾俞，补法，每日 1 次。或隔姜灸治。

Ⅲ. 中西医诊治思路与特点

（1）本病初起多因感受内湿或外湿，湿热之气下注，扰动精室，热久而毒内蕴，造成弱精子症。

（2）中药治疗弱精子症有一定优势，但在治疗时，应对造成弱精子症病因积极探究，对有生殖道感染患者，应早期合理使用抗生素，并依据病原体的培养和药敏试验选择敏感抗生素，决定使用时间的长短。

（3）对精索静脉曲张严重患者，可行手术治疗。

（4）中西药联合应用，优于单用西医或单用中医治疗，以发挥协同作用。

第四节 死精子症

Ⅰ. 西医临床导论

死精子症是指精子存活率降低或全部死亡。WHO 未明确死精子症的定义，但规定精子存活率应达到 58% 或以上。其发病率占男子不育症的 1.3% 左右。

一、病因病理

（一）病因

精子的产生是男性下丘脑、垂体和睾丸共同参与完成的一个过程，睾丸生精组织是精子产生的结构基础，生殖内分泌的调节是生精的必要条件。精子存活率降低或全部死亡与生精功能缺陷、内分泌异常、精索静脉曲张和精囊、前列腺等炎症，以及全身营养状况欠佳、维生素缺乏等因素有关。

1. 生殖系统感染　是男性死精子症的重要因素，生殖道感染可直接影响精子活力，如急性睾丸炎、急性附睾炎炎性渗出可直接杀死精子，导致死精子症。而前列腺、精囊腺等生殖腺体发生炎性充血、水肿，局部血流速度变慢导致供血供氧不足，导致精子死亡。其中，解脲支原体、沙眼衣原体感染精囊腺、前列腺可使精浆成分及分泌异常，引起精子活力减低及丧失。

2. 营养、维生素和微量元素的缺乏　蛋白质、维生素和微量元素的摄入不足会影响睾丸的生精功能。果糖是精子存活和活动所需要的物质，由精囊产生，当精囊腺发生炎症时，果糖分泌会减少，同时细菌及炎症细胞浸润也会导致营养物质过度消耗而导致缺乏。精液中的锌元素异常也可影响精子活力，甚至导致精子死亡。另外，食用的粗制棉油、酒精等也影响男子的精子活力。

3. 环境因素和药物　各种化学制品及铅、铜、锡等化学元素，合成的农药，电离辐射（包括X射线和 γ 射线）与非电离辐射（包括无线电波、微波）等都有可能影响精子活力。

4. 免疫因素　通过抗精子抗体、细胞毒作用，影响精子活力。

5. 精索静脉曲张

（1）局部睾丸温度升高，造成死精子。

（2）睾丸血流动力学改变，阻碍睾丸新陈代谢废物排出，从而影响精子活力。

（3）局部营养障碍。

（4）精索静脉曲张破坏血睾屏障，可致睾丸附睾免疫屏障受损，精子抗原暴露所致。

6. 其他　睾丸创伤及手术、睾丸扭转、内分泌因素（高泌乳素血症、垂体功能不足、甲状腺功能亢进或减退、糖皮质激素过多、雌激素或雄激素过多等）、全身性疾病、年龄因素、先天因素隐睾、部分基因异常等。

（二）病理

睾丸病理可见各级生精细胞成分减少，细胞层次降低，上皮细胞排列紊乱，管腔内可见未成熟生殖细胞，生精上皮变薄，生精小管萎缩，间质纤维化。

二、诊　　断

（一）临床表现

临床上多数患者可无明显症状，多因婚后不育就诊发现。部分患者可有因不育而产生焦虑和沮丧；有生殖道感染的患者可有尿频、尿急的泌尿系统感染症状和附属性腺感染相关症状；精索静脉曲张者可见睾丸坠胀。

（二）体征

一般无明显体征，查体时需注意精索静脉是否曲张，睾丸体积有无偏小，附睾、睾丸有无肿胀及触痛，尿道外口有无异常分泌物等。

（三）辅助检查

1. 计算机辅助精液分析（CASA）检查　精液分析中精子死亡90%以上，甚至全部死亡。检查时应注意，精液分析时不动的精子并不一定就是死亡精子，如纤毛不动综合征，精子虽存活，但可因纤毛超微结构缺陷，外周动力蛋白臂缺如而导致精子不能运动。只有在经过伊红等染色后才能确认死精子，高倍镜观察下，活精子不着色，死精子染成红色。

2. 精浆生化检查　通过精浆生化检查了解是否存在锌、镁等微量元素缺乏，如果果糖水平降低提示存在精囊病变。

3. 前列腺液检查 前列腺常规、前列腺细菌培养、前列腺液 PCR 检查有助于了解有无相关生殖系统感染。

4. 激素水平检测 性激素检测有助于鉴别有无内分泌性因素，如高泌乳素血症、雌激素或雄激素水平异常、促性腺激素缺乏等。必要时需进一步检测甲状腺功能、糖皮质激素水平。

5. 超声检查 阴囊超声检查有助于明确有无睾丸、附睾病变、精索静脉曲张等情况。

三、治　　疗

（一）抗感染治疗

对存在生殖系统感染者，应先采取措施进行治疗。对慢性前列腺炎、精囊炎等应选用局部药物浓度较高的抗生素，细菌感染或由病毒继发细菌感染者可用抗生素治疗，常用的药物有 β-内酰胺类抗生素（青霉素类、头孢菌素类）、复方新诺明；支原体感染首先选用大环内酯类抗生素。

（二）改善精液质量

存在性激素问题者应适当接受相关内分泌治疗，补充维生素 E、维生素 C、微量元素，使用左旋肉碱对改善精子生成内环境代谢有积极作用，有助于提高精子活率。

（三）手术治疗

对存在严重精索静脉曲张的患者，应予手术治疗，建议有条件者行显微镜下精索静脉结扎术，该术复发率低，睾丸萎缩等术后并发症发生率低。其次可选择经腹腔镜精索内静脉高位结扎、经腹膜后精索静脉结扎术等。

四、预防与调护

（一）预防

避免阴部长时间接近高温环境，远离电磁辐射、手机辐射等。保持会阴部清洁卫生，避免不洁性行为，避免禁欲和纵欲。积极治疗原发病灶，在坚持治疗用药的同时，应对男女双方的生育力进行综合评价。生活有规律，避免劳累，保持心情舒畅。

（二）调护

适度运动，勿劳累，改变不良生活习惯。调节饮食，多食虾、贝壳类、龟、鳖、鳝鱼等血肉有情之品，忌烟酒、辛辣刺激食物，注意营养，讲究卫生，禁止在 43℃以上的热水中坐浴，不穿紧身裤，防止睾丸损伤。遵守医嘱，合理用药，避免间断用药。

Ⅱ. 中医临证通论

中医并没有“死精子症”的病名，但中医所言“肾虚”“精寒艰嗣”与本病相关，本病可属于中医“精寒”“精清”等范畴。中医认为该病的病因病机主要是肾虚精亏，脾胃虚弱、肝郁气滞及血瘀等。

一、病因病机

（1）先天禀赋不足，或早婚、房事过度，或手淫过频，损伤肾气，肾气衰弱，命门火衰，下焦阳气不足，精室失于温煦，影响精子生存。也可素体阴血不足或纵欲过度，戕伐阴精，或嗜食温燥劫阴之品，或热病伤阴，耗伤肾阴，肾阴不足则阴虚火旺，煎熬精液，灼伤精子，致死精增多。

（2）情志不遂，或所欲未遂，七情所伤，致肝失疏泄条达，肝气郁结，气机运行不畅，气化失司而致本病。或素体肥胖脾虚不运，痰浊内生，水津不布；或外湿外伤，凝聚酿痰，阻滞下窍，影响精子存活。

（3）平素过食肥腻、辛辣炙煿之品，致胃肠积滞，脾胃受损，脾失健运，痰湿内生，久之化热，湿热之邪蕴结下焦，或感染湿邪，积湿生热，下注精室，耗阴伤精，煎熬肾精，灼伤精道。

二、辨证论治

（一）辨证要点

1. 辨八纲 死精子症兼形体满胖困倦，面垢油腻为实；形瘦无力，面白无华为虚。常需仔细辨证。

2. 辨症状 肝气郁结的特征性症状为胁肋疼痛，胸闷喜太息，常伴精神抑郁和性功能障碍；肾精不足的特征性症状为腰膝酸软、神疲乏力；肝肾阴虚的特征性症状为午后潮热，五心烦热，口干不欲饮；脾胃亏虚，痰湿内盛的特征性症状为肢体困倦、胸脘痞闷、痰多色白。

本症属虚证者多见，但虚中挟实者亦有，如肾阴不足、阴虚火旺证常兼有肝经湿热蕴结不化者；而肝郁气滞血瘀则属实证，但又常伴见肝肾阴血不足之虚证。因此，辨证要点首先是要明辨虚实。本症的病位主要在肾，可涉及脾、肝等脏。

（二）治疗原则

根据该病的主要病机，临床上当以疏肝解郁、益肾填精、滋阴降火、健脾化痰、疏通气机为治疗原则，治疗的目的是要恢复生殖之精的正常生长。具体而言，补肾又有温补肾阳肾气、滋补肾阴、滋补肝肾、温补脾肾的不同，疏通气机有疏肝理气、活血化瘀、清利湿热之别，临床必须根据病因的差异，区别对待。

（三）证治分类

1. 实证

（1）肝郁气滞证

主证：胁肋胀痛或胀满，胸闷喜太息，情志抑郁易怒，或嗳气，舌淡红苔薄白，脉弦。

治法：疏肝解郁。

方药：柴胡疏肝散（《景岳全书》）加减。

方解：方中柴胡疏解肝郁，配以陈皮、香附、枳壳可增强疏畅气机之力；白芍养血敛阴；川芎行气开郁、活血止痛；配伍甘草缓急止痛。诸药合用共奏疏肝解郁、缓急止痛之功。气滞血瘀者可加桃仁、红花、牛膝；睾丸坠痛者，加荔枝核、橘核；气郁化火者加牡丹皮、生地黄、黄柏。

备选方剂：逍遥散（《太平惠民和剂局方》）。

（2）湿热蕴结证

主证：形体丰满，胸闷心悸，口中干黏，或肾子肿痛，小便黄浑，大便溏薄，或头晕、目眩，阳痿、早泄，舌质红，苔黄厚腻，脉濡数。

治法：清热化湿，育阴生精。

方药：清热育阴汤加减。

方解：板蓝根清热解毒，生地滋阴清热，共为主药，金银花、蒲公英、连翘、山豆根清热解毒，丹皮、赤芍活血，女贞子、菟丝子、枸杞子补肾生精。阴虚较盛加天冬、麦冬；睾丸肿痛加橘核、荔枝核；小便不利加猪苓、车前子，本方兼有清热祛邪、养阴补肾之功。

备选方剂：龙胆泻肝汤（《医方集解》）。

2. 虚证

（1）肾精不足证

主证：腰膝酸软，神疲乏力，头晕目眩，性欲低下，射精无力，阳痿早泄，夜尿频数，舌淡苔薄白，脉细无力。

治法：补肾填精。

方药：二至丸（《扶寿精方》）加减。

方解：方中女贞子益肝补肾，墨旱莲滋肾补精，能益下而荣上，强阴黑发，桑椹补血滋阴。诸药并用，共奏补益肝肾、滋阴补虚之功。兼见血瘀者加当归、川芎、赤芍养血活血，化瘀不伤阴；脾虚便溏者加生黄芪，人参、炙甘草；劳伤心脾见心悸健忘、失眠多梦者加当归、远志、茯苓、酸枣仁养血安神；伴遗精、滑精配以芡实、沙苑子。

备选方剂：五子衍宗丸（《摄生众妙方》），生精胶囊（《廖元和堂》）。

（2）肝肾阴虚证

主证：婚久不育，腰膝酸软，头晕耳鸣，五心烦热，潮热盗汗，口干咽燥，遗精，舌红少苔，脉细数或弦细。

治法：滋补肝肾。

方药：一贯煎（《续名医类案》）加减。

方解：方中重用生地黄滋阴养血，补益肝肾；北沙参、麦冬、当归、枸杞子益阴养血柔肝；配合生地黄以补肝体，育阴而涵阳；佐以少量川楝子，疏肝泄热，理气止痛，遂肝木条达之性，川楝子药性苦寒，与大量甘寒滋阴养血药配伍，则无苦燥伤阴之弊。诸药合用，使阴血得生，肝肾得以濡养，肝气得以条畅。午后虚热、多汗者，加银柴胡、地骨皮；胁胀痛甚，加入白芍、郁金；肝逆乘脾而见神倦食少者加砂仁、茯苓；大便秘结者加瓜蒌。

备选方剂：知柏地黄丸（《医宗金鉴》）。

（3）脾胃亏虚，痰湿内盛证

主证：肢体困倦，胸脘痞闷，痰多色白，头晕身重，体态虚胖，四肢无力，食欲不振，呕吐，舌淡或淡红苔白，脉濡或细濡。

治法：健脾和胃，祛痰化湿。

方药：二陈汤（《太平惠民和剂局方》）加减。

方解：方中半夏燥湿化痰，和胃止呕；陈皮理气化痰，使气化则痰亦化，合“治痰先治气”之法。二药配合，能加强祛痰和胃止呕的作用。茯苓健脾渗湿，生姜降逆化饮，乌梅收敛肺气，甘草和中补脾，使脾健而湿化痰消。全方具有燥湿化痰，理气和中之意。痰湿甚食少者可加炒苍术、莱菔子、厚朴以消食化痰；干呕泛酸者加竹茹。

备选方剂：平胃散（《简要济众方》）合四君子汤（《太平惠民和剂局方》）。

（四）其他疗法

1. 单方、验方　肾阳虚者可选用菟丝子丸、金匮肾气丸、右归丸；肾阴虚者可选用左归丸、大补阴丸、滋阴种子丹；阴虚火旺者可选用知柏地黄丸；气血两虚者可选用十全大补膏、补中益气丸。

2. 针灸疗法　相火偏旺者，可取行间、中极、志室、命门、三阴交，用泻法，隔日一次。肾气不足者，可取关元、肾俞、命门、气海、足三里，用补法，加灸。

肝郁气滞，痰湿内阻者，用提插结合捻转法，取关元、肾俞、三阴交、气海为主穴，加用丰隆、阴陵泉、太冲及精宫穴。

3. 饮食疗法

（1）五味子膏（《本草纲目》）：北五味子 100g，蜜 1000g，五味子洗净，加蜜慢煎成膏，每日空腹食 10～15ml，具有滋阴涩精功效，用于肝肾俱亏者。

（2）雀儿药粥（《太平圣惠方》）：麻雀 5 只，菟丝子 45g，覆盆子 15g，枸杞子 30g，粳米

63g，细盐少许，葱白 2 茎，生姜 3 片，煮粥，早晚服用。具有壮阳补血功效，用于肾精不足者。

Ⅲ. 中西医诊治思路与特点

（1）结合整体观辨证施治，配合精神疗法，畅情志，建立“社会 - 心理 - 人体”治疗模式。

（2）把握病因与病机，积极处理明确的影响因素，如生殖系统感染、精索静脉曲张等，中医治疗死精子症方易获良效。

（3）中西医结合治疗以扶正祛邪，合理施行手术配合中医辨证施治，可有效缓解临床症状、缩短病程、提高治愈率，改善预后。死精子症治疗难度大，在患者充分知情的情况下，适时推荐辅助生殖技术。

第五节 精液液化异常

Ⅰ. 西医临床导论

正常情况下，人类精液以液体状态排出，呈凝固状态，一般 5 ～ 25 分钟液化。精液液化异常是指在室温或 37℃孵育箱中，离体精液 60min 后不液化或不完全液化，又称精液不液化症。精液液化异常是导致男性不育的常见原因之一。精液液化异常使精子发生凝集和制动，减缓和抑制精子的正常运动，不能通过宫颈，而致女性不孕。临床上确诊精液液化异常的依据主要是精液液化时间和精液的黏稠度。

一、病因病理

（一）病因

精液的凝固和液化过程由精囊和前列腺的分泌物完成，具体表现为精囊产生的凝固因子引起精液凝固，而前列腺产生的蛋白分解酶、溶纤蛋白酶等精液液化因子使精液液化。当精囊或前列腺出现炎症，可使凝固因子和液化因子的分泌发生障碍，造成液化因子减少，形成精液不液化症。棉酚避孕药、内分泌功能异常等，影响附属性腺功能，也可造成精液液化异常。

（二）病理

精液液化异常与前列腺分泌功能有关，目前尚无明确的特异性病理改变。

二、发病机制

凝固的精液在电镜下可见纤维细长，交织成网，并将精子限制其中，不能活动。凝固可防止性交后精液自阴道内溢出、流失，又可延缓精子运动，储备能量。因此，实际上精液凝固是一种保护精子功能的重要生理过程。但是，若精液不液化，精子活动长时间受限，可造成不育。目前关于精液不液化的发病学说，主要包括如下四个方面：

1. 液化因子学说 精液的液化是与前列腺分泌的液化因子有关，前列腺产生的蛋白分解酶、纤溶蛋白酶等精液液化因子能使精液液化，因此，当前列腺发生病变时，其分泌功能降低，酶的活性也降低，精液液化表现异常。临床上也发现，慢性前列腺炎时，精液黏稠度高，不液化发生率也明显升高。除此之外，精液液化与前列腺特异抗原（PSA）有密切关系，前列腺上皮细胞能合成丝氨酸蛋白酶，而后者正是 PSA 的化学本质，它具有类胰凝乳蛋白酶、类胰蛋白酶和类脂酶的活性。倘若前列腺发生炎症时，前列腺上皮细胞分泌功能下降，PSA 含量减少会影响精液的液化。

2. 内分泌紊乱 睾酮对精液凝块的形成和液化至关重要，它不仅调节附属性腺分泌活动及各种分泌物的产生，也可影响精液的凝固和液化。任何原因导致的睾酮减低引起的前列腺分泌功能低下，都可能出现精液不液化。例如，男子口服避孕药棉酚可使精液黏稠度明显升高，这究竟是棉酚直接作用于附属性腺的结果，还是通过其他机制目前尚不清楚，但由此也说明，除了前列腺炎症可影响精液黏稠度改变之外，尚有其他许多因素可干扰精液的液化过程。

3. 生殖道感染 生殖道感染时，精液中碎片状物质增加，pH 升高，这与白细胞增加及锌含量降低有一定关系，当精液 pH 超过 8.8 时，精液也会发生不液化。

三、诊 断

（一）临床表现

患者一般具有正常的性功能与射精能力，往往因婚后久不生育就医。若前列腺炎症明显时可有小便淋漓、血精等症状，合并睾丸炎或附睾炎时可有睾丸体积缩小、质地变硬等症状。另外，由于精液黏稠度高，有时会出现射精费力或射精痛症状。精液稠厚或黏稠如胶冻状，甚至呈块状。

（二）辅助检查

诊断该病时应该检查是否合并前列腺炎症或者是先天性缺陷。

1. 肉眼观察精液液化带有一定的主观性 精液高度黏稠，呈冻胶状，甚或呈块状。精液排出体外后，1 小时以上不液化，即可诊断为精液不液化。上海交通大学医学院附属仁济医院自 1980 年自制精液黏度测定计，测定精液黏度可采用毛细管测定计测定。毛细管长 93mm，内径有 0.725mm 和 0.625mm 两种，测定 0.5ml 精液通过毛细管所需的时间。测定时将液化的精液倒入管内 1mm 水平刻度，用秒表计算 0.5ml 精液通过的时间。经研究发现，Ⅰ° 通常在 0.725mm 内径下为 48 ～ 75 秒；Ⅱ° 为 94 ～ 223 秒，而 2 小时不液化精液黏稠度测定属不流动或仅缓慢下降。

2. “袋法”测定 这是由 Tauber 等设计，近年来广为人们所采用的一种精液液化的定量测定法。测定方法是，将网眼为 37μm 的尼龙网布连接于两个相距 0.7cm 而且平行排列的金属棒下方，形成一个大小为 6cm × 2.4cm 的囊袋。该袋只允许液体及小的颗粒（如细胞）、精子通过，凝胶样物质不能通过。在测定液化时，将射出后 1min 的精液倒入袋中，然后将袋子放入一个有刻度的小瓶中，间隔一定时间（如 2min、4min、6min、12min、24min、30min）把袋子提起，轻碰瓶壁，量出瓶中的液体量。当凝固的精液全部液化时，瓶中的液体量即为精液的总量，其中每一时间测定到的瓶中液体量与总量之比的百分数为液化率。将不同时间的液化率制成图即为液化曲线，该法测定正常液化精液，液化率 6min 内可达 35% 以上，12min 内可达 60% 以上，24min 可达 100%。

3. 精浆生化 由于精液的凝固与精囊功能有关，精液的液化与前列腺功能有关。因此，可以通过测定精浆中酸性磷酸酶、锌和镁的含量来衡量前列腺的功能；通过测定果糖和前列腺素的含量来衡量精囊的功能，对附属性腺炎症患者还应作精浆或前列腺液的细菌培养和抗生素药物敏感试验。

四、治 疗

（一）药物治疗

1. 口服药物 若查明有前列腺炎的患者，应采用有效的抗生素治疗，可改善前列腺功能，增强自身液化的能力。并同时加用口服药乙酰半胱氨酚或氮－环己基－氮甲基氯化物。

2. 注射用药　应用 α-糜蛋白酶，每次 5mg，每周 2 次肌内注射，连续 1 个月；或玻璃质酸酶，每天一次，肌内注射 1500U，连续 20 ～ 30 天。

3. 外用药物　对非感染引起的精液不液化症可应用局部外用药，临时加速精液液化，局部外用药有以下几种：

（1）阴道栓剂：将 α-淀粉酶 50mg 与可可脂制成阴道栓剂，性交后立即将一枚药栓塞入阴道，令其自溶，促进精液液化。α-淀粉酶除了有液化精液的作用外，其分解产生的糖原可能对女性生殖道有一定的作用。

（2）Alevaise 液灌洗阴道：Alevaise 液即四丁酚醛溶解剂，用法是于性交前取 60ml Alevaise 液灌洗阴道，能改变阴道局部环境，有助于精液在阴道内液化。

（3）糜蛋白酶阴道注入：用糜蛋白酶 5mg，加入 1ml 的生理盐水中，于性交后立即注入阴道内，抬高臀部 30min，可促使精液液化，降低精液黏稠度，但对精子活力无影响。

（二）辅助生殖技术

经上述治疗仍然无效者可选择体外人工授精，或体外受精和卵泡内单精子注射。

五、预防与调护

（一）预防

合理安排日常起居，注意自我调节，保持适当性生活；保持会阴部清洁卫生，积极治疗附属性腺疾病；忌食辛辣刺激性食品，保持心情舒畅。

（二）护理

在辨证的前提下，伴有前列腺炎患者的饮食应忌酒、咖啡、辛辣刺激之品，多以清凉、清补之品为主。煎炒油炸之物宜禁忌或少食。有研究报道炒麦芽、炒谷芽、山楂等健脾和胃消食之品，可以调节全身酶的活性，有利于精液液化。

Ⅱ. 中医临证通论

本病属于中医“精滞”“精瘀”范畴。精液的正常液化依赖于阳气的气化作用，而气化又依赖于阴阳的协调，如《素问・阴阳应象大论》有“阳化气，阴成形”，精液为肾所属，故与肾的气化功能有直接的关系，凡是阳不足，肾之阴阳失调，或者湿热邪气，如《素问・太阴阳明论》有“伤于湿者，下先受之”，或寒凝血瘀等阻遏气机，均可导致气化失常，因而出现精液不液化。中医辨证精液不液化有虚有实，治疗的关键在于使肾阴阳平衡，恢复气化功能。

一、病因病机

（一）病因

（1）忍精不射，败精瘀阻，郁而化痰，或阴部外伤，损伤血脉，久病入络，痰瘀交阻，精室失养致精液不液化。或饮食不节，过食肥甘酒酪和辛辣之品，湿热内生，或外感湿热，蕴结不散，湿性重浊，下移精室，精浊混淆，煎熬精液以致稠厚不化。

（2）酒色过度，损耗肾阴，阴虚火旺，灼伤阴精，煎熬精液以致精液不液化。或禀赋不足，或后天失养，或久病伤肾，或恣情纵欲，耗气伤精，以致肾阳不振，不能温煦阴器，而成精液液化失常。

（二）病机

中国古代医籍对本病无专论，统称“无子”，似属“精热、精厚、精少”范畴。清代陈士铎云：“凡男子不能生育者有六病，一精寒，二气丧，三痰多，四相火盛，五精少，六气郁也。”现代中医学专家普遍认为本病与“精寒”“痰多”“相火盛”相关。祖国医学认为，肾阴不足，阴虚火旺，真阴之液暗耗而精液稠；或水湿运化失常，凝聚为痰，痰火扰乱精室，使精热而黏，或元阳不足，精寒而凝不液化。

1. 阴虚火旺 素体阴虚内热，久病伤阴，或房室过度，手淫频繁，虚火上炎灼伤精液，致精液黏稠不化。

2. 痰湿凝滞 嗜食辛辣醇酒厚味，脾胃受损，湿热内生，水湿不得正常运化，凝集为痰，痰浊随气升降，流注于下；湿毒之邪外侵，蕴久化热下注，熏蒸精室，使气化不利，精液因热炽而黏稠如胶。

3. 元阳不足 中医学认为，“阳化气，阴成形”。精液的凝固是由肾阴的“成形”而成，精液的液化是由肾阳的气化而化。若元阳不足，则精宫寒冷，气化失常，精寒而凝，不能液化。

二、辨证论治

（一）辨证要点

1. 辨八纲 精液不液化症兼形体满胖困倦，面垢油腻为实；形瘦无力，面白无华为虚。实多虚少，常需仔细辨证。

2. 辨症状 湿热证特征性症状为小便短赤灼热，尿频尿急；痰瘀阻滞证的特征性症状为固定痛处，伴胸脘痞闷；而阴虚火旺证的特征性症状为口干咽燥，五心烦热；肾阳不足的特征性症状为畏寒肢冷、腰膝酸软。

（二）治疗总则

本病治疗原则为补虚泻实，化痰祛瘀。

（三）分型治疗

1. 实证

（1）湿热下注证

主证：精液黏稠不液化，色黄稠，有凝块，或伴尿频、尿急、尿不尽，小便黄赤浑浊，或伴射精痛，或伴尿道灼热感、尿痛，甚则尿血、血精，腰痛不适，阴囊潮湿，舌红苔黄腻，脉弦滑或滑数。

治法：清热利湿。

方药：萆薢分清饮（《丹溪心法》）加减。

方解：方用萆薢清热化浊为君药，辅以碧玉散、茯苓、车前子清热利湿，益智仁、石菖蒲益肾祛浊，乌药化气，炒栀子以清热。湿偏重，则加苍术、白术健脾化湿；热偏重，则加知母、黄柏清热泻火；尿血、血精者，加丹皮、小蓟。

备选方剂：龙胆泻肝汤（《医方集解》），八正散（《太平惠民和剂局方》）。

（2）痰瘀阻滞证

主证：精液量少、黏稠不化，伴会阴、少腹部隐痛，或射精时刺痛，胸脘痞闷，头身困重、神疲气短，舌质淡紫边有瘀斑，苔腻，脉滑或弦细。多见于形体肥胖者。

治法：燥湿化瘀，活血通精。

方药：二陈汤（《太平惠民和剂局方》）合失笑散（《太平惠民和剂局方》）加减。

方解：方用半夏、橘红燥湿化痰；茯苓健脾渗湿；蒲黄、五灵脂活血祛瘀，散结止痛，相须为用；生姜降逆化痰；乌梅收敛肺气；甘草润肺和中调和诸药。瘀血征象明显，加用丹参、川芎、当归；痰蒙清窍，加用石菖蒲。

备选方剂：二陈平胃散（《症因脉治》）合桃红四物汤（《医宗金鉴》）。

2. 虚证

（1）阴虚火旺证

主证：精液黏稠不液化，五心烦热，口干咽燥，耳鸣眩晕，失眠多梦，腰膝酸软，舌红苔少或剥，脉细数。

治法：滋阴降火，补肾填精。

方药：大补阴丸（《丹溪心法》）加减。

方解：熟地黄、炙龟板滋补肾阴，潜阳降火；猪脊髓、蜂蜜补阴填精生津；盐黄柏泻相火，坚真阴；盐知母上清肺热，下滋肾阴。诸药合用，共奏滋阴降火、补肾填精之功。虚火明显者加丹皮、泽泻清虚热泻肾火，又防滋腻太过；阴虚甚加女贞子、墨旱莲、枸杞子滋阴填精。

备选方剂：知柏地黄丸（《医宗金鉴》）。

（2）肾阳不足证

主证：精液黏稠不液化，畏寒肢冷，腰膝酸软，头晕耳鸣，夜尿频多，小便清长，阳痿或性欲低下，舌淡苔白，脉沉迟或沉细无力。

治法：补肾壮阳。

方药：右归丸（《景岳全书》）加减。

方解：方中附子、肉桂、杜仲温补元阳，益火之源；菟丝子补肝肾；当归活血补血；熟地黄、山茱萸、山药、枸杞子补肾精，以养阴血，取"善补阳者，必于阴中求阳，则阳得阴助而生化无穷"之意。诸药合用，共奏补肾壮阳、活血通络之功。兼见小便不利加车前草、泽泻；兼气虚头昏、全身乏力者，加黄芪、龟甲胶。

备选方剂：肾气丸（《金匮要略》）。

（四）其他疗法

针灸对精液不液化症有一定的疗效。推荐选穴：气海、水道、三阴交或中极、肾俞、阴陵泉，两组穴位交替使用。进针深度及运针以患者得气舒适为度，留针 30min，手法采用平补平泻，隔日 1 次。

Ⅲ. 中西医诊治思路与特点

（1）湿热下注证患者多伴有附属性腺的感染，常需解除病因治疗，可以服用有效抗生素。有研究报道解脲支原体感染的患者，常伴有精液液化延缓，故此类患者常需对附属性腺、尿道做进一步检查。肾阳不足证患者可结合西药如透明质酸酶或糜蛋白酶治疗，可提高疗效。阴虚火旺证患者应树立整体观念，以纠其偏胜为纲，综观全局，以期阴平阳秘，阴阳平衡才能精室充盛，从而达到治疗目的。

（2）中医治疗精液液化异常具有优势和特色，但欲获良效，一定要把握该病病因和病机。

（3）中西医结合治疗的疗效优于单用西医或单用中医治疗，合理使用西药配合中医辨证施治，可有效缩短病程、提高治愈率，改善预后。

（4）适时推荐辅助生殖技术。

第六节 少精液症

Ⅰ. 西医临床导论

正常精液量为 2 ～ 6ml，少于 0.5ml 称为无精液症，大于 0.5ml 但少于 2ml 称为少精液症。

精液由附属性腺分泌的精浆在射精时和精子混合排出体外形成。精浆与精子接触时间短暂，但对精子活动、精子代谢、精子获能以及精子受精都起着至关重要的作用。精浆是由附睾、精囊腺、前列腺、尿道球腺和尿道旁腺的分泌液所组成的混合物，其中 60% 来自精囊，30% 来自前列腺，5% ～ 10% 来自附睾、尿道球腺和尿道旁腺。射精过程中，各附属性腺分泌液依次排出，先是尿道球腺和尿道旁腺，其次是前列腺，然后是附睾尾和输精管收缩将精子排出，最后是精囊排空。

一、病　　因

首先要排除频繁性交所致的暂时性精液量过少、收集标本时精液有遗漏等人为因素。常见原因有：

（1）先天性精囊腺缺如。

（2）附属性腺感染：如前列腺炎、精囊腺炎和附睾炎症等。

（3）不完全性逆行射精。

（4）精囊的肿瘤或囊肿、尿道狭窄、尿道憩室、射精管的阻塞或生殖道手术引起输精管道损伤等。

（5）内分泌因素：性腺功能减退和内分泌紊乱，使附属性腺发育不全，或雄激素水平低下，导致附属性腺分泌减少。

二、诊　　断

详细询问病史、包括性功能，性生活频率，有无自慰，遗精等。

（一）病史

有附属性腺感染史，或前列腺炎、精囊腺炎，或性功能减退，或先天性精囊腺发育不良等病史。

（二）临床表现

每次排精量少于 2ml 或数滴，不育。附属性腺感染患者可有相关症状，如前列腺炎患者可表现为以盆腔疼痛伴不同程度排尿及性功能症状为主要临床表现的综合征；精囊炎患者可能有肉眼血精。

（三）体征

前列腺炎患者肛诊可有前列腺压痛，结节。先天性输精管缺如患者体检可能查到输精管和精囊缺如。

（四）实验室及其他检查

精液量 0.5 ～ 2ml，前列腺炎患者前列腺液可见白细胞增多。先天性输精管缺如患者查精浆生化可见精液 pH 降低，精浆果糖含量减少精浆酸性磷酸酶升高，α - 葡萄糖苷酶可以在正常范围。性激素检查，通过对性激素检查，可辅助寻找少精液症的原因。超声检查，前列腺、精囊、附睾等部位如存在异常回声，应进一步探讨其病因。

三、治 疗

（一）病因治疗

（1）针对性腺功能低下或内分泌功能紊乱进行内分泌治疗。HCG治疗：2000～4000U肌内注射，每周2次，连用8～10周为1个疗程。睾酮治疗：丙酸睾酮25～50mg肌内注射，每周2次，连用4周；或甲基睾酮10mg口服，每日3次，连用1～2个月。

（2）针对前列腺和精囊的炎症，应用敏感抗生素，要注意足量、足疗程；还可结合应用理疗和前列腺按摩等辅助治疗。

（3）对于先天性双侧输精管缺如患者建议直接附睾或睾丸穿刺取精后行ICSI。

（二）手术治疗

有输精管完全性或不完全性梗阻，精囊结石，囊肿，精阜畸形等可采用手术或腔镜治疗。

（三）辅助生殖

对先天性异常或治疗效果欠佳的患者，可以行辅助生殖治疗。

四、预防与调护

（1）科学地进行性生活，不恣情纵欲，节制房事，戒除手淫。

（2）进食血肉有情之品，如雀卵、鲍鱼、野生泥鳅、黄鳝、胎盘等。

（3）戒除不良饮食习惯，多食用富含优质蛋白的食物，多食用新鲜蔬菜、水果等食物，补充维生素及微量元素。忌食辛辣厚味，戒烟戒酒。

（4）积极治疗原发病，如生殖系感染、内分泌失调、慢性病等。

（5）避免不良因素的接触，如不洁性交、放射线和高温等。内裤应宽松，不宜穿紧身裤，不宜进行桑拿浴。

Ⅱ. 中医临证通论

少精液症中医统属“精少”“精清”“精稀”等范畴，历代医家对精子质量病变已有相当的认识，《诸病源候论·虚劳精少候》曰：“肾主骨髓而藏于精，虚劳肾气虚弱，故精液少也。”《辨证录·种嗣门》亦云：“男子有泄精之时，只有一二点之精，此等之人，亦不能生子。”

一、病因病机

本病分虚证和实证，虚证多为房劳过度，或饮食不节，或后天失养，导致耗液伐精，以致精液不足；实证多以感受湿热之邪，循经下注，扰动精室，灼伤精液，或跌仆外伤，瘀血积滞，瘀血阻滞经络，精道不通导致少精液症。

中医认为本病以虚证为主，不外于脾、肾二脏，脾肾亏虚，导致肾精、气血不足，精液生化无源。实证以湿热、瘀血为患，灼伤精液和阻滞精道导致精少。

二、辨证论治

（一）辨证要点

1. 辨八纲 临床上首先辨明寒热虚实，辨明病位。

2. 辨症状 湿热下注的特征性症状为小便短赤涩痛，尿频尿急；气滞血瘀的特征性症状为少腹或会阴部胀满隐痛；肾精不足的特征性症状为腰膝酸软；脾胃虚弱的特征性症状为面色不华、大便溏薄。

（二）治疗总则

针对少精液症的主要病机，临床治疗当以补虚、疏通精道为治疗原则。补虚当分补肾精和益气血；疏通精道则需根据瘀血和湿热等病邪的性质不同，采取活血化瘀和清利湿热之法。

（三）分型治疗

1. 实证

（1）湿热下注证

主证：精液量少，不育，小便短赤灼热，尿频尿急，精液质黄量少而黏稠，阴囊潮湿，舌红苔黄腻，脉滑实或数。

治法：清热利湿。

方药：萆薢分清饮（《医学心悟》）加减。

方解：方中萆薢清热利湿，分清别浊；茯苓健脾渗湿；川木通、薏苡仁、车前子清热利湿；黄柏除下焦湿热；莲子心清心利尿；牛膝引药下行。诸药合用，共奏清热利湿、分清别浊之功。大便干结者，可加生大黄以通腑泄热；尿道白浊者，加鹿衔草、石菖蒲；热毒偏盛者酌加金银花、连翘。

备选方剂：龙胆泻肝汤（《医方集解》）。

（2）气滞血瘀证

主证：精液量少，不育，少腹、会阴部胀满隐痛，面色晦暗，伴阴囊青筋成团如蚯蚓状，舌质黯或黯红，边有瘀点、瘀斑，脉涩或弦涩。

治法：活血化瘀。

方药：少腹逐瘀汤（《医林改错》）加减。

方解：方中当归、川芎、赤芍养血活血散瘀；蒲黄、五灵脂、延胡索、没药活血祛瘀，散结定痛；小茴香、干姜、官桂散寒通阳，温通下焦。诸药相配，共成活血化瘀、温阳散寒、散结止痛之功。气滞而见胸胁胀满者加柴胡、郁金；气虚者可加黄芪、当归；腰骶部疼痛明显者加川楝子。

备选方剂：血府逐瘀汤（《医林改错》）。

2. 虚证

（1）肾精不足证

主证：精液量少，不育，腰膝酸软，神疲乏力，头晕健忘，耳鸣目眩，小便频数，遗精，舌淡苔薄白，脉细无力。

治法：补肾填精。

方药：五子衍宗丸（《摄生众妙方》）加减。

方解：方中菟丝子补阳益阴固精；枸杞子滋补肝肾；五味子敛肺滋肾；覆盆子益肾固精；车前子通利肾气，取泻而通之，泻有形之邪浊，使全方补而不滞，既能滋补阴血，又蕴含生生之气。诸药并用，共奏填精补髓、疏利肾气之功。脾虚便溏者加生黄芪、党参、炒白术；伴痰蒙清窍眩晕者可加石菖蒲、郁金、远志化痰宣窍；伴遗精、滑精严重配以芡实、沙苑子、龙骨、牡蛎。

备选方剂：生精胶囊（《廖元和堂》）。

（2）脾胃虚弱证

主证：精液量少，不育，面色不华，大便溏薄，身热自汗，少气懒言，肢体倦怠，舌淡胖，边有齿痕，苔薄白，脉沉细无力。

治法：健脾和胃。

方药：补中益气汤（《脾胃论》）加减。

方解：方中黄芪补中益气、升阳固表；人参、炒白术、甘草健脾益气，补益脾胃；陈皮理气调中；当归身补血和营；升麻、柴胡协同参、芪升举下陷清阳，使浊降清升。综观全方，补气健脾，升提中气，使后天生化有源，中焦升降之功得复。腹中痛者，加入白芍、延胡索；风湿在表全身疼痛，则加入羌活、苍术；体虚自汗加防风。

备选方剂：香砂六君子汤（《古今名医方论》）。

（四）其他疗法

1. 敷脐法 处方：威灵仙 10g，雄蚕蛾 15g，菟丝子 15g，穿山甲 10g。研细末后加黄酒调湿敷脐，外用纱布和胶布盖贴，每日换药 1 次，15 天为 1 个疗程，一般用 3 ～ 6 个疗程，皮肤过敏者禁用。适用于肾精亏虚之少精液症。

2. 中药保留灌肠法 处方：穿山甲 10g，红花 10g，延胡索 10g，桃仁 10g，川牛膝 10g，雄蚕蛾 15g，菟丝子 15g，路路通 10g，柴胡 10g，牡丹皮 10g。方法：用文火煎 2 次，每次滤出药液各 120ml，用 60ml 注射器抽药液 60ml，连接导尿管，轻插入肛门 10cm 左右，将药液注入肛门内。注意药液温度，太凉太热都会刺激直肠，可引起腹痛、腹泻。每日 2 次，每次用药 120ml。适用于气滞血瘀之少精液症。

3. 针灸疗法 肾精不足证：主穴取肾俞、志室、关元、精宫，配足三里、三阴交、委中。主穴中刺激，配穴用补法。隔日针刺 1 次，同时灸关元穴 3 ～ 5 壮。脾胃虚弱证：主穴取脾俞、胃俞、足三里，配上巨虚、梁丘、伏兔。主穴中刺激，配穴用补法，每日 1 次，15 次为 1 个疗程。湿热下注证：主穴取脾俞、三焦俞、阴陵泉、中脘、精宫，配以三阴交、委中、太冲。采用中、重度刺激，留针 10 ～ 15min，每日 1 次，6 次为 1 个疗程。气滞血瘀证：主穴取天枢、冲门、中极、关元、血海，配足三里、至阴、至阳、三阴交。采用中、强度刺激，留针 30min，冲门、中极隔姜灸 3 ～ 5 壮，每日 1 次，10 次为 1 个疗程。

Ⅲ. 中西医诊治思路与特点

（1）少精液症的诊断容易，病位容易确定，但病因往往不明，因此发挥中医辨证论治特长成为治疗的关键。

（2）中医治疗少精液症具有优势和特色，辨证论治体系丰富，治疗方法具有多样性，但要达到良好的疗效，需正确把握中医与西医病因病机，综合调治，各扬所长。

（3）中西医结合治疗少精液症是最好的诊疗方案，在治疗同时，要充分考虑患者的生育意愿，适时推荐辅助生殖技术治疗。

第七节 畸形精子症

Ⅰ. 西医临床导论

根据 WHO《人类精液检查与处理实验室手册》第 5 版，生育期男性具备正常的性功能，禁欲 2 ～ 7 日，3 次以上精液检查发现正常形态精子小于 4%，其他参数基本正常，称为畸形精子症（teratozoospermia）。该症可导致男性不育，常伴有少精子症和弱精子症。当三者并存时称少弱畸精症或少弱畸精综合征（oligoasthenoteratozoospermia，OAT）。

一、病因病理

（一）病因

1. 感染因素 生殖道和附属腺体的微生物感染可导致精子畸形率升高，常见的病原体有解脲支原体、沙眼衣原体、表皮葡萄球菌、大肠埃希菌等。有研究表明，精液中白细胞浓度与精子畸形率有显著相关性，白细胞的产物如弹性蛋白酶、肿瘤坏死因子和活性氧（reactive oxygen special， ROS）都可对精子形态产生负面影响。高水平的 ROS 可介导精子膜脂质过氧化，破坏精子内部结构，从而影响精子形态。

2. 环境因素 环境中存在许多有生殖毒性的物质，如镉、汞、铅等金属元素；有机汞农药、有机磷农药和杀虫剂及苯乙烯、丁乙烯等化工产品，对于从事这些物质生产和使用的男性，其精液质量更易遭受伤害。

3. 遗传因素 近年来，越来越多的证据支持遗传学因素在畸形精子症的发病中发挥重要作用。有关的研究热点包括基因异常或突变、精子非整倍体异常、DNA 损伤、DNA 甲基化异常、生殖激素受体基因 / 浓度 / 转化等异常、精细胞物质运输功能障碍、精子核成熟异常、精子 NOX5 表达增强等。

4. 药物因素 大剂量的皮质激素、雄激素、雌激素、促性腺激素释放激素；利血平、呋喃类药物、西咪替丁、柳氮磺吡啶、螺内酯和部分抗生素；雷公藤制剂；癌症化疗药物中的一些烷基化合物和抗代谢药物等；烟草和酒精。

5. 物理因素 微波辐射、放射线、电离、高温等物理因素可导致精子畸形率的增加，同时伴有其他指标异常。

6. 疾病因素 精索静脉曲张对精子形态的影响主要有：①使睾丸局部温度升高；②肾静脉血液反流带来的有毒代谢产物和部分激素紊乱；③睾丸微循环障碍引发缺氧，二氧化碳和乳酸等代谢产物堆积，pH 下降等，对生精细胞和间质细胞产生损害；④高浓度的脂质过氧化物可导致睾丸生精细胞及亚细胞膜氧化应激损伤，生殖细胞凋亡增加；⑤引起精浆中转铁蛋白下降，可能导致正常形态精子比例下降。

7. 其他因素 微量元素、氨基酸和维生素的缺乏也可使畸形精子的数目增加。

（二）病理改变

畸形精子包括头部缺陷（锥形头、梨形头、圆形头、有空泡头等）、颈部和中段缺陷（颈部弯曲、过粗或过细的中段等）、尾部缺陷（短尾、多尾、尾部断裂、尾部弯曲等）、细胞质缺陷（细胞质小滴大于正常精子头部的一半）。

二、诊　　断

（一）临床表现

患者多因不育症而就诊，一般无临床症状。应详细询问，包括不育时间、既往生育史、既往的不育检查和治疗、全身性疾病史、服用药物史、手术史、有无泌尿生殖道感染、性传播疾病和睾丸外伤等。

（二）体征

主要包括第二性征的检查，双侧睾丸体积的测量，附睾、输精管、精索静脉等情况。精索静脉曲张患者站立时可见阴囊肿大，睾丸下坠，静脉曲张成团如蚯蚓状，平卧或托起时阴囊内团块明显减小或消失。

（三）辅助检查

1. 精液分析 包括精液常规检查、精子形态检查、精浆生化指标检测等。畸形精子症很少单独发病，一般多合并少精子症、弱精子症等。在禁欲 2 ～ 7 日后，3 次以上精液化验正常形态精子小于 4% 即可诊断畸形精子症。精液白细胞和弹性蛋白酶等的分析可有助于判断畸形精子症是否由生殖道感染引起。

2. 生殖道病原体检测 常见的病原体有解脲支原体、沙眼衣原体、表皮葡萄球菌、大肠埃希菌等。

3. 基因检测 *SEPTIN* 基因、*Fidgetin-like1* 基因、*PRM1* 基因等与男性畸形精子症有密切的关系。*SEPTIN* 基因隶属于细胞支架蛋白质类家族，发挥细胞骨架重塑、细胞极性、有丝分裂、囊泡运输等作用。*SEPTIN12* 唯独在男性减数分裂后生殖细胞中表达，突变和遗传性变型引起少精子症和畸形精子症；*Fidgetin-like1* 基因是畸形精子症和精子发生阻滞所致不育症一个新的潜在候选基因。另外，有研究表明 PRM1mRNA/PRM2mRNA 比值影响精子形成、精子形态、成熟精子的功能，其 mRNA 转录物可以用作男性不育症诊断的生物学标志物。

4. 染色体检测 有研究发现，与生育力和精液参数均正常男性相比，畸形精子症患者精子 18 号、X 和 Y 染色体非整倍体率（染色体二体率、二倍体率）明显升高。

5. DFI 检测 即精子头部 DNA 碎片指数，有研究发现，畸形精子症与 DFI 呈正相关，即 DFI 越高，精子畸形率越高，在 DFI ≥ 40% 组中，精子正常形态率、顶体完整率均显著降低。

三、治　疗

（一）病因治疗

如果找到可导致畸形精子症的因素，则应采取对应的治疗或预防措施。例如，患者有感染因素，则采用抗生素进行治疗；如工作环境存在高温、辐射、有毒、有害化学物质，则建议远离该环境或加强防护措施；戒烟戒酒，停止服用有害生育的药物等。

（二）抗氧化治疗

精液中过多 ROS 可通过氧化应激作用导致脂质过氧化而损伤精子，使得精子畸形率增高，而精浆中的抗氧化剂具有清除 ROS 的作用，可防止精子受损。基于这一原理，临床口服抗氧化剂可减轻氧化应激损伤并改善男性生育力。常用的抗氧化剂包括维生素 E、维生素 C、辅酶 Q10、左卡尼汀及乙酰半胱氨酸等。

（三）营养疗法

可以运用富含维生素和微量元素的药品、食品，如维参锌、锌硒宝、牡蛎、瘦肉、血制品、粗粮等。

（四）辅助生殖技术

对于常规治疗无效或效果不明显的患者，应及时推荐辅助生殖技术，如 IUI、IVF、ICSI。近年来研究表明，部分圆头精子也可通过 ICSI 获得妊娠，并生育正常后代。

四、预防与调护

（1）饮食有节，戒烟酒，忌食辛辣。

（2）注意个人卫生，特别是外生殖器的卫生，避免不良因素的接触，如不洁性交等。
（3）节制房事，不恣情纵欲。
（4）避免在高温、有毒、有放射性污染的环境中工作和生活，内裤应宽松，不宜穿紧身裤，不宜进行桑拿浴、蒸汽浴。
（5）重视泌尿生殖系统炎症的防治。

Ⅱ. 中医临证通论

中医古籍中无“畸形精子症”的名称。因其结果为引起不育，故属“无子”或“不育”范畴。常见证型有肾阳不足、阴虚火旺、湿热下注等。除遗传因素外，因内分泌因素及前列腺、精囊腺慢性炎症所致者，中西药结合治疗一般有较好的疗效。

一、病因病机

中医学认为肾虚、湿热下注和气滞血瘀是导致畸形精子过多的基本病机。

本症多由房劳过度、久病、素体肾气虚弱、命门火衰、肾阳不足引起。精子的生长、发育、正常运行，全赖肾阳的温煦，如肾阳亏虚，阴寒内生，温煦失职，精子因生长发育不全而畸形。

或由嗜烟酗酒，温病、热病后，真阴耗损，肾阴亏损引起。肾阴对精液、精子的生成发育起物质保证作用，若肾阴不足，不能滋养生殖之精，精子失其所养，不但生精障碍，而且易使精子生长发育不全而畸形。

或平素嗜食肥甘辛辣之品，湿热内生，下注精窍；或湿热毒邪从外内侵，蕴结精室，湿热熏灼精窍，或阻闭精络，精气失养，精子生化不利，而发生畸形。

或情志不畅，肝失疏泄，致肝气郁结；或暴怒伤肝，气机失调，气滞日久必有血瘀；或湿热之邪长期不解，郁而不去；或相火久遏不泄，精道瘀滞，经络闭阻，湿热瘀精，阻滞精室而成。

二、辨证论治

（一）辨证要点

首先辨虚实。本症虚证者多见，凡畸形精子增多而伴阳痿早泄、遗精滑精、腰膝酸软、头昏耳鸣、健忘等证候者属虚证；畸形精子增多而伴少腹会阴疼痛，阴囊胀痛或下坠感，局部青筋暴露，精液检查显示精液不液化或脓精者多属实证。

其次当分清阴阳。肾虚者，无非阳虚、阴虚而已，凡精液清冷，并见形寒肢冷、小便清长者，属肾阳虚；而精液稠而量少，伴五心烦热、舌红口干、小便短赤者，属肾阴虚。

（二）治疗原则

虚证治疗多从肾虚求治，以补肾益精为主。根据肾阴虚与肾阳虚的不同，补肾又有温补肾阳和滋阴降火之分。对湿热下注患者，治疗宜清利湿热；对气滞血瘀患者，治疗宜理气活血，化瘀通络。

（三）分型治疗

1. 肾阳不足证

主证：婚后不育，精液清冷，精子畸形率高，阳痿早泄，腰膝酸软，畏寒肢冷，小便清长，夜尿频多，舌淡胖，脉沉细或微细。

治法：温补肾阳。

方药：赞育丹（《景岳全书》）加减。

方解：方中巴戟天、仙茅、淫羊藿、肉苁蓉、韭菜子、附子、肉桂、杜仲补肾壮阳；熟地、当归、枸杞子、山萸肉滋补肝肾；白术健脾运化。精液冰冷如铁，小腹冷痛者，加乌药、炮姜；形寒肢冷，阳痿早泄者，加露蜂房、蜈蚣；腰酸膝软，阴雨天加重者，加独活、桑寄生、续断；小便清长，夜尿频多明显者，加乌药、益智仁、山药。

备选方剂：金匮肾气丸（《金匮要略》）。

2. 阴虚火旺证

主证：婚后不育，畸形精子增多，精液量少，遗精滑精，腰膝酸软，五心烦热，头晕耳鸣，失眠盗汗，口干咽燥，健忘少寐，舌红少苔，脉细数。

治法：滋阴降火。

方药：知柏五子汤加减。

方解：方中知母、黄柏、生地、丹皮、山萸肉滋阴清热；枸杞子、菟丝子、覆盆子、车前子、五味子补肾生精；茯苓、山药、泽泻渗湿健脾。遗精滑精者，加金樱子、龙骨；潮热盗汗者，加地骨皮、银柴胡、浮小麦；五心烦热，失眠健忘者，加酸枣仁、益智仁、首乌藤。

备选方剂：知柏地黄丸（《医宗金鉴》）。

3. 湿热下注证

主证：婚后不育，畸形精子数多，精液黏稠或不液化，或白细胞增多，有脓细胞，常伴有尿频、尿急、尿痛，小便短赤，或尿道灼热疼痛，腰酸，下肢沉重，身倦乏力，口苦心烦，舌红苔黄腻，脉沉弦或数。

治法：清热利湿解毒。

方药：利湿益肾汤加减。

方解：萆薢、薏苡仁、土茯苓、车前子、怀山药、白术健脾渗湿；肉苁蓉补肾阳；牛膝补肾引药下行。若湿热甚，见尿频、尿急、尿痛、小便短赤者，加黄柏、栀子；尿道灼热疼痛者，加茜草、青风藤；有瘀滞而见少腹、会阴疼痛，或有精索静脉曲张者，加桃仁、红花。

备选方剂：龙胆泻肝汤（《医方集解》）。

4. 气滞血瘀证

主证：婚后不育，阴囊胀痛或下坠感，局部青筋暴露，胸闷不舒，性情急躁，精神抑郁，或会阴胀感，或少腹抽痛，肌肤粗糙失润，或阳痿早泄，舌质暗，边有瘀点，脉沉涩。

治法：理气活血，化瘀通络。

方药：血府逐瘀汤（《医林改错》）加减。

方解：方中当归、桃仁、红花、川芎、赤芍活血祛瘀；生地黄配当归养血和血，使祛瘀而不伤阴血；牛膝祛瘀而通血脉，并引瘀血下行；柴胡、枳壳、桔梗疏畅胸中气滞，使气行则血行；甘草调和诸药。诸药合用，使瘀去气行，则诸症可愈。瘀久化热，烦躁易怒者，加知母、黄柏、栀子；阳痿早泄者，加蜈蚣、红花、淫羊藿；阴囊、少腹疼痛明显者，加三棱、莪术或失笑散。

备选方剂：补肾活血汤（《伤科大成》）。

Ⅲ. 中西医诊治思路与特点

（1）根据 WHO《人类精液检查与处理实验室手册》第 5 版参考值，正常形态精子＜ 4% 为畸形精子症。纵观 WHO 手册对于畸精症的描述，可以看到正常形态精子百分比不断下降，一方面是由于精子形态评估标准越来越高，一方面是由于环境污染及不良生活饮食习惯等导致精子浓度、活力、活率以及正常形态精子比例下降。畸形精子的检查方法以巴氏染色法为常见，尤以头部畸形最具临床意义。精子在运输过程中很少发生形态改变，精子畸形主要是在精子发育过程中，由于各种物理化学因素的刺激及遗传、内分泌、感染、损伤等因素的影响致使精子发育不良，导致精子发生畸形。

（2）在诊治畸形精子症时，首先要了解患者生活习惯、生活及工作环境，吸烟、酗酒、不洁性交等不良习惯，或在高温、有毒、有放射性污染的环境中工作和生活均可导致及加重畸形精子症，如果不能改变不良的习惯，不能远离有害的环境，任何治疗都难以取得满意的疗效。

（3）虽然本症多因肾虚为患，精子畸形症多从肾虚求治。但近年来临床上湿热下注为患或伴有瘀滞者有增加的趋势，治疗时应明辨虚实，虚则补之，实则泻之，忌犯虚虚实实之错。临床多用籽类药确有奇效，无论精子形态异常，还是数量或质量异常皆可参考使用。据相关药理书记载，籽类药富含脂类及微量元素，对精子发生、成熟、获能、酶活性等都有帮助。

（4）对于畸精症与流产的关系，各家众说纷纭。有学者提出畸形精子症是导致女性流产的因素之一。但有学者持相关观点认为颈部和尾部畸形的精子很难进入子宫，而头部畸形的精子即使进入子宫，由于顶体不完整，无法完成完整的顶体反应，也就无法与卵子结合完成受精，故畸精症不会导致流产。但是，畸形精子率过高，常伴有 DFI 升高。DFI 升高，可以看成是流产的高危因素。因为精子头部 DNA 的部分缺失，可能不影响受精或胚胎着床，但有可能影响胚胎早期的发育，导致流产或胚停。因此，即使选择辅助生殖技术，也应该对 DFI 过高进行药物干预。

（5）对于精索静脉曲张手术患者，建议术后配合中药治疗，更有利于精子形态学的改善。

（编者：金保方；审校：陈　磊）

第七章思维导图

第八章　前列腺疾病

第一节　前列腺炎

前列腺炎（prostatitis）是成年男性的常见病。有资料显示，约有 50% 的男性在一生中的某个时期会受到前列腺炎的影响。在亚洲不同国家和地区，20 ～ 79 岁的男性中前列腺炎患病率为 2.7% ～ 8.7%。根据尸检报告，前列腺炎的尸检患病率为 24.3% ～ 44.0%。前列腺炎虽然不是一种直接威胁生命的疾病，但会严重地影响部分患者的生活质量，并造成严重的心理负担。临床中应注意关注患者的心理状态，并合理诊疗，减轻患者经济负担。

慢性前列腺炎是一种临床症候群，表现为尿频、尿急、尿痛、排尿不尽、排尿困难等排尿异常症状，会阴部、下腹部、阴囊、腰骶部等部位不适或疼痛，具有各种独特形式的综合征。各型前列腺炎临床表现类似，但发生原因和治疗方法不同。许多医疗、社会和心理等方面的因素与前列腺炎的发生、发展及预后密切相关。

既往利用 Meares-Stamey 的“四杯法”对前列腺炎进行分类是第一个规范的前列腺炎分类方法，通过比较初始尿液（voided bladder one，VB1）、中段尿液（voided bladder two，VB2）、前列腺按摩液（expressed prostatic secretion，EPS）、前列腺按摩后尿液（voided bladder three，VB3）“四杯”标本中白细胞数量和细菌培养结果将前列腺炎划分为：急性细菌性前列腺炎（acute bacterial prostatitis，ABP）、慢性细菌性前列腺炎（chronic bacterial prostatitis，CBP）、慢性非细菌性前列腺炎（chronic nonbacterial prostatitis，CNP）、前列腺痛（prostatodynia，PD）。

该方法操作比较烦琐，不适用于日常的门诊诊疗工作中。

一、新的分类方法

1995 年美国国立卫生研究院（National Institutes of Health，NIH）根据当时对前列腺炎的基础和临床研究情况，制定了一种新的分类方法（表 8-1），目前临床上普遍采用该分类法。

Ⅰ型：相当于传统分类方法中的 ABP。起病急，可表现为突发的发热，伴有持续和明显的下尿路症状，尿液中白细胞数量升高，血液和（或）尿液中的细菌培养阳性。

Ⅱ型：相当于传统分类方法中的 CBP。有反复发作的下尿路感染症状，持续时间超过 3 个月，EPS/ 精液 /VB3 中白细胞数量升高，细菌培养结果阳性。

Ⅲ型：慢性前列腺炎 / 慢性盆腔疼痛综合征（chronic prostatitis/chronic pelvic pain syndromes，CP/CPPS），相当于传统分类方法中的 CNP 和 PD，是前列腺炎中最常见的类型。主要表现为长期、反复的盆腔区域疼痛或不适，持续时间超过 3 个月，可伴有不同程度的排尿异常症状和性功能障碍，严重影响患者的生活质量；EPS/ 精液 /VB3 细菌培养结果阴性。

根据 EPS/ 精液 /VB3 常规显微镜检结果，该型又可再分为Ⅲ A（炎症性 CPPS）和Ⅲ B（非炎症性 CPPS）两种亚型：Ⅲ A 型患者的 EPS/ 精液 /VB3 中白细胞数量升高；Ⅲ B 型患者的 EPS/ 精液 /VB3 中白细胞数量在正常范围。

Ⅳ 型：无症状性前列腺炎。无主观症状，仅在有关前列腺方面的检查（EPS、精液、前列腺组织活检及前列腺切除标本的病理检查等）时发现炎症证据（表8-1）。

Nickel JC 等学者于 2009 年提出并初步验证了可用于指导 CP/CPPS 诊断和治疗的 UPOINT 表型分类系统和建议的治疗方法，详见本节相关内容。

表 8-1 NIH 对前列腺炎的分类

分类	疾病名称	特点
Ⅰ型	急性细菌性前列腺炎	急性前列腺感染
Ⅱ型	慢性细菌性前列腺炎	复发性前列腺感染
Ⅲ型	慢性前列腺炎 / 慢性盆腔疼痛综合征	没有细菌感染的证据
ⅢA	炎症性慢性盆腔疼痛综合征	EPS/ 精液 /VB3 白细胞数量升高
ⅢB	非炎症性慢性盆腔疼痛综合征	EPS/ 精液 /VB3 白细胞数量在正常范围
Ⅳ型	无症状性前列腺炎	有炎症证据但无主观症状

急性细菌性前列腺炎

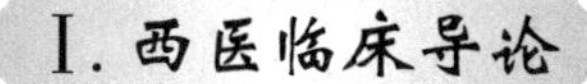

Ⅰ. 西医临床导论

急性细菌性前列腺炎（acute bacterial prostatitis，ABP）是指前列腺非特异性细菌感染所致的急性炎症，主要表现为发热、尿急、尿频、尿痛、直肠及会阴部疼痛等。按 NIH 前列腺炎新的分类方法，ABP 属于Ⅰ型前列腺炎。发病率较低，约占泌尿男科门诊患者的 1/5000，其发病率随着年龄的增长有上升的趋势。

一、病因病理

（一）病因

病原体感染为本病的主要致病因素。病原体主要为大肠埃希菌，其次为金黄色葡萄球菌、结核分枝杆菌、溶血性链球菌、肺炎克雷伯菌、变形杆菌和假单胞菌属等，绝大多数为单一病原菌感染。感染途径通常有逆行感染、血行感染、淋巴感染三种，多为血行感染或经尿道逆行感染：

1. 逆行感染 尿道或邻近器官感染的细菌可直接扩散至前列腺。

2. 血行感染 身体其他部位的感染性病灶，如皮肤疮疖、牙龈炎、龋齿、扁桃体炎、肠道或呼吸道急性感染等病灶的细菌，可通过血行扩散至前列腺。

3. 淋巴感染 来源于下尿路和直肠的感染，可经过淋巴途径波及前列腺。

饮酒过度、性交频繁或不洁性交、受寒感冒以及骑车不慎过度压迫或损伤会阴部常为诱发因素。

（二）病理

本病的前列腺病理变化有局灶性的，亦有弥漫性者。临床分为三型：

1. 卡他型 后尿道、前列腺管及周围间质组织表现为充血、水肿及炎细胞浸润，有成片分叶核粒细胞、腺管上皮细胞增生及脱屑。

2. 腺泡型 腺管及腺泡充血、水肿更明显，整个腺体肿大，腺泡充满血性或脓性分泌物，可形成假性脓肿和小脓肿。

3. 实质型 病变再进一步发展，间质内嗜酸性粒细胞浸润，扩展到实质形成小脓肿。上皮坏死脱落，因而腺腔不易分辨，小脓肿逐渐增大，侵入更多的实质和基质，最终形成前列腺脓肿。

二、诊 断

诊断急性细菌性前列腺炎时，应详细询问病史，了解发病原因或诱因；询问疼痛性质、特点、部位、程度和排尿异常等症状；了解既往史、个人史和性生活情况。

（一）临床表现

1. 全身症状 一般发病较急，表现为恶寒发热、全身酸痛、乏力、虚弱、食欲不振等全身症状，突然发病时全身症状可掩盖局部症状。严重者可出现脓毒血症症状。

2. 局部症状 会阴部和耻骨部重压感或疼痛感，可向腰部、下腹部、背部、大腿等处放射。尿道流出黄白色分泌物，尿道灼热、疼痛、尿急、尿频，膀胱颈部水肿可致排尿不畅，尿后滴沥不尽，尿线变细或中断、排尿困难、血尿，甚至发生急性尿潴留。直肠胀满、里急后重和排便痛，大便时尿道“滴白”。若经36h规范处理病情未改善或体温持续升高，白细胞计数及中性粒细胞增高，应进行经直肠彩色多普勒超声检查，并全面评估下尿路病变，明确有无前列腺脓肿形成。

3. 并发症

（1）急性尿潴留：ABP引起前列腺局部充血、肿胀、压迫尿道，或膀胱颈部水肿，均可致排尿困难，甚至急性尿潴留。

（2）急性精囊腺炎或附睾炎及输精管炎：前列腺的急性炎症很容易扩散至精囊腺，引起急性精囊腺炎。有时细菌可逆行经淋巴管进入输精管的壁层及外鞘导致附睾炎、输精管炎。

（3）精索淋巴结肿大或触痛：前列腺与精索淋巴管在骨盆中有交通支，前列腺急性炎症时可波及精索，引起精索淋巴结肿大并且伴有触痛。

急性炎症期，前列腺充血水肿或有小脓肿形成，还可有射精痛、阴茎疼痛性勃起、性欲减退、性交痛、勃起功能障碍、血精等；其他并发症如腹股沟牵涉痛，严重时可有肾绞痛。

（二）体格检查

直肠指诊可触及前列腺肿大，触痛明显，部分或整个前列腺变硬或有结节形成，质地软硬不一。前列腺脓肿形成时直肠指诊局部有波动感。

（三）辅助检查

1. 血常规检查 急性细菌性前列腺炎血常规表现为白细胞明显增高，可达20×10^9/L以上，尤其是中性粒细胞数量显著升高。高热者应进行血培养与药敏试验。

2. 尿液分析和尿沉渣镜检 尿常规分析及尿沉渣检查是排除尿路感染、诊断前列腺炎的辅助方法。急性前列腺炎尿常规见脓球、红细胞，细菌培养阳性。尿道分泌物镜检，可发现大量成堆白细胞。应及时进行尿培养以尽快明确致病菌和药敏情况。

3. 直肠指诊 应动作轻柔，谨慎操作，禁忌施以重压。可发现前列腺明显肿大、灼热、触痛和外形不规则等。若有波动感，则提示前列腺脓肿形成。急性前列腺炎行前列腺按摩有引起菌血症的风险，故禁忌前列腺按摩，也禁用尿道器械检查。

4. 超声检查 正常或轻度增大，形态尚对称。包膜增厚但无中断，内部回声多呈分布不均匀的低回声。经直肠B超对于鉴别前列腺、精囊和射精管病变以及诊断和引流前列腺脓肿有价值；经腹部B超可以较准确地了解前列腺炎患者肾脏、膀胱及残余尿量等情况，对于除外尿路器质性病变有一定帮助。当出现脓肿时，脓肿区呈边缘不齐有厚壁的无回声区或低回声区，内部可有分隔。

（四）鉴别诊断

1. 急性膀胱炎 本病常有逆行感染史或泌尿器械检查史，一般无明显的全身症状，只表现为尿频、尿急、尿痛、排尿不畅等膀胱刺激症状，尿常规亦可见到脓尿、血尿，尿细菌培养呈阳性，但肛门指检前列腺无明显异常。病变部位为膀胱，伴后尿道充血、水肿。

2. 急性肾盂肾炎 两者的病史、症状相似，都有高热寒战，全身酸痛，尿频、尿急、尿痛等。急性肾盂肾炎多伴有肾区及肋脊角压痛或叩击痛，腰痛也比较明显。急性前列腺炎的疼痛多位于会阴及腰骶部、直肠，某些患者可出现髂窝部剧痛或有肾绞痛，类似输尿管结石症状，可通过泌尿系平片或B超、CT等检查加以鉴别，直肠指检发现前列腺异常指征可作为鉴别的重要依据。

3. 急性淋菌性尿道炎 发病前有不洁性交史，也有尿频、尿急、尿痛等症状，尿道口乃至阴茎头潮红，尿道口流出脓性分泌物，寒战高热较少见。急性前列腺炎的全身症状明显，疼痛多位于会阴、腰骶部、直肠处，肛门指检多有阳性发现。尿道分泌物检出淋病奈瑟菌是鉴别诊断的重要依据。

三、治 疗

（一）对症治疗

急性细菌性前列腺炎患者早期应卧床休息，大量饮水，并给予全身补液、利尿、退热止痛、润肠通便等对症支持治疗。若出现急性尿潴留，应行耻骨上膀胱穿刺抽吸尿液，如需较长时间引流尿液，可行耻骨上膀胱穿刺造瘘，定时开放引流，尽量避免器械导尿或经尿道留置尿管，以防止并发症。必要时可采用细软的硅胶导尿管留置导尿，但留置尿管时间不宜超过12h。

（二）抗感染治疗

急性细菌性前列腺炎对抗生素治疗反应良好，应用抗生素之前应先做中段尿细菌培养和药物敏感试验。当患者全身症状明显，体温较高，血中白细胞明显升高时，应通过静脉给药，1周后改用口服药，直至1个月的序贯治疗；当患者全身症状不重，体温和血常规正常时，可口服给药，常规疗程为1个月。应选用容易弥散进入前列腺内且快速有效的抗菌药物，迅速控制症状，以防转为慢性前列腺炎。多主张用二代及以上头孢菌素类和氟喹诺酮类抗菌药物，如头孢呋辛750mg，肌内注射或静脉注射，每日2～3次；头孢曲松1.0～2.0g，肌内注射或静脉注射，每日1～2次。沙眼衣原体或支原体感染可选用大环内酯类抗生素，如阿奇霉素、克拉霉素，或四环素类，如多西环素、米诺环素等，疗程7～14天。

（三）手术治疗

若前列腺脓肿形成，则应经直肠或经会阴部行切开引流术。若脓肿局限于前列腺内，可用尿道镜行前列腺穿刺排脓术，然后注入抗菌药物。

四、预防与调护

（一）预防

注意外生殖器、会阴部卫生，避免不必要的尿道侵入性操作。

（二）护理

多休息，勿劳累。忌饮酒，多饮水，清淡流质饮食，忌吃辛辣食物，多吃新鲜水果蔬菜以保持大便通畅。

Ⅱ. 中医临证通论

急性细菌性前列腺炎属于中医“淋证”范畴。淋证之名最早见于《内经》，张仲景对本病有“淋之为病，小便如粟状，少腹弦急，痛引脐中”的认识。从ABP临床表现来看，相当于“热淋”。《诸病源候论》谓：“热淋者，三焦有热，气搏于肾，流入于胞而成淋也，其状小便赤涩。”

一、病因病机

1. 热毒内盛　外感火热邪毒，或过食辛辣，火热内生；外阴不洁，热毒上窜精室，腐肉成脓而致。

2. 湿热下注　饮食不节，过食肥甘厚味，伤及脾胃，脾失健运，聚湿生热，湿热之邪下注膀胱；或外阴不洁，湿热之邪侵入精室而致。

3. 心火亢盛　六淫之邪入里化热，或肝郁化火，或过服温补药物，以致心火亢盛，热移下焦，下注于精室而成。

二、辨证论治

（一）辨证要点

1. 谨察病因病机　由于感邪性质有异，症状出现次序之不同，故须审查症状，详询病史，而明辨病因病机。毒邪外侵常先见小便频急、涩痛等局部症状；热毒流注则先出现恶寒发热等全身症状；湿热下注多是局部与全身症状同时并见。毒邪外侵与湿热下注初起症状较轻。

2. 把握病变转归　治疗不当或不及时，本病可向两方面转化。一是热毒蕴结不散，热盛肉腐，蕴酿成脓而成悬痈（前列腺脓肿），出现高热持续不退，会阴部、肛门剧烈疼痛等全身、局部症状加重，前列腺脓肿形成；二是湿热毒邪未彻底清除，反复发作，转为慢性细菌性前列腺炎。

（二）治疗原则

本病的治疗原则为清热解毒，利湿通淋。前列腺肿胀明显，尿道分泌物多者，需佐以消痈排浊之品。

（三）分型治疗

1. 热毒内盛证

主证：寒战高热，周身酸痛、乏力，会阴部、腹股沟、耻骨上疼痛，肛门坠胀疼痛，尿频、尿急、尿痛，排尿困难，尿黄赤或血尿，甚则尿道流脓性分泌物，伴见口干喜饮，易汗出，射精痛，血精，大便干结，排便疼痛，肛门灼热，严重者出现尿闭，舌红，苔黄腻，脉滑数。

治法：清热解毒，排脓散结。

方药：五味消毒饮（《医宗金鉴》）加减。

方解：金银花清热解毒，消肿散痈为主药；野菊花、蒲公英、紫花地丁、紫背天葵均为清热解毒治痈毒之要药；加黄柏、败酱草清热利湿解毒；赤芍、川牛膝活血清热；天花粉清热护阴；王不留行、甘草、川牛膝活血利尿，导热下行。诸药合用，共奏清热解毒、消肿散结之功效。热毒盛加夏枯草、连翘；会阴部疼痛者可加川楝子、延胡索；尿血者加白茅根、小蓟、茜草、仙鹤草；小便痛甚者可加石韦、滑石、木通；大便干结者加大黄、厚朴、芒硝；口咽干燥加石膏、沙参、石斛；发热加石膏、知母；有酿脓之势加穿山甲、皂角刺、白芷、制乳香、制没药。

备选方剂：龙胆泻肝汤《医方集解》。

2. 湿热下注证

主证：小便频急，淋沥涩痛，伴会阴、睾丸、少腹胀痛，或脓血尿，尿道口灼热疼痛，口苦黏腻，渴不欲饮，肢体倦怠，舌红，苔黄腻，脉濡数。

治法：清热利湿，利尿通淋。

方药：八正散加减（《太平惠民和剂局方》）。

方解：方中以瞿麦、萹蓄利水通淋，清热凉血，木通利水降火为主药。辅以车前子、滑石清热利湿，通淋利窍；佐以栀子、大黄清热泻火，导热下行；使以甘草梢调和诸药，缓急止痛。诸药合用，共奏清热利湿、通淋止痛之功。少腹痛甚者加失笑散、益母草；睾丸痛甚者加橘核、荔枝核；会阴部痛甚者加川楝子、延胡索、青皮、制乳香、制没药；尿血者加白茅根、仙鹤草、生茜草、小蓟。

备选方剂：萆薢渗湿汤（《疡科心得集》），石韦散（《圣济总录》）。

3. 心火亢盛证

主证：小便频数，短赤涩痛，心烦面赤，口苦多饮，口舌生疮，舌尖红，苔薄黄，脉数。

治法：清心泻火，凉血利尿。

方药：黄连解毒汤（《外台秘要》）合小蓟饮子加减（《严氏济生方》）。

方解：方用黄连泻心火为主药，黄芩泻肺火为辅药，黄柏泻肾火为佐药，栀子泻三焦之火为使药。四药合用具有较强的泻火解毒作用。小蓟、藕节凉血止血，炒蒲黄收敛止血，栀子清热泻火，滑石、竹叶、木通利水通淋，当归引血归经，生地凉血养阴，甘草调和诸药，诸药合用，以达清热通淋、凉血止血之功。两方合用共奏清心泻火、凉血利尿之功。口干咽燥多饮者加石斛、天花粉、石膏、知母；若尿血加琥珀（冲服）、小蓟、仙鹤草、白茅根、地榆炭；大便秘结者加大黄、芒硝、厚朴。

备选方剂：导赤散（《小儿药证直诀》）。

Ⅲ. 中西医诊治思路与特点

（1）急性细菌性前列腺炎确诊后应早期、足量、足疗程、规范应用敏感抗生素治疗，并给予相应的对症治疗。

（2）中西医结合治疗的疗效优于单用西医或单用中医治疗，合理使用抗生素的同时，配合中医药辨证施治，可较快缓解临床症状、缩短病程、提高治愈率，改善预后。

慢性细菌性前列腺炎

Ⅰ. 西医临床导论

慢性细菌性前列腺炎（chronic bacterial prostatits，CBP）是指有反复发作的前列腺感染，具有复发性泌尿道感染（urinary tract infections，UTIs）的特征，前列腺液（expressed prostatic secretions，EPS）/ 精液 / 前列腺按摩后尿液（voided bladder three，VB3）中白细胞数量升高，细菌培养结果阳性。按 NIH 前列腺炎新的分类方法，CBP 属于Ⅱ型前列腺炎，占全部前列腺炎的 5% ～ 10%。

一、病因病理

（一）病因

本病致病因素主要为病原体感染，80% 为大肠埃希菌，10% ～ 15% 为变形杆菌属、克雷伯菌属、肠杆菌属、假单胞菌属、铜绿假单胞菌属、沙雷菌属等。5% ～ 10% 为革兰氏阳性菌，主要为肠球菌。绝大多数为单一细菌感染，偶见两种或两种以上的混合感染。感染的途径主要有上行性尿道感染、下行性尿道感染、直肠细菌直接扩散或通过淋巴管蔓延侵入前列腺、血行性感染。前列腺结石和尿液反流可能是病原体持续存在和复发的重要原因。

（二）病理

组织学表现是非特异性的，较突出的是腺泡内及周围有不同程度的浆细胞和巨噬细胞浸润和区域淋巴细胞聚集，腺叶中纤维组织增生明显。部分患者因腺管被脓性物及脱落的上皮细胞阻塞而引流不畅，腺泡扩张，直肠指检时可触及腺体呈柔韧感。若前列腺纤维化变性严重，腺体可萎缩，且可延及后尿道，使膀胱颈硬化。

二、诊　　断

（一）临床表现

慢性细菌性前列腺炎的临床表现存在个体差异，特点是容易反复发作，症状表现可分为以下几个方面：

1. 排尿异常　主要表现为尿频、尿急、尿痛、排尿不适、尿道烧灼感，排尿淋漓不尽，尿道口常有乳白色分泌物滴出，尤其当排尿终末或大便用力时滴出，俗称“尿道滴白”。有时出现血尿，偶在晨起时发现尿道外口为分泌物所黏合。

2. 疼痛　多位于腰骶部、肛周、腹股沟及耻骨区、睾丸及精索等处，偶向腹部放射，有时在排尿时出现疼痛加重。一般疼痛轻微，可以耐受，多呈间歇性。

3. 性功能障碍　临床表现不尽相同，如性欲低下、早泄、阳痿、遗精、射精疼痛。

4. 神经精神症状　如头晕、头痛、失眠、多梦、焦虑、精神抑郁等，多数因患者对本病缺乏正确认知所致。

5. 继发性炎症　病原体可播散到其他部位而引起感染，细菌毒素可引起变态反应，如结膜炎、虹膜炎、关节炎、神经炎等。

（二）体格检查

诊断慢性细菌性前列腺炎，应进行全面体格检查，重点是泌尿生殖系统。检查患者下腹部、腰骶部、会阴部、阴茎、尿道外口、睾丸、附睾和精索静脉等有无异常，有助于进行诊断和鉴别诊断。直肠指检对前列腺炎的诊断非常重要，且有助于鉴别会阴、直肠神经病变或前列腺其他疾病，同时可通过前列腺按摩获得前列腺液。

由于慢性细菌性前列腺炎病程长短、病变的程度不同，故其表现也不同。一般前列腺腺体大小可正常或稍大，表面可不规则，质地稍硬而不均匀，腺体局部有硬性结节或条索状肿块，肿块表面光滑，有压痛。可有反复出现的尿道口乳白色分泌物。

（三）辅助检查

1. 前列腺液镜检　每高倍镜视野白细胞 10 个以上，卵磷脂小体减少。胞质内含有吞噬卵磷脂小体或细胞碎片等成分的巨噬细胞，也是前列腺炎的特有表现。当前列腺有细菌、真菌及滴虫等病原体感染时，可在 EPS 中检测出这些病原体。一次检查结果阴性不能轻易排除本病，有时需间隔多次检查，才能明确诊断。

2. 细菌学检查　目前临床上常取 VB2、VB3 进行显微镜检查和细菌培养检查，称为“两杯法”，可获得与“四杯法”相似结果。其特点是按摩前中段尿细菌培养阴性，按摩后尿细菌培养阳性。

CBP不同于其他类型的前列腺炎，主要在于前者有反复发作的菌尿，且尿液与EPS培养有较一致的菌种生长。

3. 其他病原体检查 沙眼衣原体（chlamydia trachomatis，CT）检测、支原体检测。可能引起前列腺感染的支原体主要为解脲支原体（ureaplasma urealyticum，UU）和人型支原体（mycoplasma hominis，MH）。由于沙眼衣原体和支原体也可能存在于男性尿道中，可先取尿道拭子检测，在排除尿道感染后，再进行EPS检测，以进一步明确是否为前列腺感染。

（四）鉴别诊断

1. 慢性非细菌性前列腺炎 常为前列腺充血或未知病原体感染，而本病为细菌通过血行、淋巴或经尿道感染蔓延至前列腺腺体。EPS镜检：慢性非细菌性前列腺炎白细胞可增多，或不增多，卵磷脂小体减少，而本病白细胞明显增加，卵磷脂小体减少或消失，有时可出现红细胞增加；EPS及VB3细菌培养结果，慢性非细菌性前列腺炎无细菌生长，而本病多有致病菌生长。

2. 间质性膀胱炎 间质性膀胱炎（interstitial cystitis，IC）又称Hunner溃疡，是一种少见的自身免疫性特殊类型的慢性膀胱炎，常发生于中年妇女，但青壮年男性亦可见到。其特点主要是膀胱壁的纤维化，并伴有膀胱容量的减少，以尿频、尿痛，会阴耻骨上及盆腔疼痛为主要表现，排尿后部分缓解，尿常规及培养正常，症状多持续1年以上。膀胱镜检查是其确诊方法，镜下典型表现为：膀胱容量缩小，黏膜肿胀，Hunner溃疡（顶部溃疡，周围血管呈放射状），常位于膀胱前壁和顶部，溃疡表面愈合后中心形成不整齐的瘢痕、裂隙或渗血，充水扩张后膀胱黏膜破裂出血，冲洗液可呈血性。活检逼尿肌中肥大细胞数目增多有助于确诊。

3. 前列腺结核 前列腺结核早期症状不明显，可能出现全身不适、体重下降、低热、会阴和肛门不适、性功能障碍。有时可有射精痛、血精、精液减少或不育。直肠指诊前列腺缩小变硬，触及结节。查体如发现附睾不规则硬结、皮肤粘连、窦道及串珠样输精管病变等征象，有助于诊断。如果有肾结核的症状及相关阳性检查结果，则诊断更明确。必要时可行活组织检查。

三、治　　疗

（一）对症治疗

有下尿路症状（lower urinary tract symptoms，LUTS），如尿频、尿急、尿痛，尿不尽感，尿道灼热，排尿不畅等，可适当给予α-受体阻滞剂，如坦索罗辛、多沙唑嗪；M-受体阻滞剂，如托特罗定等；有疼痛不适，可予非甾体类抗炎镇痛药；对于表现出焦虑抑郁等精神心理症状的患者，医者应给予更多的人文关怀，必要时可给予抗抑郁药、抗焦虑药，及时进行健康宣教和心理疏导。

（二）抗感染治疗

选择足疗程、足量的敏感抗菌药物治疗。抗菌药物应选择高解离系数、弱碱性、高脂溶性或血浆蛋白结合率低的药物。疗程为4～6周，少见细菌需12周，其间应对患者进行阶段性的疗效评价。症状缓解可停药观察，症状部分缓解可继续使用抑菌剂量。复发时，可使用预防量抗菌药物。疗效不满意者，可改用其他敏感抗菌药物。长期持续应用（4～6周）优于短期治疗。可选用α-受体阻滞剂改善排尿症状和疼痛。植物制剂、非甾体抗炎镇痛药和M-受体阻滞剂等也能改善相关的症状。常用的药物为氟喹诺酮类、四环素类、大环内酯类等。新的第三代氟喹诺酮类药物因其具有脂溶性、前列腺内浓度高和抗菌谱广等特点，是目前治疗慢性细菌性前列腺炎效果比较满意的一线药物。

（三）局部治疗

1. 前列腺按摩 一般每周按摩 1～2 次，4～8 次为一个疗程。可持续 2～3 个疗程。按摩时手法应“轻、缓”，切忌粗暴地反复强力按压，以免造成前列腺组织新的损伤，使炎症加重，甚至产生毒副反应，使病情加重。多主张按摩后应立即排尿，可使积留于后尿道的炎性分泌物随尿液排出。慢性前列腺炎急性发作期间禁忌作前列腺按摩，以免引起炎症扩散。前列腺萎缩、硬化者不宜用按摩疗法。疑为前列腺结核、肿瘤的患者，禁忌进行前列腺按摩。若按摩后出现发热或症状加重，则应暂停按摩并加用抗生素治疗。对不能耐受医师前列腺按摩的患者，定期排精，亦可获得与前列腺按摩同等的疗效。

2. 热水坐浴 将臀部和会阴部尽量浸泡在热水中，水温控制在 42～43℃，每日 1～2 次，每次 15～20min。也可用内服中药的第三次煎液或用朴硝 100g 溶于沸水 2000ml 中，待水温在 42～43℃时，每次坐浴 20min 左右。本疗法可改善局部血循环，促使炎症吸收，对会阴部疼痛等局部症状的改善有明显效果。应注意本法不宜用于未生育者。

3. 热疗、生物反馈治疗及心理辅导 利用多种物理手段所产生的热力作用，促进前列腺组织的血液循环，有加速新陈代谢、缓解盆底肌肉痉挛、消除炎性水肿等作用。

慢性前列腺炎常存在盆底肌协同失调或尿道括约肌紧张。生物反馈合并点刺激治疗可使盆底肌松弛，并趋于协调，同时松弛外括约肌，缓解会阴部不适及排尿症状。

做好相关知识宣传教育工作，向患者讲解慢性细菌性前列腺炎的发病特点和预防保健知识，让患者对本病心中有数，避免不必要的恐慌和猜疑。青壮年患者尤其担心对性功能、生育的影响，应实事求是地予以解释，消除顾虑。

四、预防与调护

（一）预防

注意生活起居，养成良好的生活习惯，多饮水。戒除酗酒、过食辛辣等不良习惯。清淡饮食，避免久坐和过度憋尿，适度运动。

（二）护理

服用敏感抗生素时患者不可随意中断用药，以免引起耐药，治疗过程需要规范、足疗程。此外还要注意外阴部卫生，避免逆行感染。

Ⅱ. 中医临证通论

中医无此病名，但本病的一些特征性症状在古代文献早有记载。如《素问•痿论》曰：“思想无穷，所愿不得，意淫于外，入房太甚，宗筋弛纵，发为筋痿，及为白淫。”王冰注曰：“白淫，白物淫衍，如精之状，因溲而下。”历代关于淋、浊、腰痛、阳痿、遗精等症的论述和治疗也涉及了本病。

一、病因病机

慢性细菌性前列腺炎病因病机较复杂，总的来说可分为以下几点：

1. 脾虚湿滞 过食辛辣，或过度饮酒，脾胃受损，脾失健运，水湿内停，郁而化热，湿热内生，流注下焦，扰于精室而成。

2. 湿热下注 外感湿热之邪，或因不洁性交侵袭人体，流注于下焦，侵及精室，湿热蕴结，以致下焦气化不利而成。

3. 气滞血瘀 湿热蕴结日久，相火久遏不泄，精道气滞血瘀；情志不畅，喜怒无常，肝失条达，气血运行不畅，肝络瘀滞，气血凝滞；感受寒湿之邪，厥阴之络受损，气滞血瘀，运行不畅。

4. 阴虚火旺 禀赋不足，素体阴虚，相火易炽，房事不节，热病伤阴，久病及肾等因素使得肾阴损耗。

5. 肾阳不足 先天禀赋不足，素体阳虚，或久病及肾，阴损及阳，肾阳不足，下元虚衰，精关不固。

二、辨证论治

（一）辨证要点

1. 辨八纲 症状突出，病程较短多属实证；病程较长，时发时止，症状较缓多属虚证或虚实夹杂证。

2. 辨证型 湿热证特征性症状是尿道灼热、尿痛、尿短赤；血瘀证的特征性症状为痛处固定，常呈刺痛；肾阳虚证的主要症状为畏寒肢冷，腰膝酸软，小便清长；肾阴虚证的特征性表现为潮热盗汗，腰膝酸软，五心烦热，失眠多梦。

（二）治疗原则

本病的治疗原则为清热利湿，活血化瘀。病久体虚者，辅以补虚扶正以祛邪。

（三）分型治疗

1. 湿热蕴结证

主证：多为慢性前列腺炎的早期或亚急性发作期，尿频、尿急、尿道灼热感，小腹及会阴部坠胀疼痛，或痛连睾丸、腹股沟，口干苦，小便黄赤，大便干结，尿道口滴白，舌红，苔黄腻，脉弦滑数。

治法：清热利湿，通淋止痛。

方药：程氏萆薢分清饮加减（《医学心悟》）。

方解：方中以萆薢、车前子清热利湿通淋为主；黄柏清热利湿，茯苓健脾渗湿为辅；白术健脾燥湿，丹参、石菖蒲活血祛湿止痛；莲子心清心降火。加萹蓄、瞿麦加强清热利湿的作用，共奏清热利湿、通淋止痛之功效。兼暑湿表证可加滑石、甘草、薄荷；湿热重者可选加龙胆草、败酱草、土茯苓、金钱草、虎杖；有血精者选加白茅根、茜草、小蓟、仙鹤草；少腹、会阴及睾丸疼痛者选加荔枝核、橘核、川楝子、延胡索。

备选方剂：萆薢渗湿汤（《疡科心得集》），龙胆泻肝汤（《医方集解》）。

2. 瘀阻精室证

主证：一般病程较长，经久不愈，以疼痛为主，痛引下腹、会阴、睾丸、腰骶部、肛门、腹股沟及耻骨区。小便淋漓涩痛，尿末滴白。舌质暗或有瘀斑，苔白，脉弦紧或弦涩。

治法：活血化瘀，通络止痛。

方药：少腹逐瘀汤加减（《医林改错》）。

方解：方中当归、川芎、赤芍活血化瘀；小茴香、干姜、肉桂温经散寒；蒲黄、五灵脂、延胡索、没药祛瘀定痛，诸药合用，共奏活血化瘀、通络止痛功效。小便涩痛者加六一散、淡竹叶；小便滴白加萆薢、乌药、茯苓、薏苡仁；会阴、睾丸胀痛选加荔枝核、橘核、枳壳、青皮、陈皮、柴胡、甘草等。

备选方剂：复元活血汤（《医学发明》）。

3. 肾阳不足证

主证：病程日久，小便频数，余沥不尽，夜尿频多，尿末滴白清稀，腰酸乏力，少腹拘急，手足欠温，性欲淡漠，阳痿不举或举而不坚，舌质淡胖有齿痕，苔薄白，脉沉细无力。

治法：温肾助阳，敛气固精。

选方：济生肾气丸加减（《严氏济生方》）。

方解：本方以少量制附子、肉桂温肾助阳，取微微生长少火以生肾气之意；生地黄滋补肾阴，山茱萸、山药滋补肝脾，辅助滋补肾中之阴，属于“阴中求阳”；泽泻、茯苓、车前子、牛膝健脾益肾，利水渗湿，丹皮清肝泻火，意在补中寓泻，使补而不腻。诸药合用达温肾利水的作用。加减：尿滴白重者可加芡实、桑螵蛸、莲子、萆薢；若肾阳虚伴性欲减退及阳痿者可选加淫羊藿、蛇床子、锁阳、巴戟天、蜈蚣；少腹及会阴疼痛者可酌加制乳香、没药、延胡索、乌药、小茴香、青皮。

备选方剂：右归丸（《景岳全书》）、菟丝子散（《太平圣惠方》）。

4. 肾阴亏虚证

主证：多见于素体阴虚青年患者，腰膝酸软，五心烦热，失眠多梦，遗精早泄，或有血精，茎中作痛，或阳事易兴，舌质红，苔薄，脉细数。

治法：滋补肾阴，清泻相火。

方药：知柏地黄丸加减（《医宗金鉴》）。

方解：方中熟地黄、黄柏滋阴降火为主；山药滋肾补脾，山茱萸益肝补肾，知母滋阴泻火，加强滋阴降火之力；泽泻配熟地黄降肾浊，丹皮配山茱萸泻肝火，茯苓配山药渗脾湿；最终达到滋阴而不腻、降火而不伤阴的作用。尿黄灼热、茎中作痛可加灯心草、淡竹叶、生甘草；失眠多梦加龙骨、牡蛎、远志、石菖蒲；五心烦热加栀子、地骨皮；腰膝酸软可选加续断、桑寄生、杜仲、狗脊；遗精早泄加金樱子、芡实、莲子；滴白重者加益智仁、乌药、萆薢。

备选方剂：左归丸（《景岳全书》）。

Ⅲ. 中西医诊治思路与特点

（1）慢性细菌性前列腺炎疗程较长，以口服抗生素为主，应选用对致病菌敏感的药物足疗程足量治疗。

（2）配合中医药辨证施治，可促进前列腺腺管引流通畅，改善腺体分泌功能，同时中医药有增强或调整全身及局部免疫力的作用，可有效缓解临床症状、缩短病程、提高治愈率，改善预后。

慢性前列腺炎 / 慢性盆腔疼痛综合征

Ⅰ. 西医临床导论

慢性前列腺炎 / 慢性盆腔疼痛综合征（chronic prostatitis/chronic pelvic pain syndromes，CP/CPPS）是指在非细菌感染因素作用下，患者出现盆腔区域疼痛或不适、排尿异常等症状为特征的疾病。CP/CPPS 属于Ⅲ型前列腺炎，占所有前列腺炎的 90% ～ 95%。该型又分为Ⅲ A（炎症性）和Ⅲ B（非炎症性）两种亚型：Ⅲ A 型患者的前列腺液（expressed prostatic secretions，EPS）/ 精液 / 前列腺按摩后尿液（voided bladder three，VB3）中白细胞数量升高；Ⅲ B 型患者的 EPS/ 精液 /VB3 中白细胞数量在正常范围。

一、病因病理

（一）病因

本病发病机制尚未阐明，目前研究认为CP/CPPS是一种具有多种病因、不同进展途径和多样症状的异质性临床综合征，难以用单一病因或机制进行解释，可能是多种病因同时起作用，其中一种或几种起关键作用。CP/CPPS好发于受一种或多种诱发因素单次、反复或持续刺激的易感人群。这些潜在的诱发因素包括感染、遗传、解剖、神经肌肉、内分泌、免疫（包括自身免疫）或心理机制，可导致外周组织自身持续的免疫炎症和（或）神经损伤，产生急性及后来的慢性疼痛。基于外周及中枢神经系统的神经功能重塑（neuroplasticity）进而导致感觉过敏，形成一种中枢性的神经性疼痛状态，这也是CP/CPPS寻找不到组织损害的原因。CP/CPPS还与消极的认知、行为、性活动或情绪相关，亦与下尿路症状及性功能障碍有关。多数学者认为其主要病因可能是病原体感染、炎症和异常的盆底神经肌肉活动等的共同作用。越来越多的证据表明CP/CPPS中的疼痛与神经系统特别是中枢神经系统的改变有关。

1. 病原体感染 本型患者虽然常规细菌检查未能分离出病原体，但仍然可能与某些细菌、沙眼衣原体和支原体等病原体感染有关，有研究表明其局部原核生物DNA检出率可高达77%。临床上某些以慢性炎症为主、反复发作或加重的“无菌性”前列腺炎，可能与厌氧菌及细菌变异为L型有关。沙眼衣原体、解脲支原体、人型支原体、人乳头瘤病毒、单纯疱疹病毒Ⅱ型、阴道毛滴虫、包虫、丝虫、阿米巴原虫、真菌和结核分枝杆菌等也可能是该型的重要致病因素，但缺乏可靠证据，至今尚无统一意见。

2. 尿液反流 前列腺炎好发于腺管的外周区。尿流动力学检查发现前列腺炎患者存在着尿道前列腺部功能性梗阻与残余尿形成，尿道压力增高，尿液反流入前列腺腺管，导致前列腺慢性炎症和组织肿胀，继而引起排尿障碍，更多的尿液（无菌或有菌）反流入前列腺，引发前列腺组织无菌性或细菌性炎症反应，产生排尿异常和盆腔区域疼痛等。尿流动力学资料和α-受体阻滞剂的临床疗效佐证了这一假说。

3. 精神心理因素 研究表明，经久不愈的前列腺炎患者中一半以上存在明显精神心理因素和人格特征改变，如焦虑、压抑、疑病症和癔症，甚至自杀倾向。这些精神、心理因素的变化可引起非自主神经功能紊乱，造成后尿道神经肌肉功能失调，导致盆腔区域疼痛及排尿功能失调。通过对CP/CPPS患者的治疗后发现，情绪紧张、抑郁是CP/CPPS发生发展及迁延不愈的一个潜在重要因素。自主神经兴奋使得尿道周围括约肌痉挛性收缩，也能导致尿液反流的发生。

4. 神经内分泌因素 CP/CPPS患者的疼痛具有内脏器官疼痛的特点。膀胱内括约肌和前列腺括约肌富含α-肾上腺能神经末梢，而且在前列腺被膜、肌肉、腺泡平滑肌、腺管周围的肌肉以及精囊、输尿管、射精管，α-肾上腺能神经纤维也很丰富。前列腺、尿道的局部病理刺激，通过前列腺的传入神经触发脊髓反射，腰、骶髓的星形胶质细胞活化，神经冲动通过生殖股神经和髂腹股沟神经传出，交感神经末梢释放的去甲肾上腺素、前列腺素、降钙素基因相关肽和P物质等，引起膀胱尿道功能紊乱，并导致会阴、盆底肌肉异常收缩，在前列腺以外的相应区域出现牵涉痛。

5. 免疫反应异常 有学者认为前列腺炎可能是一种过敏性炎症反应或自身免疫性疾病。前列腺来源的某些精浆蛋白抗原，如PSA等可以作为自身抗原性物质；病原体的残余碎片或坏死组织也可作为抗原诱发前列腺的免疫反应，造成抗原抗体复合物沉积，导致一系列的临床表现。

慢性非细菌性前列腺炎炎症反应是全身免疫功能低下的表现。患者的免疫功能状态和对某些感染因子的黏附能力是诱发前列腺炎的机制之一。前列腺组织中一些细胞因子的表达异常和阻断环加氧酶2（COX-2）的非甾体类抗炎药物应用于临床治疗佐证了该假说。

6. 氧化应激学说　前列腺炎患者氧自由基产生过多或自由基清除体系作用的相对降低，使其抗氧化应激作用的反应能力降低、氧化应激作用产物或（和）副产物增加，可能为发病机制之一。

7. 盆腔相关疾病因素　部分前列腺炎患者常伴有前列腺外周带静脉丛扩张，痔和精索静脉曲张等，或存在久坐、不适当的性活动等引起的慢性盆腔充血，提示部分慢性前列腺炎患者的症状可能与盆腔静脉充血相关，这也成为久治不愈的原因之一。某些临床诊断为前列腺炎的患者，其表现可能是间质性膀胱炎。

（二）病理

本病表现为腺泡周围的炎性反应，伴单核细胞及淋巴细胞浸润。后期则出现腺泡周围组织增生、纤维化、腺泡皱缩、腺管狭窄等。

二、诊　断

（一）临床表现

1. 全身症状　部分患者可出现头晕、乏力、记忆力减退和精神抑郁、焦虑等症状。

2. 局部症状　患者表现为不同程度的下尿路症状（lower urinary tract symptoms，LUTS），如尿频、尿急、尿痛，尿不尽感，尿道灼热；于晨起、尿末或排便时尿道有少量白色分泌物流出（“滴白”现象）；还可有排尿等待、排尿无力、尿线变细、尿分叉或中断及排尿时间延长等；若后尿道黏膜充血水肿，在排尿终末因膀胱颈与后尿道收缩而致炎症性肉芽创面损伤，可出现血尿；会阴部或前列腺周围区域（肛周、耻骨区、下腹部、腰骶部、腹股沟区、大腿内侧、阴囊、睾丸及阴茎头）疼痛不适。多数患者在久坐、久站或剧烈活动时症状加重，这些症状主要来源于盆腔肌肉的收缩和痉挛，由支配前列腺的神经所引起的反射性疼痛。

3. 并发症　部分患者常表现为性心理异常，同时伴有性欲减低、性功能减退，以致性兴奋和性活动明显减少。可以出现勃起功能障碍、早泄、频繁遗精、射精疼痛、不射精、性快感缺乏、射精乏力、逆行射精、血精等。个别患者表现为性功能亢进。目前尚无确凿证据表明前列腺炎可直接导致性功能障碍。

由于诊断慢性前列腺炎的客观指标相对缺乏，并且存在诸多争议，在诊断慢性前列腺炎时，可应用美国国立卫生研究院慢性前列腺炎症状指数（National Institutes of Health-chronic prostatitis symptom index，NIH-CPSI）（表 8-2）进行症状评估。NIH-CPSI 主要包括 3 部分内容，有 9 个问题（0 ～ 43 分）。症状严重程度（疼痛 + 排尿症状）：轻度 0 ～ 9 分、中度 10 ～ 18 分、重度 18 ～ 31 分。总体评分：轻度 0 ～ 14 分、中度 15 ～ 29 分、重度 30 ～ 43 分。心理状况的评估可以通过患者健康问卷（patient health questionnaire，PHQ）及疼痛灾难化量表（pain catastrophizing scale，PCS）等测量工具来实现。

（二）体格检查

（1）检查患者下腹部、腰骶部、会阴部、阴茎、阴囊、尿道外口、睾丸、附睾、精索、腹股沟等有无异常，有助于进行诊断和鉴别诊断。

（2）前列腺指检：包括前列腺大小（增大或正常）；边界（清或不清）；质地（腺体饱满，或软硬不匀，或有结节，或质地较硬）；中央沟（存在、变浅、消失）；前列腺局部温度（增高、正常）；压痛；盆底肌肉的压痛和触发点及肛门直肠本身的病变。前列腺炎常表现为腺体饱满，或软硬不匀，或有结节，或质地较硬，可有局限性压痛，可轻度增大或正常。

表 8-2　慢性前列腺炎症状指数

疼痛或不适	1. 近一周你经历了哪些部位的疼痛或不适？	是□（1分）	否□（0分）					
	a. 会阴部	是□	否□					
	b. 睾丸	是□	否□					
	c. 阴茎末端（与排尿无关）	是□	否□					
	d. 腰部下方，膀胱或耻骨区	是□	否□					
	2. 近一周你是否经历过以下事件？	是□（1分）	否□（0分）					
	a. 排尿时有尿道烧灼感或疼痛	是□	否□					
	b. 射精或性交期间有疼痛或不适	是□	否□					
	3. 近一周你是否总是感觉到这些部位疼痛或不适？（前面序号为分值） 0 从不　1 少数几次　2 有时　3 多数时候　4 几乎总是　5 总是							
	4. 下列哪一个数字可以描述你近一周发生疼痛或不适时的“平均程度”？（前面序号为分值） 0□　1□　2□　3□　4□　5□　6□　7□　8□　9□　10□ “0”表示无疼痛，2～9 依次增加，“10”表示可以想象到的最严重疼痛							
	问题	0 分	1 分	2 分	3 分	4 分	5 分	6 分
排尿症状	5. 近一周，排尿结束后，是否经常有排尿不尽感？	无	少于 1/5	少于一半	大约一半	超过一半	几乎总是	
	6. 近一周有多少次排尿后 2h 内感觉又想要排尿？	无	少于 1/5	少于一半	大约一半	超过一半	几乎总是	
	问题	0 分	1 分	2 分	3 分	4 分	5 分	6 分
症状影响	7. 近一周你的症状是否总是影响你的日常工作？	无	几乎不	有时	许多时候			
	8. 近一周你是否总是想到你的症状？	无	几乎不	有时	许多时候			
生活质量	9. 如果近一周出现的症状总是伴随你以后日常生活，你会感觉怎么样？	很高兴	高兴	大多数时候满意	满意或不满意各一半	大多数时候不满意	不高兴	难受

（3）盆底肌群征：盆底肌群（肛提肌、髂外旋短肌、梨状肌）受压疼痛，或痉挛性疼痛，称之为会阴痛，伴睾丸痛，耻骨上区或骨盆区重压感。

（三）辅助检查

1. 尿常规分析及尿沉渣检查　前列腺按摩前进行尿液分析是排除尿路感染和诊断前列腺炎的辅助方法，可发现或排除部分相关疾病，如细菌感染、泌尿生殖系统的恶性肿瘤等。

2. 前列腺按摩液检查　一般认为在Ⅲ A 型前列腺炎患者前列腺液中白细胞数量增加，Ⅲ B 型前列腺炎患者前列腺液中白细胞数量不增加。白细胞计数与症状严重程度相关性尚不明确。前列腺液中巨噬细胞的胞质内含有吞噬的卵磷脂小体或细胞碎片等成分是前列腺炎的特有表现。

3. 病原学定位检查

（1）“四杯法”为经典方法，但试验繁杂，可操作性有限，不推荐应用于日常的诊疗工作中。

（2）日常诊疗中可使用“两杯法”或前列腺按摩前后试验（pre and post massage test，PPMT）进行病原学定位检查。但需要指出的是，病原学定位检查对于CP/CPPS的诊断价值有限，并非必须。

4. 其他实验室检查 前列腺炎患者可能出现精液质量异常，如白细胞增多、精液液化异常、血精和精子质量下降等改变。尤其是在提取前列腺液比较困难的患者中，精液检查有助于疾病诊断，并可同时对患者生育力进行评价。

5. 器械检查 前列腺炎患者B超检查可以发现前列腺回声不均匀、钙化、结石、腺管扩张、精囊腺改变、盆腔静脉充血改变等表现，但目前仍然缺乏B超诊断前列腺炎的特异性表现，也无法利用B超对前列腺炎进行分型。B超可以较准确地了解前列腺炎患者肾脏、膀胱及残余尿量等情况，对于除外尿路器质性病变有一定帮助。经直肠B超对于鉴别前列腺、精囊和射精管病变以及诊断和引流前列腺脓肿有价值。

尿流率检查可以大致了解患者排尿状况，有助于前列腺炎与排尿障碍相关疾病进行鉴别。前列腺炎患者侵入性尿动力学检查可以发现膀胱出口梗阻、尿道功能性梗阻、膀胱逼尿肌收缩减退或逼尿肌无反射和逼尿肌不稳定等膀胱尿道功能障碍。在临床怀疑有上述排尿功能障碍，或尿流率及残余尿量有明显异常时，可选择侵入性尿动力学检查以明确诊断。

计算机断层扫描（computed tomography，CT）和磁共振成像（magnetic resonance imaging，MRI）检查对鉴别精囊、射精管等盆腔器官病变有潜在应用价值，但对于前列腺炎本身的诊断价值仍不清楚，一般不作为常规检查。

膀胱镜、尿道镜、前列腺穿刺等检查不作为前列腺炎常规检查。

以上各项辅助检查主要用于排除泌尿生殖系统及盆腔脏器可能存在的其他疾病。

（四）鉴别诊断

Ⅲ型前列腺炎缺乏客观的、特异性的诊断依据，临床诊断时应与所有可能导致盆腔区域及附近区域疼痛和排尿异常的疾病进行鉴别诊断，以排尿异常为主要表现的患者应明确有无膀胱出口梗阻和膀胱功能异常。

1. 膀胱肿瘤 本病特异性表现为无痛性肉眼血尿，浸润性膀胱癌、膀胱原位癌、膀胱三角区肿瘤、膀胱肿瘤合并感染都可有类似于CP/CPPS的临床表现，临床上注意鉴别，尿细胞学检查、膀胱镜检查及组织活检等检查有助于确诊。

2. 膀胱颈纤维增生 40～50岁以下患者有下尿路梗阻症状，或50岁以上有下尿路梗阻症状而直肠指诊未发现有前列腺明显增大者，应考虑本病。本病下尿路梗阻症状病史较长，由青壮年即开始出现。膀胱镜检查可以明确诊断。

3. 良性前列腺增生 本病多见于中老年患者，常有膀胱刺激症状与尿路梗阻症状，直肠指诊可见前列腺横径及纵径增大，中央沟变浅或消失。前列腺B超可发现前列腺腺体增大。

本病还应注意鉴别的疾病有睾丸、附睾和精索疾病、膀胱过度活动症、神经源性膀胱、间质性膀胱炎、腺性膀胱炎、泌尿生殖系统结核、精索静脉曲张、泌尿生殖系统结石、前列腺癌、性传播疾病、肛门直肠疾病、腰椎疾病、中枢和外周神经病变、髂腹下或髂腹股沟神经功能紊乱、内收肌肌腱炎等。鉴别方法见表8-3。

表8-3 慢性前列腺炎需要鉴别的其他常见疾病

	需要鉴别的疾病	鉴别方法
1	泌尿生殖系统其他部位来源的感染	MST（四杯法）检查
2	间质性膀胱炎	MST检查、膀胱尿道镜、膀胱活检
3	泌尿生殖系统结核	病史、体格检查、结核菌素试验、影像检查

续表

	需要鉴别的疾病	鉴别方法
4	前列腺肿瘤	前列腺活检
5	前列腺结石	骨盆 X 线平片、直肠超声（TRUS）
6	神经源性膀胱	神经系统检查、尿动力学检查
7	输尿管结石	泌尿系平片或 CT
8	髂腹下或髂腹股沟神经功能紊乱	常具有明显的下腹部手术或其他类型的损伤
9	慢性睾丸炎、附睾炎	体格检查、精液检查、B 超
10	肛门直肠疾病	体格检查、CT 等影像学检查
11	尿道狭窄	多与性病后尿道狭窄鉴别
12	尿道憩室并结石	尿道平片、尿道造影
13	精索静脉曲张	体格检查、多普勒超声
14	内收肌肌腱炎	多见于长跑运动员，从症状特点鉴别

三、治　　疗

CP/CPPS的治疗主要以改善症状、提高生活质量和促进相关功能恢复为目的。在强调辨病辨证、个体化治疗的同时，应关注患者的生活质量和纠正不良生活方式。

（一）对症治疗

1. α - 受体阻滞剂　是临床用于改善慢性前列腺炎症状最常用的药物之一。经尿动力学检查表明多数慢性前列腺炎患者膀胱颈和前列腺部尿道呈现功能性梗阻，从而导致前列腺内和射精管内尿液反流，并造成局部的“化学性”前列腺炎。另外，慢性前列腺炎患者的膀胱稳定性、顺应性及收缩性均有改变，逼尿肌不稳定发生率较高，这可能与逼尿肌 α - 受体兴奋性增高及膀胱三角刺激有关。α - 受体阻滞剂可通过拮抗膀胱颈和前列腺的 α - 受体，或直接作用于中枢神经系统的 α 1A/1D 受体，降低膀胱、后尿道、前列腺内张力，松弛膀胱颈、后尿道，改善排尿障碍，消除前列腺内和射精管系统的尿液反流，改善排尿功能，缓解疼痛，提高生活质量。常用的 α - 受体阻滞剂有特拉唑嗪（terazosin）、阿夫唑嗪（alfuzosin）、多沙唑嗪（doxazosin）和坦索罗辛（tamsulosin）。可与其他药物联合使用，疗程不应少于6周。α - 受体广泛分布于前列腺、尿道、膀胱及血管平滑肌，其中 α 1A 受体分布于膀胱颈、前列腺腺体及被膜的平滑肌，而 α 1B 受体在血管平滑肌中分布最多，因此使用 α - 受体阻滞剂治疗过程中应注意该类药物可能导致的眩晕和直立性低血压等不良反应。

2. 非甾体类抗炎镇痛药　研究表明，与下尿路症状相比，CP/CPPS 患者的疼痛症状对生活质量的影响更大，缓解疼痛的治疗应予重视。非甾体类抗炎药（NSAIDs），如塞来昔布，是治疗 CP/CPPS 相关症状的经验性用药，其主要目的是缓解疼痛和不适，但必须注意其长期使用带来的不良反应。

3. 其他药物　GABA 受体阻滞剂（如地西泮）、平滑肌松弛剂（如黄酮哌酯）也可缓解肌肉痉挛紧张，改善症状。M 受体阻滞剂如托特罗定等主要用于合并膀胱过度活动症（overactive bladder，OAB）表现如尿急、尿频和夜尿但无尿路梗阻的前列腺炎患者。植物制剂在Ⅱ型和Ⅲ型前列腺炎中的治疗作用日益受到重视，为可选择性的治疗方法，主要包括花粉类制剂与植物提取物，其药理作用较为广泛，如非特异性抗炎、抗水肿、促进膀胱逼尿肌收缩与尿道平滑肌松弛等作用，常用的植物制剂有：普适泰、槲皮素、沙巴棕及其浸膏等。对于合并抑郁、焦虑的慢性前列腺炎患者，根据病情，在治疗前列腺炎的同时，可选择使用抗抑郁药及抗焦虑药。这些药物既可以明显改善患者情绪障碍症状，还缓解因此带来的不适与疼痛。临床应用时必须注意此类药物的使用方法和药物不良反应，不可骤然停药。可选择的抗抑郁药及抗焦虑药主要有三环类抗抑郁剂、选择性5-羟色胺再摄取抑制剂等。

（二）抗感染治疗

对于病程少于1年而且治疗经历简单的CP/CPPS患者。Ⅲ A型可经验性使用单一抗菌药物（喹诺酮类或四环素类治疗2～4周），超过6周无效，应选择其他治疗。对于明确存在沙眼衣原体、解脲支原体或人型支原体等特异感染者，可以口服大环内酯类或四环素类等敏感抗生素治疗。Ⅲ B型前列腺炎不主张使用抗生素治疗。

（三）其他治疗

1. 热疗　主要利用多种物理方法所产生的热力作用，促进前列腺腺体内温度均匀升高、血管扩张、血流加快、血液循环改善，白细胞吞噬功能增强，加快局部代谢产物和毒素的排出，增强抗生素的杀菌作用，促进炎症消退，消除组织水肿，缓解盆底肌肉痉挛，缓解症状。由于经尿道、会阴途径应用微波、射频、激光等物理手段尚缺乏循证医学证据的支持，一般不作为常规治疗方法推荐使用，尤其不宜用于未婚及未生育者。

2. 前列腺按摩　可促进前列腺血液循环、腺体排空，促进引流，并增加局部的药物浓度，进而缓解CP/CPPS患者的症状，联合其他治疗可有效缩短病程。对不能耐受前列腺按摩的患者，可嘱患者定期排精，亦可获得与前列腺按摩同等的疗效。

3. 生物反馈和电刺激治疗　慢性前列腺炎往往存在盆底肌协同失调或尿道括约肌紧张。生物反馈和电刺激联合治疗CP/CPPS有协同作用，可使盆底肌松弛，并趋于协调，同时松弛外括约肌，能明显改善CP/CPPS患者疼痛与不适症状，提高生活质量，以及提高最大尿流率。

4. 心理治疗　紧张和焦虑是导致或加重慢性前列腺炎相关症状的重要因素之一，尤其是病程长，诊疗经历复杂的慢性前列腺炎患者普遍存在心理障碍，心理障碍同样影响慢性前列腺炎的治疗。心理干预能够改善患者的疼痛症状、灾难心理和生活质量，但不能改善抑郁或某些下尿路症状。对有明显心理困扰的CP/CPPS患者实施针对性的心理治疗十分必要。对病情进行细致的解释，充分体现医者应有的仁爱之心等人文关怀，有利于缓解患者的紧张和恐惧情绪。

Ⅳ型前列腺炎一般无须治疗，只有当合并男性不育或有特异性病因时才推荐治疗。

四、预防与调护

（一）预防

前列腺炎患者饮食宜清淡，戒酒，忌食辛辣等燥热刺激性食物。注意生活起居，养成良好的生活习惯；饮水量适当，不憋尿，以保持尿路通畅，有利于前列腺分泌物的排出；避免久坐，避免长时间骑自行车；防止过度疲劳，预防感冒；性生活适度，避免频繁性兴奋，减少前列腺充血的可能；洁身自好，杜绝不洁性行为。

（二）护理

鼓励患者从积极乐观的角度对待前列腺炎，树立战胜疾病的勇气和信心。不应过度敏感多疑，不必对每一个症状的出现和变化都过度关注，乐观看待疾病的迁延或复发，心理上的悲观失望不利于疾病的康复。加强对患者相关知识咨询指导，使其正确认识本病，配合医嘱积极治疗，及时复诊，同时注意生活调理，改变不良生活方式，有助于提高治疗效果。

附：CP/CPPS 临床表型分类系统（UPOINT）

前列腺炎的 NIH 分类法和 NIH-CPSI 症状评分体系的建立，以改善症状作为前列腺炎的治疗目的，已经基本达成共识。但是，多项基于此的多中心临床试验结果并不十分令人满意。Nickel JC 等学者提出的 UPOINT 表型分类系统将 CP/CPPS 的临床表现（表型）细分为六类，即排尿症状（urinary symptoms）、社会心理障碍（psychosocial dysfunction）、器官特异性表现（organ-specific findings）、感染（infection）、神经系统 / 全身性状况（neurological/systemic conditions）和盆底肌肉触痛（tenderness of pelvic floor skeletal muscles），简称为 UPOINT，见表 8-4。并建议采用表 8-5 提供的评估步骤和项目对 CP/CPPS 进行 UPOINT 表型分类。这一分类方法倡导对于造成 CP/CPPS 的几个因素进行综合干预，可有效缓解症状，达到临床治愈的目标。

表 8-4　UPOINT 表型分类及临床表现

表型分类	临床表现
排尿症状（urinary symptoms）	CPSI 排尿症状评分＞ 4
	患者主诉令人困扰的尿急、尿频或夜尿
	尿流率＜ 15ml/s 及（或）呈梗阻模式
	残余尿量＞ 100ml
社会心理障碍（psychosocial dysfunction）	临床抑郁症
	不良的应对方式或行为，如灾难化（症状的放大或反刍、绝望）、社交问题
器官特异性表现（organ-specific findings）	特异性的前列腺压痛
	前列腺液中白细胞增多、血精
	广泛的前列腺钙化
感染（infection）	排除 Ⅰ 型前列腺炎及 Ⅱ 型前列腺炎感染复发
	定位于前列腺液的 G^- 杆菌或肠球菌感染
	既往抗菌治疗有效
神经系统 / 全身性状况（neurological/systemic conditions）	盆腔或腹部以外的疼痛
	肠易激综合征
盆底肌触痛（tenderness of skeletal muscles）	纤维肌痛
	慢性疲劳综合征
	会阴、盆底或盆侧壁明显触痛和（或）痛性痉挛或痛性触发点

表 8-5　CP/CPPS 评估步骤和项目

评估步骤	项目
基本项目	病史
	直肠指检（包括盆底评估）
	尿液分析及尿液培养
	两杯法或按摩前后试验
	NIH-CPSI
推荐项目	尿流率及残余尿量测定
	抑郁、不良的社会适应和（或）应对行为评估
	相关疾病（如肠易激综合征等）问卷评估
	尿细胞学检查
	精液分析与培养
	尿道拭子培养
	压力、流率测定

续表

评估步骤	项目
可选择项目（需要特别指征）	影像尿动力检查（包括尿流 - 肌电图检查） 膀胱尿道镜检查 经直肠、腹部超声检查 盆腔影像学检查（CT、MRI） 血清 PSA 检查

尽管仍需更多的临床实践和研究对其进行验证，但 UPOINT 表型分类系统对于 CP/CPPS 诊断、治疗和临床研究的指导价值已获得较广泛肯定，是继 NIH 分类系统和 NIH-CPSI 之后的又一重大进展，与中医强调整体观念和辨证论治有相通之处。

Shoskes DA 等学者为 UPOINT 系统的每一类表型提出了针对性的建议治疗方法（表 8-6）。

表 8-6　UPOINT 表型建议治疗方法

表型分类	治疗方法
排尿症状（urinary symptoms）	抗毒蕈碱类药物（M- 受体阻滞剂） α - 受体阻滞剂
社会心理（psychosocial dysfunction）	心理咨询 认知行为治疗 抗抑郁药、抗焦虑药
器官特异性表现（organ-specific findings）	α - 受体阻滞剂 5 α - 还原酶抑制剂 植物制剂 前列腺按摩
感染（infection）	抗菌药物
神经系统 / 全身性状况（neurological/systemic conditions）	神经调节剂、三环类抗抑郁药 加巴喷丁 相关疾病的特异性治疗
盆底肌触痛（tenderness of skeletal muscles）	骨骼肌松弛剂 针对盆腔的物理治疗、综合性治疗 运动

Ⅱ. 中医临证通论

慢性前列腺炎 / 慢性盆腔疼痛综合征归属于中医学的“精浊”“白浊”“白淫”等范畴。《素问·痿论》：“思想无穷，所愿不得，意淫于外，入房太甚，宗筋弛纵，发为筋痿，及为白淫。”王冰注曰：“白物淫衍，如精之状，因溲而下。”清代吴谦《医宗金鉴·杂病心法要诀》明确指出：“浊在精窍溺自清，秽物如脓阴内疼，赤热精竭不及化，白寒湿热败精成。”从经脉循行及位置来看，前列腺处在肝经循行位置，《灵枢·经脉》记载足厥阴肝经“起于大趾丛毛之际……环阴器，抵小腹，挟胃，属肝，络胆”。前列腺位处下焦，有向下疏导的功能，中医称“下焦如渎”，若肝气不疏、情志不遂或肝经湿热导致肝疏泄功能失调，前列腺疏泄功能也将随之失常，会出现尿流动力学改变及影响前列腺液的正常排泄；肝气郁结，脉络瘀阻则会引起盆底肌群痉挛。

一、病因病机

1.湿热下注　湿热之邪，可由外而入，亦可由内而生，外入者皆因外感六淫湿热火毒，蕴结不散，湿热秽浊之邪下注，或下阴不洁，湿热毒邪由下窍浸淫于上诱发本病。内生者多由嗜食肥甘厚味之品，损伤脾胃，脾胃运化失常，湿热之邪下注膀胱精室，或七情抑郁，化热生火；手淫、入房太甚，败精留滞，化生湿热，注于下焦而成本病。

2. 阴虚火动 禀赋不足，素体阴虚，相火易炽，房事不节，热病伤阴，久病及肾等因素使得肾阴损伤。肾阴不足，精离本位，阴精变腐浊，败精流浊，而见尿道口滴白。肾精内耗，水火失济，阴虚火旺，扰动精室可导致血精出现。

3. 肾气亏虚 酒色过度，房事不节，淋漓日久，或思虑不解，体质虚弱等均可导致肾精亏耗，精元失守，发生尿后余沥不尽，甚至遗精早泄。

4. 气滞血瘀 湿热蕴结日久，相火久遏不泄，精道气滞血瘀；情志不畅，喜怒无常，肝失条达，气血运行不利，肝络瘀滞，气血凝滞；感受寒湿之邪，厥阴之络受损，气滞血瘀，运行不畅，而见少腹、附睾、睾丸、腰骶等部疼痛。

病机演变初期往往以湿热为主，日久缠绵不愈时多表现为气滞血瘀之象，病久则损耗肾气，可致“肾虚则小便数，膀胱热则水下涩”之虚实夹杂证型，或肾阴暗耗，可出现阴虚火旺证候，亦有火势衰微，易见肾阳不足之象。总之，湿、热、瘀、滞、虚贯穿在本病不同阶段。

二、辨证论治

（一）辨证要点

1. 辨八纲 凡病程较短，症状明显者多属实证；而病程较长，缠绵难愈者多属虚证或虚实夹杂证。

2. 辨证型 血瘀证的特征性表现为痛有定处；肝气郁结的特征性表现为胀闷不适，痛无定处，与情志变化相关；湿热下注的特征性表现为排尿灼热、尿痛、尿短赤；肾阳不足的特征性表现为小便清长，畏寒怕冷，腰膝酸冷；肾阴虚的特征性表现为五心烦热，腰膝酸软，失眠多梦，颧红盗汗。

（二）治疗原则

本病的治疗原则为清热利湿、疏肝理气、活血化瘀、扶正祛邪。

（三）分型治疗

1. 湿热下注证

主证：小便频急、灼热涩痛，尿黄浊或白浊，会阴、小腹胀痛，阴囊潮湿，心烦口干，口臭口苦，舌红，苔黄腻，脉滑实或弦数。

治法：清热利湿。

方药：八正散（《太平惠民和剂局方》）。

方解：方中集木通、滑石、车前子、瞿麦、萹蓄诸利水通淋之品，清热利湿；伍以栀子清泻三焦湿热，大黄泻热降火，灯心草导热下行，甘草调和诸药且治茎中作痛。诸药合用，共奏清热泻火、利水通淋之功。临证根据湿、热、瘀、滞不同病因程度，调整不同的药物剂量。兼有小腹发胀加青皮、陈皮、枳壳以行气；若兼小腹疼痛者选加延胡索、川楝子、制乳没；舌苔黄厚腻者加苍术、黄柏、薏苡仁。

备选方剂：程氏萆薢分清饮（《医学心悟》）。

2. 气滞血瘀证

主证：会阴部、外生殖器区、下腹部、耻骨上区、腰骶及肛门周围坠胀或疼痛，尿后滴沥、小便刺痛，舌质暗或有瘀点、瘀斑，脉弦或涩。

治法：行气活血，化瘀止痛。

方药：复元活血汤（《医学发明》）。

方解：方中重用酒制大黄，荡涤凝瘀败血，导瘀下行，推陈致新；柴胡疏肝行气，并可引诸药入肝经，两药合用，一升一降，攻散瘀滞，共为君药。桃仁、红花活血祛瘀，消肿止痛；穿山甲破瘀通络，消肿散结，共为臣药。当归补血活血；瓜蒌根“续绝伤”“消损瘀血”，既能入血分助诸药而消瘀散结，又可清热润燥，共为佐药。甘草缓急止痛，调和诸药，是为使药。大黄、桃仁酒制，及原方加酒煎服，乃增强活血通络之意。前列腺结节者，合桂枝茯苓丸加水蛭、三棱、莪术破瘀消坚；疼痛明显者，加延胡索；尿道刺痛明显者，加琥珀粉；精神抑郁者，加龙骨、牡蛎，或与柴胡加龙骨牡蛎汤交替服用。

备选方剂：少腹逐瘀汤（《医林改错》）。

3. 肝气郁结证

主证：会阴部或外生殖器区或下腹部或耻骨上区或腰骶及肛周坠胀不适，或似痛非痛，小便淋漓不畅，胸闷胁胀，善太息，性情急躁或焦虑，疑病恐病，精神抑郁，舌淡红，苔薄白，脉弦。

治法：疏肝解郁，行气止痛。

方药：柴胡疏肝散（《医学统旨》）。

方解：方中柴胡功善疏肝解郁，用以为君。香附理气疏肝而止痛，川芎活血行气以止痛，二药相合，助柴胡以解肝经之郁滞，并增行气活血止痛之效，共为臣药。陈皮、枳壳理气行滞，白芍、甘草养血柔肝，缓急止痛，均为佐药。甘草调和诸药，为使药。诸药相合，共奏疏肝行气、活血止痛之功。胀甚而痛者可加用丹参、五灵脂、蒲黄；若尿道灼热者，加栀子、滑石；兼有嗳气吞酸、口苦者，加用清肝泻火、降逆止呕的左金丸（《丹溪心法》：黄连、吴茱萸）。

备选方剂：逍遥散（《太平惠民和剂局方》）。

4. 肾阳不足证

主证：尿后滴沥，畏寒肢冷，腰膝酸软或酸痛，精神萎靡，阳痿或性欲低下，舌淡，苔薄白，脉沉迟或无力。

治法：温补下元，补肾壮阳。

选方：济生肾气丸（《严氏济生方》）。

方义：方中附子、肉桂温壮肾阳；熟地黄、山茱萸、山药滋补肝肾阴血，为阴中求阳；茯苓、泽泻、车前子以利水消肿；牡丹皮清泻肝火；川牛膝引热下行，活血通淋。诸药并用，共奏温肾利尿之功。畏寒肢冷加淫羊藿、桂枝；倦怠乏力，气短语低，面白便溏，小腹坠胀者加生黄芪、党参、炒白术、升麻。

备选方剂：肾气丸（《金匮要略》）。

5. 肾阴亏虚证

主证：小便白浊如米泔样或小便短赤；腰膝酸软或酸痛，五心烦热，失眠多梦，遗精早泄，性欲亢进或阳强，舌红，少苔，脉细数。

治法：滋肾填精，养阴清热。

选方：知柏地黄丸（《医宗金鉴》）。

方解：熟地黄滋阴补肾，黄柏苦寒坚阴以泻相火，共奏滋阴降火之功效；知母苦寒，上以清润肺热，下以滋补肾阴，山茱萸补肝肾，山药健脾益肾，固精缩尿；泽泻泻肾浊，丹皮泻肝火，茯苓渗脾湿。诸药合用，使阴足火降白浊自除。早泄加桑螵蛸、芡实、金樱子；滴白加萆薢、益智仁、鸡内金；腰膝酸痛甚者加杜仲、续断、牛膝；若小便频数者去泽泻，加益智仁、乌药、金樱子、桑螵蛸。

备选方剂：左归丸（《景岳全书》）。

6. 湿热瘀滞证

主证：尿频、尿急、尿痛，小便黄少，会阴、腹股沟、阴囊、小腹等部位时有胀痛，尿道时有灼热感，大便干结，口渴饮少，舌红，苔黄腻，脉弦滑或数。

治法：清热利湿、行气活血。

方药：龙胆泻肝汤（《医方集解》）合桃红四物汤（《医宗金鉴》）

方解：方中龙胆草苦寒，善清肝胆实火，并能清下焦之湿热为君；黄芩、栀子、柴胡苦寒泻火，推陈致新；车前子、木通、泽泻清热利湿，使湿热之邪从小便而解为臣药；肝为藏血之脏，肝经有热则易伤阴血，佐以当归、生地养阴，并逐血痹，甘草调和诸药为使。桃仁、红花、川芎、赤芍活血化瘀。诸药合用，共奏清热利湿、行气活血之功。尿道灼热甚可酌加滑石、琥珀、海金沙、生甘草；口渴甚，加石膏、知母、天花粉清热生津；大便干结，加大黄泻热通便。

备选方剂：四妙丸（《成方便读》）合失笑散（《太平惠民和剂局方》）。

（四）外治法

1. 中药保留灌肠 前列腺与直肠之间存在特殊的静脉通道，在辨证论治的基础上配合保留灌肠可改善病灶血液循环，促进局部药物吸收和前列腺瘀积物排泄；同时，温热刺激可降低痛觉神经兴奋性，减轻炎性水肿，解除局部神经末梢压力，使肌肉、肌腱、韧带松弛，以消肿止痛。

灌注前嘱患者排空大便，取左侧卧位，臀部垫高，滴注输液导管前端涂以甘油或石蜡油等润滑剂，轻缓插入肛门 12 ～ 16cm，滴速每分钟 80 ～ 100 滴，滴注后卧床 30 ～ 60min，让药液保留在肠道中一段时间，以利吸收，每日 1 次，连续 15 天为 1 个疗程，中间休息 3 ～ 5 天，可进行第二个疗程。一般治疗 1 ～ 2 个疗程，腹泻者禁用。

灌肠方示例：红藤 30g，败酱草 30g，蒲公英 30g，土茯苓 30g，蚤休 30g，延胡索 30g，黄柏 30g，白芷 10g，皂角刺 10g。功能清热利湿，活血解毒。用于前列腺炎证属湿热瘀滞者。

2. 栓剂塞肛 对于以会阴部、腰骶部坠胀痛不适为主要表现，伴或无 LUTS 症状的患者，或不能耐受口服药物治疗、口服药物依从性差的患者，可使用由黄柏、虎杖、泽兰、栀子等组成的中药栓剂经直肠给药，于睡前排便后经肛门塞入直肠约 6cm 深处。

3. 针灸治疗 推荐辨证选穴：中极、关元、气海、足三里、太冲、复溜、太溪、肾俞、三阴交、阴陵泉、血海等，随证选穴，可针、灸并用。

4. 其他 药物离子导入、中药坐浴、中药熏洗、中药贴敷、脐疗也可取得一定疗效，注意掌握适应证和禁忌证。

Ⅲ. 中西医诊治思路与特点

（1）慢性前列腺炎早期或亚急性发作时往往湿热比较明显，尿急、尿痛等尿路刺激症状较重，中药以清热利湿通淋为主。久治不愈患者，多属脾肾两虚兼湿热瘀阻，其正气已虚，而湿热浊邪未清，呈虚实夹杂之证，表现为尿频尿急，尿无力，尿不尽，性功能减退。部分患者以疼痛为主，则兼气滞血瘀，甚至出现烦躁忧郁等情志问题，此时中医治疗应平补脾肾，兼清热利湿，导浊通淋，活血化瘀，行气止痛，疏肝解郁，随证施治。标本兼治，扶正祛邪，综合调理方获良效。必要时配合使用 α - 受体阻滞剂和非甾体类抗炎药可较快缓解临床症状。

（2）前列腺可分泌和储存前列腺液，从中医理论来看，前列腺则兼具有五脏之“藏而不泻，满而不能实”及六腑“泻而不藏，实而不能满”的功能特点，既能藏精存液，又能泄精泌液，亦藏亦泻，相辅相成，归属于奇恒之腑，易虚、易瘀，以通为顺，治疗时应注意疏泄腺体，畅通精道。Ⅲ型前列腺炎临床发病特点包括尿流动力学改变，尿液反流，盆底肌群痉挛，心理焦虑、紧张、抑郁等因素。从中医藏象理论来看，肝主疏泄，肝气的疏泄作用能促进血液的运行及津液的输布代谢。肝尚能调畅情志，肝气疏泄功能正常，则心情舒畅；肝气郁结，则心情紧张、抑郁，加重病情。因此，Ⅲ型前列腺炎的治疗可以从肝入手，疏肝行气，调理气机，并辅以清热利湿、活血通络，必要时配合物理疗法和非甾体抗炎药、α - 受体阻滞剂等，可提高治疗效果。

第二节　良性前列腺增生

Ⅰ. 西医临床导论

良性前列腺增生（benign prostatic hyperplasia，BPH）是引起中老年男性排尿障碍最为常见的一种良性疾病，主要为组织学上的前列腺间质和腺体成分的增生、解剖学上的前列腺增大（benign prostatic enlargement，BPE）、尿动力学上的膀胱出口梗阻（bladder outlet obstruction，BOO）和以下尿路症状（lower urinary tract symptoms，LUTS）为主的临床表现。

组织学上 BPH 的发病率随年龄的增长而增加，通常发生在 40 岁以后，到 60 岁时大于 50%，80 岁时高达 83%。随着年龄的增长伴随的组织学增生，排尿困难等症状也随之增加。大约有 50% 组织学诊断 BPH 的男性有中度到重度 LUTS。

一、病因病理

（一）病因

BPH 发生的影响因素较多，除高龄因素与 BPH 发生率密切相关外，还有其他因素可能与 BPH 的发生有关，如饮食、吸烟、饮酒、肥胖、性生活、社会经济地位、教育程度、高血压和糖尿病等，但它们与 BPH 发生的确切关系尚未确定。目前已可肯定导致本病发生两个必备条件是高龄和具有正常功能的睾丸，但 BPH 发生的具体机制尚不明确，可能是由于上皮和间质细胞增殖和细胞凋亡的平衡性破坏引起。相关因素包括雄激素及其与雌激素的相互作用、前列腺间质与腺上皮细胞的相互作用、生长因子、炎症细胞、神经递质及遗传因素等。

（二）病理

McNeal 将前列腺分为外周带、中央带、移行带和尿道周围腺体区。所有 BPH 结节发生于移行带和尿道周围腺体区。早期尿道周围腺体区的结节完全为间质成分；而早期移行带结节则主要表现为腺体组织的增生，并有间质细胞数量的相对减少。间质组织中的平滑肌也是构成前列腺的重要成分，这些平滑肌以及前列腺尿道周围组织受肾上腺素能神经、胆碱能神经或其他酶类递质神经支配，其中以肾上腺素能神经起主要作用。在前列腺和膀胱颈部有丰富的 α 受体，尤其是 α1 受体，激活这种肾上腺素能受体可以明显提高前列腺尿道阻力。前列腺的解剖包膜和下尿路症状密切相关。由于有该包膜的存在，增生的腺体受压而向尿道和膀胱膨出从而加重尿路梗阻。前列腺增生后，增生的结节将腺体的其余部分压迫形成“外科包膜”，两者有明显分界。增生部分经手术摘除后，遗留下受压腺体，故术后直肠指诊及影像学检查仍可以探及前列腺腺体。

前列腺增生导致后尿道延长、受压变形、狭窄和尿道阻力增加，引起膀胱高压并出现相关排尿期症状。随着膀胱压力的增加，出现膀胱逼尿肌代偿性肥厚，逼尿肌不稳定并引起相关储尿期症状。如梗阻长期未能解除，则逼尿肌失去代偿能力。继发于 BPH 的上尿路改变，如肾积水及肾功能损害的主要原因是膀胱高压所致慢性尿潴留及输尿管反流。

二、诊　　断

（一）临床表现

50 岁以上男性出现典型的 LUTS 症状，均需考虑有前列腺增生的可能。症状与前列腺体积大小不完全成比例，而取决于梗阻的程度、病变发展速度及是否合并感染等，症状表现可时轻时重。

LUTS 的临床症状包括储尿期症状、排尿期症状及排尿后症状三大类。

储尿期症状包括尿频、尿急、尿失禁及夜尿增多等。尿频是前列腺增生最常见早期症状，夜间更为明显。随着梗阻的加重，诱发逼尿肌功能改变，膀胱顺应性降低或逼尿肌不稳定，尿频可加重，可出现急迫性尿失禁。

排尿期症状包括尿等待、排尿费力、尿线变细或分叉、尿射程短、尿流中断、排尿时间延长等。排尿困难是前列腺增生最重要的症状，病情发展缓慢，当梗阻加重达到一定程度时，逐渐发生尿潴留、尿失禁。在前列腺增生的任何阶段，急性尿潴留可因天气变化、劳累、饮酒、便秘、久坐等因素引发前列腺充血、水肿而发生。

排尿后症状包括尿后余沥不尽等。

其他症状有小腹部或会阴部胀痛，会阴部下坠感，腰痛，尿液混浊。前列腺增生腺体表面黏膜较大的血管破裂时，可导致不同程度的无痛性肉眼血尿，此时应与泌尿系肿瘤引起的血尿相鉴别。梗阻引起严重肾积水，肾功能损害时，可出现食欲不振、恶心呕吐、贫血、乏力等慢性肾功能不全的相关症状。因长期排尿困难导致腹压增高，可引起腹股沟疝、脱肛、痔疮、大便滑脱不禁。部分患者还可发生尿路感染、膀胱结石等并发症。

患者的既往手术史、外伤史，尤其是盆腔手术或外伤史、性传播疾病、糖尿病、神经系统疾病等病史，目前或近期是否服用了影响膀胱出口功能的药物以及一般状况也是需要了解的内容。

在诊断 BPH 时，应对病情作出评估，一般采用国际前列腺症状评分（international prostate symptom score，IPSS）和生活质量指数（quality of life，QOL）。IPSS 根据患者回答有关排尿症状的七个调查问题而给予评分，总分 0 ～ 35 分（无症状以至严重症状）。按照患者的评分将症状分为轻、中、重三度：0 ～ 7 分为轻度症状；8 ～ 19 分为中度症状：20 ～ 35 分为重度症状（表 8-7，表 8-8）。

表 8-7　国际前列腺症状评分表（IPSS）

在最近 1 个月内，您是否有以下症状？	无	在五次中					症状评分
		少于一次	少于半数	大约半数	多于半数	几乎每次	
1. 是否经常有尿不尽感?	0	1	2	3	4	5	
2. 两次排尿间隔是否经常小于两小时？	0	1	2	3	4	5	
3. 是否曾经有间断性排尿？	0	1	2	3	4	5	
4. 是否有排尿不能等待现象？	0	1	2	3	4	5	
5. 是否有尿线变细现象？	0	1	2	3	4	5	
6. 是否需要用力及使劲才能开始排尿？	0	1	2	3	4	5	
7. 从入睡到早起一般需要起来排尿几次？	没有	1 次	2 次	3 次	4 次	5 次	
症状总评分 =	0	1	2	3	4	5	

表 8-8　生活质量指数（QOL）评分表

	高兴	满意	大致满意	还可以	不太满意	苦恼	很糟
如果在您今后的生活中始终伴有现在的排尿症状，您认为如何？							
生活质量评分（QoL）=	0	1	2	3	4	5	6

（二）体格检查

1. 腹部及外生殖器检查　腹部检查时应注意耻骨上膀胱的充盈度，有无腹股沟斜疝或直疝。除外尿道外口狭窄、畸形或其他因素所致的排尿障碍（包括包茎、肿瘤）。

2. 直肠指诊 需在膀胱排空后进行。直肠指诊可以了解前列腺的大小、形态、质地、有无结节及压痛、中央沟是否变浅或消失及肛门括约肌张力情况。前列腺增生时腺体可在长度、宽度和厚度上增大，表面光滑，边缘清楚，质地中等硬度而有弹性，中央沟变浅、消失或隆起。重度增生时，腺体高度膨隆，其上缘及两侧叶宽度显著增大，中央沟隆起。直肠指诊对前列腺体积的判断不够精确，根据前列腺增大的程度可分为3度。Ⅰ度：突入直肠距离1～2cm，中央沟变浅。Ⅱ度：突入直肠距离2～3cm，中央沟消失。Ⅲ度：突入直肠距离3cm以上，中央沟隆起，手指触不到其上缘。部分患者会有结节：一类是大而松软；一类是一枚或几枚结节，质地偏硬。直肠指检时如发现性前列腺增大，表面凸凹不平，有可疑硬结，应做进一步检查，以排除前列腺癌。直肠指诊怀疑有异常的患者最后确诊为前列腺癌的占26%～34%。直肠指检还可以同时检查有无痔疮等可能的并发症。

3. 局部神经系统检查（包括运动和感觉） 肛周和会阴外周神经系统的检查以提示是否存在神经源性疾病导致的神经源性膀胱功能障碍。

（三）辅助检查

1. 尿液分析 判定患者有无血尿、脓尿、蛋白尿及尿糖等。合并尿路感染时，应常规作尿液细菌培养和药物敏感试验。

2. 生化检查 严重BPH合并慢性尿潴留，影响肾功能时，血中尿素氮、肌酐升高。

3. 血清前列腺特异抗原检查 对50岁以上有下尿路症状的男性进行常规血清前列腺特异抗原（prostate specific antigen，PSA）检查，对于有前列腺癌家族史的人群，应该从45岁开始定期检查、随访。PSA检测应在前列腺按摩后1周，直肠指检、膀胱镜检查、导尿等操作48h后，射精24h后，前列腺穿刺1个月后进行。PSA检测时应无急性前列腺炎、尿潴留等疾病。血清PSA不是前列腺癌特有的，前列腺癌、BPH、前列腺炎都可能使血清PSA升高，但升高程度有差异。另外，泌尿系感染、前列腺穿刺、急性尿潴留、留置导尿管、直肠指诊及前列腺按摩等均可影响血清PSA值。初次PSA异常者应复查。血清PSA与年龄和种族有密切关系，一般40岁以后血清PSA会升高，不同种族的人群PSA水平也不相同。血清PSA值和前列腺体积相关，血清PSA与BPH的相关性为0.30ng/ ml，与前列腺癌为3.5ng/ml。血清PSA升高可以作为前列腺癌穿刺活检的指征。一般临床将PSA ≥ 4ng/ml作为分界点。血清PSA作为一项危险因素可以预测BPH的临床进展，从而指导治疗方法的选择。游离PSA（free PSA，fPSA）和总PSA（total PSA，tPSA）作为常规同时检测。PSA密度（PSA density，简称PSAD）即血清总PSA值与前列腺体积的比值，有助于区分前列腺增生症和前列腺癌。

4. 特殊检查

（1）前列腺超声检查：可以观察前列腺形态和结构，测定前列腺体积，有无异常回声，突入膀胱的程度，了解膀胱的改变和残余尿量（postvoid residual volume），并可提供鉴别诊断的依据。检查时膀胱需要适度充盈，以储尿200～300ml为宜。经直肠超声（transrectal ultrasonography，TRUS）还可以精确测定前列腺体积（0.52× 前后径 × 上下径 × 左右径）（ml）；重量为1.05×前列腺的体积。另外，经腹部超声检查可以了解泌尿系统有无积水、扩张、结石、憩室或占位性病变。膀胱壁的厚度、小房小梁出现、憩室、结石都是对临床有指导价值的内容。

（2）尿流率检查：尿流率有两项主要指标（参数），即最大尿流率（maximum flow rate，Q_{max}）和平均尿流率（average flow rate，Q_{ave}），其中最大尿流率更为重要。但是最大尿流率减低不能区分梗阻和逼尿肌收缩力减低，还需结合其他检查，必要时行尿动力学检查。最大尿流率存在着很大的个体差异和容量依赖性，因此尿量在150～200ml时进行检查较为准确，必要时可重复检查以增加结果的可靠性。最大尿流率＜15ml/s提示梗阻，＜10ml/s提示梗阻已较为严重，可作为手术指征之一，但这种判断是一种粗略的估计，并非绝对，应当结合具体的个体情况加以分析，以免单纯依靠尿流率测定造成误诊、漏诊。

（3）尿动力学检查（urodynamics）：是通过压力 - 流率函数曲线图和 A-G 图来分析逼尿肌功能以及判断是否存在膀胱出口梗阻。对引起膀胱出口梗阻的原因有疑问或需要对膀胱功能进行评估时可进行此项检查，结合其他相关检查以除外神经系统病变或糖尿病所致神经源性膀胱的可能。BPH 患者拟行手术及微创治疗前如出现以下情况，建议行尿动力学检查：①尿量≤ 150ml；② 50 岁以下或 80 岁以上；③残余尿量＞ 300ml；④怀疑有神经系统病变或糖尿病所致神经源性膀胱；⑤双侧肾积水；⑥既往有盆腔或尿道的手术史。

（4）尿道膀胱镜（urethrocystoscopy）检查：怀疑 BPH 患者合并尿道狭窄、膀胱内占位性病变时建议行此项检查。

通过尿道膀胱镜检查可了解以下情况：①前列腺增大所致的尿道或膀胱颈梗阻特点；②膀胱颈后唇抬高所致的梗阻；③膀胱小梁及憩室的形成；④膀胱结石；⑤残余尿量测定；⑥膀胱肿瘤；⑦尿道狭窄的部位和程度。

（5）上尿路超声检查（upper urinary tractultrasonography）：可了解肾、输尿管有无扩张、积水、结石或占位病变。

（6）CT 和 MRI 检查：BPH 的诊断一般不需要进行 CT 及 MRI 检查，当可疑存在前列腺癌等其他病变时，CT 及 MRI 检查有利于鉴别诊断。

对于良性前列腺增生的诊断，须重视患者全身状况（如有无心脑血管和肺部疾患），还应结合病史进行全面分析，从简单到复杂，无创到有创，尽量减少有损伤性的检查。

（四）鉴别诊断

BPH 的主要临床症状是下尿路梗阻，因此必须与可能导致下尿路梗阻和排尿障碍的各种疾病相鉴别：

1. 神经源性膀胱功能障碍 此病常有脊髓或周围神经外伤史，肿瘤、糖尿病、血管疾病、脊椎疾病、神经管闭合不全、脊髓病变及多发性硬化症等病史，以及药物损伤史如长期应用降压、抗胆碱、抗组胺药。临床表现有尿急及急迫性尿失禁症状。良性前列腺增生是排尿踌躇及充溢性尿失禁。用膀胱测压或抗胆碱能药物试验，前者显示痉挛性膀胱图像，用药后膀胱功能改善；而后者用药后排尿更加困难，残余尿量增多。神经系统检查可见肛门括约肌松弛，阴茎海绵体反射消失；前列腺不大，无下尿路器质性梗阻。神经系统检查及脑电图、肌电图等电生理检查对鉴别诊断很有帮助，尿动力学检查则使诊断更加明确。

2. 膀胱颈挛缩 此病亦称膀胱颈纤维化增生。多由于慢性炎症所引起，发病年龄较轻，病史长，30 岁左右可能开始轻度排尿困难，40 ～ 50 岁症状逐渐加重，临床表现与前列腺增生相似，但检查前列腺并不增大。膀胱镜检查时膀胱颈后唇抬高，后尿道与膀胱三角区收缩变短，是最可靠的鉴别诊断方法。

3. 前列腺癌 此病常发生于前列腺外周带。早期前列腺癌通常没有症状，但肿瘤侵犯或阻塞尿道、膀胱颈时，则会发生类似下尿路梗阻或刺激症状，严重者可能出现急性尿潴留、血尿、尿失禁。骨转移时会引起骨骼疼痛、病理性骨折、贫血、脊髓压迫导致下肢瘫痪等。直肠指检可发现前列腺不对称，表面有高低不平的硬性结节。血清 PSA 是前列腺癌特异的肿瘤指标，血 PSA 增高，B 超、CT、MRI 检查可鉴别，晚期行全身同位素扫描或 X 线检查可见骨转移灶。穿刺活检有助于确诊。

4. 膀胱癌 膀胱颈附近的膀胱癌，临床也表现为膀胱出口梗阻，3/4 以上患者以无痛性血尿为第一症状。其次有排尿困难，或膀胱激惹症状。直肠指检前列腺正常，通过膀胱镜及 CT 检查可确诊。

5. 前列腺结石 此病有尿频、排尿困难等症状，但直肠指检前列腺质韧，可摸到质地坚硬的结节，有结石摩擦感，B 超或泌尿系平片、CT 可进一步确诊。

6. 尿道狭窄　此病症状虽表现为排尿不畅、尿流变细、排尿无力，甚至出现急性或慢性尿潴留，但常有盆腔、会阴部、尿道外伤及尿道器械操作等损伤史，或淋病等尿道感染史。尿道膀胱造影和尿道镜检查可以确诊。

7. 急性前列腺炎引起尿潴留　此病起病急，多发于青壮年。有高热恶寒、会阴部坠胀疼痛等全身、局部症状，血常规检查白细胞明显升高。肛门指检可发现前列腺肿大、灼热、触痛剧烈，或有波动感。

8. 前列腺结核　前列腺因结核感染而肿大，可压迫前列腺尿道引起排尿困难及尿潴留。但有血精、精液减少、射精疼痛等症状表现，甚则阴囊或会阴部结核窦道形成。肛门指检可发现前列腺呈结节状，表面不规则，质地偏硬，轻度压痛。精液及前列腺液的结核杆菌检查能明确鉴别。

9. 前列腺肉瘤　本病主要症状表现是排尿困难、急性尿潴留等膀胱颈部梗阻症状，呈进行性加重。好发于儿童，特别是 10 岁以下儿童，亦见于青年。肉瘤生长迅速，可很快充满前列腺内并突入膀胱。肛门指检可发现前列腺高度增大，软如囊性。

三、治　疗

（一）观察等待

观察等待是一种非药物、非手术的处理措施，包括患者教育、生活方式指导、定期监测随访等。因为 BPH 是组织学一种进行性的良性增生过程，其发展过程较难预测，经过长时间的监测，BPH 患者中只有少数可能出现尿潴留、肾功能不全、膀胱结石等并发症。因此，对于大多数 BPH 患者来说，观察等待是一种合适的处理方式，特别是患者生活质量尚未受到下尿路症状明显影响的时候。轻度下尿路症状（IPSS ≤ 7）的患者，或者中度以上症状（IPSS ≥ 8）但生活质量尚未受到明显影响的患者可以采用观察等待。但观察等待不等于放任自流，其内容如下：

1. 患者教育　应该向接受观察等待的患者提供 BPH 疾病相关知识，包括下尿路症状和 BPH 的临床进展，特别应该让患者了解观察等待的效果和预后。同时还应该提供前列腺癌的相关知识。BPH 患者通常更关注前列腺癌发生的危险，研究结果显示有下尿路症状人群中前列腺癌的检出率与无症状的同龄人群无差别。

2. 生活方式的指导

（1）调整饮食：避免或减少酒精、咖啡和其他辛辣刺激饮食的摄入。乙醇和咖啡具有利尿和刺激作用，可以加重尿量增多、尿频、尿急等症状。适当限制饮水量（但不应少于 1500ml/d）并调整摄入时间以缓解尿频症状。

（2）优化排尿习惯：伴有尿不尽症状的患者可以采用放松排尿、二次排尿和尿后尿道挤压等。

（3）精神放松训练：伴有尿急症状的患者采用分散尿意感觉，把注意力从排尿的欲望中转移开，如挤捏阴茎、呼吸练习和会阴加压等。

（4）膀胱训练：伴有尿频症状的患者可以鼓励患者适当憋尿，以增加膀胱容量和延长排尿间歇时间。

（5）加强生活护理：对肢体或智力有缺陷的患者提供必要的生活辅助。

（6）伴有便秘者应同时治疗。

3. 合并用药的指导　BPH 患者常因为合并其他疾病而同时使用多种药物，应了解和评价患者合并用药的情况。避免应用充血性药物和抗组胺药物，前者可以使前列腺充血，增加尿道阻力，后者阻滞乙酰胆碱的活性，使膀胱逼尿肌松弛，收缩力减弱，增加排尿困难。一些精神病类药物、平喘类药物和胃肠解痉止痛类药物等，也会引起患者排尿困难。必要时在其他专科医师的指导下进行调整以减少合并用药对泌尿系统的影响。

4. 定期监测与随访

根据接受治疗方式的不同，监测随访内容也不同。

观察等待的监测与随访：观察等待不是被动的单纯等待。应该告知患者需要定期的随访。在患者症状没有加剧，没有发展到具有外科手术指征的状况下，随访计划可以是第一次在开始治疗后6个月，之后每年一次。如果发生上述症状加重或出现手术指征，就需及时改变治疗方案。内容包括：IPSS、尿流率检查和残余尿量测定、直肠指诊（每年一次）、血清PSA测定（每年一次）。

药物治疗的监测与随访：在患者症状没有加剧，没有发展到具有外科绝对手术指征的状况下，随访计划可以是服药后6个月进行第一次随访，之后每年一次。对于使用α-受体阻滞剂治疗的患者开始服药后1个月内应该关注药物不良反应。如果患者症状改善同时能够耐受药物不良反应，就可以继续该药物治疗。使用5α-还原酶抑制剂治疗的患者的随访应该特别关注血清PSA的变化，并了解药物对性功能的影响。

外科治疗的监测与随访：在接受各类外科治疗后，应该安排患者在手术后1个月时进行第一次随访。第一次随访的内容主要是了解患者术后总体恢复状况，术后早期可能出现的相关症状并告知患者病理检查结果。术后3个月时就基本可以评价治疗效果。术后随访期限建议为1年。包括经尿道微波热疗在内的其他治疗由于治疗方式的不同，其疗效和并发症可能不同，建议长期随访。随访计划为接受治疗后第6周和第3个月，之后每6个月一次。内容包括：国际前列腺症状评分（I-PSS）、尿流率检查和残余尿量测定、尿液细菌培养等。

（二）药物治疗

药物治疗的短期目标是缓解患者的下尿路症状，长期目标是延缓疾病的临床进展，预防并发症的发生。在减少药物治疗不良反应的同时保持患者较高的生活质量是BPH药物治疗的总体目标。

1. α-受体阻滞剂 α-受体阻滞剂主要是通过阻滞分布在前列腺和膀胱颈部平滑肌表面的肾上腺素能受体，松弛平滑肌，达到缓解膀胱颈口动力性梗阻的作用。根据其作用受体选择性可将α-受体阻滞剂分为非选择性α-受体阻滞剂（酚苄明，phenoxybenzamine）、选择性α1-受体阻滞剂（多沙唑嗪doxazosin、阿夫唑嗪alfuzosin、特拉唑嗪terazosin）和高选择性α1-受体阻滞剂（坦索罗辛tamsulosin、萘哌地尔naftopidil）。目前临床应用的药物主要为选择性和高选择性的α1-受体阻滞剂。赛洛多辛是一种新的高选择性α1-受体阻滞剂，其对α1A-受体的亲和性显著高于α1D-受体和α1B-受体（α1A ＞ α1D ＞ α1B）。α1-受体阻滞剂治疗BPH，适用于有中-重度下尿路症状的BPH患者。α-受体阻滞剂治疗后数小时至数天即可改善症状，但采用IPSS评估症状改善应在用药4周～6周后进行。连续使用α1-受体阻滞剂1个月无明显症状改善则不应继续使用。研究结果表明α1-受体阻滞剂长期使用能够维持稳定的疗效。α1-受体阻滞剂不影响前列腺体积和血清PSA水平，也不能减少急性尿潴留的发生。

不良反应：α1-受体亚型的选择性和药代动力学等因素影响药物的不良反应发生率。常见不良反应包括头晕、头痛、无力、困倦、直立性低血压、逆行射精等，直立性低血压更容易发生于老年及高血压患者中。有严重心血管疾病及近期心绞痛或脑血管意外者不宜应用。服用α1-受体阻滞剂的患者接受白内障手术时可能出现虹膜松弛综合征（intraoperativc floppy iris syndrome）。因此建议在白内障手术前停用α1-受体阻滞剂，但是术前多久停药尚无明确标准。

2. 5α-还原酶抑制剂 作用机制为通过抑制体内睾酮向双氢睾酮（DHT）的转变，进而降低前列腺内双氢睾酮的含量，达到缩小前列腺体积、改善下尿路症状的治疗目的。

非那雄胺抑制Ⅱ型5α-还原酶，而度他雄胺可抑制Ⅰ型和Ⅱ型5α-还原酶（双重阻滞剂）。非那雄胺可以降低血清DHT水平70%，度他雄胺可以降低血清DHT水平95%。5α-还原酶抑制剂适用于治疗前列腺体积增大同时伴中-重度下尿路症状的BPH患者。对于具有BPH高临床进展风险的患者，5α-还原酶抑制剂可用于防止BPH的临床进展，包括减少急性尿潴留或BPH需要接受手术治疗的风险。

5α-还原酶抑制剂对前列腺体积较大和（或）血清PSA水平较高的患者治疗效果更好。5α-还原酶抑制剂的起效时间相对较慢，随机对照试验的结果显示使用6～12个月后获得最大疗效。长期、连续药物治疗可获得持续稳定的疗效。5α-还原酶抑制剂能减少BPH患者血尿的发生率。经尿道前列腺电切术前应用5α-还原酶抑制剂减少前列腺体积，可以减少术中出血量。

不良反应：5α-还原酶抑制剂最常见的不良反应包括勃起功能障碍、射精异常、性欲低下和男性乳房女性化、乳腺痛等。

5α-还原酶抑制剂能降低血清PSA的水平，服用6个月以上可使PSA水平降低50%左右。对于应用5α-还原酶抑制剂的患者进行PSA筛查时应考虑该药对PSA的影响。

3. M-受体拮抗剂 通过阻断膀胱毒蕈碱M受体（M2和M3亚型），缓解逼尿肌过度收缩，降低膀胱敏感性，从而改善BPH患者的储尿期症状。托特罗定、索利那新是目前临床常用药物，其他药物还有奥西布宁等。BPH患者以储尿期症状为主时，M-受体拮抗剂可以单独应用。治疗过程中，应严密随访残余尿量的变化。M-受体拮抗剂的不良反应包括口干、头晕、便秘、排尿困难和视物模糊等，多发生在用药2周内和年龄＞66岁的患者。多数研究显示残余尿量＞200ml时M-受体拮抗剂应慎重应用。逼尿肌收缩无力时不能应用。尿潴留、胃潴留、窄角性青光眼及对M-受体拮抗剂过敏者禁用。

4. 植物制剂（phytotherapeutic agents） 如普适泰等适用于BPH及相关下尿路症状的治疗。有研究结果提示其疗效和5α-还原酶抑制剂及α1-受体阻滞剂相当，且没有明显不良反应。但是植物制剂的作用机制复杂，难以判断具体成分的生物活性和疗效的相关性。以循证医学原理为基础的大规模随机对照的临床研究对进一步推动植物制剂在BPH治疗中的临床应用有着积极的意义。

5. 联合治疗

（1）α1-受体阻滞剂联合5α-还原酶抑制剂：联合治疗适用于有中-重度下尿路症状并且有前列腺增生进展风险的BPH患者。采用联合治疗前应充分考虑具体患者BPH临床进展的危险性、患者的意愿、经济状况、联合治疗带来的费用增长及不良反应等。该联合治疗方案降低前列腺增生临床进展风险优于单独药物治疗，有效改善下尿路症状及最大尿流率，还可以降低患者急性尿潴留或需要接受手术治疗的风险。但在缩小前列腺体积方面，联合治疗与单用5α-还原酶抑制剂的效果无明显优势。

（2）α1-受体阻滞剂联合M-受体拮抗剂：α1-受体阻滞剂和M-受体拮抗剂联合治疗BPH的下尿路症状，既改善排尿期症状，又缓解储尿期症状，从而提高治疗效果。以储尿期症状为主的中、重度LUTS患者可以联合α1-受体阻滞剂和M-受体拮抗剂进行治疗。联合治疗方案有两种：先应用α1-受体阻滞剂，如果储尿期症状改善不明显时再加用M-受体拮抗剂，或者同时应用α1-受体阻滞剂和M-受体拮抗剂。联合治疗前后必须监测残余尿量的变化。目前的研究表明联合治疗相比单独药物治疗更有优势。α1-受体阻滞剂与M-受体拮抗剂联合治疗时，可能出现两类药物各自的不良反应，但是不会导致有临床意义的残余尿量增加（6～24ml），不显著影响Qmax。对于有急性尿潴留史、残余尿量＞200ml的BPH患者，M-受体拮抗剂应谨慎联合使用。

（三）手术和微创治疗

BPH是一种临床进展性疾病，部分患者最终需要手术或微创治疗来解除下尿路症状及其对生活质量所致的影响和并发症。

1. 适应证 具有中－重度LUTS并已明显影响生活质量的BPH患者可选择手术及微创治疗，尤其是药物治疗效果不佳或拒绝接受药物治疗的患者。当BPH导致以下并发症时建议采用手术和微创治疗：①反复尿潴留（至少在一次拔管后不能排尿或两次尿潴留）；②反复血尿，药物治疗无效；③反复泌尿系感染；④膀胱结石；⑤继发性上尿路积水（伴或不伴肾功能损害）。BPH患者合并腹股沟疝、严重的痔疮或脱肛，临床判断不解除下尿路梗阻则难以达到治疗效果者，应当考虑手术和微创治疗。

膀胱憩室的存在并不是绝对的手术指征，除非伴有反复性尿路感染或渐进的膀胱功能障碍。残余尿量的测定对 BPH 所致下尿路梗阻程度具有一定的参考价值，但因其重复测量的不稳定性、个体间的差异以及不能鉴别下尿路梗阻和膀胱收缩无力等因素，目前认为残余尿量上限不能确定可以作为手术指征。但如果残余尿量明显增多以致充溢性尿失禁的 BPH 患者应当考虑手术或微创治疗。治疗方式的选择应当综合考虑医生个人经验、患者的意愿、前列腺的大小以及患者的伴发疾病和全身状况。

2. 经典的外科手术方法 包括经尿道前列腺电切术（transurethral resection of the prostate，TURP）、经尿道前列腺切开术（transurethral incision of the prostate，TUIP）及开放性前列腺摘除术。各种外科手术方法的治疗效果与 TURP 接近或相似，但适用范围和并发症有所差别。

目前 TURP 仍是 BPH 治疗的“金标准”。TURP 主要适用于治疗前列腺体积在 80ml 以下的 BPH 患者，技术熟练的术者可适当放宽对前列腺体积的限制。因冲洗液吸收过多导致的血容量扩张及稀释性低钠血症（经尿道电切综合征）发生率约 2%，其危险因素包括：术中出血多、手术时间长和前列腺体积大等。

开放性前列腺摘除术主要适用于前列腺体积大于 80ml 的患者，特别是合并膀胱结石或合并膀胱憩室需一并手术者。常用术式有耻骨上前列腺摘除术和耻骨后前列腺摘除术。

疗效肯定的其他手术方式有经尿道钬激光前列腺剜除术、经尿道前列腺激光汽化术、经尿道前列腺激光凝固术等。其他治疗还有经尿道微波热疗（TUMT）、经尿道针刺消融术（TUNA）、前列腺支架（stents）等。

四、预防与调护

（一）预防

（1）保持心情舒畅，切忌悲观、忧思恼怒，避免因情志因素导致病情加重。避免久坐及过度憋尿，防止引起泌尿系感染及形成膀胱结石。

（2）饮食清淡、戒烟、忌酒，忌食辛辣等刺激性食物。可服食坚果类食物，如选用南瓜子、葵花籽等，每日食用，数量不拘。多吃含纤维性食物，保持大便通畅，慎用燥热之补益药与食品。晚餐后至睡前尽量少摄入水分，减少夜尿次数。

（3）坚持适当体育活动，增强体质，抗御外邪。气候变冷时，注意保暖，避免感冒；尤其是注意下半身、会阴部保暖。

（二）护理

有急性尿潴留时，应及时导尿，必要时采取热敷、按摩、针刺等辅助措施进行处理。禁忌使用阿托品类解痉止痛药，避免出现急性尿潴留。

Ⅱ. 中医临证通论

良性前列腺增生归属于中医的“精癃”“癃闭”“失禁”“遗溺”“尿闭”“小便不通”“小便闭结”等症的范畴，指排尿困难，甚至小便闭塞不通的一种症状。历代医家将小便不利，点滴短少，病势较缓者称“癃”，小便点滴不通，欲解不解，病势较急者称“闭”。“癃”和“闭”虽有区别，但都是指排尿困难，仅程度上有所不同而已，因此常合称为“癃闭”。“癃闭”之名，首见于《灵枢·本输》篇：“三焦……实则癃闭，虚则遗溺”。《素问·宣明五气》曰：“膀胱不利为癃，不约为遗溺。”目前基本上约定将良性前列腺增生命名为“精癃”。

一、病因病机

本病主要病机是肾虚瘀结，膀胱气化失司。病位在肾和膀胱。劳倦、外感六淫、饮食不节、情志不畅等是诱发因素。张景岳在《景岳全书·杂证谟·癃闭》中说：“凡癃闭之证，其因有四，最当辨其虚实。”为后世辨治癃闭证之纲领。李中梓《证治汇补》将癃闭分为寒、热、风、虚四类。沈金鳌《杂病源流犀烛》以脏腑辨证分为肺热、脾湿、肾燥、小肠燥竭、心火、肝郁、下焦湿热等。早期以虚实夹杂为主，后期以本虚为主。

1. 湿热蕴结　外感湿热之邪，阻于膀胱；或嗜酒，过食辛辣厚味炙煿之品，酿生湿热，下注精室、膀胱；或湿热素盛，流注下焦，蕴结膀胱，导致膀胱气化不利，小便点滴而下，发为癃闭。《症因脉治·小便不利论》曰：“肾与膀胱主下部，司小便，二经有热则下焦热结，而小便不利矣。”

2. 肺热壅盛　热邪犯肺，热壅于肺，肃降失司，津液输布失常，不能通调水道，下输膀胱，可导致癃闭发生。

3. 肝郁气滞　情志不畅，肝失疏泄，致肝气郁结；或暴怒伤肝，气机失调，影响三焦水液的运行及气化功能，使水道通调障碍，形成癃闭。

4. 精室瘀阻　瘀血败精或痰浊凝聚于精室，溺窍闭塞，水道受阻，开阖不利，小便难以排出。

5. 中气不足　年老患者或素体脾胃虚弱，或饮食不节，损伤脾胃；或劳倦伤脾，复为湿邪所困，脾虚则清气不能上升，而浊阴难以下降，小便因而不利。脾为生痰之源，脾虚则痰湿内生，流注精室，阻滞经脉，气血不畅，则气化不行，小便不利。

6. 肾阳不足　年老体弱，或久病伤肾；或寒凉药物损及阳气，致肾阳不足，命门火衰，气化不及州都，无阳则阴无所化，膀胱气化无力，则水湿内停。

7. 肾阴亏损　热邪伤阴或久病肾阴暗耗，或房劳过度，耗损阴精，虚火自炎，无阴则阳无以化，水液不能下注膀胱致小便短涩不畅。

二、辨证论治

（一）辨证要点

1. 辨虚实　良性前列腺增生有虚实的不同，因湿热蕴结、瘀阻精室、肝郁气滞、肺热气壅所致者，多属实证；因脾气不升，肾阳不足，命门火衰，气化不及所致者多属虚证。

2. 辨轻重　初起病“癃”，后来转成“闭”的，为病势由轻转重；起病“闭”后转成“癃”的，为病势由重转轻。

（二）治疗原则

本病主要表现为排尿困难，小便不通，故治疗应着眼于“通”。但因证候虚实不同，而通利之法各异。虚证以补虚为通，实证以祛邪为通。治疗目的是为改善患者的生活质量同时保护肾功能，应本着“缓则治其本，急则治其标”的原则：“癃证”以调和阴阳、软坚散结为主，防止前列腺增生进一步发展；“闭证”以缓解挛急为主，促使尿液的排出，防止肾功能损害的产生及“关格”症状的出现。

（三）分型治疗

1. 实证

（1）湿热蕴结证

主证：小便频数，排尿不畅，甚则点滴不通，尿黄混浊，短赤灼热，大便干结或不畅，小腹胀满，会阴部疼痛，口苦口黏，或口渴不欲饮，舌质红，舌苔黄腻，脉滑数。

治法：清热利湿，利尿通淋。

方药：八正散（《太平惠民和剂局方》）加减：木通、瞿麦、车前子、萹蓄、滑石、栀子、泽泻、大黄、白花蛇舌草、蒲公英、肉桂。

方解：方中木通、瞿麦、车前子、萹蓄清热利尿；栀子清化三焦之湿热；滑石、泽泻、清利下焦之湿热；大黄通便泻火；白花蛇舌草、蒲公英清热解毒；共奏清热利湿、通利小便之功。小腹胀满，大便秘结者加槟榔、枳实；少腹挛急、尿急、尿痛者加木香、琥珀、乌药；舌苔黄厚腻者加苍术、黄柏；少腹、会阴部疼痛者加乌药、延胡索、川楝子；若尿血者，加白茅根、茜草、大蓟、小蓟。前列腺质地坚硬者，加炮山甲、三棱、莪术。

备选方剂：龙胆泻肝汤（《医方集解》）。

（2）肺热壅盛证

主证：小便点滴不爽，甚则尿闭不通，呼吸喘促，咳嗽胸闷，咽干口干，烦渴欲饮，溲黄便结，舌质红，舌苔薄黄，脉浮数。

治法：清肺泄热，降气利水。

方药：清肺饮（《证治汇补》卷八引东垣方）加减：黄芩、桑白皮、麦冬、车前子、栀子、木通、茯苓、葶苈子、杏仁、桔梗。

方解：方中杏仁、桔梗、葶苈子宣降肺气，提壶揭盖；黄芩、桑白皮、麦冬清肺泄热，滋阴清肺；车前子、木通、茯苓清热通利；栀子清三焦之热。共奏开上涤下，清肺泄热，降气利水之功。舌红少津，口干甚者加北沙参、天冬；痰多黄稠加浙贝、海浮石；肺热甚，咳喘明显者加麻黄、生石膏；若大便干结者加芒硝、生大黄。

备选方剂：麻杏甘石汤（《伤寒论》）。

（3）肝郁气滞证

主证：尿频、尿急，余沥不尽甚则小便不通，胁胀腹满，心烦易怒，或情志抑郁，少腹胀痛，夜尿频数，舌质红，舌苔薄白，脉弦。

治法：疏肝理气，通利小便。

方药：沉香散（《三因极一病证方论》）加减：沉香、石韦、当归、陈皮、柴胡、白芍、滑石、冬葵子、王不留行、川楝子、牛膝、乌药、延胡索。

方解：沉香、川楝子、陈皮、乌药、柴胡疏达肝气，行气止痛；延胡索、牛膝、当归、王不留行活血化瘀；石韦、冬葵子、滑石通利水道；白芍柔肝缓急。肝郁化火，见口苦、咽痛、心烦易怒、舌苔黄者，加栀子、夏枯草、龙胆草；若胁腹胀痛甚者，加郁金、香附、木香。

备选方剂：柴胡疏肝散（《医学统旨》）。

（4）精室瘀阻证

主证：小便点滴不畅，或尿细如线，甚则闭塞不通，小腹及会阴胀痛，舌质紫暗或有瘀点，苔厚腻或薄腻，脉象沉涩。

治法：化瘀散结，活血利水。

方药：代抵当丸（《证治准绳》）加减：大黄、当归、生地、穿山甲、桃仁、芒硝、肉桂、红花、川牛膝。

方解：方中山穿山甲、芒硝通窍化瘀，软坚散结；大黄、当归、桃仁、红花化瘀散结，生地滋补肾阴并逐血痹；川牛膝引热下行，活血利水；肉桂鼓舞肾气，助膀胱津液气化而出。

备选方剂：大黄䗪虫丸（《金匮要略》）。

2. 虚证

（1）中气不足证

主证：会阴、肛门或小腹坠胀，时欲小便而不得出，量少而不畅，余沥不尽，纳少腹胀，神疲乏力，气短懒言，语声低微，遇劳加剧，可伴有疝气、脱肛等症，舌质淡，苔薄白，脉细弱。

治法：升清降浊，益气利水。

方药：补中益气汤（《内外伤辨惑论》）加减：党参、白术、茯苓、黄芪、升麻、柴胡、猪苓、泽泻、桂枝、当归、王不留行。

方解：方中党参、黄芪补中益气；猪苓、茯苓、泽泻健脾利水；升麻、柴胡升举清阳使下陷之气得以升提；白术苦温健脾燥湿，扶助运化；桂枝辛甘温脾化饮；当归，王不留行活血化瘀。兼见腹胀、嗳气，舌苔白腻者，可加法半夏、木香、砂仁；大便稀溏者加苍术、车前子；尿涩痛者加琥珀末、车前子。

备选方剂：四君子汤（《圣济总录》）。

（2）肾阳不足证

主证：排尿无力，滴沥不尽，夜尿频多，畏寒肢冷，腰膝酸软，神怯气弱，阳事不举，舌质淡暗，舌苔白，脉沉细。

治法：补肾温阳，化气利水。

方药：济生肾气丸（《严氏济生方》）加减：熟地黄、炒山药、山茱萸、泽泻、茯苓、赤芍、皂角刺、川牛膝、车前子、益智仁、王不留行、淫羊藿、肉桂。

方解：方中肉桂、淫羊藿温补肾阳，以鼓动肾气；熟地黄、山茱萸以滋补肾阴；泽泻、茯苓利水；赤芍、皂角刺、川牛膝、王不留行活血祛瘀，利尿通淋，引血下行；车前子利水通淋；益智仁温肾驱寒，缩尿止遗。肾阳虚畏寒肢冷，腰膝酸软冷痛甚可加制附子、仙茅；腰膝酸软加川续断、杜仲；小便频多者加金樱子、覆盆子、桑螵蛸；会阴疼痛者加桃仁、红花、制乳没。

备选方剂：右归丸（《景岳全书》）。

（3）肾阴亏损证

主证：夜尿频数，或小便点滴而下，尿少黄赤，排尿无力，潮热盗汗，腰膝酸软，头晕耳鸣，口干心烦，或骨蒸潮热，舌质红，少苔，脉细数。

治法：滋阴填精，泻热利水。

方药：知柏地黄丸（《医宗金鉴》）加减：熟地黄、山药、山茱萸、茯苓、丹皮、泽泻、黄精、知母、黄柏、地龙、王不留行、乌药。

方解：知母、黄柏清泻相火；熟地黄、山药、山茱萸滋肾补脾、固精敛气；泽泻泄热利湿；茯苓健脾利水；丹皮清泻虚火；久病夹瘀，配地龙、王不留行活血通络。若见骨蒸潮热，头晕耳鸣，加龟板、鳖甲以清虚热；若兼见小便热痛者，加白茅根、淡竹叶以清热利水；口干渴加天花粉清热生津；大便秘结加大黄通利泻下。

备选方剂：左归丸（《景岳全书》），大补阴丸（《丹溪心法》）。

（四）其他疗法

1. 单方验方　用消毒棉签刺激鼻中取嚏，或以皂角粉 0.3 ～ 0.5g，研细末，吹鼻取嚏，或喉中探吐，使上窍开而下窍自通。本法适用于肺热壅盛证小便不通。

2. 针灸　体针疗法：对急性尿潴留有较好疗效，可针刺气海、关元、归来、膀胱俞、阴陵泉、中极等穴。若属本虚者，加肾俞、足三里、太溪等穴。若属肝胆湿热加阳陵泉等穴。

3. 其他外治法　直肠给药，常见方法有：①保留灌肠法；②直肠点滴法；③栓剂塞入法。

方 1：红藤败酱散：红藤 30g，败酱草 15g，丹参 15g，白芷 6g，当归 6g，苦参 10g，川芎 6g，王不留行 15g，山慈菇 10g 等。

方 2：滋肾通关丸加减：黄柏、知母、车前子各 15g，肉桂 4g。煎取 300ml，每次 150ml 灌肠，每日 2 次。用于尿闭为主，少腹胀痛者。

方 3：五味消毒饮加减：紫花地丁 30g、蒲公英、鱼腥草各 15g，野菊花、紫背天葵各 10g，金银花、连翘、白头翁各 12g。煎取 400ml，每次 200ml 灌肠，每日 2 次。适用于 BPH 伴有感染，尿频、尿急，小便灼热，尿液及前列腺液有大量白细胞、脓细胞者。

方 4：食盐 250g，炒热，布包，熨小腹，用于尿闭者，以通为度。

还可试用中药熏洗、贴脐熨脐等外治法。

Ⅲ. 中西医诊治思路与特点

（1）精癃多因脏腑亏虚（肺脾肾气虚为主）兼湿热痰瘀结于精室所致，治疗上宜补益肺肾，补气升提，佐以清热利湿、化痰散结、祛瘀消癃等法，标本兼治，方获良效。联合使用 α-受体阻滞剂可较快改善下尿路梗阻症状，服用中药或 5α-还原酶抑制剂均能使部分患者前列腺回缩，均应持续服用 6 个月以上方能取得较好效果，伴有较严重尿路感染时可结合抗生素治疗。

（2）清热利湿，利尿通淋法亦是治疗前列腺增生常用的方法。在选用大剂清热利湿药的同时，还应考虑膀胱的气化功能，应酌加少量辛热之肉桂，以助膀胱气化功能恢复，常收到事半功倍的效果。

（3）前列腺重度增生，反复出现急性尿潴留或经保守治疗无明显改善者，可选择外科治疗，以迅速解除梗阻，防止肾功能损害等并发症。

（编者：宾　彬；审校：孙自学）

第三节　前列腺癌

Ⅰ. 西医临床导论

前列腺癌（carcinoma of prostate）是指发生在前列腺部的恶性肿瘤。常见于老年男性，其发病年龄多在 60 岁以上，新诊断患者的中位年龄为 72 岁，高峰年龄为 75 ～ 79 岁，已婚男性较未婚者多见。本病早期常难以发现，晚期多有淋巴道转移及骨和肺转移。

世界范围内，前列腺癌的发病率在男性所有的恶性肿瘤中位居第二。总体上来讲，过去的 10 年间，前列腺癌 5 年相对生存率从 1990 ～ 2001 年的 73.4%，升高到 2005 ～ 2007 年的 83.4%。我国前列腺癌发病率虽远低于西方国家，2009 年发病率为 9.92/10 万，1994 ～ 2002 年间发病率每年增长 13.4%。但随着生活水平的提高和生活环境的改变，近年有显著增长趋势。前列腺癌的病因尚不明确，可能与种族、遗传、食物、环境、性激素等因素有关。前列腺癌的转移，可经局部、淋巴和血行 3 个途径。治疗方法，包括内分泌药物治疗、手术治疗、放射疗法、化疗、冷冻治疗等，但每一种方法都有其局限性。前列腺癌的治疗必须因人而异，肿瘤的临床分期，直接关系到患者治疗方法的选择和预后的判断，特别是对于中晚期前列腺癌，应强调多种方法的综合治疗。临床上，内分泌治疗是药物治疗前列腺癌的首选方法，激素治疗的预后与肿瘤的分级、分期，患者的一般状态及激素的治疗过程有关。

一、病因病理

（一）病因

1. 年龄　前列腺癌的发生随年龄的增高而增加，与年龄呈明显的正相关，新诊断患者的中位年龄是 72 岁。但随着先进的检查手段的应用，前列腺癌的发病趋向于年轻化。

2. 种族　前列腺癌的发病率在不同人种之间存在显著差异。前列腺癌的发病率及死亡率由高至低依次为黑人、白人、黄种人。

3. 遗传　是前列腺癌发展成临床型的重要危险因素，前列腺癌有家族发病倾向，如果一个直系亲属患有前列腺癌，其本人患前列腺癌的危险性会增加一倍以上。两个或两个以上直系亲属患前列腺癌，相对危险性会增至 5 ～ 11 倍。

4. 激素水平　性激素与前列腺癌关系密切，青春期前切除睾丸不发生前列腺癌，雄激素被抑制，前列腺癌可缩小或消退，而前列腺癌患者尿中雌酮、雌二醇及 17-β 酮固醇类水平增高。

5. 职业与环境因素　前列腺癌的发生与接触镉有关，生活和环境的变迁也影响前列腺癌的发生率。高脂饮食、维生素 E、硒、木脂素类、异黄酮的低摄入是患前列腺癌的危险因素。阳光暴露与前列腺癌发病率呈负相关，阳光可增加维生素 D 的水平，可能是前列腺癌的保护因子。在前列腺癌低发的亚洲地区，绿茶的饮用量相对较高，绿茶可能为前列腺癌的预防因子。

6. 感染　由于前列腺炎的慢性炎症刺激，包括细菌、病毒及衣原体感染可使前列腺癌的发病率上升。

7. 其他　研究还发现，精神、神经性的直接刺激，强烈的惊恐而迫使性交中断，局部的接触反应，阴茎海绵体内血栓形成等因素在前列腺癌的发生过程中也起到了一定的作用。

（二）病理

前列腺的任何部位都可发生癌变，大多数发生于腺体外周带或后叶的腺泡腺管上皮，病理类型以腺癌为主，占绝大多数（95%），其次为移行细胞癌，极少数为鳞状细胞癌、黏液癌。其中后叶初发的前列腺癌占 75%，侧叶 10%，前叶 5%，其余 10% 为多发，但不能肯定的是多个原发病灶或是单一原发病灶的播散。前列腺癌具有早期转移特征，其最易侵犯的部位是前列腺包膜，穿破包膜则预后不良。其扩散可分为直接蔓延、淋巴和血行三个途径，但以淋巴及血行转移为主。淋巴转移最普遍的是盆腔淋巴结转移至闭孔 - 腹下淋巴结及髂外淋巴结群。血行转移最常见的是骨转移，转移至骨盆骨骼、腰椎、近端股骨、胸椎及肋骨。晚期肿瘤可直接蔓延至尿道、膀胱颈、精囊及膀胱三角区。内脏易转移至肝、肺。

早期前列腺癌肿体积极小，肉眼难以发现，逐渐可呈多个小结节或融合成鸡蛋大或更大的癌结节，色黄白，质地十分坚硬。

1. 肉眼观察　癌位于前列腺外周带的前列腺约占 70%，发生于移形区约占 25%。癌组织较正常前列腺组织坚韧，与癌组织纤维形成性间质反应有关。前列腺癌多呈结节状，边界不清，切面呈颗粒状、色淡黄，而对于瘤体不明确的，应对与周围组织色调不一致、质地偏硬的组织做组织学检查。前列腺癌也见于良性前列腺增生的标本中，瘤体缺乏增生特有的海绵状或网状结构。

2. 镜下观察　前列腺癌的显微镜下诊断是以组织学及细胞学特点的结合为基础，组织学主要有四种形式：小腺体、筛状、播散性单个细胞浸润及中等腺体，其中以小腺体最为常见，其易与良性增生相混淆。细胞学以高分化多见，低分化少见。前者因分化良好，非常接近前列腺正常组织细胞特征，常引起诊断困难。前列腺癌镜下最显著的特征是无序生长、形成腺体的双细胞缺陷及突出的核仁。其中大多数前列腺癌的诊断主要是依据核间变，核体较大，染色质凝集、靠边、核膜清楚。若出现直径大于 1.2μm 的明显核仁，是诊断前列腺癌最重要的指标。若出现 2 ～ 3 个偏位的大体积核仁，则更具诊断意义。也有不少癌、瘤细胞核间变程度轻、核仁小、染色质不多，主要依靠浸润来诊断。其中以膀胱颈、精囊浸润为主，也可浸润到神经周围、间质、淋巴管或血管，以及前列腺周围组织。

3. 前列腺癌的分级　推荐使用 Gleason 评分系统。按照前列腺癌腺泡的生长形式，其细胞的分化程度由高到低分为 1 ～ 5 级，每个肿瘤内 5 个不同级别癌腺泡可能同时存在，把区域最大这一级别的癌腺泡区定为最常见生长型，其次为次常见生长型，这两种常见的癌肿生长形式影响肿瘤的预后。Gleason 评分是把最常见的癌肿生长形式组织学分级数加上次常见的组织学分级数之和。如果一个癌肿只有一种均匀一致的组织学生长形式，那么最常见和次常见生长形式积分相同。Gleason 积分一般在 2 和 10 之间，分化最好者，即 1 ＋ 1=2，相对预后较好；直至分化最差者即 5 ＋ 5=10，为未分化的癌肿，预后较差。

4. 前列腺癌的分期 推荐使用2002年AJCC的TNM分期系统，即T_0期表示没有原发瘤的证据；T_1期为不能被扪及和影像发现的临床隐匿肿瘤；T_2期肿瘤限于前列腺内；T_3期肿瘤穿透前列腺被膜；T_4期肿瘤固定或侵犯精囊以外的组织。N、M代表有无淋巴结转移或远处转移。

二、诊 断

（一）临床表现

1. 症状

（1）原发灶症状：早期前列腺癌通常没有症状，当肿瘤逐渐增大压迫膀胱颈及尿道时，可出现下尿路梗阻或刺激症状，如尿频、尿急、尿线变细、分叉及无力，逐渐出现排尿困难等。严重者可能出现急性尿潴留、尿失禁、血尿等。

（2）转移灶症状：早期前列腺癌就可发生转移，约5%的患者因转移症状而就诊。淋巴结转移最常见，其次是骨转移。骨转移时会引起骨骼疼痛、病理性骨折、贫血、脊髓压迫致下肢瘫痪等；压迫直肠发生大便变细及排便困难；肺部转移可出现咳嗽及咯血；晚期病例出现食欲不振、消瘦、贫血及全身乏力等。少数患者以转移症状就诊而无明显前列腺癌原发症状。

2. 体格检查

（1）局部体检：包括检查患者下腹部、腰骶部、会阴部、阴茎、尿道外口、睾丸、附睾、精索等有无异常，有助于进行鉴别诊断。

（2）直肠指诊（digital rectal examination，DRE）：由于大多数前列腺癌起源于前列腺的外周带，所以直肠指诊是早期诊断的重要方法之一，对前列腺癌的早期诊断和分期都有重要价值。其主要表现：前列腺不规则增大，表面高低不平呈结节状，肿瘤部位前列腺坚硬如石，如肿瘤位于一侧叶则左右不对称。浸润到直肠时，直肠黏膜固定；浸润到盆壁时，前列腺固定。考虑到DRE可能影响PSA值，应在PSA抽血后进行。直肠指检联合PSA检查是目前公认的早期发现前列腺癌最佳的初筛方法。

（二）辅助检查

1. 尿常规分析及尿沉渣检查 是排除尿路感染和诊断前列腺癌的辅助方法。

2. 前列腺特异性抗原（prostate-specific antigen，PSA） 是由前列腺产生的一种酶。PSA作为单一检测指标，与直肠指检、经直肠超声检查（transrectal ultrasonography，TRUS）比较，PSA的肿瘤预测率优于直肠指检、经直肠超声波检查，同时可以提高局限性前列腺癌的诊断率和增加前列腺癌根治性治疗的机会。PSA具有器官特异性，而非肿瘤特异性。PSA升高也可见于前列腺增生、前列腺炎及其他非恶性疾病。但是要注重个性化的早期诊断，联系危险因素、年龄、预期寿命等。血清总PSA＞4.0ng/m1为异常。当tPSA介于4～10ng/ml时，构成前列腺癌判定的灰区，推荐参考以下PSA的相关变数：

（1）血清PSA密度（PSA density，PSAD）：血清总PSA值与前列腺体积的比值，前列腺体积是经直肠超声测量计算得出，PSAD正常值＜0.15。PSA密度越高，临床上诊断前列腺癌的概率越大。

（2）PSA速率（PSA velocity，PSAV）：是指血清PSA每年绝对增长值（ng/ml/year）。其正常值为＜0.75ng/ml/年；若＞0.75ng/ml/年，应怀疑前列腺癌的可能。

（3）游离/总PSA比值：广泛用于区分良性前列腺增生和前列腺癌；直肠指检阴性，总PSA介于4～10ng/ml时，可用于前列腺癌的危险度分层；f/t PSA＜0.10，通过活检发现前列腺癌的比例为56%；f/t PSA＞0.25，通过活检发现前列腺癌的比例仅为8%。

3. 前列腺健康指数测试（PHI） 近年来提出的通过血液检查诊断前列腺癌的一个指标，结合了fPSA、tPSA及PSA异构体（p2PSA），旨在减少不必要的前列腺穿刺。数个前瞻性多中心研究表明，PHI 不仅优于 fPSA、tPSA 对前列腺癌的诊断，还能够提高前列腺癌的预测（无论 PSA 是处于 2 ～ 10ng/ml，还是 4 ～ 10ng/ml）。不仅可用于临床主动监测使用的指标，还可以用于临床决策。

4. 经直肠超声检查（TRUS） 寻找前列腺及周围组织结构可疑病灶，并能初步判断肿瘤的体积大小。但 TRUS 在前列腺癌诊断特异性方面较低，发现一个前列腺低回声病灶要与正常前列腺、BPH、PIN、急性或慢性前列腺炎、前列腺梗死和前列腺萎缩等鉴别。而 TRUS 引导下进行前列腺系统性穿刺活检，是前列腺癌诊断的主要方法。

5. 前列腺活组织检查 前列腺系统性穿刺活检是诊断前列腺癌最可靠的检查，是确诊前列腺癌的绝对依据。常用活检方式有：

（1）经直肠前列腺穿刺活检。

（2）经会阴穿刺活检。

（3）经尿道电切镜活检。

（4）前列腺细针抽吸细胞学检查。

6. X 线检查、CT 及 mpMRI 扫描检查 X 线检查包括静脉尿路造影、骨盆平片，对判断肿瘤的泌尿系转移及对泌尿系的影响有一定帮助。CT 对于早期前列腺癌的诊断敏感性低于磁共振。前列腺癌患者进行 CT 检查的目的主要是协助临床医师进行肿瘤的临床分期。对于肿瘤邻近组织和器官的侵犯及盆腔内转移性淋巴结肿大，CT 的诊断敏感性与 mpMRI 相似。多参数磁共振（mpMRI）检查可以显示前列腺包膜的完整性、是否侵犯前列腺周围组织及器官，mpMRI 还可以显示盆腔淋巴结受侵犯的情况及骨转移的病灶。对 MR 发现的异常前列腺组织进行有针对性的病理活检穿刺，比起系统性病理活检，能够更好地评估前列腺癌的侵袭性，在临床分期上有较重要的作用。TRUS、CT、mpMRI 等在前列腺癌的诊断方面都存在局限性，最终明确诊断还需要前列腺穿刺活检取得组织学诊断。

三、治　　疗

（一）主动监测与观察等待

前列腺癌进展往往比较缓慢，主动监测意味着在＞ 70 岁的男性中不需要治疗，而在年轻一些的人群中只是推迟几年治疗时间而已。等待观察更适用于局限性前列腺癌患者、有限的预期寿命者或患有低浸润性肿瘤的老年患者。

1. 主动监测的选择标准

（1）小体积的前列腺内非浸润性类别：Gleason 评分≤ 6、小于 2 ～ 3 个阳性穿刺点，并且阳性点中＜ 50% 的前列腺癌组织。

（2）临床分期 T1c、T2a。

（3）PSA ＜ 10ng/ml，同时 PSA 密度每年＜ 0.15ng/ml。

（4）导管癌（包括经直肠穿刺所得）、肉瘤样癌、小细胞癌；细针穿刺明确是前列腺外浸润或淋巴结转移的前列腺癌。

（5）PSA ＜ 20ng/ml，或临床分级达到 T2b。

2. 主动监测的随访 需要基于重复穿刺、系列的 PSA 监测及临床检查（DRE）。更改为积极主动治疗的条件有：Gleason 评分变化、穿刺结果的变化（阳性穿刺点的数目、穿刺点的浸润范围扩大），T 分期改变也需要考虑在内。患者的自我要求也需要纳入考虑范畴。

3. 观察等待适用证

（1）局限性前列腺癌。

（2）有限的预期寿命。

（3）老年患者，并且低浸润性肿瘤。

使用观察等待治疗最为有效的人群是 65 ～ 75 岁的低危险度前列腺癌患者。

（二）手术治疗

根治性前列腺切除术（简称根治术）是治疗局限性前列腺癌最有效的方法，其主要术式有耻骨后前列腺癌根治术（RRP）、经会阴前列腺癌根治术、腹腔镜前列腺癌根治术（LRP）、机器人辅助腹腔镜前列腺癌根治术（RALP）。

适应证：根治术用于可能治愈的前列腺癌。手术适应证要考虑肿瘤的临床分期、预期寿命和健康状况。尽管手术没有硬性的年龄界限，但应告知患者，70 岁以后伴随年龄增长，手术并发症及死亡率将会增加。

手术禁忌证：患有显著增加手术危险性的疾病，如严重的心血管疾病、肺功能不良等；患有严重出血倾向或血液凝固性疾病；已有淋巴结转移（术前通过影像学或淋巴活检诊断）或骨转移；预期寿命不足 10 年。手术切除范围：位于膀胱及尿道之间的整个前列腺组织；双侧精囊腺，充分切至切缘阴性处；往往需要进行双侧盆腔淋巴结清扫。

手术方法和标准：国内推荐耻骨后根治性前列腺切除术和腹腔镜前列腺癌根治术。

1. 耻骨后根治性前列腺切除术 术野开阔，操作简便易行，可经同一入路完成盆腔淋巴结切除，达到根治的目的。

（1）改良式盆腔淋巴结切除术：下腹正中切口，整块切除髂动脉、髂静脉前面、后面及血管之间的纤维脂肪组织，下至腹股沟管，后至闭孔神经后方。可疑淋巴结转移者可进行冷冻切片病理学检查。

（2）根治性前列腺切除术：手术切除范围包括完整的前列腺、双侧精囊和双侧输精管壶腹段、膀胱颈部。术前准备包括肠道准备、备血。肿瘤局限于前列腺包膜内的前列腺癌患者（临床分期 A 期和 B 期）是保留性功能的根治性前列腺切除术的最佳适应证。而那些肿瘤已穿透到包膜外、浸润到精囊或盆腔淋巴结已有转移性肿瘤的患者则不适于本手术的治疗。

保留神经的禁忌证：术中发现肿瘤可能侵及神经血管束。

2. 腹腔镜根治性前列腺切除术 腹腔镜前列腺根治术是近年发展起来的新技术，其疗效与开放手术类似，优点是损伤小、术野及解剖结构清晰，术中和术后并发症明显减少，缺点是技术操作比较复杂。腹腔镜手术切除步骤和范围同开放手术。

3. 经尿道前列腺切除术 适用于年老体弱已发生排尿梗阻等并发症者，主要目的为缓解梗阻症状，无治愈意义。

（三）内分泌治疗

内分泌治疗的目的是降低体内雄激素浓度、抑制肾上腺来源雄激素的合成、抑制睾酮转化为双氢睾酮或阻断雄激素与其受体的结合，以抑制或控制前列腺癌细胞的生长。前列腺分化癌对雄激素依赖更为明显，而未分化癌及导管癌常不依赖雄激素，内分泌治疗无效。

1. 适应证

（1）转移前列腺癌，包括 N1 和 M1 期（去势、最大限度雄激素阻断）。

（2）局限早期前列腺癌或局部进展前列腺癌，无法行根治性前列腺切除术或放射治疗（去势或最大限度雄激素阻断、间歇内分泌治疗）。

（3）根治性前列腺切除术或根治性放疗前的新辅助内分泌治疗（去势或最大限度雄激素阻断）。

（4）配合放射治疗的辅助内分泌治疗（去势或最大限度雄激素阻断）。

（5）治愈性治疗后局部复发，但无法再行局部治疗（去势或最大限度雄激素阻断、间歇内分泌治疗）。

（6）治愈性治疗后远处转移（去势或最大限度雄激素阻断、间歇内分泌治疗）。

（7）去势抵抗期的雄激素持续抑制（去势、雄激素生物合成抑制剂）。

2. 治疗方法

（1）去势治疗

1）手术去势：双侧睾丸切除术可直接减少睾酮的生成，可使睾酮迅速且持续下降至极低水平（去势水平），使雄激素依赖性前列腺癌生长缓慢或消退。手术简单，但不易被患者接受，因此一般应该首先考虑药物去势。

2）药物去势：是目前雄激素剥夺治疗的主要方法。促黄体激素释放激素（LHRH）促效剂：亮丙瑞林，3.75mg，皮下注射，每4周1次；或戈舍瑞林，3.6mg皮下注射，每4周1次。对于已有骨转移脊髓压迫的患者，应慎用本品，可选择迅速降低睾酮水平的手术去势。

（2）单一抗雄激素治疗：目的是抑制雄激素对前列腺癌的刺激作用及雄激素依赖前列腺癌的生长，而且几乎不影响患者血清睾酮和黄体生成素的水平。适用于治疗局部晚期，无远处转移的前列腺癌。推荐应用非类固醇药物，如比卡鲁胺150mg，每天1次。

（3）雄激素生物合成抑制剂治疗：仅用于去势抵抗性前列腺癌（CRPC）的新药物：醋酸阿比特龙（AA）通过抑制雄激素合成途径关键酶（CYP17）从而抑制睾丸、肾上腺及前列腺癌细胞的雄激素合成。目前用于无症状或轻微症状的转移性去势抵抗性前列腺癌（mCRPC）患者，或不适合化疗的症状性mCRPC患者的一线治疗，以及化疗后有病情进展的mCRPC患者的一线治疗。这类药物必须配合使用泼尼松（prednisone）或氢化可的松（prednisolone）。

（4）最大限度雄激素阻断：目的是同时去除或阻断睾丸来源和肾上腺来源的雄激素。常用的方法为去势加抗雄激素药物，如比卡鲁胺。

（四）放射治疗

前列腺癌患者的放射治疗具有疗效好、适应证广、并发症少等优点，适用于各期患者。早期患者（$T_{1\sim2}N_0M_0$）行根治性放射治疗，其局部控制率和10年无病生存率与前列腺癌根治术相似。局部晚期前列腺癌（$T_{3\sim4}N_0M_0$）治疗原则以辅助性放疗和内分泌治疗为主。转移性癌可行姑息性放疗，以减轻症状、改善生活质量。近年三维适形放射治疗（3D-CRT）、增强适形放射治疗（IMRT）、影像引导放射治疗（IGRT）等技术逐渐应用于前列腺癌治疗并成为放疗的主流技术。

1. 体外照射　利用直线加速器或钴-60，在前列腺部位作体外照射，剂量于6～8周内用到65～70G。

2. 间质内照射　用放射性同位素金-198，镭-222或碘-125等通过耻骨后、会阴或直肠等途径，以手术方式直接置于肿瘤部位照射。

3. 全身照射　用磷-32或锶-89等作全身照射，可有效地缓解骨转移性疼痛。

4. 质子束治疗　从理论上讲，质子束是一个有吸引力的可以替代光子束放射治疗前列腺癌的方法，因为它们存入几乎所有的辐射剂量在粒子的路径中的组织的端部（the Bragg peak，布拉格峰）。相比之下，光子携带的辐射散布在通过的路径上。还有一些辐散的能量超出其路径的质子束，这意味着超过这个深度的正常组织，可以有效地幸免。与此相反，光子束继续沉积能量，直到它们离开身体，包括一个退出剂量。两个研究对比了质子束治疗与IMRT的疗效，其中一个提示两者具有相等的直肠剂量保留，而在膀胱剂量保留上IMRT优于质子束；另一个研究提示质子束治疗具有优势。

5. 低剂量率（LDR）及高剂量率近距离照射治疗（HDR）　低剂量率近距离照射治疗是一种安全有效的治疗技术。适用标准：足够数量的随机活检提示Gleason ≤ 6；初始PSA水平≤ 10ng/ml；≤ 50%的活检点包含肿瘤组织；前列腺体积< 50cm^3；IPSS ≤ 12。低危险度前列腺癌患者最适合使用低剂量率近距离照射治疗方案，据统计，5、10年的无复发存活率分别为71%～93%、65%～85%，增加新辅助与辅助雄激素阻断治疗无益于低剂量率近距离照射治疗方案。HDR使用高剂量的^{192}铱，总剂量为12～20Gy，分为2～4个部分治疗。高剂量的EBRT与高剂量率近距

离照射治疗关于腹泻和失眠的生活质量改变是相似的。

短期并发症：尿频、尿急甚至尿痛等尿路刺激症状，排尿困难、夜尿增多等。大便次数增多，里急后重，直肠炎，便血，溃疡等。长期并发症：慢性尿潴留、尿道狭窄及尿失禁等。

（五）化学治疗

1. 单剂量化疗 磷酸雌二醇氮芥，300mg 静脉注射，每周 1 次。顺铂，第 1 ～ 5 天，静脉滴注 10 ～ 15mg/m^2 21 天为 1 个疗程，共 3 个疗程。多柔比星，70 ～ 90mg 静脉注射，每 3 周 1 次，共 3 次。

2. 联合化疗

（1）多柔比星加顺铂联合应用：多柔比星 50mg/m^2 静脉注射，第 3 天；每 3 ～ 4 周重复 1 次，共 3 ～ 4 次。

（2）多柔比星、丝裂霉素加 5- 氟尿嘧啶（5-FU）联合应用：多柔比星 50mg/m^2 静脉注射，第 1 天；丝裂霉素 10mg 静脉注射，第 1 天；5-FU 750mg/m^2 静脉注射，第 4 天；第 3 周重复 1 次，共 3 ～ 4 次。

（3）血流变更术 + 前列腺动脉化疗：经股动脉插管，导管留置于患侧髂内动脉内，大腿部安置皮下埋藏注射器，行间歇性或持续性动脉内化疗，一般用多柔比星、雌二醇氮芥及顺铂。

（六）冷冻治疗

1. 具体机制 ①脱水导致蛋白变性；②冷冻结晶导致细胞膜破坏；③血流停滞或微血栓形成出现微循环阻滞导致持续性缺血坏死。

2. 适应证 ①前列腺体积＜ 40ml；②可采用雄激素阻断疗法减小体积；③血清 PSA 水平＜ 20ng/ml；④活检 Gleason ≤ 7；⑤低危险度前列腺癌或不适合放疗及手术的中危前列腺癌患者。

3. 并发症 ①勃起功能障碍发生率高达 80%，并且技术的改进并未使其下降；②盆腔疼痛占据了 1.4% 的比例；③尿潴留的发生率则大约为 2%；④瘘的发生率较低，低于 0.2%；⑤有 5% 的患者出现的下尿路梗阻需要通过 TURP 治疗。

（七）高能聚焦超声治疗

高能聚焦超声治疗（HIFU）：将能量聚集在肿瘤组织部位使其温度超过 65℃，进而出现凝固性坏死。治疗局限性前列腺癌的疗效显示：低、中、高危组别 HIFU 术后 5 年生化无疾病生存率分别为 84% ～ 91%、64% ～ 81%、45% ～ 62%。可联合新辅助或其他治疗的 7 年生化无疾病生存率分别为 73%、53%。并发症有：压力性尿失禁、勃起功能障碍、下尿路梗阻、泌尿系感染、直肠穿孔、出血等。

四、预防与调护

（1）中老年男性健康检查时，应特别注意前列腺情况。对于老年男性进行筛选普查是很重要的防癌手段，目前普遍接受的有效方法是用直肠指检加血清 PSA 浓度测定。用血清 PSA 水平检测 40 ～ 45 岁以上男性，并每年随访测定一次。如果 PSA 超过 4.0ng/ml 再做直肠指检或超声波检查，如果阳性或可疑再做针刺活检。这一方法能有效地查出早期局限性前列腺癌，使其得到早期治疗。

（2）饮食以低脂肪为主，多食富含植物蛋白的大豆类食物，可长期饮用绿茶，提高饮食中微量元素硒和维生素 E 的含量等措施也可以预防前列腺癌的发生。食物中保证摄入足量的硒，如鸡蛋、青花鱼、绿色蔬菜等。还多吃蒜和蘑菇，有效预防前列腺癌。

（3）日常饮食注意选择富含西红柿红素的食物，西红柿、杏、石榴、西瓜、木瓜和红葡萄均含有较多的西红柿红素，其中尤以西红柿中的含量为最高。

（4）戒掉吸烟、酗酒的习惯，避免潜在的危险因子如高脂饮食、镉、除草剂。

（5）采用药物可以预防前列腺癌的发生与发展。由于前列腺癌的发生与雄激素有着密不可分的关系，所以有效地减少雄激素量是预防前列腺癌发生行之有效的方法。非那雄胺是最常用的药物，需长期服用。

（6）注意会阴部卫生，避免不必要的尿道侵袭性操作。

（7）多休息，勿劳累。禁酒，多饮水，进流质饮食，勿吃辛辣食物，保持大便通畅。

Ⅱ. 中医临证通论

在中医学中，无前列腺癌病名的记载，但根据前列腺癌的症状，属于中医的“癥瘕”“癃闭”“淋证”“尿血”等疾病范畴，中医学对肿瘤的病因认识不仅强调外因，更重视脏腑功能失调、精神因素及先天不足等内因在发病中的作用，认为前列腺癌是内因、外因相互作用的结果。外因是通过“邪之所凑，其气必虚”而致病。

一、病因病机

前列腺癌的发生包括内因和外因两个方面。

（一）内因

内因主要是患者老龄，脏腑虚衰，尤其是年老肾虚，或房劳伤肾，肾脏亏虚，天癸渐竭，正气不足，败精瘀浊蓄积交阻，蕴酿成毒，留于精室。

（二）外因

外因包括六淫之湿热毒邪的侵袭或因饮食劳倦，过食辛辣厚味或嗜酒，酿成湿热，流注下焦膀胱精室；或因思虑，或情志不畅，或暴怒伤肝等多种因素，导致气血凝滞，湿浊下注，日久酿成癌瘤，病呈本虚标实之证。

二、辨证论治

（一）辨证要点

1. 辨虚实　本病为本虚标实之症，脏腑亏虚为本，湿热、瘀血、痰浊、气滞为标；本虚以肾虚为主，可兼见脾虚、肺虚之证，临床应仔细辨别；患者因感邪的不同，或在疾病的不同阶段可兼夹湿热、瘀血，痰浊、气滞等标实之证。

2. 辨病位　前列腺癌的脏腑病变主要责之于肾与膀胱，同时与老龄功能减退，其他脏腑虚衰等均有关系。临床见尿频、尿急、尿线变细、分叉及无力，甚者可能出现急性尿潴留、血尿、尿失禁，病位在肾与膀胱；肾主骨，晚期前列腺癌多并发骨转移，癌毒侵犯骨骼，造成成骨性骨质破坏，临床多表现为全身酸痛，或病灶处疼痛剧烈，甚至病理性骨折。前列腺癌癌毒亦可侵犯肺脏等远处脏器，肺部转移可出现咳嗽及咯血，病位在肺肾；若表现为排尿困难，少腹胀痛或尿血，心烦易怒，或两胁胀痛，胸闷不舒，嗳气等症状则病位在肝肾。

（二）治疗原则

本病的治疗原则为扶正祛邪。实证者，分清湿热、瘀滞、痰阻，分别治以清热利湿、行气活血、化痰散结；虚证者，辨明肾虚、气虚、血虚，分别予以补肾、养血。

（三）分型治疗

1. 实证

（1）湿热下注证

主证：小腹急胀难忍、小便点滴而下，小便短赤、血尿，口渴、口舌糜烂，舌质红，苔黄腻，脉数有力。

治法：清热解毒，祛瘀通淋。

方药：八正散（《太平惠民和剂局方》）加减。

方解：萹蓄、瞿麦泻火通淋；滑石、甘草清热利湿；木通、车前子清热利湿通淋；大黄、栀子清三焦湿热，泻热降火；白花蛇舌草、半枝莲清热解毒利湿；冬葵子、灯心草利尿通淋，莪术破血祛瘀。身热者加金银花、蒲公英、连翘；血尿加小蓟、白茅根、旱莲草；小腹胀急加台乌、川楝子。

备选方剂：萆薢渗湿饮（《疡科心得集》）。

（2）气滞血瘀证

主证：小便点滴不畅，尿细如线，小便滴沥，少腹胀痛难忍，固定不移，舌质暗红有瘀斑，苔白或黄，脉沉涩。

治法：理气活血，破瘀散结。

方药：膈下逐瘀汤（《医林改错》方）加减。

方解：川芎、桃仁、五灵脂、赤芍、红花、当归、活血祛瘀散结；乌药、香附、枳壳理气以助血行；白花蛇舌草、半枝莲解毒除湿。瘀痛较甚者，加三棱、蒲黄；气滞甚者，加木香、柴胡、陈皮；心悸失眠者，加茯神、酸枣仁。

备选方剂：血府逐瘀汤（《医林改错》）。

（3）痰湿瘀阻证

主证：排尿困难，会阴、少腹疼痛，胸闷痞满，痰多，身重倦怠，嗜卧，纳差，口渴，口渴不欲饮，舌苔厚腻，脉濡缓。

治法：化痰利湿，活血软坚。

方药：桂枝茯苓丸（《金匮要略》）加减。

方解：陈皮、半夏、生薏苡仁化痰除湿；赤芍、桃仁、当归、三棱活血化瘀；桂枝温通血脉；白花蛇舌草、半枝莲、土茯苓清热解毒利湿。脾虚纳差加党参、白术、山楂；泄泻者加苍术、车前仁、厚朴；少腹胀痛，小便点滴不通加王不留行、台乌、肉桂。

备选方剂：归脾丸（《济生方》）。

2. 虚证

（1）肾阳不足证

主证：小便不通或滴沥不爽，频数尿清，排出无力，面色无华，畏寒、腰膝酸软，阳痿早泄，舌淡，边有齿痕，脉沉弱。

治法：温补肾阳，化瘀解毒。

选药：济生肾气丸（《严氏济生方》）加减。

方解：熟地、山茱萸、山药滋补肾阴；泽泻、丹皮、茯苓宣肾泄浊；肉桂、附子温补肾阳；牛膝活血散结；莪术、半枝莲清热解毒；猪苓、海金砂利水通淋。面色黝黑，腰膝软弱，足冷耳鸣者加鹿茸、淫羊藿、仙茅、五味子；兼见痞满，纳差，便溏者加白术、薏苡仁、党参；尿频明显者加金樱子、覆盆子；会阴、少腹胀痛甚者加土鳖虫、桃仁、红花。

备选方剂：右归丸（《景岳全书》）。

（2）肾阴亏虚证

主证：小便滴沥不尽，甚或不通，腰膝酸软，五心烦热，尿少色赤而频，遗精，耳鸣、头晕目眩，舌质红，苔少，脉细数。

治法：滋阴养血，补益肝肾。

方药：知柏地黄汤（《医宗金鉴》）加减。

方解：知母、黄柏滋阴降火；熟地滋阴养血，补肾填精；淮山药健脾补肺，兼能涩精；丹皮清泻肝火，凉血退热；茯苓淡渗脾湿，交通心肾；泽泻宣泄肾浊，聪耳明目；王不留行活血通经利尿；琥珀定惊安神，利尿通淋；莪术、半枝莲、白花蛇舌草清热解毒利湿。目涩、视物不清加枸杞子、菊花；伴气喘者加麦冬、五味子；嗳气、纳差、易怒加当归、白芍；伴胃脘胀痛，加柴胡、白芍；咳嗽痰多者，加浙贝母、半夏。

备选方剂：大补阴丸（《丹溪心法》）。

（3）气血两虚证

主证：形体消瘦，神疲乏力，小便难解，面色无华，动则气急，头晕目眩，心悸怔忡，舌质淡，苔薄白，脉沉细弱、无力。

治法：大补气血，扶正祛邪。

方药：十全大补汤（《太平惠民和剂局方》）加减。

方解：人参、黄芪大补元气；白术、大枣益气健脾；熟地、白芍、当归滋补阴血；阿胶、枸杞子滋阴补血；薏苡仁健脾渗湿；鹿角胶、龟板胶滋阴潜阳，补肾健骨。气血双虚偏寒者，加肉桂；心虚惊悸，失眠者加远志、五味子。

备选方剂：气血双补汤（《会约医镜》）。

（四）其他疗法

（1）野葡萄根 60g，白花蛇舌草 60g，半枝莲 30g。水煎服，每日分服 3 次。

（2）白花蛇舌草 30g，水煎服，日服 3 次，20 天为 1 个疗程。

Ⅲ. 中西医诊治思路与特点

中西医结合治疗前列腺癌是中国的特色医疗，也是优势，是今后防治肿瘤的主要途径和方法。它可以提高治疗效果，防止转移和复发，阐明发病的本质，进一步探索前列腺癌与宿主的关系，研究证型的本质，阐明中医药常用法则的机理。前列腺癌的发生、发展有着正气不足的内因，也有痰、湿、瘀、毒等致病因素的影响，内外因共同作用导致机体功能失调、痰浊结聚、邪毒壅积、正气亏虚、瘀血痰湿聚积下焦作为前列腺癌主要病因病机。综合各项实验、临床研究证实，中医药治疗前列腺癌有着独特的优势，能够缓解临床症状、防治肿瘤进展、提高患者生活质量。通过对临床研究资料的整理不难发现中医汤剂和西医疗法联用能取得减轻西医疗法毒副反应、提高疗效的作用，这种中西结合模式具有良好的临床应用前景。

1. 中医药与手术治疗的结合

（1）扶正治疗：前列腺癌根治手术前给予中药治疗，可以改善患者的一般营养状况，增加手术的切除率，增强患者的抗感染能力和细胞免疫功能。偏于气虚，选用党参、黄芪、白术、茯苓、山药、萸肉、陈皮、白芍、甘草等药。偏于血虚者，常用黄芪、当归、熟地、川芎、白芍、阿胶、何首乌、龟板、麦芽、沙参等药。

（2）抗癌治疗：手术前抗癌中药的应用可以有效控制癌症发展，一是使癌细胞退行性改变及坏死；二是增强宿主的免疫力。这些作用对患者术前控制病情及术后恢复均有益处。多用土茯苓、百部、蜈蚣、斑蝥、莪术、山慈菇、露蜂房、半枝莲、黄芪等药。

2. 中医药与放疗的结合

（1）胃肠道反应：是放疗最常见的并发症，临床表现为纳呆、腹泻、腹痛、里急后重、便秘等。偏于胃阴虚者，选用沙参、麦冬、玉竹、半夏、生地、天花粉、麦芽、山药等药。便秘者用蜂蜜送服；口干唇燥者，加石斛、天冬；恶心呃逆者，加生姜、竹茹、柿蒂。偏于胃气虚者，常用党参、白术、茯苓、山药、扁豆、神曲、麦芽等药。胃脘胀满、嗳气者，加陈皮、姜半夏；腹泻日久滑脱者，加罂粟壳，赤石脂。

（2）血瘀证：放射性损伤早期病变包括微循环障碍、血液流变学改变、细胞聚集性增加，这些病变具有凝、聚、浓的特点，与中医瘀证相符。认为血瘀是放射损伤的一种早期病理征象，又是加重损害的重要因素。所以早期活血化瘀能改善血行障碍，以利于放射损伤的修复，是治疗急性放射病的一种有效治疗。常用药物：莪术、当归、赤芍、桃仁、鸡血藤、红花、水蛭、樟树、喜树等。现代研究表明，毛冬青、昆布具有抗凝作用；丹参、虎杖、夜交藤、鸡血藤具有抗凝和溶纤作用；桃仁、益母草、郁金、三棱等能降低血黏度，降低红细胞凝聚集性。

（3）虚损证：放疗损伤人体正气，临床可见气虚证（白细胞下降）：益气健脾，活血祛瘀。选用三七参，黄芪、人参、白术、山药、当归、丹参、鸡血藤等药。血虚证（红细胞下降）：养血活血，益气生血。常用黄芪、当归、首乌、枸杞子、白芍、熟地、阿胶、桂圆肉、丹参、三七参、川芎等药。

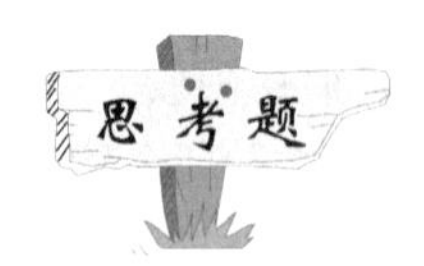

1. 急性细菌性前列腺炎治疗以抗感染治疗为主，中医药治疗具有什么优势？

2. 慢性细菌性前列腺炎中医治疗原则有哪些？与单纯抗感染治疗相比，中医药治疗有哪些优势？

3. 慢性前列腺炎/慢性盆腔疼痛综合征病原学检测常呈阴性，在什么情况下可以采用抗生素治疗？抗菌药物的选择有什么注意事项？

4. 良性前列腺增生有哪些常见并发症？其机理是什么？

5. 前列腺癌的辨证要点有哪些？

（编者：高兆旺；审校：孙自学）

第八章思维导图

第九章　睾丸、附睾疾病

第一节　睾　丸　炎

细菌性睾丸炎

Ⅰ. 西医临床导论

细菌性睾丸炎是细菌引起的睾丸组织感染性疾病，是一种非特异性的感染。临床上分为急性和慢性两类。本病常见于青壮年，治疗及时一般预后良好，少数患者可引起继发性不育症。

一、病因病理

（一）病因

急性细菌性睾丸炎最常见的致病菌是大肠埃希菌，其他致病菌还有葡萄球菌、变形杆菌、肠球菌和铜绿假单胞菌等，易感于尿道炎、膀胱炎、长期留置导尿和尿路器械检查后，常继发于附睾感染。细菌感染途径有以下三方面：

1. 直接感染　后尿道的感染经输精管及附睾传入，常称为附睾－睾丸炎。

2. 血行感染　感染从体内某一病灶经血流传至睾丸。

3. 淋巴感染　下尿路及外生殖器的感染可通过淋巴管感染至睾丸。

三种感染途径以直接感染多见。

慢性细菌性睾丸炎多由急性睾丸炎治疗不彻底转变而来，也可以由其他致病因素导致。

（二）病理

细菌性睾丸炎睾丸明显肿大、充血、张力增高，切面有局灶性坏死及多核白细胞浸润，曲细精管上皮细胞出血、坏死，如果感染得不到控制可化脓形成脓肿，可伴有鞘膜积液。

慢性细菌性睾丸炎睾丸肿大或硬化萎缩，鞘膜有时明显增厚，鞘膜腔闭锁，睾丸组织纤维化萎缩，曲细精管的基膜呈玻璃样变及退行性变，生精上皮细胞消失，曲细精管周围硬化，间质细胞如成纤维细胞也可以形成小的增生灶。

二、诊　　断

（一）临床表现

急性睾丸炎多发生于单侧，起病急，表现为一侧睾丸迅速肿大伴疼痛，疼痛向同侧腹股沟、下腹部放射。可伴有寒战、高热及胃肠道症状，如恶心、呕吐等。如形成脓肿，按之有波动感。此外还可出现尿道分泌物、鞘膜积液。

慢性细菌性睾丸炎起病缓慢，睾丸逐渐弥漫性肿大，质地较硬，可有轻度触痛。部分患者可表现为睾丸萎缩。一般无明显症状，或可表现为局部不适、坠胀感或阴囊疼痛，也可有急性发作症状。

（二）体格检查

急性细菌性睾丸炎患侧阴囊皮肤红肿，睾丸质地硬，触痛明显。如伴有附睾炎时两者界限不清，附睾变硬，输精管增粗，可触及肿大的腹股沟淋巴结。如形成脓肿，按之有波动感。

慢性细菌性睾丸炎则睾丸呈慢性肿大，质硬而表面光滑，有轻度触痛，失去正常的敏感度。有的睾丸逐渐萎缩，严重的几乎触摸不到睾丸，附睾相对增大。多数病例炎症由附睾蔓延至睾丸，从而使两者界限不清。

（三）辅助检查

1. 血常规检查 白细胞总数升高及中性粒细胞明显增多。

2. 血培养 可能有致病菌生长。

3. 尿常规、尿培养 可见白细胞或脓细胞，但尿常规阴性结果并不能排除尿路感染，需结合其他指标明确诊断。细菌培养结果有利于指导抗生素运用。

4. 超声检查 对急性细菌性睾丸炎和睾丸扭转的鉴别有重要意义。急性睾丸炎表现为睾丸体积增大，实质回声不均匀，显示高血流信号，睾丸扭转时显示血流信号减少甚至消失。

三、治　疗

（一）一般治疗

卧床休息，用布带或阴囊托托起阴囊，以减轻疼痛，早期可用冰袋冷敷。后期可用热敷或热水坐浴，但要注意可能会影响睾丸的生精功能，未生育者慎用。

（二）抗生素治疗

在使用抗生素之前应留取尿液标本行细菌培养及药敏试验，根据药敏试验选择敏感抗生素。早期可使用广谱抗生素。

（三）止痛药

可选用口服镇痛药或1%利多卡因精索封闭缓解疼痛。

（四）抗炎药

非甾体类抗炎药物对治疗急性睾丸炎有一定的帮助。

（五）手术治疗

睾丸已有脓肿形成，需切开引流，如睾丸肿胀严重，也可做睾丸白膜“H”形切开引流，减轻睾丸张力。如睾丸化脓完全被破坏时，可做患侧睾丸切除术，但应慎重选择。

四、预防与调护

（1）急性期应卧床休息，用布带或阴囊托托起阴囊，以减轻疼痛。

（2）炎症早期，局部可做阴囊冷敷，加快炎症吸收，阴囊皮肤肿胀明显者，用50%硫酸镁溶液热敷。

（3）忌食辛辣油腻食物。

（4）避免房事。

（5）锻炼身体，增强体质。

（6）经常清洗外生殖器，勤换内裤，保持阴部的清洁卫生。

Ⅱ. 中医临证通论

细菌性睾丸炎中医称为“子痈”，又称“外肾痈”，俗称“偏坠”。本病最早于《灵枢•经脉》记载“足厥阴之别，名曰蠡沟”，“……其别者，经胫上睾，结于茎。其病气逆则睾肿卒疝”。明清时期，对子痈的认识更加全面，由症状描述发展到确立病名，并提出了相应的治疗方法。例如，明代陈实功《外科正宗•囊痈论第三十三》指出：“囊痈，初起寒热交作，肾子作痛，疼连小腹者，宜发散寒邪。”清代王洪绪在《外科证治全生集•阴证门》中首次明确了子痈的病名，并提出了相应的治疗方剂：“子痈，肾子作痛而不升上，外观红色者是也，迟则成患，溃烂致命，其未成脓者，用枸橘汤一服即愈。”

一、病因病机

1. 感受寒湿　久处寒湿之地，或冒雨涉水，或过食寒凉之品，感受寒湿之邪，寒邪侵犯肝之经脉，经络气机不利，日久化痰成瘀，结毒而发。

2. 湿热下注　外感六淫、饮食不节或忧思愤怒，均可郁化湿热，湿热积聚肝肾之络，下注肾子，肾子受损，腐化酿脓，发为子痈。

3. 肝气郁结　长期忧思恚怒，情志不舒，肝气郁结，疏泄不利，气郁化热，邪热郁结肝经，或外感风热之邪，侵犯肝经，肝气郁结，疏泄失司，气化郁滞，血脉瘀阻，血瘀湿凝，发为子痈。

4. 跌仆损伤　因跌仆外伤，肾子络伤血瘀，瘀久化热，或损伤处直接感染湿毒，蕴热酿脓而生子痈。

5. 过度劳累　房事不节或劳累过度，正气虚弱，外邪乘虚而入，下注肾子，血瘀气滞，腐化成脓引发子痈。

二、辨证论治

（一）辨证要点

1. 分清阴阳属性　清代祁坤《外科大成•总论部》说：“痈疽不论上中下，唯在阴阳二症推。”说明疮疡首重分阴阳，才能实施正确的治疗。一般而言，急性子痈多属实热证，属阳；慢性子痈为本虚标实证，属阴。

2. 明辨寒热虚实　除观察全身的情况外，明辨局部的疼痛情况、察脓液之稠稀有助于分辨寒热虚实。如疼痛较剧，局限一处，伴有红肿灼热者属实证，易治；疼痛轻微，肿大缓慢，皮色不变，无热，属虚证寒证，难愈。脓液稠厚，有腥味，说明正气充盛；脓液稀薄无味，则表明气血虚衰。

3. 洞察转归预后　急性子痈，若失治误治，日久不愈，导致气血不足，可转为慢性子痈；慢性子痈，若复感湿热之邪亦可转为急性子痈；睾丸外伤，络脉空虚，易感受邪毒，发展成急性子痈。一般情况下，脓液由稀薄转稠厚、全身状况变好的为顺证，预后较佳；脓液由稠厚变稀薄，全身状况变差的为逆证，预后不良。

（二）治疗原则

本病以实热证候及本虚标实的证候多见，治疗原则以祛邪及扶正祛邪为主，同时必须注意因时、因地、因人制宜。急性期宜清利湿热，解毒消痈；已化脓者，宜清热解毒兼托毒排脓。慢性期宜调补肝肾，活血散结；脓液清稀者，宜补益气血兼托脓；外伤血瘀者，宜通络止痛，活血化瘀。

（三）分型治疗

1. 湿热下注证

主证：发热恶寒，恶心呕吐，头痛口渴，尿黄便干，睾丸肿胀疼痛，如肉腐成脓，按之有波动感，舌红苔黄腻、脉弦滑数。

治法：清利湿热，解毒消痈。已化脓者宜清热解毒兼托毒排脓。

方药：龙胆泻肝汤（《医方集解》）加减。

方解：方中龙胆草苦寒泻肝经湿热；黄芩、山栀清热泻火；木通、车前子、泽泻清利下焦湿热；当归、生地益阴养血和肝；柴胡疏肝止痛；甘草解毒兼调和诸药。全方具有清热利湿、解毒消痈的作用。若高热、睾丸疼痛较剧者，可加羚羊角、金银花、蒲公英、川楝子、延胡索、三棱、莪术等，以增强清热解毒、活血化瘀、理气止痛之功；若酿脓者，加炙穿山甲、皂角刺、黄芪等以托毒排脓消肿。

备选方剂：五味消毒饮（《医宗金鉴》）。

2. 痰瘀互结证

主证：睾丸逐渐肿大坚硬，附睾头部结节，疼痛较轻，脓液清薄，舌苔薄白，脉沉细。若睾丸外伤，血络破损，血瘀气滞，则肿胀疼痛；瘀血内郁化热，侵犯睾丸，则睾丸灼热肿痛；发热，小便赤涩，大便干，舌质红，舌有瘀点瘀斑，脉弦滑或涩。

治法：疏肝行气，活血散结。外伤血瘀者，宜活血消瘀、清热止痛。

方药：橘核丸（《济生方》）加减。

方解：方中橘核、木香、枳实、厚朴、川楝子疏肝行气止痛；桃仁、延胡索活血行血；肉桂温化寒湿；昆布、海藻软坚散结；木通利湿；玄参、生地清热解毒，滋阴软坚。诸药合用，共奏疏肝理气、行郁活血、软坚消肿之功。若结节不散可加王不留行、穿山甲、忍冬藤等药以通络散结，若脓肿形成溃后流清稀脓，肝肾阴亏者，宜用六味地黄丸滋补肝肾；气血两虚者，宜用十全大补汤补益气血。

备选方剂：少腹逐瘀汤（《医林改错》）。

3. 肝气郁结证

主证：睾丸肿胀疼痛，肉腐成脓，伴见郁郁寡欢，胁肋满闷或胀满，嗳气，食欲不振，舌质偏红苔白，脉弦。

治法：疏肝解郁，行气散结。

方药：柴胡疏肝散加减《景岳全书》。

方解：方中柴胡、白芍、枳壳、香附、当归、川芎、甘草疏肝理气解郁柔肝；茯苓健脾燥湿；巴戟天、淫羊藿补肾兴阳。诸药合用共奏疏肝解郁、通络兴阳之功。

备选方剂：丹栀逍遥散（《校注妇人良方》）。

4. 气滞血瘀证

主证：睾丸肿胀，疼痛剧烈，肉腐成脓，会阴胀痛，阴囊坠胀，时有疼痛，常随情志变化而加重，面色晦暗，腰膝酸软，舌暗紫或有瘀斑，脉涩或弦。

治法：活血化瘀，理气通络。

方药：血府逐瘀汤加减《医林改错》。

方解：方中当归、桃仁、红花、川芎、赤芍活血化瘀；生地养血和血，化瘀不伤阴；枳壳、柴胡疏通经络，气行则血行；牛膝破血行瘀又补肾；巴戟天、仙茅温肾补虚。诸药合用，共奏活血化瘀、理气通络之功。

备选方剂：桃红四物汤（《玉机微义》）。

Ⅲ. 中西医诊治思路与特点

（1）本病。可分急性期和慢性期两类，但两者常常相互转化。因而治法又不可死守，当随证而变。

（2）明确病原是关键，有条件者宜行病原学检查，有助于针对病因治疗。抗生素治疗宜早期、足量、联合、规范使用。

（3）中医治疗细菌性睾丸炎具有优势和特色，但欲获良效，一定要把握该病病因和病机。

（4）中西医结合的治疗方法，可使本病的治愈率得到明显的提高。

病毒性睾丸炎

Ⅰ. 西医临床导论

病毒性睾丸炎是指因为病毒感染引起的炎性病症。本病多继发于流行性腮腺炎，常由腮腺炎病毒感染所致。病毒性睾丸炎一般不出现局部化脓症状，但由于病毒极易损伤男性的生精上皮细胞，发病后常致睾丸萎缩而影响男性生精能力。

一、病因病理

（一）病因

（1）病毒性睾丸炎主要由流行性腮腺炎病毒感染所致。此外柯萨奇病毒、引起传染性单核细胞增多症的EB病毒、水痘病毒等也可引起急性睾丸炎。

（2）流行性腮腺炎是由腮腺炎病毒引起的急性呼吸道传染病，腮腺炎病毒属副黏病毒科RNA型。腮腺炎病毒首先侵入上呼吸道及眼结合膜，在局部黏膜上皮组织中大量增殖后进入血循环（初次病毒血症），经血液循环累及腮腺及一些组织，在这些器官中进行增殖后，再次入血（二次病毒血症）波及涎腺、睾丸、卵巢、胰腺、肝脏及中枢神经系统等。腮腺炎主要在儿童和青少年中发生。腮腺炎在冬春季发病较多，但全年都可发生感染流行。感染后可获得终身免疫，但个别抗体水平低下者，亦可再次感染。

（3）由于腮腺炎减毒活疫苗的广泛使用及成人机体抗体水平的逐渐下降，目前临床发现成人流行性腮腺炎病例较前增多，睾丸炎的比例也有上升趋势。

（二）病理

病理可见睾丸增大，白膜点状出血，睾丸实质水肿，多核细胞弥漫浸润，淋巴细胞及组织细胞碎片充斥腔内及小管，少数小管坏死，生殖上皮细胞及精原细胞退变，附睾也可受累有炎症改变。睾酮的分泌一般不受影响，约2/3病例为单侧睾丸受累，仅1/5～1/3病例为双侧睾丸同时受累。若双侧睾丸感染，可引起睾丸萎缩，睾丸变小、质软，细精管造精细胞消失，间质淋巴细胞浸润，并发生纤维化和玻璃样病变而导致不育。

二、诊　　断

（一）临床表现

病毒性睾丸炎多发生在单侧。患者多有腮腺炎感染病史，在病毒性腮腺炎发病后1周左右，随着腮腺肿胀消退，睾丸逐渐肿大疼痛、疼痛向同侧腹股沟、下腹部放射，阴囊皮肤红肿，常伴有睾丸鞘膜积液。再次出现高热、寒战、恶心、呕吐、腹痛等症状，这些伴随症状1～2周后逐渐消退。

（二）体征

患侧阴囊红肿明显，用手可扪及明显肿大的睾丸，质地变硬，睾丸和附睾界限不清。患者呈痛苦面容，直立后症状加重。常伴有患侧鞘膜积液。

（三）辅助检查

1. 血常规检查 白细胞计数及中性白细胞均无明显提高，或见白细胞总数稍低，淋巴细胞相对增加。

2. 尿常规检查 可无明显异常。

3. 彩超 睾丸明显增大，睾丸实质有点状强回声，血流供应明显增强，可伴有睾丸鞘膜积液。

4. 病原学检查 呼吸道和生殖道分泌液的微生物学检验中可查到相应的腮腺炎病毒。

三、治　疗

（一）一般治疗

卧床休息，托起阴囊，应用止痛、退热药物及其他对症治疗。若继发细菌感染，可加用抗生素。

（二）抗病毒治疗

干扰素 α-2b 300 万单位肌内注射或皮下注射，每日 1 次，连用 7 天。

（三）肾上腺皮质激素

短期应用，能抑制炎症反应及减轻症状。口服泼尼松 1 ～ 2mg/（kg•d），成人 20 ～ 40mg/d，分 3 次口服，连用 1 ～ 2 周。也可应用地塞米松。

（四）丙种球蛋白

可用丙种球蛋白，也可试用转移因子。

（五）抗病毒血清

可试用腮腺炎患者康复期血清（3 ～ 4 个月内的血清为宜）。

四、预防与调护

（1）病毒性腮腺炎流行期间，应该避免到公共场所活动，室内应该经常开窗通风换气。一旦出现腮腺炎症状，应该立即着手正规治疗，不要延误治疗时机，尽可能防止并发睾丸炎。

（2）卧床休息，用阴囊托或丁字带托起阴囊，局部冷敷有一定效果。

（3）发病早期给予流行性腮腺炎康复血清，可减少睾丸炎的发生。1 岁后用流行性腮腺炎稀释病毒疫苗是有效和安全的预防方法。

（4）忌食辛辣油腻煎炒食物。

（5）急性感染期禁止性生活。

（6）若腮腺炎未愈，应隔离患者至腮腺完全消肿为止。

Ⅱ. 中医临证通论

病毒性睾丸炎属于中医“卵子瘟”范畴。古代文献中可见到对本病的描述和记载。《疡医大全》说：“又有身体发热，耳后忽生痄腮，红肿胀痛，腮肿将退，而睾丸忽胀，一丸极大，一丸极小，视乎偏坠而实非，盖耳旁乃少阳胆经之分，与肝经相为表里，少阳感受风邪，而遣发病肝经也。”

一、病因病机

中医认为本病系外感风温疫毒之邪，内挟脏腑湿热，初起壅于上焦，发于头面。犯及足少阳胆经而病痄腮之后，若热毒炽盛或正气不足或治疗失宜而使瘟毒未能及时清散，进而循经脉、沿表里经脉而内及足厥阴肝经，热毒挟湿下行，犯于阴器所致。

二、辨证论治

（一）辨证要点

1. 明辨病位　本病为腮腺炎引发睾丸炎，病变部位为足少阳胆经涉及足厥阴肝经。足少阳之脉起于目外眦，上抵头角下耳后，绕耳而行。邪入少阳，经脉壅滞，气血流行受阻，故耳下腮颊浸肿坚硬作痛。少阳与厥阴相表里，足厥阴肝经之脉绕阴器，温毒传至足厥阴肝经，便并发睾丸肿痛。

2. 了解三因　本病为感受温热毒邪引起，具有一定的传染性、流行性和季节性。其发病以儿童多见，发病季节以冬春为主，如春令至而太过或冬季应寒反暖天气，儿童感受温热毒邪下注肾子而发病。

3. 洞察转归　流行性腮腺炎属温病范畴，具有温病的一般特点。温热病毒由口鼻而入，侵犯少阳经脉，引起腮腺肿痛。若病情进一步发展，则可传至足厥阴肝经，并发睾丸肿痛。若失治误治，可致睾丸萎缩，肾精受损而不育。及时了解其传变规律，先安未受邪之地，采取截断疗法，就能阻止疾病向纵深发展。

（二）治疗原则

本病为流行性腮腺炎的并发症，乃病毒感染所致，治疗原则以清热解毒、消肿散结为主。

（三）分型治疗

1. 肝经湿热证

主证：睾丸红肿热痛，口苦咽干，恶寒发热，大便干燥，舌红苔黄腻、脉滑数。

治法：清肝泻火，理气止痛。

方药：龙胆泻肝汤（《医方集解》）加减。

方解：方中龙胆草上泻肝胆之火，下清下焦湿热；黄芩、栀子苦寒泻火；泽泻、木通、车前子清利湿热；肝经有热，易耗伤阴血，并用诸多苦寒燥湿之品，易耗阴精，故以生地、当归滋阴养血，标本兼顾。睾丸疼痛剧烈者重用生地、当归，加白芍、橘核、延胡索、川楝子；发热甚者增加黄芩、柴胡用量；腮腺炎者加金银花、蒲公英、马勃、红藤等。现代研究关木通成分含马兜铃酸可致肾损害，故应慎用关木通。

备选方剂：枸橘汤（《外科全生集》）。

2. 热毒炽盛证

主证：睾丸红肿热痛，高热寒战，头面腮肿，口苦咽干，口渴思饮，舌红苔黄，脉弦数。

治法：清热解毒，疏风散邪。

方药：普济消毒饮（《东垣试效方》）加减。

方解：方用黄芩、黄连清降头面热毒；玄参、板蓝根、马勃共解肝经热毒。牛蒡子、连翘、薄荷、僵蚕辛凉疏散头面风热。疼痛症状明显，加用延胡索、甲珠、小茴香、荔枝核；高热者加柴胡及黄芩的用量。但热不寒者，去柴胡、陈皮，加夏枯草、石膏。

备选方剂：五味消毒饮（《医宗金鉴》）。

3. 气滞血瘀证

主证：睾丸坚硬而大，疼痛渐减。下腹部、耻骨上坠胀，阴囊水肿，状如水晶，重而坠胀，舌质暗或有瘀点、瘀斑；脉弦或涩。

治法：行气活血，软坚散结。

方药：橘核丸（《济生方》）加减。

方解：方中橘核、木香入厥阴气分而行气；桃仁、延胡索入厥阴血分而活血；川楝子、木通导小肠膀胱之热由小便下行；肉桂能暖肾，补肾命之火；厚朴、枳实并能行结水而破宿血；昆布、海藻润下而软坚散结，配合成方，共奏行气活血、软坚散结之功。睾丸胀痛不适则加玄参、当归、荔枝核、乳香、没药；腰骶部疼痛明显者加川续断、杜仲；下腹部胀痛明显加乌药等。

备选方剂：血府逐瘀汤（《医林改错》）。

4. 虚寒子痛证

主证：睾丸肿硬而凉痛，不易消退，遇凉加重，畏寒怕冷，腰膝酸软或酸痛，舌淡苔薄白，脉沉迟或无力。

治法：温阳祛寒，化瘀散结。

方药：少腹逐瘀汤（《医林改错》）加减。

方解：方中当归、川芎、赤芍活血化瘀；小茴香、干姜、官桂散寒通阳；蒲黄、五灵脂、延胡索、没药祛瘀止痛。诸药相配，共成化瘀散结、温阳散寒之功。虚寒明显者加肉苁蓉，腹胀明显者加乌药、川楝子。

备选方剂：右归丸（《景岳全书》）。

Ⅲ. 中西医诊治思路与特点

可以中药治疗为主，必要时可加用西药抗病毒药物治疗。在中药辨证论治的前提下，根据具体情况选用西药，以提高疗效。

第二节　附　睾　炎

附睾炎是由结核杆菌和淋病双球菌，或非特异性细菌引起的局部感染。本节主要讨论男性生殖系统常见的非特异性感染。本病多见于中青年，可与睾丸炎同时存在，可称为附睾、睾丸炎。

附睾炎临床分急性附睾炎和慢性附睾炎两类。

急性附睾炎

Ⅰ. 西医临床导论

急性附睾炎是以睾丸疼痛和附睾肿胀为特征，症状常出现在单侧。一般病程小于 3 周。本节主要讨论非特异性急性附睾炎。

一、病因病理

（一）病因

急性附睾炎常见原因是感染，多见于尿道炎、膀胱炎、前列腺炎、精囊炎等炎症，以及长期留置导尿和尿道内器械操作等。少数情况可以通过淋巴系统蔓延和血行感染。

（二）病理

早期为输精管炎蔓延至附睾尾部，呈蜂窝织炎表现。随着感染至尾部扩张到附睾头部，整个附睾肿大，切开附睾可见有小脓肿，有时引起脓性鞘膜积液，精索可增厚。睾丸肿大常是血液循环受压被动充血和脓性分泌物充塞管腔所致。晚期形成瘢痕组织可闭塞输精管管腔。

二、诊　　断

（一）临床表现

本病发病多较急。初起，阴囊局限性疼痛，沿输精管放射至腹股沟处或腰部，继之疼痛加重，患侧附睾异常敏感，附睾迅速肿大，有时在 3 ～ 4h 内成倍增大。全身不适，体温可高达 40℃，有尿道分泌物，可有膀胱尿道炎、前列腺炎等症状。

（二）体征

腹股沟区或下腹有压痛；阴囊肿大，皮肤红肿；附睾肿大、发硬，触痛明显。早期与睾丸界限清楚，后期界限不清，精索水肿、增粗，如形成脓肿，触之有波动感。脓肿也可自行破溃形成漏管。

（三）辅助检查

1. 血常规检查　白细胞升高，有核左移。

2. 尿常规检查　可发现脓细胞。

3. 尿液细菌培养　取中段尿或尿道分泌物培养，可培养出病原体。

4. 超声检查　可显示阴囊内容物的影像。

三、治　　疗

（一）对症治疗

卧床休息，抬高阴囊。早期用冰敷，晚期热水坐浴。可口服止痛药，亦可用 1% 利多卡因做精索封闭，以缓解局部疼痛。急性期应绝对禁止性生活或体力活动。

（二）抗感染治疗

非特异性附睾炎的致病菌常由肠道细菌或铜绿假单胞菌引起，抗菌药物的选择应按细菌培养及药敏试验来决定。常规选择静脉途径给药 1 ～ 2 周后，口服抗菌药 2 ～ 4 周。

（三）手术治疗

如炎性包块增大，阴囊皮肤红肿，且有波动感，形成脓肿者应及时切开引流，并全身使用抗生素。

四、预防与调护

（一）预防

注意环境与个人卫生，加强饮食营养。

（二）调护

（1）宜冷敷，以减轻阴囊的充血、水肿及疼痛。
（2）忌食酒、葱、蒜、辣椒和油炸煎炒等刺激性食物及油腻食物。

Ⅱ. 中医临证通论

中医称睾丸和附睾为肾子，故称睾丸及附睾的化脓性疾病为子痈，属中医“子痈”或“子痛”的范畴。

《外科大成·下部前》描述其为“囊内睾丸上，忽然突出一点，坚硬如筋头，疼痛异常，身发寒热者，暗疔也”。

一、病因病机

中医学认为子痈主要原因是由于湿热下注，肝经络脉阻滞，气血瘀阻于附睾而成。因湿热蕴积于局部，导致局部气血瘀滞，则热胜肉腐为脓，形成痈疡。如脓肿穿破阴囊，则毒随脓泄而愈；如气血凝结不散，日久则成为慢性肿块。也可因外阴、睾丸等部位跌打损伤，而局部脉络损伤后，湿热最易乘虚下注，发生痈肿形成“子痈”。

二、辨证论治

（一）辨证要点

1. 分清阴阳属性 清代祁坤《外科大成·总论部》说：“痈疽不论上中下，唯在阴阳二症推。”说明疮疡首重分阴阳，一般而言，急性子痈多属实热证，属阳；慢性子痈为本虚标实证，属阴。

2. 明辨寒热虚实 除观察全身的状况外，辨局部的疼痛情况、察脓液之稠稀有助于分辨寒热虚实。例如，疼痛较剧，局限于一处，伴有红肿灼热者属实证，易治；疼痛轻微，肿大缓慢，皮色不变，无热，属虚证寒证，难愈。

3. 洞察转归预后 急性子痈，若失治误治，日久不愈，可转为慢性子痈；慢性子痈，若复感湿热之邪亦可转为急性子痈。

（二）治疗原则

本病的治疗原则以清热利湿、解毒消痈为主。

（三）分型治疗

1. 湿热下注证

主证：附睾头或尾肿大疼痛，阴囊皮肤红肿，焮热疼痛，少腹抽痛，局部触痛明显，脓肿形成时按之应指；伴恶寒发热，小便短赤。舌质红，苔黄腻，脉滑数或弦数。

治法：清热利湿，解毒清痈。

方药：龙胆泻肝汤（《医方集解》）加减。

方解：方中龙胆草、栀子、黄芩清热利湿；生地滋阴清热；车前子、泽泻、木通清下焦湿热；柴胡、木香、荔枝核、川楝子行气疏肝止痛；蒲公英、连翘、紫草、夏枯草解毒消痈，清热散结。

备用方剂：枸橘汤（《外科全生集》）。

2. 湿热瘀阻证

主证：阴囊部隐痛、发胀、下坠感，疼痛可放射至下腹部及同侧大腿根部，阴囊肿大，附睾头或附睾尾肿大，有触痛。舌淡或有瘀斑，苔薄白或腻，脉弦滑。

治法：清热利湿，活血祛瘀。

方药：当归贝母苦参丸（《金匮要略》）加减。

方解：当归甘以润之，苦参苦以泄之，贝母入肺经，利气以通调水道下输膀胱。伴鞘膜积液加茯苓、赤小豆、槟榔、猪苓、大腹皮、桑白皮、白术、桂枝。

备用方剂：八正散（《和剂局方》）。

（四）外治法

未成脓者，可用金黄散或玉露膏调匀，冷敷病灶；阴囊水肿者，用50%朴硝溶液湿敷；有波动感，穿刺有脓者，应及时切开引流；脓稠、腐肉较多时，可选用九一丹或八二丹药线引流；脓液已净，外用生肌白玉膏。

Ⅲ. 中西医诊治思路与特点

（1）急性附睾炎根据实验室检查诊断不难，抗生素治疗宜早期、足量、联合、规范使用。

（2）中西医结合治疗的疗效优于单用西医或单用中医治疗，合理使用抗生素配合中医辨证施治，可有效缓解临床症状、缩短病程、提高治愈率，改善预后。

（3）用药不宜过度寒冷。

（4）注重局部和整体治疗。

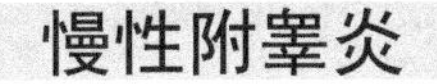

慢性附睾炎

Ⅰ. 西医临床导论

慢性附睾炎可由急性附睾炎迁延而来，但多数患者并无明显的急性发作史。少数患者可以有附睾炎反复发作的病史。

一、病因病理

（一）病因

慢性附睾炎多由急性附睾炎治疗不彻底迁延而成。本章节主要针对慢性非特异性附睾炎。

（二）病理

病理改变多局限于附睾尾部，具有明显的纤维组织形成，小管阻塞，有炎症细胞浸润。由于纤维增生使整个附睾硬化，组织学上看到广泛的瘢痕与附睾管闭塞。组织被淋巴细胞与浆细胞浸润。慢性附睾炎的附睾管闭塞常导致不育。

二、诊　　断

（一）临床表现

该病多无明显临床症状，部分患者可有阴囊疼痛、发胀、下坠等感觉，疼痛可放射到下腹部及同侧大腿内侧。

（二）体征

查体时可触及附睾头及尾部肿大，质地较硬或呈结节状，有压痛；附睾与睾丸的界限清楚；精索和输精管增粗并有压痛。

（三）辅助检查

超声检查：可显示阴囊内容物的影像。诊断困难，需靠病理学检查明确诊断。

三、治　　疗

本病使用抗生素疗效较差，一般进行对症治疗，合并前列腺炎的，可针对前列腺炎治疗。配合热水坐浴、热敷等。如慢性附睾炎多次反复发作，可考虑做附睾切除，彻底治疗。

四、预防与调护

（一）预防

不压迫会阴部，性生活有规律。

（二）护理

（1）宜热敷，以改善局部循环，促进炎症的吸收。
（2）戒烟酒、咖啡、辛辣刺激食物等。

Ⅱ. 中医临证通论

一、病因病机

该病主要是由于湿热下注、痰湿、瘀血等因素阻滞，导致局部气血不畅所致。局部痰湿、瘀血阻滞，郁结日久，而形成局部硬结。

二、辨证论治

（一）辨证要点

参考急性附睾炎。

（二）治疗原则

本病以疏肝散结、行气止痛为主。

（三）分型治疗

慢性附睾炎多为气滞血瘀之证。

主证：附睾肿大，自觉隐痛或胀痛，或有阴囊下坠感，舌质瘀暗，苔薄白，脉弦或涩。

治法：行气化瘀，散结止痛。

方药：四逆散（《伤寒论》）合消瘰丸（《医学心悟》）加减。

方解：方中柴胡、枳实、橘核、乌药疏肝行气；玄参、贝母、夏枯草、连翘、软坚散结；黄柏、知母清热利湿；芍药、甘草缓急止痛。

备选方剂：橘核丸（《医学心悟》）。

Ⅲ. 中西医诊治思路与特点

（1）慢性附睾炎使用抗生素治疗效果不明显，应结合中医辨证施治。

（2）用药不宜过度寒冷。

（3）注重起居调护，劳逸结合，不宜过度劳累。

第三节　附睾结核

Ⅰ. 西医临床导论

附睾结核是由结核杆菌侵入附睾所发生的一种疾病。临床上常由泌尿系结核并发而来。

一、病因病理

（一）病因

结核杆菌侵犯附睾主要通过以下两种途径。

1. 血行传播　结核杆菌通过血行感染直接引起附睾结核。

2. 下行感染　结核杆菌播散至肾，通过尿路传播，进入生殖系统，造成前列腺、精囊腺与附睾等部位结核。

（二）病理

附睾结核病变多由附睾尾部开始，增大，质硬，不规则，有局限性结节。主要病变为干酪样变和纤维化，结核侵犯输精管时，管壁增厚，输精管变硬变粗呈串珠状。镜下早期病变可见附睾小管内含有脱落的上皮细胞、白细胞及大量的结核杆菌，继之出现小管坏死，形成肉芽肿、干酪样变及纤维化。偶可于附睾内见到精子肉芽肿。附睾结核可直接蔓延至睾丸，引起睾丸结核。

二、诊　　断

（一）临床表现

该病多见于中青年，20～40岁居多，既往可有泌尿系统及其他系统的结核病史。多起病缓慢，症状不明显，病久可见低热、盗汗、全身乏力等症。开始偶有阴囊胀感，疲劳时加重，可出现血精、射精疼痛、尿频、尿急等尿路刺激症状。一般呈慢性过程，少数呈急性发作。

（二）体征

附睾尾部扪及大小不等、凹凸不平之硬结。输精管增粗变硬，呈串珠状改变。附睾与阴囊皮肤粘连，可形成寒性脓肿，溃后脓出黏腻，渐变稀薄，夹有干酪样坏死组织，时发时愈。

（三）辅助检查

1. 结核菌素试验 可呈阳性。

2. 尿常规检查 尿液呈酸性，可见红白细胞、少量尿蛋白等，在尿液未被污染的情况下可呈现典型的“无菌性脓尿”。

3. 尿结核杆菌培养 尿结核杆菌培养阳性具有诊断价值。

4. 超声检查 表现为低回声结节，可单发或多发，外形不规则，边界不清晰，内部回声不均匀。

三、治　疗

（一）全身支持疗法

与其他系统结核无区别，包括适当休息、加强营养、摄入丰富的维生素与蛋白质、日光疗法等。

（二）抗结核药物

与其他系统结核治疗相同，主张联合用药，足量足疗程。

（三）手术治疗

出现以下情况时可采用附睾切除术，输精管高位切除、残端结扎：①药物治疗效果不明显；②病变较大并且有脓肿形成；③局部干酪样病变严重；④合并睾丸病变，应同时切除睾丸。术前至少使用抗结核药物 2 周。

四、预防与调护

（一）预防

（1）注意休息，避免疲劳，节制房事。
（2）注意营养，宜清淡饮食，忌食辛辣油腻食品。
（3）加强锻炼，增强体质。
（4）如有身体其他部位结核要积极治疗。

（二）护理

（1）附睾结核肿胀期可用阴囊托将阴囊悬吊，注意局部卫生。
（2）多食高蛋白、高维生素易消化食物，禁食辛辣厚味。

Ⅱ. 中医临证通论

中医称之为“子痰”或“子痨”。在古代医学文献中有类似子痰表现的记载。如明•汪机《外科理例•囊痈一百四》中言“一人年逾五十，患此疮口不敛，诊之微有湿热，治以龙胆泻肝汤，湿热悉退，乃以托里药及豆豉饼灸而愈”。明清医家将子痰溃后形成的瘘管，称为“肾囊瘘”。近代医家将痰湿流注于肾子的疮痨性疾病称为“子痰”或“子痨”。

一、病因病机

（一）病因

中医认为本病系因肝肾亏损，脉络空虚，痰湿之邪乘虚侵袭肝肾之经脉，下注凝结于肾子而成。

（二）病机

本病多因肝肾亏虚，痰湿之邪凝集于肾子而发。痰湿为阴邪，寒盛伤阳，故可出现阳虚寒凝症状，其性黏滞，故往往经久不愈。痰湿久结不除，郁而化热，热胜则肉腐，形成脓肿，溃后流清稀脓液。久之阴液内耗，则见阴虚内热之征象。溃后流脓，久而不愈，可见气血亏虚之候。

二、辨证论治

（一）辨证要点

1. 辨八纲　本病初期可表现为怕冷，附睾肿大，质地较硬，舌质淡，苔薄白，脉沉迟。此乃寒证、实证的表现。随着病情的发展，尤其是出现溃破后，可出现腰膝酸软，头晕、乏力、口干、潮热等虚证、热证表现，甚至出现寒热错杂之证。

2. 辨症状　本病寒证痰证的特异性表现为附睾肿大，质地较硬，输精管呈串珠样改变，睾丸隐痛。虚寒证的特异性表现为溃破后脓液稀薄如痰，夹杂败絮样物。

（二）治疗原则

本病早期以温经散寒、化痰通络为主，后期以补益为主。

（三）分型治疗

1. 实证（寒痰凝结证，见于本病早期）

主证：附睾肿大，多见于附睾尾部，输精管呈条索状改变。睾丸隐痛，阴囊下坠。舌淡，苔白，脉沉迟或濡细。

治法：温经散寒，化痰通络。

方药：阳和汤（《外科证治全生集》）加减。

方解：熟地黄补益营血，鹿角胶填精补髓，以桂枝、炮姜散寒通脉，麻黄开腠理以达表，白芥子去皮里膜外之痰，生甘草以解毒。诸药并用共奏温经化痰通络之效。

备选方剂：当归四逆散（《伤寒论》）。

2. 虚证（见于本病后期）

（1）肝肾阴虚证

主证：附睾处形成脓肿，溃破流脓，稀薄如痰。伴腰膝酸软，潮热盗汗。舌红，少苔，脉细数。

治法：补肾养阴，托里透脓。

方药：六味地黄丸（《小儿药证直诀》）加减。

方解：方中熟地黄补肾添精；山萸肉补益肝肾；山药补益脾肾；三者补益三阴，此乃王冰所言“壮水之主以制阳光”之义。泽泻配熟地泻肾降浊；丹皮配山萸肉泻肝火；茯苓配山药而渗脾湿。

备选方剂：左归丸（《景岳全书》卷五十一）。

（2）气血亏虚证

主证：附睾处硬结久而不散，形成窦道，流出稀薄样脓液且夹杂败絮样物。伴乏力头晕，面色不华。舌淡，苔白，脉沉细无力。

治法：补气养血。

方药：十全大补汤（《太平惠民和剂局方》）加减。

方解：方中以八珍汤补益气血，加用黄芪以资生血之源，肉桂温通血脉。如兼有肝肾亏虚者，可加鹿角胶、制何首乌、穿山甲、皂刺，以促生肌透脓长肉，加快窦道愈合。

备选方剂：八珍汤（《丹溪心法》卷四）。

（四）外治法

（1）外敷：紫金锭膏或冲和膏，每日换药1次。

（2）未溃者，冲和膏外敷，或外敷紫金锭膏，如有感染者可外敷金黄膏。已溃形成窦道者，可五五丹或七三丹药线提脓去腐，外盖黄连膏；脓尽后可用生肌散或生肌玉红膏纱布外敷。

Ⅲ. 中西医诊治思路与特点

附睾结核西医应用抗结核治疗，应足量联合应用不间断。中医治疗附睾结核具有一定的优势和特色，注重起居调护。中西医结合治疗可有效缓解临床症状、缩短病程、提高治愈率，改善预后。

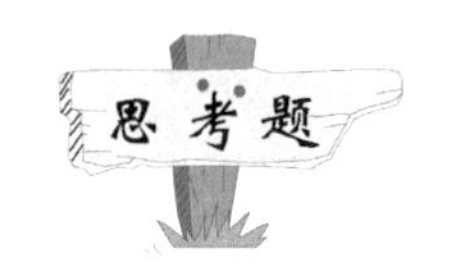

1. 细菌性睾丸炎的中医治疗原则？
2. 热毒炽盛型病毒性睾丸炎的治则方药？
3. 简述急性附睾炎的辨证要点？
4. 慢性附睾炎的中医治疗原则？
5. 附睾结核的主要临床症状？

（编者：陈　磊；审校：孙自学）

第九章思维导图

第十章　精 囊 疾 病

精 囊 腺 炎

Ⅰ. 西医临床导论

精囊腺炎（seminal vesiculitis）是指由非特异性感染引起的精囊腺炎症性疾病。临床上分为急性精囊腺炎和慢性精囊腺炎两类，前者少见，后者比较多见，典型临床表现为血精，精液呈鲜红色或暗红色，伴有射精疼痛或性功能减退等症状。

一、病因病理

（一）病因

1. 感染性因素　诱发急性精囊腺炎的病原体大多数为大肠杆菌，也可由变形杆菌、葡萄球菌、链球菌等感染发病。病原体可经尿道逆行感染、附近器官的淋巴感染、远处病灶的血行感染等途径侵入精囊腺。

2. 非感染性因素　饮酒过度、纵欲、长时间骑车、会阴部损伤等因素引起精囊腺充血，局部抵抗力下降，从而诱发精囊腺炎症。如果急性期炎性分泌物引流不畅，易于转为慢性精囊腺炎。

（二）病理

急性期精囊腺出现明显的黏膜水肿和充血，炎性细胞浸润，正常精囊腺壁的特点消失，甚至形成许多小脓肿。慢性精囊炎可见上皮细胞萎缩，黏膜下肿胀，毛细血管扩张，红细胞外溢，炎性细胞及嗜酸细胞浸润，精囊壁增厚，周围纤维化，颈部狭窄。

二、诊　　断

（一）临床表现

1. 急性精囊炎　可有尿路感染、前列腺炎等病史。

（1）全身症状：发热恶寒，周身不适，乏力等表现。

（2）尿路症状：尿频、尿急、尿痛、终末血尿、尿道灼热等症状。

（3）疼痛症状：会阴部、直肠内疼痛，大便时加重，可伴有射精痛，影响性生活。急性精囊腺炎的病程一般在 1 ～ 2 周，如上述症状不减轻，血液白细胞总数和分类升高，请结合直肠指诊判断脓肿是否形成，精囊脓肿时可触及波动感，发生同侧输精管梗阻。

2. 慢性精囊炎　可有急性精囊腺炎发作史，多数没有急性过程。主要症状如下：

（1）血精：精液中出现血色，或精液中夹有血丝或小血点，鲜红色或暗红色，反复发作，迁延数月或数年不能痊愈。

（2）疼痛：可伴耻骨区隐痛、会阴部不适，射精痛。

（3）性功能障碍：因恐惧性生活，日久出现性欲低下，早泄、甚至勃起困难。

（二）体征

1. 急性精囊炎 下腹部和会阴部可有压痛。直肠指检，正常时精囊腺不易触及，急性精囊炎时，精囊增大，触痛明显，有波动感和压痛。

2. 慢性精囊炎 直肠指检单侧或双侧精囊不规则增大，质地较硬，可有触痛，周围界限不清。

（三）辅助检查

1. 实验室检查 急性精囊炎患者血常规中白细胞可增多，末段尿常规检查及细菌培养可呈阳性。慢性精囊炎患者精液检查有大量红细胞，也可见到白细胞。若前列腺液培养阴性而精液培养出致病细菌，可诊断为细菌性精囊炎。

2. 精浆果糖测定 果糖由精囊腺上皮产生，慢性精囊炎可引起精浆果糖含量降低。

3. 经直肠超声检查 早期可表现为精囊增大，囊壁粗糙、增厚，囊内回声紊乱；后期可出现精囊缩小。

4. 磁共振成像 可以清晰分辨精囊腺体大小及是否出血，射精管梗阻时可显示管腔扩张；长期慢性炎症可发现精囊体积变小。

三、治　　疗

（一）药物治疗

1. 抗生素 急性精囊炎宜选用广谱抗生素控制炎症，如头孢类、氨基糖苷类、喹诺酮类，连续治疗 1 ～ 2 周。如果精液培养阳性，则根据药敏结果选取敏感抗生素。

2. 抗雄激素药物 非那雄胺，5mg，1 日 1 次，对顽固性血精有效，1 ～ 3 个月为 1 个疗程。

（二）手术治疗

顽固性精囊炎可以进行精囊镜微创手术，麻醉成功后，从射精管开口进入精道，循正常的解剖途径逆行依次检查射精管和精囊腺体，如发现结石，可在精囊镜直视下取出；发现积血进行冲洗等治疗。精囊镜具有操作方便、观察直接、效果肯定等特点，目前已经成为诊断、治疗血精的新技术。

因射精管狭窄或梗阻而导致精囊炎的患者，可经过尿道行精阜部分切除手术治疗。

四、预防与调护

（一）预防

（1）不要过食辛辣之品，勿过量饮酒，保持大便通畅。

（2）对于年轻患者要树立正确的价值观，把主要精力放在学习和工作上，不要大量饮酒。

（二）调护

（1）急性精囊炎禁止性生活，慢性精囊炎要合理安排适度的性生活，一般 7 ～ 10 天 1 次，以房事后全身轻松，不感到疲惫为宜，不要因为血精而恐惧性生活。

（2）注意锻炼，增强体质，劳逸结合。

Ⅱ. 中医临证通论

急性精囊腺炎属于中医学“血淋”“热淋”范畴，慢性精囊腺炎属于中医学“赤浊”、“血精”范畴。中医认为精囊腺炎的病位在精室，与肝、脾、肾密切相关，初次发作多由于强力射精，过度劳累或过度饮酒后同房等因素所致；长期迁延不愈多与瘀血阻滞、肾阴亏虚有关。

一、病因病机

1. 下焦湿热 嗜酒或嗜食辛辣之品损伤脾胃，湿热内生，湿热之邪循肝经下注精室；或外感湿热之邪，循肝经上扰精室，湿热邪气蕴久伤及阴络，在射精动作的刺激下导致血精。

2. 房劳过度 素体性欲旺盛，性生活频繁，盆腔反复充血；或性活动过于兴奋，强力射精；或过服温燥助阳之品，或过度劳累后同房，相火灼伤精室阴络，导致血精日久损伤肾精，阴虚火旺，进一步加重血精。

3. 瘀血阻滞 络破血溢，瘀血内阻，或久病入络，导致精路不畅，血精反复发作，暗红如酱，伴有小血块，迁延不愈。

二、辨证论治

（一）辨证要点

1. 辨缓急 急性精囊腺炎多伴有发热和尿路刺激症状，多为实证；慢性精囊腺炎，以血精为主要表现，伴有射精痛、性功能障碍症状，多为虚实夹杂证。

2. 辨精液 精液血色粉红或鲜红，初次发病者，多为相火或湿热灼伤阴络；精液血色暗红如酱，或有黑色血点或小血块，反复发作，迁延不愈者，多为瘀血阻滞；精液量少，不论血色如何，多为肾阴亏虚。

（二）治疗原则

六腑以通降为顺，精路依然。血精的治疗大法不是单纯止血，而是恢复精路之通畅，邪去则正安，阴络宁则血精自然消失。

（三）分型治疗

1. 湿热下注证

主证：精液血色鲜红，终末血尿，尿频、尿痛、肛门内疼痛，大便时加重，可伴有发热恶寒、周身不适、小腹痛等症状，舌红，苔黄腻，脉弦滑数。

治法：清热利湿，解毒止血。

方药：白头翁汤（《伤寒论》）合五味消毒饮（《医宗金鉴》）加减。

方解：白头翁汤原治肝热下迫大肠引起的下利脓血之证，然肝经络阴器，肝经的湿热同样可下迫精室表现为尿血或血精。方中白头翁清凉解肝经之郁，秦皮苦寒泻肝经之热，黄连解毒主阴中肿痛，黄柏潜行清下焦之湿热，苦参入小肠经导湿热从小便而出，湿热得化，浊气得清，则精室安而血不妄行矣；金银花、野菊花增解毒之力，蒲公英、紫花地丁助化湿之功，地榆、槐花清下焦之热而止血。诸药合用，共奏清热利湿、解毒止血之效。发热恶寒者，加柴胡、黄芩解表退热；

尿痛加瞿麦、白茅根以通淋止痛。

备选方剂：八正散（《太平惠民和剂局方》）。

2. 相火亢盛证

证候：血精初次发生，病程较短，鲜红色或粉红色，性欲亢盛，遗精频繁，多见于频繁同房、强力同房或大量饮酒后同房发病，舌红，少苔，脉弦细数。

治法：滋阴降火，凉血止血。

方药：槐花散（《本事方》）加味。

方解：血为火化，泻火就是止血，槐花专清下焦湿热，配合侧柏叶凉血止血，黄芩、黄连味厚质重，火降则血宁；荆芥穗炒制，疏风和血，引血归经；女贞子甘苦平补肝肾，墨旱莲甘酸性凉，清血分之热，两药虽少，补而不腻；枳壳下气，气宁则血宁。诸药合用，共奏滋阴降火、凉血止血之功。性欲亢盛者，可加地骨皮、龙胆清泻相火；遗精频繁者，可加知母、黄柏滋阴泄热。

备选方剂：小蓟饮子（《玉机微义》）。

3. 瘀血阻滞证

主证：精液血色暗红如酱，或有黑色血点或小血块，病程较长，迁延不愈，可伴有性欲减退，射精隐痛等症状，舌暗红，苔薄白，脉细涩。

治法：破瘀消癥，活血止血。

方药：桂枝茯苓丸（《金匮要略》）加味。

方解：方中桂枝、茯苓、丹皮、赤芍、桃仁破血逐瘀，消癥散结为主药；黄柏，地榆泻下焦相火，宁出血之源；《神农本草经》曰："肉苁蓉强阴益精，消癥瘕；土鳖虫主血积癥瘕，破坚，下血闭。"《日华子本草》曰："败酱草主血气心腹痛，破癥结"，三药合用共奏益阴精、消癥瘕之功，配合泽兰、茺蔚子活血通络，引诸药直达病所解除射精管的梗阻，恢复精路之通畅，从而从根本上治愈顽固性血精。

备选方剂：大黄䗪虫丸（《金匮要略》）。

4. 肾阴亏虚证

主证：精液量少，血色或粉红或暗红，腰膝酸软，可伴有早泄，精力不足，失眠多梦等症状，舌淡红，苔薄白，脉细数。

治法：滋阴补肾，宁血止血。

方药：左归丸（《景岳全书》）加味。

方解：方中重用熟地黄、枸杞子、菟丝子滋肾水填补肾阴，山萸肉酸涩敛肝阴，山药养脾阴，三阴并进；地骨皮、玄参泻肾经虚热，牛膝强腰膝、健筋骨，引药下行为使。失眠多梦加百合、浮小麦；早泄者加知母、黄柏。

备选方剂：知柏地黄丸（《医宗金鉴》）。

Ⅲ. 中西医诊治思路与特点

（1）急性精囊腺炎应早期、足量选用敏感抗生素治疗，同时结合中医辨证，精液鲜红伴有尿路症状者，采用清热利湿解毒之法；精液鲜红伴有性欲旺盛者，采用凉血泻火之法，唐容川曰："血为火化，泻火就是止血。"

（2）慢性精囊炎表现为精液暗红如酱，不思性事，小腹隐隐作痛。血精反复发作或迁延不愈，与射精管口梗阻，引流不畅有关。射精管开口于精阜，其中部有一特殊结构称前列腺小囊，深 4～6mm，是副中肾管（苗勒氏管）的遗留物，它在女性形成子宫、输卵管等。男子虽不像女性有子宫、输卵管，但男女都有任脉，前列腺虽无子宫之形却仍应具有任脉之气，男子射精管口梗阻类似妇科"癥病"，顽固性血精完全可以参考妇科癥病漏血的治疗方法。《金匮要略》曰："妇人宿有癥病，经断未及三月，而得漏下不止……所以血不止者，其癥未去故也，当下其癥，桂枝茯苓丸主之"。

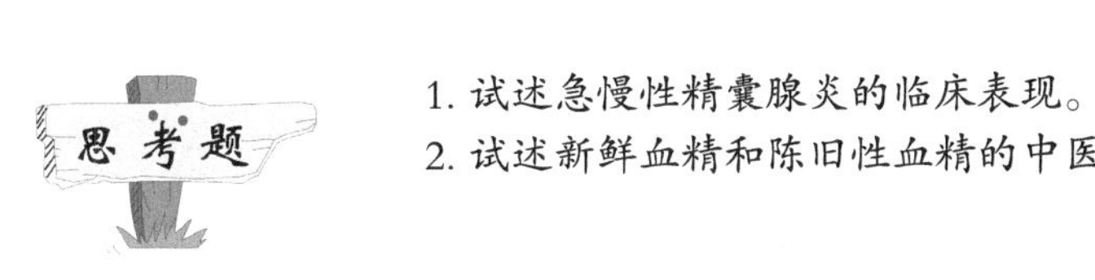

1. 试述急慢性精囊腺炎的临床表现。
2. 试述新鲜血精和陈旧性血精的中医辨证思路。

（编者：李 波；审校：陈 磊）

第十章思维导图

第十一章　男性更年期综合征

Ⅰ. 西医临床导论

男性更年期综合征（male climacteric）是指男子从中年向老年过渡的时期，由于机体逐渐衰老，内分泌功能尤其是性腺功能减退，出现的以精神、心理障碍和性功能减退等为主要表现的一组症候群。本病一般多发于 45 ～ 60 岁，由于个体身体素质、文化素质、生活习惯、心理特征的不同，所出现的症状轻重程度也不相同。虽然雄激素部分缺乏是导致男性更年期综合征的重要原因之一，但它不是唯一的原因，尚有许多相关的疾病、精神心理、环境及其他因素参与了男性更年期综合征的发生与发展。与该病相关的术语包括中老年男性雄激素部分缺乏综合征（partial androgen deficiency of the aging male，PADAM）、迟发性性腺功能减退症（late onset hypogonadism，LOH）。在中医学中没有与之相对应的疾病名称，综合目前的中医文献认为男性更年期综合征是指生理及病理因素导致中老年男性体内阴阳平衡失调，脏腑功能紊乱而出现的一系列症候群，本病类属于中医学“虚劳”“心悸”“不寐”“郁证”“眩晕”等范畴。

一、病因病理

中老年男性随着年龄的不断增加，内分泌功能逐渐减退，男性性腺功能也逐渐低下，从而导致男性体征方面、健康水平、性功能及代谢方面发生改变，这些改变对其肌肉、骨密度、脂肪代谢及认知功能等均会产生不良影响，并最终导致男性更年期综合征的出现。

1. 雄激素水平下降及雄激素受体异常　睾酮的生理性作用由非常重要的三个因素及靶器官对睾酮的敏感性来决定，主要是：①睾酮下降则男性化现象比较弱；②性激素结合球蛋白（sex hormone binding globulin，SHBG）增多，会与睾酮结合，使其失去生物活性，影响雄性激素的生物活性；③雄激素受体上 CAG 重复序列的长度，如果重复序列越长，则越不容易被重复、被复制，则雄性化减少。

2. 其他因素　①疾病、药物及创伤手术可导致睾酮分泌减少，如各种先后天睾丸疾病，全身慢性疾病，化学药物如己烯雌酚、毒品和兴奋剂、糖皮质激素等。②过度肥胖。③不良生活方式与环境因素，如吸烟、酗酒、农药、重金属、食品添加剂、防腐剂等。④不良精神心理因素。

二、诊　　断

（一）临床表现

本病多发生在 45 ～ 60 岁的男性。起病可急可缓，但以缓慢者居多。目前医学界一致认为男性更年期综合征是一组症状群，主要包括以下七个方面内容。

（1）性功能症状：如性欲降低、性生活减少、勃起功能障碍、性满足感下降、精液量减少、射精力弱等。

（2）精神心理症状：如健忘、注意力不集中、焦虑、易怒、恐惧感、缺乏自信、效率低下、忧伤、抑郁、自我感觉不好、生活兴趣下降。

（3）生理体能症状：如失眠、食欲不振、骨骼关节疼痛、腹型肥胖、肌量和肌力下降、瘦体量减少。

（4）血管舒缩症状：潮热、出汗和伴随而来的烦躁、心悸、失眠。

（5）体毛减少、皮肤老化改变、睾丸萎缩。

（6）骨矿物质密度下降，引起骨质流失和骨质舒松。

（7）内脏脂肪沉积。

（二）体征

男性更年期综合征常见体征表现为：体毛减少、阴毛灰白色、外生殖器萎缩、腹型肥胖、肌肉萎缩、皮肤色素沉着、皮肤干燥和松弛、骨质舒松导致的驼背及步态不稳等。

（三）辅助检查

1. 血清睾酮测定 血清睾酮水平成为诊断该疾病的重要指标，睾丸 Leydig 细胞以脉冲方式分泌睾酮，并有昼夜节律变化且在进食后或接受混合餐饮食均可使睾酮水平出现下降。故成年男性血清睾酮正常值范围较大，每天的检测值具有波动性。抽血时间应在上午 8 ～ 10 点，并且进行非同日两次空腹采集静脉血。血清睾酮水平低下的切点值为：血清总睾酮（TT）≤ 12nmol/L，游离睾酮（FT）≤ 0.3nmol/L。血液循环中具有生物活性的主要是游离睾酮，只有测量游离睾酮（FT）和白蛋白结合睾酮（Alb-T）才能精确评估生物有效性雄激素水平，并有助于男性更年期综合征的诊断。

2. 相关实验室检查 包括前列腺特异性抗原、血脂检测、血糖检测以及其他代谢性指标检测，部分患者尿 17- 羟皮质醇、尿 17- 羟皮质酮可有异常改变，HCG 可下降，睾酮治疗试验症状缓解或消失。

3. 前列腺评估 包括国际前列腺症状评分 (IPSS) 和生活质量评估 (QOL)、直肠指诊 (DRE)、前列腺特异性抗原 (PSA)、超声检查。中老年男性在开始进行雄激素补充治疗前及治疗过程中应评估前列腺。

4. 抑郁评分 抑郁评分与雄激素水平存在部分负相关。

5. 骨密度检测 骨质疏松和雄激素缺乏关系密切，对每位男性骨质疏松患者均应检查是否存在血清 T 缺乏。例如 LOH 是骨质疏松的危险因素，对此类患者常采用雄激素补充治疗作为预防骨质疏松、增加骨量的手段。

（四）男性更年期自我评价表

男性更年期自我评价表常选用伊斯坦布尔 PADAM 自我评估表（表 11-1）。

由于男性更年期综合征临床表现多样，血清睾酮水平的正常值范围较大（9 ～ 38nmol/L），因此得出男性更年期综合征的诊断并不容易。为避免将诊断扩大化或误诊、漏诊，国内外均联合采用相关临床症状评估、实验室检查及诊断性治疗的方法，来诊断该病。在进行诊断性治疗时，通常以患者晨间睾酮水平低于 12.0nmol/L 作为使用睾酮补充治疗（testosterone supplementary treatment，TST）的客观指标。试验性睾酮治疗（testing testosterone therapy，TTT）可达到明确诊断和改善患者生活质量的双重目的。

表 11-1　伊斯坦布尔心理系的 PADAM 自我评估表

症状			总是（3分）	经常（2分）	有时（1分）	没有（0分）	总分
体能症状	1	全身乏力					≥ 5 分提示异常
	2	失眠					
	3	食欲减退					
	4	骨骼和关节疼痛					
血管症状	5	潮热					≥ 5 分提示异常
	6	多汗（阵汗）					
	7	心悸（即心慌）					
精神心理症状	8	健忘					≥ 4 分提示异常
	9	注意力不能集中					
	10	恐慌感（无缘无故地）					
	11	烦躁易怒					
	12	对以前喜欢的事物失去兴趣					
性功能症状	13	对性生活失去兴趣(性欲↓)					≥ 8 分提示异常
	14	对性感的事物无动于衷					
	15	晨间无自发性勃起					
	16	性交不成功（勃起不坚）					
	17	性交时不能勃起					

三、治　　疗

（一）睾酮补充治疗

睾酮补充治疗（testosterone supplementation therapy，TST）可通过补充外源性睾酮恢复机体的正常生理浓度睾酮，改善睾酮缺乏引起的相关症状。如：能增加肌蛋白合成，使肌量和肌力增加，体脂减少，腹围缩小，体能明显改善；可以提高性欲，使晨间自发勃起和性活动次数增加，性幻想和性满足感提高；可以纠正情绪障碍，能使不安、紧张、疲乏、忧伤和愤怒等负性情绪的表现下降，同时使友善、精力和自我感觉良好等正性情绪的表现上升；可以提高骨密度，减少发生骨折的危险；可以降低胰岛素抵抗；通过改善心血管危险因子从而对心血管疾病产生良性影响。

1. 适应证　①具有雄激素作用不足的临床表现，血清总睾酮水平低于 12.0 mmol/L，或游离睾酮接近或低于正常值下限；②怀疑为继发性性腺功能低下。

2. 禁忌证　①前列腺增生症伴有中重度排尿障碍；②前列腺癌，PSA>4ng/ml；男性乳腺癌；③睡眠呼吸障碍或睡眠呼吸暂停综合征；④类固醇激素过敏者；⑤红细胞增多症，血细胞比容 >0.49；⑥严重慢性心力衰竭 / 纽约心脏协会分级Ⅳ级。

3. 试验性治疗　所有拟诊男性更年期综合征的患者 TST 治疗的头 3 个月为试验性治疗，如果症状改善，治疗可以长期维持下去；如果无效，应停止治疗。

4. 药物　目前使用的治疗药物主要是十一酸睾酮口服剂，起始剂量每日 120 ～ 160mg，连服 2 ～ 3 周，然后服用维持剂量，每天 40 ～ 120mg，分早晚两次口服。

（二）对症治疗

（1）镇静药、抗抑郁药、止痛药、维生素类药物等，根据具体情况选用。

（2）针对勃起功能障碍患者，枸橼酸西地那非片，50 ～ 100mg 性交前 1h 口服，可以改善患者的勃起功能，增强其治疗信心。

（三）非药物治疗

对于男性更年期综合征患者来说，心理治疗是必不可少的重要一环，且通过心理治疗常可达到事半功倍的效果。

四、预防与调护

（1）加强体育锻炼，增强机体的抗病能力和对环境的适应能力。
（2）合理安排工作与休息时间，既不过度劳累，也不能太过安逸，保持良好的体魄做到劳逸结合。
（3）多参加家庭社会活动，保持愉悦心情，做到性情豁达，遇到烦心事可向家人及朋友倾诉，时刻保持乐观开朗的心情。
（4）规律性生活，既不可纵欲过度，也不能完全禁欲。
（5）饮食结构合理，营养均衡，戒除烟酒等不良生活习惯。
（6）慢性疾病认真对待，定期复查。

Ⅱ. 中医临证通论

中医认为男子进入中老年时期，肾气日渐衰弱，肾的阴阳平衡开始失调，从而导致全身各脏腑功能紊乱，这就是男性更年期综合征的发病基础。《素问•上古天真论》曰：“丈夫……五八，肾气衰，发堕齿槁；六八，阳气衰竭于上，面焦，发鬓颁白；七八，肝气衰，筋不能动，天癸竭，精少，肾脏衰，形体皆极；八八，则齿发去。”男性更年期综合征相当于“五八”至“八八”这一年龄段。在这一阶段，肝肾之气逐渐衰少，天癸将竭，精血日趋不足，而出现阴血亏虚，肾之阴阳失调，从而发生一系列男性更年期综合征病症。

一、病因病机

1. 阴阳失调　男性更年期正是“五八”至“八八”这一年龄段，肾气逐渐衰少、精血日趋不足，导致肾的阴阳失调。由于肾阴、肾阳是各脏阴阳的根本，肾阴肾阳失调进而导致各脏器功能紊乱，从而形成了男性更年期综合征的病理基础。年龄老化导致阴阳失调是本病的主要病因。

2. 内伤七情　七情过极可直接影响脏腑生理功能，从而产生各种病理变化，如《素问•阴阳应象大论》中所说，“怒伤肝”“喜伤心”“思伤脾”“悲伤肺”“恐伤肾”。这些为本病的诱发或加重病因。

此外，劳心过度，心阴暗耗，阴液不足，也会出现心阴不足证候；若心阳不足，失于温煦而见心阳虚证候；肾阴不足而致肝阴不足，或肝阴不足而致肾阴不足，而致肝肾阴亏之候；脾病及肾或肾病及脾而导致脾肾两虚之候。肾阴亏损不能上济心火，心火上亢不能下交于肾，水火不济，而导致心肾不交之候。

二、辨证论治

（一）辨证要点

本病的病机要点主要为肾精亏虚，阴阳失调，脏腑气血虚损。病理变化是以虚为主，本虚标实。

本病之寒为阳虚所致，以脾肾阳虚多见；本病之热为虚热，以肝、肾阴虚为主。证候表现虽以虚为主，但在病机演变和转化过程中，又常虚实夹杂，如肝郁脾虚、肝血瘀滞等。

（二）治疗原则

本病以肾气虚衰为主，治疗时要根据证候表现特点，肾阴虚者，治以滋补肾阴；肾阳虚者，治以温肾壮阳；肾阴阳两虚者，治以调补阴阳；肝肾阴虚者，则滋补肝肾、育阴潜阳；肝郁脾虚者，则疏肝解郁、养血健脾；总之，调补阴阳，疏畅气血是本病的基本治则。

（三）分型治疗

1. 肾阴虚证

主证：头目昏眩，耳鸣耳聋，虚火牙痛，五心烦热，腰膝酸软，遗精梦泄，骨蒸潮热，盗汗颧红，咽干口燥，溲黄便秘，忆力减退、性功能减退，舌红少苔，脉细数。

治法：滋阴降火。

方药：知柏地黄丸（《医方考》）加减。

方解：方中熟地黄滋肾阴，益精髓；山茱萸滋肾益肝，山药滋肾补脾；泽泻泻肾降浊，丹皮泻肝火；茯苓渗脾湿，知母、黄柏清肾中伏火，清肝火，因此知柏地黄丸具有滋阴降火的作用。可酌加麦冬、五味子、沙参以滋养肺阴，借金能生水，虚则补其母之意。盗汗者，加生龙骨、煅牡蛎；性功能减退明显者加巴戟天、菟丝子；心悸健忘、五心烦热严重者，加牡蛎、茯神、远志等。

备选方剂：左归丸（《景岳全书》）。

2. 肾阳虚证

主证：精神倦怠，嗜卧，腰膝酸冷而痛，畏寒喜暖，体力不支，工作能力降低，性欲减退，阳痿或早泄，甚则阴冷囊缩，小便清长或大便稀溏，舌淡苔白，脉沉而迟。

治法：温补肾阳。

方药：右归丸（《景岳全书》）加减。

方解：方中附子、肉桂、鹿角胶培补肾中元阳，温里祛寒，为君药；熟地黄、山茱萸、枸杞子、山药滋阴益肾，养肝补脾，填精补髓，取“阴中求阳”之意，为臣药，再用菟丝子、杜仲补肝肾，强腰膝，配以当归养血活血，共补肝肾精血，为佐药，诸药合用，以温肾阳为主而阴阳兼顾，肝脾肾并补，妙在阴中求阳，使元阳得以归原，故名右归丸。阳痿明显者，加淫羊藿、阳起石；大便稀溏者，酌加白术、补骨脂等。

备选方剂：金匮肾气丸（《金匮要略》）。

3. 阴阳两虚证

主证：头晕耳鸣，失眠健忘，怒喜无常，烘热汗出，畏寒怕冷，浮肿便溏，腰膝酸软，性欲减退，舌淡苔薄，脉细数。

治法：调补肾阴肾阳。

方药：二仙汤（《妇产科学》）。

方解：方中仙茅、淫羊藿、巴戟天温肾阳，补肾精；黄柏、知母泻肾火、滋肾阴；当归温润养血，调理冲任。全方配伍特点是壮阳药与滋阴泻火药同用，以适应阴阳俱虚于下，而又有虚火上炎的复杂证候。常有腹泻者，加炒白术、茯苓等。

备选方剂：十全大补汤（《太平惠民和剂局方》）。

4. 肾精亏虚证

主证：性功能减退，发脱齿摇，眩晕耳鸣，健忘恍惚，精神呆钝，动作迟缓，舌淡红，脉沉细无力。

治法：补肾益精。

方药：六味地黄丸（《小儿药证直决》）合龟鹿二仙胶（《医便》）加减。

方解：方中熟地滋阴补肾，填精益髓，为君药，山茱萸补养肝肾，并能涩精，取肝肾同源之意，山药补益脾阴，亦能固肾，共为臣药，三药配合，肾肝脾三阴并补，泽泻利湿而泻肾浊，茯苓淡渗脾湿，助山药之健运，与泽泻共泻肾浊，助真阴得复其位，丹皮清泻虚热，三药称为三泻，补药重于泻药，鹿角胶甘咸而温，善于温肾壮阳，益精补血，龟板胶甘咸而寒，长于填补精髓，滋阴养血，两者最能补阴阳而化生精血，枸杞子益肝肾，补精血，人参补后天，益中气。阳痿、早泄严重者，酌加巴戟天、淫羊藿、阳起石等；虚汗多者，加生龙骨、煅牡蛎、地骨皮等。

备选方剂：七宝美髯丹（《本草纲目》）。

5. 心肾不交证

主证：心烦不宁，健忘多梦，心悸怔忡，或难以入睡，头晕耳鸣，口干舌燥，腰膝酸软，阳痿遗精，五心烦热，盗汗，舌红苔薄黄，脉细数。

治法：滋阴降火，交通心肾。

方药：交泰丸（《万病回春》）合天王补心丹（《校注妇人良方》）加减。

方解：方中生地黄入心能养血，入肾能滋阴，故能滋阴养血，壮水以制虚火，为君药。天冬、麦冬滋阴清热，酸枣仁、柏子仁养心安神，当归补血润燥，共助生地滋阴补血，并养心安神，俱为臣药。玄参滋阴降火；茯苓、远志养心安神；人参补气以生血，并能安神益智；五味子之酸以敛心气，安心神；丹参清心活血，合补血药使补而不滞，则心血易生；朱砂镇心安神，以治其标，以上共为佐药。桔梗为舟楫，载药上行以使药力缓留于上部心经，为使药。交泰丸方取黄连苦寒，入少阴心经，降心火，不使其炎上；取肉桂辛热，入少阴肾经，暖水脏，不使其润下；寒热并用，如此可得水火既济。遗精早泄严重者，加金樱子、芡实、益智仁等；盗汗严重者，加生龙骨、煅牡蛎等。

备选方剂：酸枣仁汤（《金匮要略》）。

6. 肾气不固证

主证：神疲面白，听力减退，腰膝酸软，小便频数，尿后余沥，小便失禁，滑精早泄，舌淡苔白，脉沉弱。

治法：补肾固摄。

方药：金锁固精丸（《医方集解》）合缩泉丸（《魏氏家藏方》）加减。

方解：方中沙苑、蒺藜甘温，补肾固精，为君药，臣以芡实益肾固精，且补脾气，佐以龙骨、牡蛎、莲须涩精止遗，莲子补肾固精、养心清心，合而能交通心肾；山药补肾固精，益智仁温补肾阳，收敛精气，乌药温肾散寒，三药合用，肾虚得补，寒气得散，共奏补肾缩尿之功。腰痛者，加杜仲、狗脊；气短者，加黄芪、党参。

备选方剂：五子衍宗丸（《摄生众妙方》）。

7. 心脾两虚证

主证：心悸怔忡，惊恐不安，多疑善虑，失眠多梦，健忘眩晕，面色萎黄，食欲不振，神疲乏力，腹胀便溏，舌淡苔白，脉细弱。

治法：养心健脾，补益气血。

方药：归脾汤（《正体类要》）加减。

方解：方中以参、芪、术、草甘温之品补脾益气以生血，使气旺而血生；当归、龙眼肉甘温补血养心；茯苓、酸枣仁、远志宁心安神；木香辛香而散，理气醒脾，与益气健脾药配伍，复中焦运化之功，又能防大量益气补血药滋腻碍胃，生姜、大枣调和脾胃，以资化源。失眠多梦者，加莲子心、龙骨、珍珠母等；腹胀纳呆者，加山楂、麦芽等。

备选方剂：八珍汤（《瑞竹堂经验方》）。

8. 肝郁脾虚证

主证：情志抑郁或急躁易怒，胸胁胀满，善太息，纳呆腹胀，便溏不爽，或腹痛欲泻，泻后痛减，舌淡苔薄白，脉弦。

治法：疏肝解郁，健脾和营。

方药：逍遥散（《太平惠民和剂局方》）加减。

方解：方中柴胡疏肝解郁，使肝气得以条达为君，当归甘辛苦温，养血和血，白芍酸苦微寒，共为臣药，木郁不达致脾虚不运，故以白术、茯苓、甘草健脾益气，既能实土以御木侮，且使营血生化有源，共为佐药，薄荷少许，疏散郁遏之气，透达肝经郁热，生姜温中和中，辛散达郁，亦为佐药，甘草尚能调和诸药，该方具有肝郁得疏、血虚得养、脾弱得复、气血兼顾、肝脾同调的作用。肝郁化火者加栀子、丹皮；心悸者，加远志、五味子。

备选方剂：柴胡疏肝散（《证治准绳》）。

Ⅲ. 中西医诊治思路与特点

（1）男性更年期综合征临床表现多样，血清睾酮水平的正常值范围较大，临床工作中需结合血清睾酮水平、症状评分量表及“3T 试验”来判定是否为男性更年期综合征。

（2）睾酮补充疗法为该病的一线治疗方案。睾酮补充治疗的效果主要决定于症状改善而非血清雄激素水平的增加。

（3）中医治疗男性更年期综合征具有独到的优势和特色，本病以肾气衰弱为基础，气血阴阳失调为主要表现，临床治疗上需以固护肾气为主，并根据气血阴阳失调而进行辨证论治，才能收获疗效。体质因素对本病的形成有重要影响。素体阴虚者，多成肾阴虚；素体阳虚者，多成肾阳虚，体胖者，多痰湿；消瘦者，多阴虚等，都应予以重视。更年期又为心脑血管疾病的多发期，应辨证与辨病相结合，作为主要诊治思路。

（4）中西医结合治疗该病优势明显，可改善患者症状，缓解身心压力，增强机体功能。本病临床症状繁多而复杂，常常影响正常的工作和生活。且随着生活节奏的加快。在治疗方面西医采用睾酮补充（TST）治疗，但由于缺乏特异性的实验室检测指标，在疾病初期血 T 变化不明显。即使应用 TST 治疗，血 T 恢复正常，症状也未必完全消失，其机理有待进一步研究。在治疗过程中，始终监测可能出现的不良反应。中医药主要根据辨证施治，认为本病主要与心、肝、肾有密切关系。其治疗在于调节患者的整体，药物、针灸等综合疗效明显，而且中医治疗有双向调节作用，作用于多靶点，不良反应不明显。若患者症状较重，血 T 水平低下明显，采用中西医结合能够显著提高疗效。同时需重视社会、家庭因素对该病的影响，对其进行心理疏导、心理治疗，往往能取得事半功倍的疗效。

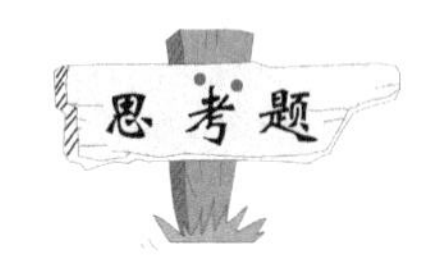

1. 什么是男性更年期综合征？
2. 男性更年期综合征中医病机特点及辨证分型有哪几类？治法及代表方剂是什么？

（编者：张培海；审校：陈磊）

第十一章思维导图

第十二章　阴茎、阴囊其他疾病

第一节　性传播疾病

性传播疾病（sexually transmitted disease，STD）是由性接触、类似性行为及间接接触所感染的一组传染性疾病。临床常见的疾病包括：淋病、非淋菌性尿道炎、梅毒、软下疳等。它们不仅在性器官上发生病变，还可以通过淋巴系统侵犯性器官所属的淋巴结、皮肤黏膜，甚至通过血行播散侵犯全身重要的组织、器官。虽 STD 男女均可发病，但由于多种 STD 在男性较为显现，因此 STD 成为男科临床常见病种，通过学习，要求掌握各疾病的概念、临床表现、诊断要点及辨证论治；掌握淋病和梅毒的分类原则；熟悉淋病、非淋菌性尿道炎、梅毒、软下疳、尖锐湿疣、艾滋病的病因病理；了解软下疳、生殖器疱疹的鉴别诊断。

淋　病

Ⅰ. 西医临床导论

淋病（gonorrhea）是由淋病奈瑟球菌（Neisseria gonorrhoeae，NG）所致的泌尿生殖系统化脓性炎性疾病。以尿频、尿急、排尿疼痛、尿道口溢脓为其临床特征，严重危害人们的健康。人类是 NG 的唯一宿主，主要通过性交传染，也可经血行播散引起菌血症、关节炎、心内膜炎、脑膜炎，甚至造成不育、失明等。淋病双球菌也称淋病奈瑟菌，离开人体不易生存，一般消毒剂既可杀灭。最新临床报告显示，目前淋病发病率已居性传播疾病第二位。

一、病 因 病 理

（一）病因

1. 病原体　病原菌为淋病双球菌，是一种革兰氏阴性双球菌。人体对其有易感性，缺乏先天性免疫，后天获得性免疫亦较弱，可反复感染。

2. 传染途径

淋病包括性接触传染与非性接触传染（间接传染），大多数患者通过不同方式的性接触传染，间接传染对成年男、女性来说可能性极小。

（二）病理

性接触传染是其最主要传播途径。主要侵犯黏膜，尤其对单层柱状上皮和移行上皮所形成的黏膜有亲和力。感染后淋球菌侵入男性前尿道，并沿生殖道上行，通过柱状上皮细胞的吞噬作用而进入细胞内繁殖，导致细胞溶解破裂，淋球菌遂被排至细胞外的黏膜下层引起感染。

二、诊 断

1. 临床表现

几乎全部男性患者均因不洁性交而被传染，主要表现为尿道炎。潜伏期一般为 2 ～ 10 天，平均 3 ～ 5 天，主要发生于性活跃的中青年。临床上有 5%～ 20%男性患者感染后可无明显症状。

（1）男性无并发症淋病（单纯性尿道炎）：主要症状为尿频、尿痛、尿道溢脓，以及尿道口炎性水肿，少数患者可有发热、食欲不振等全身不适症状。

（2）男性有并发症淋病：男性尿道炎易合并前列腺炎、精囊炎、附睾炎及尿道狭窄（现临床已少见）等。

（3）女性无并发症淋病（尿道炎、宫颈炎）：主要症状为白带增多、轻度尿频、尿痛和排尿困难。

（4）女性有并发症淋病：淋菌性宫颈炎易并发输卵管炎，输卵管、卵巢脓肿，淋菌性盆腔炎，前庭大腺炎。

（5）播散型淋病：包括淋菌性关节炎、淋菌性败血症 、食欲缺乏、高热寒战等全身不适症状。

（6）其他部位的淋病：包括淋菌性眼炎、淋菌性咽炎、淋菌性直肠炎。

2. 体征 本病有尿频、尿急、尿痛及尿道脓性分泌物等尿道炎症状。有并发症的淋病及播散性感染亦有相应的表现及体征。

3. 诊断要点

（1）病史：患者有不安全性行为、与淋病患者密切接触史及其他接触或间接淋病分泌物接触史。

（2）典型的临床表现：男性有尿痛及尿道溢脓，女性有轻度尿道不适及阴道脓性白带增多等。

（3）辅助检查：淋病的实验室检查手段主要有：涂片直接镜检、淋球菌培养、药物敏感试验和非培养诊断法（目前以科研应用为主，尚未广泛应用于临床诊断）。

三、治 疗

1. 治疗原则 遵循及时、有效、足量、足疗程规则用药，按时复查，夫妻同治的原则，合理使用抗生素治疗。有条件者用药前作药敏试验。治疗结束第 4 ～ 7 天应随访，涂片或培养皆阴性者，为治愈。

2. 治疗方案 推荐方案：头孢曲松 250mg 肌内注射，单次给药；或大观霉素 2g 肌内注射，单次给药。如果衣原体感染不能排除，加上抗沙眼衣原体感染药物。也可以单独给予其他敏感的第三代头孢菌素类药物。

3. 治疗评价 推荐方案评价：无并发症淋病按照推荐方案治疗十分有效，可治愈 95%以上的无并发症淋病的感染。淋球菌已对青霉素耐药，故青霉素对淋病已基本无效。在衣原体合并感染率达 10%～ 30%淋球菌感染人群中，常规开展二联疗法，已使衣原体感染的患病率明显下降。

四、预防与调护

（1）防止传播感染，对有婚外不洁性交史者，患病后要及时正规治疗，并对性伴侣进行诊治。患者污染的衣物、用品要进行彻底消毒，不共享洗浴用品。积极开展性健康教育，普及性传播疾病防治知识，提倡安全性行为。确诊感染的病例应及时上报，同时应筛查是否感染其他性传播疾病。

（2）淋病患者要注意休息，多饮水，少食辛辣刺激食物。同时对患者进行必要的心理治疗，消除其恐惧心理，树立信心，战胜疾病，杜绝传播。

Ⅱ. 中医临证通论

淋病可归属为祖国医学的“淋证”“淋浊”范畴。中医的淋证，指排尿不畅，点滴而下，或茎中作痛。关于淋病祖国医学早有记载，《黄帝内经》中把其病因病机称为“膀胱不利”。公元2世纪后汉张仲景在《金匮要略·消渴小便不利淋病》篇记载：“淋之为病，小便如粟状，小腹弦急，痛引脐中。”中医文献中首次肯定记载淋病的是明代孙一奎的《赤水玄珠》，他说：“若小便行将而痛者，气之滞也；行后而痛者，气之陷也；若小便频数而痛，此名淋浊。”近代中医多将淋病称为“毒淋”或“花柳毒淋”，如《医学衷中参西录》就记载着治毒淋的毒淋汤。

一、病因病机

（一）病因

中医认为本病主要是由于贪恋色情，性事不洁，感染湿热秽毒之邪；或下阴不洁，衣物被染，又逢体虚，湿浊内侵，秽毒之气乘虚而入；或嗜酒太过，多食肥甘，酿生湿热秽毒，邪聚下焦，气血壅滞，化腐成脓，并影响膀胱的气化功能；或反复感染，耗伤正气，形成正虚邪恋之证。

（二）病机

（1）湿热蕴结，浸淫膀胱：感受湿热秽浊之气，蕴结膀胱，膀胱气化不利，气血壅滞，热盛肉腐，以致出现尿频、尿急、尿滴沥刺痛，有脓溢出等证。

（2）心火上炎，膀胱湿热：素体阴虚，心火偏旺，又感湿热秽浊之气，蕴结膀胱，以致出现心胸烦热，尿滴沥刺痛等证。

（3）脾肾阳虚，膀胱虚寒：素体阳虚，淋证迁延日久，余毒未解，伐伤脾肾之阳，气化不利，膀胱失于温煦，以致出现腰酸及小便清白、淋漓不尽或少腹重坠，大便稀薄之证。

（4）肝肾不足，虚火内扰：淋病日久，正气渐虚，肾居下焦，肝经循于阴器，肝肾不足，正虚邪恋；又可因饮酒、劳累、伤湿等湿热刺激而滋生内毒，随虚火内扰，而发本证。

总之，本病因为感受湿热秽毒之邪，侵入下焦，影响膀胱气化功能，初起邪盛正实，以湿热为主，病久累及肝脾肾，出现虚实夹杂之证。

二、辨证论治

（一）辨证要点

本病辨证时应辨明虚实，分清轻重。病初急性期，多属实证；病久慢性期，本病虽以湿毒为主，但病久迁延不愈又有脾肾两虚，与肝肾阴虚之别。临证时应辨明主次，审证求因。

（二）治疗原则

本病的治疗原则主要以清热泻火、解毒通淋、利湿排浊、补肾健脾、滋阴清热为主。

（三）分型治疗

1. 实证

（1）湿热蕴结证

主证：尿频，尿急，小便滴沥刺痛，尿道口常流出脓性或脓血性分泌物，口苦口干，畏寒发热，四肢困重，小腹或会阴部坠胀疼痛，大便稀而不畅；舌红，苔黄腻，脉滑数。

治法：清热泻火，利湿通淋。

方药：八正散（《太平惠民和剂局方》）加减。

方解：方中集木通、滑石、车前子、瞿麦、萹蓄诸利水通淋之品，清热利湿；伍以栀子清泻三焦湿热；大黄泻热降火；甘草治茎中作痛而调和诸药，加少量灯心草可导热下行。诸药合用，共奏清热泻火、利水通淋之功。兼有小腹胀者，加川楝子、枳壳以行气；若湿热毒邪亢盛者，加黄连、金银花、蒲公英以清热燥湿解毒。

备选方剂：萆薢渗湿汤（《疡科心得集》）。

（2）心火上炎证

主证：尿道口红肿，有恶臭脓性分泌物溢出，小便滴沥刺痛，心胸烦热，口干舌燥，面赤口渴，小便黄赤，舌尖红绛，苔薄黄，脉数。

治法：清心泻火，利湿排浊。

方药：导赤散（《小儿药证直诀》）合程氏萆薢分清饮（《医学心悟》）加减。

方解：方中萆薢、石菖蒲清利湿浊；黄柏、车前子清热利湿；白术、茯苓健脾除湿；生地黄、莲子心、丹参清心凉血；木通、竹叶清心除烦，降火通淋，诸药并用共奏清心泻火、利湿排浊之效。若小便带血者，加小蓟、白茅根等凉血止血；兼有溲黄发热口渴者，可加茵陈、黄柏以清热除湿。

备选方剂：八正散（《太平惠民和剂局方》）。

2. 虚证

（1）脾肾阳虚证

主证：尿道口时有少量清稀脓液流出，遇劳即发，腰酸乏力，小便清长，尿后余沥不尽，少腹重坠，大便稀薄，精神不振，面色无华，神疲乏力；舌质淡，苔白润，脉沉细。

治法：补肾健脾，清解余毒。

方药：无比山药丸（《太平惠民和剂局方》）加减。

方解：方中山药、茯苓、泽泻健脾利湿；熟地黄、山萸肉、杜仲益肾固涩；白花蛇舌草、蒲公英、川牛膝、薏苡仁化瘀解毒消痈，清解余毒。尿血加小蓟，仙鹤草、白茅根；疼痛加延胡索；畏寒肢冷加淫羊藿、胡芦巴；若气虚明显，可酌加党参、炒白术等。

备选方剂：参苓白术散（《太平惠民和剂局方》）。

（2）肝肾不足证

主证：尿道口时有少量黏稠分泌物流出，小便滴沥短赤，尿道灼热，腰膝酸软。失眠多梦，头晕耳鸣，骨蒸盗汗，手足心热，舌红少苔，脉细数。

治法：滋阴清热。

方药：知柏地黄丸（《医宗金鉴》）加减。

方解：本方由六味地黄丸加知母、黄柏而成，具有滋阴降火之功效。若尿血者，加白茅根、小蓟等凉血止血。

备选方剂：左归丸（《景岳全书》）。

三、其他疗法

1. 单方验方　凤眼草 25g，竹叶 15g，灯心草 5g。水煎服，日 2 次。

2. 针灸　对一些有并发症的反复发作的淋病患者，可在内服中药的同时配合针灸治疗。主穴取关元、气海、八髎、三阴交、中极、足三里等穴，得气后配合捻转补泻手法，每日 1 次，7 天为一个疗程。

3. 外治法　三黄煎：大黄 10g，黄柏 20g，黄芩 10g，苦参 20g。水煎熏洗患处，每日 2 次。

Ⅲ. 中西医诊治思路与特点

针对不同病情采用相应的治疗方法，在辨证使用中药的同时，及时、有效、足量、足疗程规则地使用西药，以提高疗效。以中医辨证论治扶正祛邪治疗为主，辅以西药，中西并举，提高治疗效果，解除患者痛苦。

非淋菌性尿道炎

Ⅰ. 西医临床导论

非淋菌性尿道炎（nongonococcal urethritis，NGU）是指由淋球菌以外的病原体引起的、以性接触为主要途径的一种性传播疾病。患者通常尿道和（或）宫颈分泌物中找不到淋球菌，培养也无淋球菌生长，但可以检查到沙眼衣原体（chlamydia trachomatis，CT）、解脲支原体（ureaplasma urealytium，UU）、阴道毛滴虫、白色念珠菌和单纯疱疹病毒等微生物，其中以沙眼衣原体和解脲支原体最为常见。

一、病 因 病 理

（一）病因

现代医学认为 NGU 主要是由 CT、UU 引起，同时其他一些微生物如阴道毛滴虫、白色念珠菌、单纯疱疹病毒等也可能与 NGU 有关。寄生泌尿生殖道的微生物如 CT、UU 均有多个类型，但只有部分能感染泌尿生殖道，高温及一般消毒剂均可将 CT、UU 杀灭。

（二）病理

CT 主要寄生在腺上皮，CT 和宿主细胞附着，形成网状小体后在细胞内生长繁殖，形成 CT 包涵体，同时对组织细胞产生损害，引起炎症变化等一系列临床症状。

UU 进入宿主细胞，所含有的尿素酶（一种核酸酶）能水解尿素产生大量氨和碱性环境，对寄生的宿主细胞产生毒性作用，损害组织器官。通过影响精子通过卵细胞的能力，以及通过影响精子的代谢，从而引起精子数量减少，畸形精子增多。同时可能引起输精管上皮损害，抑制精子运动等机制导致不孕不育。感染泌尿生殖道的 CT、UU 均可导致不孕不育。

二、诊　　断

（一）临床表现

NGU 好发于青年，25 岁以下约占 60%。男女均可发病，但国内报道男性多于女性。潜伏期比淋病长，平均 1 ～ 3 周。男性与女性的症状有所不同。

1. 男性非淋菌性尿道炎

（1）症状和体征：临床表现与淋病相似，但程度较轻，可有尿道刺痒、烧灼感、尿频、尿急、尿痛等。并可见尿道口轻度红肿，挤压尿道有少量稀薄的浆液性或脓性分泌物溢出。常于晨起尿道口有少量黏液性分泌物或有痂膜封住尿道口（“糊口”现象），或见污秽内裤。部分患者无症状或症状不典型，故有 50%患者初诊时被漏诊或误诊，19%～45%患者合并淋球菌感染。

部分衣原体尿道炎未经治疗，症状也可自行减轻，但无症状的衣原体感染可持续数月至数年。未经治疗的 NGU 常有并发症，特别是附睾炎。

（2）并发症：

附睾炎：单侧急性附睾炎较常见，多数患者伴有尿道分泌物。

前列腺炎：多为慢性前列腺炎。

Reiter 综合征（Reiter's syndrome，RS）：男性 NGU 患者的系统性并发症及生殖器外器官感染较少。除常见的 Reiter 综合征外还有急性滤泡性眼结膜炎、葡萄膜炎和强直性脊柱炎等。

2. 女性非淋菌性尿道炎 表现为宫颈炎和尿道炎的症状与体征，主要并发症为盆腔炎、不孕不育等。

3. 新生儿衣原体感染 多在新生儿围产期接触母体宫颈造成（详见儿科学）。

（二）辅助检查

主要是尿道分泌物的显微镜检查、免疫学检查、病原体培养。其中病原体培养检查诊断意义较大。

（三）诊断要点

有不洁性交史，男性感染有尿道炎的症状与体征，女性感染不仅有尿道炎症状，还有子宫颈等生殖道炎症，新生儿感染主要为结膜炎、间质性肺炎。应与淋病及非特异性尿道炎、慢性前列腺炎相鉴别。

三、治　　疗

（一）治疗原则

早期诊断、早期治疗、足量规则治疗，不同病情采用不同治疗方案并同时治疗性伴。

（二）沙眼衣原体感染治疗方案

（1）成人沙眼衣原体感染：阿奇霉素 1.0g，单次口服；或多西环素 100mg，每天 2 次，连续 7～10 天。此外替代方案有：米诺环素 100mg，每日 2 次，共 10 天，或红霉素 500mg，每天 4 次，连续 7～10 天；或四环素 500mg，每天 4 次，或罗红霉素 150mg，或克拉霉素 250mg，每天 2 次连续 7～10 天；或氧氟沙星 300mg，每天 2 次，或左氧氟沙星 500mg，每天 1 次，连续 7～10 天，或司巴沙星 200mg，每天 1 次，连续 10 天。

（2）性伴治疗：患者出现症状或确诊前的 2 个月内的所有性伴都应作性传播疾病的检查，并迅速进行治疗。患者及性伴在完成治疗前避免性行为。

（3）合并 HIV 感染的沙眼衣原体感染者的治疗与 HIV 阳性者相同。

（三）支原体感染治疗方案

多西环素或米诺环素，100mg，每日 2 次。或交沙霉素，200mg，或红霉素，500mg 每日 4 次，共 10～14 天；阿奇霉素 1.0g，1 次顿服，饭前 1h 或饭后 2h 服用，或克拉霉素 150～300mg，每日 3 次；或氧氟沙星 300mg，每天 2 次，或司巴沙星 200mg，每天 1 次，共 10～14 天。

生殖支原体可能持续或反复感染，有学者提出可采用长治疗（>1 个月）的四环素或大环内酯类药物治疗，但使用长治疗抗生素需注意其不良反应。

（四）治愈标准

①临床症状消失一周以上，尿液清亮，尿道口无分泌物；②尿液沉渣镜检阴性；③尿道分泌物涂片阴性且衣原体、支原体检查阴性。

四、预防与调护

（1）积极学习性知识，树立正确性观念，提倡夫妇同治，使用避孕套可从源头上控制非淋菌性尿道炎的发生和传播。由于本病多与淋病同时发生，所以在治愈淋病后，一定要做非淋菌性尿道炎的相关检查，以免漏诊，延误病情。确诊感染的病例应及时上报，并筛查其他性传播疾病。同时要养成良好的卫生习惯，便前便后洗手，注意寝具卫生。对包皮过长或包茎患者，尽快行包皮环切术。加强锻炼，增强体质，注意休息。

（2）保持会阴部清洁卫生，饮食易以清淡、清补之品为主。少食煎炒油炸、辛辣燥热之物，多饮水，勤排尿。本病重在调养，治疗要有耐心，不能因疾病反复发作而急躁，治疗前后至少2周停止性行为，有利于疾病的彻底痊愈。

Ⅱ. 中医临证通论

NGU是一种临床上较为常见的性传播疾病。虽然中医古籍中并无“非淋菌性尿道炎”病名记载，但从古代文献描述及证候来看，本病可归于中医“淋浊”“淋证”“白浊”“溺浊”“妇女带下病”等范畴。随着病原体培养等检查技术的不断提高，西医针对明确病因治疗往往有较好疗效；中医辨证施治及中西医结合治疗优势显著。

一、病 因 病 机

（一）病因

关于本病的病因，《金匮要略•五脏风寒积聚病》认为是“热在下焦”。《丹溪心法•淋》曰：“淋有五，皆属乎热。”《诸病源候论•淋病诸候》则认为：“诸淋者，由肾虚而膀胱热故也。”

总之，本病的病因以湿热为主，病位在肾与膀胱，初起多邪实之证，久病则由实转虚，亦可呈现虚实夹杂的症候。

（二）病机

湿热秽毒阻滞下焦，蕴结膀胱，导致膀胱气化不利；湿毒久恋不解，或复感湿热秽毒，化火伤阴，病延日久，虚实夹杂。

二、辨 证 论 治

（一）辨证要点

（1）辨八纲：本病“小便短赤刺痛”多为初期，表现为实证、热证；湿毒久恋不解，或复感湿热秽毒，化火伤阴，常常虚实夹杂。

（2）辨症状：实热证特征性症状则是尿短赤刺痛；而虚热证的特征性症状则是小便淋漓不畅；脾肾亏虚的特征性症状为尿浊迁延不断，小便不畅。

（二）治疗总则

中医治疗主要为清热利湿、健脾补肾。

（三）分型治疗

1. 湿热下注证

主证：小便短赤刺痛，尿急尿浊，尿道口分泌物黏附，尿道口红肿，外阴痛，舌红，苔黄腻，脉弦滑或数。

治法：清热利湿。

方药：八正散（《太平惠民和剂局方》）加减。

方解：方中集木通、滑石、车前子、瞿麦、萹蓄诸利水通淋之品，清热利湿；伍以栀子清泻三焦湿热；大黄泻热降火；甘草调和诸药；诸药合用，共奏清热利湿之功。兼小腹胀痛者，加延胡索、川楝子、郁金以行气活血止痛。

备选方剂：萆薢渗湿汤（《疡科心得集》）。

2. 肝经湿热证

主证：小便涩滞，淋漓不畅，胁腹胀痛，尿道内有灼热感及刺痒，少腹部坠胀不适，舌红苔黄，脉细数。

治法：清肝利湿。

方药：龙胆泻肝汤（《医方集解》）加减。

方解：方中龙胆草大苦大寒，能上清肝胆实火，下泻肝胆湿热，泻火除湿；黄芩、栀子泻火解毒、燥湿清热以加强清热除湿之功；车前子、泽泻渗湿泻热；生地养阴，当归补血，使祛邪而不伤正；柴胡疏畅肝胆，引诸药归于肝胆之经，与黄芩相结合，既解肝胆之热，又增清上之力。伴有口干伤阴者，加白茅根以滋阴生津；尿痛较剧者，可酌加延胡索、郁金。

备选方剂：八正散（《太平惠民和剂局方》）。

3. 脾肾亏虚证

主证：病程长，复发次数较频，尿频，口干自汗，精神倦怠，腰膝酸软，舌质淡胖或红、齿痕，苔薄白，脉沉细数。

治法：健脾益气，滋阴补肾。

方药：四君子汤（《圣济总录》）合六味地黄丸（《小儿药证直诀》）加减。

方解：方中党参、黄芪、白术、茯苓、山药均有健脾利湿的作用；熟地黄、山茱萸滋补肾阴；牡丹皮、地骨皮清虚热。治疗取四君子汤健脾益气，用六味地黄丸滋阴补肾。体虚之人可重用黄芪，舌苔变厚者有恐药物滋腻应酌减熟地黄、山茱萸。

备选方剂：香砂六君子汤（《古今名医方论》）。

（四）其他疗法

（1）中药熏洗：苦参 30g，大黄 30g，金银花 30g，龙胆草 20g，黄柏 20g，水煎外洗，每日 1 次，每次 30min。

（2）针灸：对于症状反复、病情顽固的患者，可选肾俞、膀胱俞、中极、关元、足三里、气海用毫针针刺，每日 1 次，10 次为一个疗程。对于部分尿道炎症状持续不退并伴有前列腺炎、附睾炎的患者，可用耳针：肾、膀胱、尿道，每次取 2 ～ 3 个穴位，每日 1 次，10 次为一个疗程。

Ⅲ. 中西医诊治思路与特点

NGU 是当今国内外最常见的性传播疾病之一，治疗上应以中药治疗为主，西药为辅，中西药并举，西药选择针对 CT、UU 的抗生素治疗。中西医结合治疗本病有明显优势，疗效优于单用西医或单用中医治疗。

梅　毒

Ⅰ. 西医临床导论

梅毒是由苍白密螺旋体（treponema pallidum）引起的一种慢性全身感染性疾病，主要通过性传播，苍白密螺旋体侵入部位大多为阴部，临床表现较为复杂，时隐时现，早期侵犯皮肤黏膜，晚期侵犯血管、中枢神经系统及全身各个器官。

一、病 因 病 理

（一）病因

1. 病原体

梅毒的病原体为梅毒螺旋体，也称苍白密螺旋体，人是梅毒的唯一传染源。其传播途径常见有以下几种：①性接触传染（约占 95%以上）；②胎盘传染；③产道传染（新生儿通过产道时发生感染，头、肩部擦伤处发生硬下疳，是区别胎传梅毒的标志）；④非性接触传染；⑤输血感染；⑥间接接触传染（临床极少见）。

2. 传染方式

后天性梅毒：由性接触（包括生殖器 - 生殖器、肛门 - 生殖器、口 - 生殖器等方式）感染者占绝大多数，尤其是成年人。直接接触感染或由其他方式间接感染的梅毒均称为后天性梅毒或者获得性梅毒。

直接接触传染：梅毒螺旋体能穿透正常黏膜和表皮的微小损伤进入身体。少数可因接吻、拥抱、哺乳、输血等被感染。医师、护士、助产士可因手直接接触病变部位（正规操作应戴手套）受到感染称为无辜梅毒。

间接接触传染：极少数可能通过粘有梅毒螺旋体的用具而被感染，包括衣物（内衣、内裤）、剃刀、烟嘴、医疗器械等而被感染，临床上极罕见。

先天性梅毒：患有梅毒的孕妇，体内梅毒螺旋体可通过胎盘，经脐带由血液使胎儿感染梅毒。早期梅毒发生胎传梅毒比晚期梅毒发生率高。

（二）病理

梅毒的基本病变主要有：①血管内膜炎，血管内皮细胞肿胀、增生。②血管周围炎，有大量淋巴细胞、浆细胞浸润。③晚期梅毒除血管内膜和血管周围炎的组织病理学特征外，还有上皮样细胞和巨噬细胞肉芽肿性浸润，有时可见坏死组织象。

二、诊　　断

梅毒诊断必须根据病史、临床症状、体检及实验室检查等进行综合分析，慎重作出诊断。

（一）临床表现

1. 获得性梅毒（后天梅毒）

（1）一期梅毒（primary syphilis）：主要表现为硬下疳（chancre）和附近淋巴结肿大（梅毒性横痃）。硬下疳最常发生于生殖器部位；其次，可见于肛周、肛门或直肠；少数亦可见于唇、舌、乳房、手指等处。

硬下疳触之有软骨样硬度，无疼痛与触痛，通常为 1 个，少数 2 ～ 3 个，损害表面清洁，未经治疗可在 3 ～ 8 周内自然消失。硬下疳典型皮损为暗红斑或充血性丘疹，逐渐增大形成黄豆或指甲大小的硬结，继之发生糜烂或溃疡，表面有少量渗出液，溃疡呈圆形或椭圆形，境界清楚，边缘稍隆起。

梅毒性横痃出现于硬下疳发生后数天或 1 周，先是一侧腹股沟淋巴结肿大，以后发展为两侧。直径 1cm 左右，较硬，彼此散在不融合，无疼痛与触痛，表面无红肿热，不化脓，穿刺液中含有梅毒螺旋体，并可自然消退，但比硬下疳晚。在硬下疳的初期，大部分患者的梅毒血清反应呈阴性，以后阳性率逐渐增高。

（2）二期梅毒：一般发生在感染后 7 ～ 10 周或硬下疳出现后 6 ～ 8 周。早期症状有流感样综合征及全身淋巴结肿大，有部分患者早期症状不明显。

A. 二期皮肤黏膜损害（又称二期梅毒疹）：皮疹可有斑疹、斑丘疹、丘疹、丘疹鳞屑性梅毒疹、银屑病样、多形红斑样梅毒疹、毛囊疹、脓疱疹、砺壳状疹、溃疡疹等。损害可以单独出现或合并出现。

扁平湿疣：好发于外生殖器、肛周等摩擦和潮湿的部位。一般 3 ～ 5 个，有时只有一个，有时十几个，损害内含有大量梅毒螺旋体。

梅毒性脱发：表现为虫蚀样局限性或弥漫性脱发，毛发可再生。

毒性白斑：有原发性和继发性两种。原发者为螺旋体引起的色素脱失性病变。继发者是由皮疹消退后遗留的色素脱失导致。

黏膜损害：见于口腔、咽喉或阴道黏膜。初为浸润性红斑，境界清楚，因摩擦可糜烂，被覆白色薄膜，分泌物中含大量梅毒螺旋体。

二期梅毒疹的共同特点：①皮疹多样，分布广泛而对称；②自觉症状轻微（不痒）；③破坏性轻，传染性强；④可自行消退。

B. 其他损害：骨膜炎、关节炎、虹膜炎、脑膜炎等。

（3）三期梅毒（晚期梅毒）

A. 三期皮肤梅毒

结节性梅毒疹：多数皮下小结节，直径约 0.5cm，呈古铜色，分布局限，不对称。有的可自然消失，遗留萎缩斑，或发生浅溃疡，愈合遗留浅瘢痕，边缘可以发生新的小结节，自觉症状轻微。

树胶肿：开始时为皮下小硬结，逐渐增大，与皮肤相连，形成浸润性斑块，数周后直径可达 4 ～ 5cm 以上。中心逐渐软化，发生溃疡，排出血性脓液黏稠如树胶状，持续数月至 2 年，愈后留下瘢痕。

近关节结节：为发生于肘、膝、髋等大关节附近的皮下结节，对称发生，治疗后可逐渐消失。

B. 三期黏膜梅毒：主要见于口、鼻腔，为深红色的浸润型，上颚及鼻中隔黏膜树胶肿可侵犯骨质，产生骨坏死，死骨排出，形成上颚、鼻中隔穿孔及马鞍鼻，引起吞咽困难及发音障碍，少数可发生喉树胶肿而引起呼吸困难、声音嘶哑。

C. 三期骨梅毒：以骨膜炎为多见。其次为骨树胶肿，常见于扁骨，如颅骨，可形成死骨及皮肤溃疡。

D. 三期眼梅毒：可发生虹膜睫状体炎、视网膜炎及角膜炎等。

E. 三期心血管梅毒：主要有梅毒性主动脉炎、梅毒性主动脉瓣闭锁不全、梅毒性主动脉瘤和梅毒性冠状动脉口狭窄等。

F. 三期神经梅毒、脑膜梅毒、脑血管梅毒及脊髓脑膜血管梅毒和脑实质梅毒，可见麻痹性痴呆、脊髓痨、视神经萎缩等。

G. 潜伏梅毒（隐性梅毒）：梅毒未经治疗或用药剂量不足，无临床症状，血清反应阳性，排除其他可引起血清反应阳性的疾病存在，脑脊液正常，此称为潜伏梅毒。若感染期限在 2 年以内者称为早期潜伏梅毒，早期潜伏梅毒随时可发生二期复发损害，有传染性；病期在 2 年以上者称为晚期潜伏梅毒，少有复发，少有传染性，但女患者仍可经过胎盘传给胎儿，发生胎传梅毒。

2. 先天梅毒（胎传梅毒）

多发生在妊娠 4 个月后。发病＜ 2 岁者称为早期胎传梅毒，＞ 2 岁者称为晚期胎传梅毒。胎传梅毒不发生硬下疳，常有严重的内脏损害，对患儿的健康影响很大，病死率高。

（1）早期先天梅毒：多在出生后 2 周至 3 个月内出现症状。表现为消瘦，皮肤松弛多皱褶，哭声嘶哑，发育迟缓，常因鼻炎而导致呼吸、哺乳困难。皮肤损害可表现为斑疹、斑丘疹、水疱、大疱、脓疱等，多分布在头面、肢端、口周皮肤，口周可见皲裂，愈后留有辐射状瘢痕。此外，也可发生甲周炎、甲床炎、无发、骨髓炎、骨软骨炎、贫血、血小板减少等。大部分患儿可有脾大、肝大，少数出现活动性神经梅毒。

（2）晚期先天梅毒：患儿发育不良，智力低下，可遗留顶骨结节、前额圆凸、马鞍鼻、硬腭高耸、胡氏齿、桑葚齿、锁骨内端肥大、舟状肩胛骨、佩刀胫等永久性骨性标志，还可有视网膜炎，角膜炎、神经性耳聋、脑脊液异常、肝脾大、皮肤黏膜损害与成人相似。

（3）胎传潜伏梅毒：胎传梅毒未经治疗，无临床症状而血清反应呈阳性。

（二）体格检查

对感染期比较短的患者，重点检查全身皮肤黏膜，特别是生殖器、肛门、口腔等部位，女性患者要检查子宫颈。对感染期较长的患者，除皮肤和黏膜以外，还要检查心血管系统及神经系统有无异常。

（三）实验室检查

1. 一期梅毒

（1）暗视野显微镜检查：皮肤黏膜损害或淋巴结穿刺液可查见梅毒螺旋体。

（2）非梅毒螺旋体抗原血清学试验：包括血浆反应素环状卡片（RPR) 试验、甲苯胺红不加热血清试验（TRUST)、性病研究实验室（VDRL) 试验等。

（3）梅毒螺旋体抗原血清学试验：包括梅毒螺旋体颗粒凝集试验（TPPA)、梅毒螺旋体血细胞凝集试验（TPHA)、荧光梅毒螺旋体抗体吸收试验（FTA-ABS)、梅毒螺旋体酶联免疫吸附试验（TP-ELISA) 等。

2. 二期梅毒

（1）暗视野显微镜检查：二期皮损的扁平湿疣、湿丘疹及黏膜斑，易查见梅毒螺旋体。

（2）非梅毒螺旋体抗原血清学试验：阳性。

（3）梅毒螺旋体抗原血清学试验：阳性。

3. 三期梅毒

（1）非梅毒螺旋体抗原血清学试验：阳性。

（2）梅毒螺旋体抗原血清学试验：阳性。

（3）组织病理检查：有三期梅毒的组织病理变化。

4. 隐性梅毒

（1）非梅毒螺旋体抗原血清学试验：阳性。

（2）梅毒螺旋体抗原血清学试验：阳性。

（3）脑脊液检查：无异常发现。

5. 胎传梅毒

（1）暗视野显微镜检查：早期皮损或胎盘中可见梅毒螺旋体。

（2）非梅毒螺旋体抗原血清学试验：阳性。抗体滴度等于或高于母亲 2 个稀释度（4 倍），有确诊意义。

（3）梅毒螺旋体抗原血清学试验：阳性。其 IgM 抗体检测阳性有确诊意义。

（四）诊断要点

1. 一期梅毒的诊断

（1）病史：即性乱史或配偶感染史，潜伏期 2 ～ 4 周。

（2）典型临床表现：生殖器部位的硬下疳伴近卫淋巴结肿大。
（3）实验室检查：暗视野显微镜下查到梅毒螺旋体或梅毒血清学试验阳性。

2. 二期梅毒的诊断

（1）病史：有性乱史或配偶感染史，有硬下疳史，病期在 2 年以内。
（2）典型临床表现：泛发、对称、有轻度浸润而不痒的各类皮损，掌跖易见脱屑性斑疹，外阴、肛门可发生扁平湿疣、湿丘疹等。
（3）实验室检查：①暗视野显微镜可查到梅毒螺旋体（如扁平湿疣、湿丘疹、黏膜斑时可用此法）；②梅毒血清学试验（二期梅毒血清学试验 100% 阳性）。

3. 三期梅毒的诊断

（1）病史：有婚外性交史或配偶感染史，有一、二期梅毒病史。
（2）典型临床表现：结节性梅毒疹或皮肤、黏膜、骨骼树胶肿，心血管梅毒，神经梅毒表现。
（3）实验室检查：①梅毒血清学试验：非梅毒螺旋体抗原试验大多阳性，但也可阴性；梅毒螺旋体抗原试验阳性。②脑脊液检查：白细胞和蛋白质升高，性病研究实验室试验阳性（venereal disease research laboratory test，VDRL）。

4. 先天梅毒诊断

（1）家族史：生母为梅毒患者。
（2）临床表现：有典型早期或晚期先天梅毒损害或标记。
（3）实验室检查：①暗视野显微镜检查：早期皮肤黏膜损害、鼻分泌物、胎盘或脐带查到梅毒螺旋体。②梅毒血清试验阳性。

5. 鉴别诊断

一期梅毒：硬下疳应与软下疳、生殖器疱疹、白塞病、糜烂性龟头炎、急性女阴溃疡、龟头结核疹等相鉴别。
二期梅毒：扁平湿疣需要与尖锐湿疣相鉴别。
三期梅毒：皮肤树胶肿与瘰疬性皮肤结核相鉴别。

三、治　　疗

（一）一般原则

（1）及早发现，及时治疗：早期梅毒经充分足量治疗，90%以上的患者可以达到根治的目的，而且越早治疗效果越好。
（2）剂量足够，疗程规则：不规则治疗可增加复发机会及促使晚期损害提前发生。
（3）治疗后要经过足够时间的追踪观察。
（4）对所有性伴应同时进行检查和治疗，以免交叉感染。

（二）治疗方案

1. 早期梅毒（包括一期、二期及病期在 2 年以内的潜伏梅毒）

推荐方案：普鲁卡因青霉素，80 万 U/d，肌内注射，每日 1 次，连续 15 天；或苄星青霉素 240 万 U，分为两侧臀部肌内注射，每周 1 次，共 2 ～ 3 次。
替代方案：头孢曲松 1g，肌内注射或静脉给药，每日 1 次，连续 10 天。
对青霉素过敏用以下药物：盐酸四环素 500mg，每日 4 次，连服 15 天（肝、肾功能不全者禁用）；或多西环素 100mg，每日 2 次，连服 15 天；或红霉素 500mg，每日 4 次，连服 15 天。

2. 晚期梅毒　三期皮肤、黏膜、骨骼梅毒，晚期潜伏梅毒或不能确定病期的潜伏梅毒。

推荐方案：普鲁卡因青霉素，80 万 U/d，肌内注射，每日 1 次，连续 20 天为 1 个疗程，也可考虑给第 2 个疗程，疗程间停药 2 周；或苄星青霉素 240 万 U，分为两侧臀部肌内注射，每周 1 次，共 3 次。

对青霉素过敏用以下药物：盐酸四环素 500mg，每日 4 次，连服 30 天（肝、肾功能不全者禁用）；或多西环素 100mg，每日 2 次，连服 30 天；或红霉素 500mg，每日 4 次，连服 30 天。

3. 心血管梅毒推荐方案　如有心力衰竭，首先治疗心力衰竭，待心功能可代偿时，可注射青霉素，但从小剂量开始以避免发生吉海反应，造成病情加剧或死亡。水剂青霉素，第 1 天 10 万 U，1 次肌内注射；第 2 天 10 万 U，每日 2 次肌内注射；第 3 天 20 万 U，每日 2 次肌内注射；自第 4 天起按下列方案治疗：普鲁卡因青霉素，80 万 U/d，肌内注射，连续 15 天为 1 个疗程，总剂量 1200 万 U，共 2 个疗程（或更多），疗程间停药 2 周；不用苄星青霉素。

对青霉素过敏者用以下药物：盐酸四环素 500mg，每日 4 次，连服 30 天（肝、肾功能不全者禁用）；或多西环素 100mg，每日 2 次，连服 30 天；或红霉素 500mg，每日 4 次，连服 30 天。

4. 神经梅毒　推荐方案：水剂青霉素，1800 万～ 2400 万 U 静脉滴注（300 万～ 400 万 U，每 4h1 次），连续 10 ～ 14 天。继以苄星青霉素，每周 240 万 U，肌内注射，共 3 次。或普鲁卡因青霉素，每日 240 万 U，分次肌内注射，同时口服丙磺舒，每次 0.5g，每日 4 次，共 10 ～ 14 天。必要时，继以苄星青霉素，每周 240 万 U，肌内注射，共 3 次。

替代方案：头孢曲松，每日 2g，肌内注射或静脉给药，连续 10 ～ 14 天。

对青霉素过敏者用以下药物：盐酸四环素 500mg，每日 4 次，连服 30 天（肝、肾功能不全者禁用）；或多西环素 100mg，每日 2 次，连服 30 天；或红霉素 500mg，每日 4 次，连服 30 天。

5. 胎传梅毒

（1）早期胎传梅毒：2 岁以内。

推荐方案：脑脊液异常者：水剂青霉素，10 万～ 15 万 U/kg，出生后 7 天以内的新生儿，以每次 5 万 U/kg，静脉滴注，每 12h1 次；出生 7 天以后的婴儿每 8h1 次，直至总疗程 10 ～ 14 天。或普鲁卡因青霉素，5 万 U/kg，肌内注射，每日 1 次，10 ～ 14 天。

脑脊液正常者：苄星青霉素，5 万 U/kg，1 次分两侧臀部肌内注射。若无条件检查脑脊液者，可按脑脊液异常者治疗。

（2）晚期胎传梅毒：2 岁以上。

推荐方案：普鲁卡因青霉素，每日 5 万 U/kg，肌内注射，连续 10 天为 1 个疗程（对较大儿童的青霉素用量，不应超过成人同期患者的治疗量）。

替代方案：对青霉素过敏者，可用红霉素治疗，每日（7.5 ～ 12.5）mg/kg，分 4 次口服，连服 30 天。8 岁以下的儿童禁用四环素。

首次用药后数小时至 24h（通常为 3 ～ 12h）有流感样症状，体温升高（38 ～ 40℃），全身不适的现象出现，可能证明吉海反应的发生，吉海反应可导致严重后果甚至危及生命，应给予必要的医疗监护和处理。

6. 特殊情况处理

（1）妊娠期梅毒

推荐方案：普鲁卡因青霉素，每日 80 万 U，肌内注射，连续 15 天。或苄星青霉素 240 万 U，分为两侧臀部肌内注射，每周 1 次，共 3 次。

替代方案：对青霉素过敏者，用红霉素治疗（禁用四环素）。服法及剂量与非妊娠患者相同，但其所生婴儿应该用青霉素再治疗，因红霉素不能通过胎盘。

上述方案在妊娠最初 3 个月内，应用 1 个疗程；妊娠末 3 个月内应用 1 个疗程。治疗后每月做一次定量 USR 或 RPR 试验，观察有无复发及再感染。

（2）梅毒合并 HIV 感染

A. 所有 HIV 感染者应做梅毒血清学筛查；所有梅毒患者应做 HIV 抗体筛查。

B. 常规的梅毒血清学检查可能不能确定诊断时，可取活检，做免疫荧光染色或银染色找梅毒螺旋体。

C. 所有梅毒患者，凡有感染 HIV 危险者，应考虑做腰椎穿刺以排除神经梅毒。

D. 对一期、二期及潜伏梅毒推荐用治疗神经梅毒的方案来进行治疗。

E. 对患者进行密切监测及定期随访。

7. 随访 梅毒经足量规则治疗后，应定期随访观察，包括全身体检和复查非梅毒螺旋体抗原血清学试验滴度，以了解是否治愈或复发。

（1）早期梅毒

A. 随访时间：随访 2 ～ 3 年，第 1 次治疗后隔 3 个月复查，以后每 3 个月复查一次，1 年后每半年复查一次。

B. 复发：如非梅毒螺旋体抗原血清学试验由阴性转为阳性或滴度升高 4 倍以上，属血清复发；或有临床症状复发，均应加倍量复治（治疗 2 个疗程，疗程间间隔 2 周），还要考虑是否需要作腰椎穿刺进行脑脊液检查，以观察中枢神经系统有无梅毒感染。通常一期梅毒在 1 年内，二期梅毒在 2 年内，血清可阴转。

C. 血清固定现象：少数患者在正规抗梅毒治疗后，非梅毒螺旋体抗体滴度下降至一定程度（一般≤ 1 ∶ 8）即不再不降，而长期维持在低滴度（甚至终生）。机制尚不清楚，对血清固定是否需要治疗、如何治疗仍存在争议。其原因可能为：抗梅毒药物剂量不足或治疗不规则，或使用非青霉素药物治疗；梅毒的病程长，开始治疗的时间晚；有过复发或再感染，体内仍有潜在的病灶；发生隐性神经梅毒；或合并 HIV 感染。对于血清固定者，如因药物剂量不足或治疗不规则者应该补治一个疗程；进行全面体检，包括神经系统和脑脊液检查，以早期发现无症状神经梅毒、心血管梅毒。必要时作 HIV 检测。严格定期复查，包括全身体检及血清随访。如滴度有上升趋势，应予复治。

（2）晚期梅毒：需随访 3 年，第 1 年每 3 个月一次，以后每半年一次。对血清固定者，如临床上无复发表现，并除外神经、心血管及其他内脏梅毒，可不必再治疗，但要定期复查血清滴度，随访 3 年以上判断是否终止观察。

（3）心血管梅毒及神经梅毒：需随访 3 年以上，除定期作血清学检查外，还应由专科医师终生随访，根据临床症状进行相应处理。神经梅毒治疗后 3 个月做第一次检查，包括脑脊液检查，以后每 6 个月一次，直到脑脊液正常。此后每年复查一次，至少 3 年。无症状性神经梅毒、梅毒性单纯性主动脉炎可完全治愈；但梅毒性主动脉瓣闭锁不全、冠状动脉口狭窄、梅毒性主动脉瘤及有症状的神经梅毒等，虽经充分治疗，其症状和体征也难以完全改善。

四、预防与调护

本病应及早、足量、规则治疗，尽可能避免心血管梅毒、神经梅毒及严重并发症的发生。患者要洁身自好，避免不洁性行为，3 个月内接触过梅毒性伴者，应进行预防性检查治疗，性伴应同时接受治疗。治疗期间禁止性生活，避免再感染及引起他人感染，确诊感染的病例应及时上报，并筛查其他性传播疾病。患者的衣物、日常用具应严格管理，彻底消毒。保持外阴局部、创面的清洁。治疗后应定期随访，进行体格检查、血清学检查、脑脊液检查及影像学检查以考察疗效。妊娠梅毒应在分娩前后按时复查及治疗，婴儿出生后也要进行随访。

Ⅱ. 中医临证通论

本病因其疮色似杨梅，故古称“杨梅疮”“杨梅结毒”等，此外，还有“花柳梅毒”“霉疮”“疳疮”“秽疮”“广疮”“时疮”等记载。1632 年陈司成著《霉疮秘录》，是我国第一部论述梅毒较完善的著作，该书记载霉疮“酷烈匪常，入髓沦肌，流经走络……或攻脏腑，或巡孔窍……可致形损骨枯，口鼻俱费，甚则传染妻妾，丧身绝育，移患于子女。”提出解毒、清热、杀虫为本病的主要治法，开创了砷剂治疗梅毒的先河。

一、病 因 病 机

（一）病因

中医认为梅毒是为淫毒之邪，传播途径有精化传染、气化传染、胎传染毒，精化传染即与梅毒患者进行性交精泄时毒气乘肝肾之虚入里而得；气化传染由于接触患者或同厕、接吻、共食、同寝等感染，毒从外入，内犯肺脾所致；胎中染毒是禀受母体之毒而发。

（二）病机

发病系腠理不密感染淫秽邪毒、疫毒所致，湿热郁而化火，内伤脏腑，外致肌肤而成。

二、辨 证 论 治

（一）治疗总则

中医主要为清热利湿、泻火解毒，活血化瘀、托毒外出等。

（二）证治分类

1. 实证（毒热蕴结）

主证：外生殖器及肛门有单个坚韧丘疹，四周焮肿，溃烂成疮，脓汁恶臭，患处灼热，腹股沟有色白坚硬肿块。小便淋涩，大便秘结。舌红苔黄腻，脉弦数。

治法：泻火解毒。

方药：黄连解毒汤（《肘后备急方》）合五味消毒饮（《医宗金鉴》）加减：黄连、焦山栀、金银花、菊花、蒲公英、紫花地丁、土茯苓、炒槐花。

方解：方中以大苦大寒之黄连清泻心火；黄芩清上焦之火；黄柏泻下焦之火；栀子清泻三焦之火，导热下行；金银花清热解毒，消散痈肿；紫花地丁、蒲公英、野菊花，紫背天葵清热解毒，凉血消肿散结。诸药合用，共奏清热解毒、散结消肿之功。

备选方剂：葛根芩连汤（《伤寒论》）。

2. 虚证（气血两虚）

症状：病程日久，溃面苍白，脓水清稀，久不收口。发于头部巅顶，可渐至颅顶塌陷；发于口鼻者，鼻塌唇缺，口鼻相通；发于骨关节，则筋骨疼痛，日轻夜重。面色萎黄、头晕眼花，心悸怔忡、气短懒言。舌淡苔白，脉细而无力。

治法：补气养血，固本扶正。

方药：八珍汤（《瑞竹堂经验方》）加减。

方解：人参、白术、茯苓、甘草共为“四君”，补脾益气；当归、川芎、熟地、白芍共为“四物”，益气生血；生姜、大枣共为佐使，调和诸药。

备选方剂：气血双补汤（《会约医镜》）。

（三）其他疗法

1. 外治法

（1）疳疮：杨梅疮、猴狲疳形成烂斑者，可用鹅黄散（《医宗金鉴外科》）、金螺散（《疡医大全》）撒布，干掺烂处，每日2～3次。

（2）横痃：杨梅结毒，未溃时用冲和膏外敷；溃后用五五丹提脓祛腐；脓尽用生肌散、生肌玉红膏收口。

（3）二期梅毒疹采用翠云散（《外科心法》）。

2. 体针疗法

取穴：大椎、灵台、血海、绝骨、阳陵泉，伴关节炎者加肩髃、内关、委中、环跳、昆仑；神经损害加太阳、曲池、足三里、天枢，隔日针 1 次，留针 20 ～ 30min，实者用泻法，虚者用平补平泻法，神经损害用补法。医师操作时应注意，自我防护，避免职业暴露。

中西医结合思路：早期梅毒以西药治疗为主，晚期梅毒一般以中西医结合疗法为主，可以改善患者临床症状，减轻西药不良反应及减少后遗症的发生，中医辨证祛邪可提高疗效。

软　下　疳

Ⅰ. 西医临床导论

软下疳（chancroid）是由杜克雷嗜血杆菌（haemophilus ducreyi）经性接触感染引起的一种性传播疾病，其特征是生殖器多发性化脓性痛性溃疡伴局部淋巴结肿大。其临床表现可以出现多种形态，易与梅毒硬下疳相混淆，常可并发腹股沟淋巴结炎、嵌顿包茎、尿道瘘等，故不能忽视。本病是 四大“经典”性病之一，又称第三性病。

一、病 因 病 理

（一）病因

本病主要通过性接触感染引起，发病与环境卫生有关。偶尔有非性交接触，病原菌经阴部外接触而发生阴部外软下疳。

（二）病理

性交时冲击和摩擦会使皮肤和黏膜发生损伤，细菌经损伤的微小伤口侵入。细菌往往存在于患处巨噬细胞和嗜中性粒细胞中，以引起生殖器溃疡为主要病理改变。

二、诊　　断

（一）临床表现

（1）潜伏期：3 ～ 10 天，通常 4 ～ 5 天出现临床症状，有时少数病例可在数周以后发病。

（2）原发皮疹：初发为接触部位出现一个疼痛性炎性小丘疹。24 ～ 48h 迅速形成脓疱，3 ～ 5 天后脓疱破溃后形成带红晕、形状不规则、表面粗糙的溃疡，境界清楚。溃疡深在易出血并向周围播散。在皮肤下面掘洞形成潜行的边缘和表面覆盖灰黄色渗出物的基底。软下疳大部分发生在外阴部位，男性多在冠状沟、包皮、龟头、包皮系带处。溃疡具有高度的传染性，由于自身接种造成生殖器上出现多发溃疡，或导致大腿、臀部和肛门区域出现病灶。

（3）淋巴结病：在首发症状出现 1 周后，约 50%未经治疗的患者出现单侧或双侧腹股沟淋巴结病变，形成溃疡，称此为横痃。软下疳横痃呈急性化脓性腹股沟淋巴结炎，多为单侧，局部红肿热痛，横痃溃破后呈鱼嘴样外翻，俗称“鱼口”。近年由于及早使用了有效治疗剂，控制了感染进一步发展，使典型的软下疳横痃已不多见。

（4）异型软下疳：包括毛囊性软下疳、矮小软下疳、一过性软下疳、丘疹性软下疳、巨大软下疳、崩蚀性软下疳、匍行性软下疳。

（5）软下疳的并发症：①腹股沟淋巴结炎即炎性横痃，约 50%患者可以发生，一般出现在原发损害发生后数周到3周，单侧或双侧淋巴结增大，有触痛，皮肤表面发红有波动，可破溃形成一长而窄的浅溃疡；②包茎或嵌顿包茎；③尿道瘘是由阴茎毁坏性溃疡所致，侵犯尿道时排尿剧痛，继而发生尿道狭窄；④软下疳也可合并梅毒，形成混合性下疳。

（6）鉴别诊断：应与硬下疳、性病性淋巴肉芽肿、生殖器疱疹、外伤性溃疡相鉴别。

（二）体征

男性好发于包皮、冠状沟、龟头、阴茎、肛周等处，其溃疡大小不一，基底软，无浸润，挤压易变形，凹凸不平，边缘清楚而不整齐，疼痛明显。40%～50%的病例发生急性腹股沟淋巴结炎，红肿的淋巴结最后化脓，破溃而形成溃疡，其创口外翻成唇状。

（三）实验室及其他检查

（1）涂片检查：溃疡分泌物应做涂片检查。

（2）细菌培养：横痃或溃疡损害处取材做细菌培养。

（3）组织学检查：横痃或溃疡损害处取材做组织学检查。

三、治　　疗

选用敏感抗生素足量、正规治疗，可迅速缓解症状，促进愈合，疗效肯定。

（一）全身治疗

（1）阿奇霉素：1g，单剂量口服。

（2）头孢曲松：250mg，单次肌内注射。

（3）环丙沙星：500mg，口服，每天2次，共3天。

（4）红霉素：500mg，口服，每天4次，共7天。

联合用药可提高治愈率，原发皮损溃疡3天好转，14天内一般可治愈。治疗后95%患者可以治愈。合并HIV感染的患者推荐的治疗方法相同，但治疗周期较长。由于可能治疗效果不好或治疗失败，应密切观察病情变化。

（二）局部治疗

（1）未破溃的丘疹或结节：外用鱼石脂，红霉素软膏。

（2）溃疡：用1∶5000高锰酸钾或过氧化氢溶液冲洗，然后外用红霉素软膏，因软下疳易于自身接种，应做好局部清洁消毒。

（3）淋巴脓肿：穿刺应在远处正常皮肤刺入脓腔，抽吸脓液。

四、预防与调护

严禁不洁性交，及时发现传染源并彻底治疗。确诊感染的病例应及时上报，并筛查其他性传播疾病。避免患处摩擦刺激，内裤、衣被勤换洗，保持外阴局部、创面的清洁，以防继发感染。夫妻间如有一方患软下疳，未治愈前暂停性生活。注意多休息，避风寒，忌酒，少食辛辣刺激食物，调畅情绪等。同时对患者进行必要的心理治疗，消除其恐惧心理，树立战胜疾病的信心。

Ⅱ. 中医临证通论

软下疳属中医“疳疮”范畴，古称“妒精疮”。其病因可由感染湿热毒邪，交合不洁，或淫欲过度，败精浊血瘀滞而成。唐代孙思邈对其发病部位有所描述，他在《备急千金要方》中提到“夫妒精疮者，男子在阴头节下”。宋代陈无择《三因方•妒精疮证治》对本病的临床特征做了详细的描述，云：“妒精疮者，以妇人阴中先有宿精，男子与之交接，虚热而成”，又云：“初发阴头如粟，拂之痛甚矣，两日出清脓，做臼孔，蚀之大痛”。

一、病 因 病 机

（一）病因

中医认为本病多由于房事不洁，外染邪毒，湿热内盛，郁久化热，湿热下注；或淫欲过度，败精浊血瘀滞，热毒蕴结而成。

（二）病机

（1）湿热下注：不洁性交或外阴不洁，污垢浸渍，以致外染毒邪，加之素体湿热偏盛，湿热下注，发为疳疮。

（2）热毒蕴结：患者欲火内炽，纵欲过度，忍精不泄，败精阻窍，留滞阴中，复感秽毒之邪，合而复发，而成疳疮。

（3）气阴两亏：溃疡日久不愈，耗气伤阴，或素体亏虚，或劳损过度，以致气阴两虚，正虚邪恋。

二、辨 证 论 治

（一）辨证要点

本病男性多于女性，辨证时应辨明主次，分清轻重。本病主要以肝经湿热下注为主，但临床多有兼证，故应四诊合参，辨证论治，随证治之。

（二）治疗总则

中医治疗主要为清热利湿、清热解毒、泻火散结、益气养阴。

（三）证治分类

1. 实证

（1）湿热下注证

主证：起病较急，患处红肿热痛，或起水疱，麻痒时作；或糜烂溃疡，有脓水，四肢困重，口苦口干，烦躁，胁痛身热，尿赤，大便不爽，肛门灼热。舌红，苔黄腻，脉滑数。

治法：清热利湿解毒。

方药：龙胆泻肝汤（《医方集解》）加减。

方解：方中龙胆草、黄芩、栀子泻火解毒，燥湿清热；车前子、木通、泽泻导湿下行，使邪有出路；生地养阴，当归补血，柴胡疏畅肝胆，使邪去而不伤正，诸药合用，共奏清热利湿解毒之功。

备选方剂：程氏萆薢分清饮（《医学心悟》）。

（2）热毒蕴结证

主证：龟头或阴茎糜烂成疮，脓汁腥臭，腹股沟淋巴结肿大，坚硬灼痛，行走不便；或溃破溢脓，大便秘结，口干心烦。舌红，苔黄，脉弦数。

治法：清热解毒，泻火散结。

方药：黄连解毒汤（《外台秘要》）合五味消毒饮（《医宗金鉴》）加减。

方解：方用黄连解毒汤清泻三焦热毒；五味消毒饮清热解毒，消散疮毒；穿山甲、皂角刺、夏枯草化瘀散结消肿；诸药并用共奏清热解毒、泻火散结之功。

备选方剂：葛根芩连汤（《伤寒论》）。

2. 虚证（气阴两虚）

主证：横痃破溃，久不收口，疮面色淡脓稀，身倦乏力，食少懒言，口干心烦，大便干结。舌淡，苔薄白或无苔，脉细。

治法：益气养阴，兼清余毒。

方药：补中益气汤（《内外伤辨惑论》）合黄连阿胶汤（《伤寒论》）加减。

方解：方中用人参、黄芪、白术益气健脾，其中黄芪又能托疮生机；柴胡、升麻升提阳气，调畅气机；当归、白芍、阿胶养血生新；黄连、黄芩清解热毒；陈皮、炙甘草理胃和中。诸药并用，共奏益气养阴，兼清余毒之功。

加减：若余毒未清者，加金银花、土茯苓；若血分瘀热者，加丹参、赤芍。

备选方剂：无比山药丸（《太平惠民和剂局方》）。

（四）其他疗法

（1）单方、验方：土茯苓 30g 煎水内服外洗。

（2）三黄洗剂外搽，每日 3 次，适用于早期糜烂创面。

（3）10% 黄柏溶液浸洗湿敷患处，每日 2 次，适用于早、中期软下疳糜烂，脓液较多时。

（4）用青黛散外敷溃疡创面。

（5）生肌膏外敷，适用于疮面溃疡，久不收口者。

Ⅲ. 中西医诊治思路与特点

早期以西药为主，配合中医辨证论治；晚期中医辨证论治扶正祛邪治疗为主，配合西药内服外用；选用敏感抗生素足量、正规治疗，中西医结合，可迅速缓解症状，促进愈合，疗效肯定。

（编者：路　艺；审校：陈　磊）

尖锐湿疣

Ⅰ. 西医临床导论

尖锐湿疣（condyloma acuminatum，CA）是由人乳头瘤病毒（human papilloma virus，HPV）感染所引起的，主要发生在生殖器、会阴和肛门周围，呈表皮瘤样增生的一种病毒疣，主要通过性接触传染，也可通过自身接种、接触病毒污染的衣物、浴盆、浴巾等方式间接传染。本病主要发生在性活跃的人群，男女皆可罹患，临床治愈后很容易复发，少数尖锐湿疣有癌变的可能。

一、病因病理

（一）病因

1. 病原体　HPV 是一种小的 DNA 病毒，属于乳头多瘤空泡病毒，人是唯一宿主。到目前为止，已鉴定出 HPV 达 100 多个亚型，引起 CA 的病毒主要是 HPV-6、HPV-11、HPV-16、HPV-18 等亚型，其中 HPV-6、HPV-11 与尖锐湿疣呈强相关，HPV-16、HPV-18 感染与生殖器癌症，尤其是与女性宫颈癌有较强的关系。

2. 传染途径

（1）直接性接触传染：由性接触引起感染，多发于性活跃的人群，HPV 通过性接触引起阴部、直肠、口腔皮肤或黏膜的微小损伤而侵入机体，可潜伏在基底细胞与角质形成细胞之间，在表皮细胞层复制，同时伴随病毒颗粒的繁殖与播散，形成特征性的乳头状瘤，治疗后残留的 DNA 常可导致疾病的复发。

（2）间接接触传染：主要通过患者使用过的物品传染。

（3）垂直传染：HPV 阳性的母亲生产的婴儿 50% 咽部黏膜可发现 HPV-DNA。

（二）病理

本病典型表现为表皮乳头瘤样增生伴角化不全，棘层肥厚，表皮突延长增宽，特征性改变为在棘层、颗粒层、角质层内出现空泡化细胞，这种细胞较大，胞质透明呈猫眼状，核大浓染或固缩。真皮浅层毛细血管扩张，周围常有较多炎性细胞浸润。

二、诊　　断

1. 临床表现

（1）临床感染：潜伏期为 3 周至 8 个月，平均 3 个月，好发于外生殖器及肛门周围皮肤黏膜湿润部位，男性多见于冠状沟、包皮、龟头、系带、尿道口、阴茎体及会阴部；女性多见于外阴、宫颈、会阴、肛周以及肛门及直肠内。少数患者可见于口腔、腋窝、乳房等。皮损多为单个或多个，散在或密集成片的丘疹，呈灰白色、淡红色或灰褐色，也可为正常肤色。大小不一，渐渐增大增多，融合成乳头状、菜花状、鸡冠状赘生物。疣体质地柔软，根部多半有蒂，表面易出血、糜烂及破溃。多数患者无明显自觉症状，少数有异物感、刺痒感。

（2）亚临床感染：亚临床感染是指临床上肉眼不能辨认，但是醋酸白试验阳性，活检可以证实的病变，常常是尖锐湿疣复发的原因。

（3）潜伏感染：临床外观检查正常，醋酸白试验也是阴性，但是 HPV-DNA 阳性。这种患者一部分随着机体免疫力增强而自然消退，一部分发展为亚临床感染或成为典型的尖锐湿疣。

（4）鉴别诊断：需与阴茎珍珠状丘疹、假性湿疣、皮脂腺异位症、阴茎系带旁丘疹、扁平湿疣（二期梅毒疹）、鲍温样丘疹病、生殖器鳞状细胞癌、疣状癌、汗管瘤、光泽苔藓、鲍温病、宫颈上皮内瘤变等相鉴别。

2. 实验室及其他检查

（1）醋酸白实验：用 3%～5%醋酸液局部外涂 3～5min，可见 HPV 感染部位皮肤黏膜变白，即为醋酸白实验阳性。

（2）免疫组织化学检测：用特异性抗人乳头瘤病毒抗体作染色，检测湿疣内的病毒蛋白，对病原体进行组织定位，此法特异性较高。

（3）组织病理学检查：活检如果发现有特征性空泡化细胞及角化不良细胞有诊断价值。

（4）聚合酶链反应（PCR）检查：聚合酶链反应检查可用于检测病损组织或宫颈阴道分泌物中的 HPV-DNA。

三、治　　疗

一般原则以尽早去除疣体为目的，尽可能消除疣体周围亚临床感染以减少或预防复发。

1. 局部药物治疗

（1）0.5% 鬼臼毒素酊，对于数量少、疣体小、单个疣体直径≤ 10mm 的尖锐湿疣是首选药物。疣体清除率为 36%～83%，具有去疣快，可重复使用等优点。每天 2 次，持续 3 天，随后停药 4 天，7 天为一个疗程。本品有致畸作用，孕妇禁用。

（2）80%～90%的三氯醋酸（TCA）溶液，通过化学凝固蛋白来破坏疣体，适用于小的皮损或丘疹样皮损，不能用于角化过度或疣体较大、数目较多的疣体。疣体清除率为56%～94%，复发率为36%。单次外用，如有必要，隔1～2周重复1次，最多6次。

（3）5%咪喹莫特（imiquimod）霜，对柔软、非角质化的疣效果较好，复发率较低。应在睡前使用，用药6～10h后洗掉。每周3次，最高持续16周。妊娠期咪喹莫特的安全性尚未确立，孕妇忌用。

（4）5-氟尿嘧啶，是一种阻止DNA合成的抗代谢药，外用1～2次/d。使用时注意避免涂抹到阴囊上，防止阴囊皮肤发生疼痛性糜烂。因局部应用5-氟尿嘧啶存在较明显的不良反应，故不能作为一线疗法。

（5）皮损内干扰素注射治疗，可用于治疗尖锐湿疣、带状疱疹、生殖器疱疹等病毒性疾病及某些恶性肿瘤。具有抗病毒、抗增殖和免疫刺激的作用。病灶内注射，隔日1次，3周为一个疗程。妊娠期慎用干扰素，有资料提示禁用。

2. 物理疗法　包括冷冻治疗、电离子和高频电刀、激光治疗、光动力疗法、微波治疗和温热治疗。可作为主要的治疗方法。使用激光（特别是CO_2激光）或相关的电外科方式治疗过程产生的烟雾中含有传染性HPV微粒并可在一定时间悬浮，建议佩戴医用外科口罩并配备烟雾净化系统。

3. 手术治疗　对某些局限性巨大尖锐湿疣，或者带有蒂的，或疑有恶变者，可以进行手术切除。

4. 联合疗法　使用物理及外科疗法联合外用中药制剂提高清除率，降低复发率。对于巨大尖锐湿疣、亚临床感染、频繁复发的病例尤为合适。

四、预防与调护

尖锐湿疣患者中多数是通过性接触染病，不发生婚外性行为是预防尖锐湿疣发生的重要措施，应坚决杜绝性乱交。患病后要禁止性生活，避免交叉感染。确诊感染的病例应及时上报，并筛查其他性传播疾病。同时防止接触传染，个人物品严格隔离使用。注意保持局部清洁干燥，不可自行抓捏，以防赘生物增多、增大。提倡接种疫苗，4价或9价HPV疫苗可预防90%～95%的尖锐湿疣。注意休息，忌食辛辣食物，以防诱发或加重病情。

Ⅱ. 中医临证通论

尖锐湿疣是发生在生殖器、会阴和肛门周围，以柔软赘生物为特征的性传播疾病。中医古籍无尖锐湿疣病名记载，可归纳于中医学“臊疣”“千日疮”“疣目”“枯筋箭”等范畴。

一、病 因 病 机

中医认为尖锐湿疣多因房事不洁或接触污秽之物，湿热邪毒从前后二阴入侵，导致肝经、膀胱经郁热，气血不和，湿热毒邪凝聚肌肤及阴络而成。

过度饮酒、过食肥甘厚味，损伤脾胃，湿热内生，可诱发或加重病情。

由于湿毒为阴邪，且容易耗伤正气，其性黏滞，缠绵难去，以致尖锐湿疣容易复发，难以根治。

二、辨 证 论 治

（一）辨证要点

（1）辨病位：发生于男子龟头、阴茎、尿道以及女子大小阴唇、阴道、宫颈部位，一般属于肝经湿热；发生于肛门、直肠黏膜的，一般辨证为膀胱经湿热。

（2）辨预后：急性发作，生长较快，容易出血者，一般属于实证，多辨证为湿热下注证；反复发作，迁延难愈，一般属于正虚邪恋，多辨证为气虚湿滞证。

（二）治疗原则

中医认为本病与肝、膀胱、脾等经关系密切，病位在下焦，故多从湿热、湿毒、气虚等证论治为主。实证当清利湿热、解毒消疣；虚证应当益气托毒、活血化湿。

三、分型治疗

1. 肝经湿热证

主证：男女内外生殖器出现疣状赘生物，灰褐色或淡红色，表面潮湿粗糙，质软触之易出血，恶臭，小便黄或不畅，舌红苔黄腻，脉弦数。

治法：清利湿热，解毒消疣。

方药：龙胆泻肝汤（《医方集解》）加减。

方解：方中龙胆草泻肝经之湿热，全蝎行肝经之毒滞；黄芩、栀子苦寒泻火；车前子、茵陈、泽泻清利湿热，使湿热从小便而解；佐以生地黄、当归养血益阴；柴胡引诸药入肝经，甘草调和诸药。全方共奏清肝经湿热、解毒消疣之功。局部伴溃疡、红肿者，加连翘、蒲公英。

备选方剂：萆薢渗湿汤（《疡科心得集》）。

2. 膀胱湿热证

主证：肛门及其周围皮肤处出现疣状赘生物，轻度瘙痒，色淡红或正常肤色，表面粗糙潮湿，或肉眼看不见，醋酸白试验可见大量灰白色小丘疹。可伴有小便色黄量少，口渴欲饮，舌质红，苔薄腻，脉濡缓。

治法：化湿解毒，祛邪消疣。

方药：麻杏薏甘汤（《金匮要略》）加味。

方解：疣病乃湿热毒邪凝聚皮肤及阴络而成，肺主皮毛，三焦膀胱者，腠理毫毛其应，故以杏仁宣肺，麻黄开鬼门；薏米淡渗利湿洁净府，外开内利，给邪气以出路；黄芩、马齿苋解毒于中，葛根升脾阳，致津液，托毒于外，《本草纲目》曰："木贼，解肌去风湿……"，其性轻扬升散，消翳膜，解肌表之凝滞而消疣，甘草调中，共奏化湿解毒、祛邪消疣之功。小便色黄者加苦参、竹叶；口渴欲饮者加玄参、知母；大便干燥者加生大黄。

备选方剂：葛根芩连汤（《伤寒论》）。

3. 气虚湿滞证

主证：疣体祛除后，反复发作，迁延难愈，经久不消，气虚乏力，容易感冒，舌暗淡，苔薄白，脉细。

治法：益气祛湿，扶正消疣。

方药：人参败毒散（《太平惠民和剂局方》）。

方解：疣毒湿邪伏藏皮肤，此乃中气不足之人，又为湿伤。方中以人参为君，坐镇中州，为督战之帅，羌活、独活开腠理，祛风除湿；柴胡、前胡配合川芎，从半表半里之际领邪外出，喻嘉言所谓逆流挽舟者是也，以枳壳理中焦之气，茯苓渗中焦之湿，以桔梗宣肺气，甘草和合诸药，乃陷者举之，益气祛湿之法。若伴有气短乏力者，可加入生黄芪、生白术补气升阳，托毒外出；容易感冒者，可加入猪苓、金银花、连翘增加利湿解毒之力。

备选方剂：麻杏薏甘汤（《金匮要略》）。

Ⅲ. 中西医诊治思路与特点

（1）激光、电灼、冷冻以及外用腐蚀药物去除疣体快，但是容易残留病毒而复发，中药口服、外敷虽然不能很快去除疣体，但可以提高机体抵抗力，减少复发的机会。建议初诊患者首先采用物理化学方法去除疣体，同时外敷及口服中药，辨证治疗，可以缩短治愈时间。如果表面有溃疡的话，可以外涂抗生素软膏；也可根据具体情况选用抗生素、抗病毒药及提高免疫力的药物，以提高疗效。

（2）初次来诊患者，可以根据发病部位结合临床症状辨证。

（3）以含鸦胆子、苦参、金银花、大青叶、白花蛇舌草、露蜂房、蛇床子等中药为主的复方外用制剂通过细胞毒性作用对 HPV 有抑制和杀灭作用，对尖锐湿疣疣体的去除及预防复发有效。

（4）辨为气虚湿滞证的患者多病程较长，反复发作，由于湿毒瘀结日久，常有气虚的症状，可以在口服中药的同时配合抗病毒和调节免疫的药物。

生殖器疱疹

Ⅰ. 西医临床导论

生殖器疱疹（genital herpes，GH）是由单纯疱疹病毒（herpes simplex virus，HSV）感染所引起的一种常见的性传播疾病，其特点是：男性或女性外阴生殖器出现群集或散在丘疹、小水疱、糜烂，自觉灼痛为主要表现。本病彻底治愈困难，主要通过性接触传染。

一、病 因 病 理

（一）病因

（1）病原体：本病系 HSV 感染所致，HSV 是一种嗜神经性双链 DNA 病毒，分为 HSV-1、HSV-2 两种类型，主要通过性接触传播，引起原发性生殖器疱疹。HSV 只有具备完整包膜的病毒体才具有感染性，其感染性可以被紫外线、有机溶剂、蛋白分解酶、强酸和强碱等破坏。

（2）发病形式：HSV 具有终身持续感染的能力，早期的原发感染，尽管可以诱发免疫反应，但仅有 20%左右出现典型的皮肤损害和临床症状，多数情况下（80%）病毒是以无症状的潜伏感染的形式存在于支配其初始感染的周边部位的感觉神经元内，所以绝大部分被感染者仅仅是 HSV 携带者。临床上因各种原因时常复发。

（二）病理

HSV 感染通常是细胞溶解性的，病毒经皮肤小裂隙或微小伤口进入表皮，并在角质层复制，感染的细胞相互融合形成多核巨细胞，典型的嗜酸性包涵体已经存在，皮损表现为丘疹。之后皮肤上的丘疹很快变为表皮内水疱，之后水疱薄壁破裂形成浅表溃疡。

二、诊　　断

（一）临床表现

本病好发于 25 ～ 45 岁性活跃期的人群。男性多见于龟头、包皮、冠状沟和阴茎等处，偶见于尿道口。可分为原发性、复发性、亚临床型生殖器疱疹三种临床表现。

（1）原发性生殖器疱疹：感染后潜伏期 3 ～ 7 日，外阴患部先有灼热感，很快出现群簇或散在的小红丘疹，之后形成水疱或脓疱，破溃后形成糜烂或浅表溃疡，自觉疼痛。可伴有腹股沟淋巴结肿大、发热、头痛、乏力、肌痛等全身症状，部分重症患者发病的第 1 周可出现发热、头痛、恶心，甚至颈部僵直等病毒血症乃至脑膜刺激征。损害侵及尿道上皮时患者出现尿痛，排尿困难，尿道口有黏液性分泌物。也可出现肛门直肠感染，表现为肛门直肠疼痛、便秘、分泌物增加和里急后重，肛门周围可有疱疹性溃疡，结肠镜检查可发现直肠下段黏膜充血和小溃疡。

（2）复发性生殖器疱疹：较原发者症状较轻，损害小，愈合快，往往没有全身症状，腹股沟淋巴结亦不肿大。一般在原发疱疹消退后 1 ～ 4 个月内发生，复发频率个体间有差异。

（3）亚临床型生殖器疱疹：指无生殖器疱疹临床表现的 HSV 感染者。这种处于亚临床感染的病毒携带者是一个重要的传染源。

（4）鉴别诊断：应与硬下疳、软下疳、带状疱疹、外阴部固定红斑性药疹相鉴别。

（二）体征

局部体检：双侧腹股沟可见淋巴结肿大。

（三）实验室及其他检查

（1）疱疹病毒培养：自水疱基底部提取标本，用免疫荧光法进行鉴定，可以确诊，为目前最敏感和最特异的诊断方法，可作为评价其他方法的标准。

（2）单克隆抗体检测法：取病损基底部细胞做涂片，加荧光标记的 HSV-2 单克隆抗体，荧光显微镜下查到多核巨细胞内发苹果绿的病毒包涵体可做出诊断。

（3）细胞学诊断：取病损基底部细胞做涂片用瑞特－吉姆萨或巴氏（Papanicolaou）染色，寻找大的多核巨细胞和核内嗜酸性包涵体有助于诊断。此法简便、快速，可广泛应用，但敏感性只有培养法的 40%～ 50%。

（4）疱疹病毒血清学检测：检测 HSV 特异性抗体，操作简单，可区分 HSV-1 和 HSV-2，但在诊断上实用价值不大。

（5）核酸检测：采用聚合酶链反应检测皮损 HSV 核酸，敏感性和特异性高，能大大提高生殖器溃疡患者中 HSV 确诊的能力，但费用昂贵。

三、治　疗

（一）治疗原则

本病目前无特效根治方法，治疗原则为缩短病程，减轻症状，防止复发和继发感染。治疗主要为抗病毒治疗结合局部用药。

（二）全身治疗

（1）阿昔洛韦 0.2g，口服，每日 5 次，连服 7 ～ 10 天。

（2）伐昔洛韦 0.3g，口服，每日 2 次，连服 7 ～ 10 天。

（3）聚肌胞 2mg，肌内注射，2 ～ 3 日 1 次。

（4）人重组干扰素 α-1b 20μg，肌内注射，每日 1 次，疗程 10 ～ 15 天。

（三）局部治疗

局部要保持疱壁完整、清洁及干燥，避免继发感染。可外涂 5% 阿昔洛韦软膏，酞丁安软膏，每日 2 次。或 2% 龙胆紫溶液（甲紫）、30% ～ 50% 氧化锌油，面积较大者可用 0.1% 硫酸锌溶液湿敷。还可以使用含鸦胆子、苦参、金银花、大青叶、白花蛇舌草、露蜂房、蛇床子等中药为主具有清热解毒功效的复方外用制剂涂抹。对复发性生殖器疱疹应于出现前驱症状前就行干涉。

四、预防与调护

患者应树立正确的性观念、性道德，洁身自好，预防感染。感染静止期提倡使用避孕套等屏障式避孕措施，感染活动期禁止性交，性伴侣最好同时进行治疗。患者应注意局部清洁卫生。同时对患者进行心理治疗，鼓励患者战胜疾病的信心。确诊感染的病例应及时上报，并筛查其他性传播疾病，少食辛辣刺激性食物，注意创面清洁。

Ⅱ. 中医临证通论

生殖器疱疹是由单纯疱疹病毒感染引起的临床常见性传播疾病，表现为外生殖器皮肤黏膜出现簇集样小水疱、糜烂溃疡及自觉灼痛等症状。《医宗金鉴·外科心法要诀》已经有了“瘙疳”的记载，“痒多痛少，糜烂不深，形如剥皮的烂杏子一样，名叫瘙疳”。本病属于中医学“热疮”“瘙疳”“阴疮”“阴疳”的范畴。

一、病 因 病 机

本病由于房事不洁，素有湿热，湿毒侵染而成。

（1）肝经湿热：房事不洁，阴络损伤，湿毒秽浊之邪入侵外阴皮肤黏膜，湿热毒邪伏邪于肝肾阴分，伺机毒邪外溢，损伤阴部皮络。

（2）阴虚湿滞：素体阴虚，或房劳过度，或手淫频频，损伤阴精，正气不足，阴部腠理空虚，湿热毒邪乘虚而入，形成阴疮。或湿毒不愈，久病入络，湿毒化热耗伤肾阴；导致前后二阴因虚而滞，无力托毒外出，湿毒长期伏藏，伺机而发，形成正虚邪恋之证。

二、辨 证 论 治

（一）辨证要点

（1）初发型生殖器疱疹：有明显皮损，疱疹、水疱、糜烂、溃疡；局部可灼热疼痛。病邪为湿热，病位主要在肝经，其次在脾胃，治疗以清热利湿为大法。

（2）复发型生殖器疱疹：虽然没有明显皮损和疼痛症状，却是治疗的关键，在病机上属本虚标实，本虚为气阴不足，标实为余毒未尽，治疗以滋阴祛湿通络为大法。

（二）治疗原则

整体治疗与局部外治相结合，初起者多为肝经湿热，治疗宜清热利湿、解毒止痛；复发者多由于伏毒阻滞伤阴，治疗宜滋阴祛湿、解毒通络为主。

（三）分型治疗

1. 肝经湿热证

主证：生殖器部位出现红斑、群集小疱、糜烂或溃疡，灼热、痒痛，口干口苦，小便黄，舌质红，苔黄腻，脉弦数。

治法：清热利湿，养血解毒。

方药：龙胆泻肝汤（《医方集解》）加减。

方解：方中龙胆草清泻肝胆湿热；黄芩、栀子苦寒泻火，燥湿清热；金银花、野菊花、板蓝根清热解毒；伍以泽泻、车前子、紫花地丁、蒲公英渗湿泻热，导湿热从水道而去；当归、生地黄养血滋阴，使邪去而阴血不伤；甘草调和诸药。全方共奏清热利湿、化浊解毒之功。水疱大或糜烂渗液较多者，加生薏米、茵陈清热利湿；疼痛明显者加全蝎、丹皮以活血止痛；口干口苦者加玄参、知母；腹股沟淋巴结肿大疼痛者，加僵蚕、夏枯草。

备选方剂：四妙丸（《成方便读》）。

2. 热毒内蕴证

主证：阴部疱疹糜烂，脓液腥臭，灼热疼痛明显，伴有发热恶寒，头痛，纳差，口干口苦等症状，小便黄，舌质红，苔黄腻，脉数。

治法：清热解毒，利湿凉血。

方药：五味消毒饮（《医宗金鉴》）加味。

方解：方中金银花、连翘清热解毒，透邪外出；野菊花、蒲公英利湿解毒，导湿热从小便而出；黄连、黄柏苦寒燥湿，薏苡仁、苍术芳香化湿，斡旋中焦气机，清湿热之源；紫花地丁、紫背天葵子增加解毒之力；地肤子引诸药下行为使。发热恶寒者加柴胡、黄芩；头痛者加白芷、川芎；小便黄者加白茅根、竹叶，疼痛明显者加全蝎、僵蚕。

备选方剂：黄连解毒汤（《外台秘要》）。

3. 阴虚邪恋证

主证：生殖器反复出现潮红、水疱、糜烂、溃疡、灼痛，日久不愈，遇劳复发，神疲乏力，腰膝酸软，心烦口干，五心烦热，失眠多梦，舌质红，苔少或薄白，脉弦细数。

治法：滋阴祛湿，解毒通络。

方药：升麻鳖甲汤（《金匮要略》）加减。

方解：《神农本草经》曰："升麻解百毒，辟瘟疫"，全蝎、僵蚕、川椒味辛而通络，配合鳖甲搜阴分之邪；当归、甘草和营，托毒外出；苍术芳香化湿，薏苡仁健脾利湿，清化中焦湿热之源；黄柏苦寒下降之品，直清下焦之湿热；牛膝引药下行，诸药联用，共奏滋阴祛湿、解毒通络之功。腰膝酸软者加续断、桑寄生；失眠多梦者加酸枣仁、夜交藤；疼痛明显者加玄胡、地榆以活血止痛。

备选方剂：黄连阿胶汤（《伤寒论》）。

Ⅲ. 中西医诊治思路与特点

生殖器疱疹的病理基础是病毒感染引起细胞溶解性损害，抗病毒治疗可使大多数出现症状的患者临床获益，是最主要的处理措施。病损在肝经之皮络，潜伏在肾经之阴分。湿热是诱因，阴虚络瘀是根本。水疱、糜烂、溃疡等皮损是正气充实、湿热毒邪外出之象，故发病初期使用龙胆泻肝汤清湿热之源，使经络通畅，有利邪气外出；如果邪入气分，脓液腥臭，疼痛明显，伴有发热，使用五味消毒饮清解毒邪；潜伏期是阴虚正气不足，湿热毒邪滞留肾经阴络，正虚邪恋之象，故使用升麻鳖甲汤搜阴分之邪，邪去则正安，顽疾乃愈。

艾 滋 病

Ⅰ. 西医临床导论

艾滋病，全称是"获得性免疫缺陷综合征"（acquired immunodeficiency syndrome，AIDS）。它是由艾滋病病毒即人类免疫缺陷病毒（HIV）引起的一种病死率极高的恶性传染病。截至 2019 年最新诊断报告的艾滋病感染者人数为 15 万左右。尤其是青年学生感染人数增加速度较快，大学校园已成为艾滋病的高发地。HIV 感染通常首先表现为短暂的急性反转录病毒综合征，而后过渡到持续多年的慢性疾病，在这个慢性过程中维持有效免疫功能的 CD_4^+ T 细胞逐渐耗竭，最后出现症状，生命终结于危及生命的免疫缺陷。尽早接受有效治疗的人群可以达到正常人群的预期寿命。

一、病 因 病 理

（一）病因

AIDS 的病因主要是机体感染了 HIV 病毒。已经证实了的传染途径有：①性传播（最常见的途径）：特别是男男性行为，往往伴有黏膜创伤而使 HIV 传播危险度大大提高。②经污染的血液、血液制品、针头注射器传播：这种传播方式具有一定的地域性、散在性。③母婴垂直传播：母亲通过怀孕、分娩和哺乳将 HIV 传播给孩子。这种母婴垂直传播的危险度达到 13% ～ 40%。④其他途径传播：器官移植、人工授精、污染器械、职业暴露等。

目前已知的 HIV 可分为 HIV-1 和 HIV-2 两种类型，其中 HIV-1 是引起全球性 AIDS 蔓延的主要病原体。HIV-2 主要是局限于非洲少数几个国家，特别是在西非地区流行。

HIV 在体外生存能力极差，不耐高温，抵抗力较低，离开人体不易生存。对热和各种消毒剂敏感，可被杀死或灭活。但在室温液体环境下可存活 15 天以上，在 56℃条件下 30min 即失去活性，且病毒在离开体外的瞬间失去传染性。HIV 对紫外线、γ 射线有较强抵抗力。

（二）病理

HIV 是一种嗜辅助性 T 淋巴细胞（CD_4^+T 细胞）和神经细胞病毒。研究显示体内病毒含量的增加与周围血中 CD_4^+T 细胞的缺失和疾病进展呈正相关。当 CD_4^+T 细胞大量被破坏时则发生细胞免疫缺陷，导致各种机会性感染、恶性肿瘤的发生，比如肺孢子菌肺炎（PCP）、巨细胞病毒性肺炎、肺弓形虫病、卡波西肉瘤（KS）、非霍奇金淋巴瘤等，最终导致死亡。

二、诊　　断

（一）临床表现

从感染 HIV 发展到 AIDS，潜伏期一般为 0.5 ～ 20 年不等，平均为 7 ～ 8 年。感染 HIV 到检测到血清抗体阳性的时间，一般为 8 ～ 12 周。HIV 感染后的病程可以分为急性期、无症状感染期、AIDS 相关病变期和 AIDS 期。

1. 急性期　常发生在初次感染 HIV 后 2 ～ 6 周，50%～ 70% 的感染者在 14 日后出现类似感冒或单核细胞增多症的症状，包括发热、咽炎、头痛、肌肉关节痛和不适，多无特异性症状。患者临床表现以发热最为常见，可伴有咽痛、盗汗、腹泻、皮疹、关节痛、淋巴结肿大及神经系统症状，一般持续 1 ～ 3 周后逐渐缓解，少数患者上述症状持续 2 ～ 3 个月。实验室检查发现病毒滴度在 1 周后呈急剧上升，CD_4^+T 淋巴细胞绝对数目减少，细胞毒性 T 淋巴细胞（$CD8_+$）相对数目增加，血小板轻度升高。从艾滋病病毒进入人体到血液中产生足够量的、能用检测方法查出艾滋病病毒抗体之间的这段时期，称为“窗口期”。在窗口期虽测不到艾滋病病毒抗体，但体内已有艾滋病病毒，因此处于窗口期的感染者同样具有传染性。“窗口期”时间一般为 4 ～ 8 周，极个别的可达 6 个月。

2. 无症状期（潜伏期）　大约 5% 的 HIV 感染者的无症状期短到 1 ～ 2 年。绝大多数的 HIV 感染者可从急性期进入此期或无明显的急性期而直接进入此期，一般持续 0.5~20 年，除 HIV 抗体阳性外，无自觉症状和体征。

3. AIDS 相关病变期　随着时间的推移，机体的免疫功能逐渐降低，感染者淋巴结肿大，感染者会呈现 EB 病毒继发感染的毛状黏膜白斑、口腔或阴道念珠菌病、带状疱疹及各种皮肤病变。

4. AIDS 期　即感染 HIV 后的最终阶段。主要表现为获得性免疫缺陷引起的机会感染、恶性肿瘤及多系统损害。患者表现为不明原因的渐进性消瘦、乏力以及卡氏肺囊虫感染、Kaposi 肉瘤或非霍奇金淋巴瘤的临床表现。

（二）实验室及其他检查

1. HIV 病原学检查

（1）病毒的分离和培养：是确诊 AIDS 最直接最重要的依据，但由于条件的限制，一般不作为常规检查。

（2）抗体检测：HIV 特异性抗体检查是诊断 HIV 感染的主要实验依据。它包括酶联免疫吸附法（enzyme linked immunosorbent assay，ELISA）、明胶颗粒凝集试验（PA）、免疫荧光检测法（IFA）、免疫印迹检测法（western blot，简称 WB 法）以及放射免疫沉淀法（RIP）。

（3）抗原检测：HIVp24 抗原实验适用于尚未产生 HIV 抗体者。

（4）PCR 法检测病毒核酸：可用于婴儿艾滋病的早期诊断。

2. 免疫缺陷检测

（1）外周血淋巴细胞计数：减少可作为判断 HIV 进展的指标之一。

（2）CD_4^+T 淋巴细胞计数：$CD_4 < 200/mm^3$ 是诊断 AIDS 的一项指标。

（3）$CD_4/CD_8 < 1$。

（4）NK 细胞活性下降。

（5）β_2- 微球蛋白水平升高。

（三）诊断标准

（1）HIV 感染者：受检血清初筛试验阳性，确诊试验如蛋白印迹法阳性。

（2）确诊病例：HIV 抗体阳性，又具有下述任何一项者：①近期内（3 ～ 6 个月）体重减轻 10% 以上，且持续发热达 38℃ 1 个月以上。②近期内（3 ～ 6 个月）体重减轻 10% 以上，且持续腹泻（每日达 3 ～ 5 次）1 个月以上。③卡氏肺囊虫肺炎。④ Kaposi 肉瘤。⑤明显的真菌或其他条件致病菌感染。

（3）若 HIV 抗体阳性者体重减轻、发热、腹泻症状接近上述确诊病例标准且具有以下任何一项时，可确诊为 AIDS 患者：① CD_4/CD_8 淋巴细胞计数比值＜ 1，CD_4 细胞计数下降。②全身淋巴结肿大。③有明显的中枢神经系统占位性病变的症状和体征。

（四）鉴别诊断

应与继发性免疫缺陷病、中枢神经系统疾病、其他持续性发热的疾病、结核为首的慢性消耗性疾病、其他引起淋巴结肿大的疾病及肿瘤相鉴别。

三、治　　疗

（一）治疗原则

（1）联合治疗：多种抗病毒药物联合治疗，可抑制病毒在体内的复制，减少病毒变异、耐药性的发生和不良反应。

（2）持久治疗：目前对于 HIV 的治疗药物只能抑制其复制，不能完全杀死病毒，停药后又可恢复繁殖，因此必须持久治疗。

（3）综合治疗：除了单纯的抗病毒治疗之外，还要对并发症进行治疗，包括对机会性感染及继发性肿瘤进行治疗，此外还需要进行支持治疗和心理治疗等。

（二）药物治疗

治疗包括抗病毒、增强免疫功能和治疗二重感染。

1. 抗病毒

（1）可溶性 sCD_4，30mg，肌内注射，每日一次，连续 28 天。

（2）齐多夫定（azidothymidine，AZT)，100mg，口服每日 5 次；或 2.5mg/(kg•d) 静脉滴注，每日 5 ～ 6 次。

（3）阿昔洛韦（ACV)，800mg，口服每日 2 次；或 10mg/（kg•d) 静脉滴注，每 8h 1 次。

2. 免疫调节剂

（1）白细胞介素 - Ⅱ（IL-2)5 万～ 10 万 U/kg 肌内注射，每周期 5 天。停药 1 ～ 2 周，再行第二周期。

（2）转移因子：2ml 皮下注射，1 ～ 2 次 / 周。

3. 条件性感染的治疗

（1）卡氏肺囊虫肺炎：甲氧苄啶（TMP)/ 磺胺甲基异恶唑（SMZ)20/100mg/(kg•d)，分 4 次口服，共 21 大。

（2）病毒感染：阿昔洛韦 5mg/kg，静脉注射，每日 2 次，连用 14 ～ 21 天，再 5mg/kg 静脉注射，每天 1 次维持。

（3）真菌感染：可选用酮康唑、氟康唑、制霉菌素等。

四、预防与调护

（一）预防护理

（1）开展健康教育，普及防艾抗艾的基本知识。新诊断的 HIV 感染者应被告知及时开始药物治疗对自身健康和防止 HIV 传播的重要性。

（2）积极治疗其他性传播疾病，积极进行 HIV 筛查。确诊感染的病例应及时上报，并积极筛查和治疗其他性传播疾病。

（3）提倡正确使用安全套，树立健康的性观念，提倡安全性行为。

（4）控制通过血液及其制品的传播，提高和保证血液及其制品的安全性，提倡无偿献血。

（5）艾滋病妇女或艾滋病感染高危状态的妇女应避免妊娠，防止医源性传播及垂直传播。对于已经妊娠的 HIV 患者建议终止妊娠和提倡人工喂养，抗病毒化疗药物的使用能够明显减少垂直传播。

（6）避免皮肤伤口与艾滋病患者分泌物、血液、排泄物以及艾滋病毒传染性材料接触。

（7）目前 HIV 疫苗仍处于研制阶段，未来有望应用和推广。

（二）医护人员防护

HIV 职业暴露是指医疗卫生工作人员、实验室工作人员及有关监管人员在从事 HIV/AIDS 诊断、治疗、护理、预防、检验、管理工作过程中，暴露于含有 HIV 的血液、体液和实验室培养液中引起的危害。

医护人员职业暴露后，立即向单位负责人和当地疾病控制中心报告。先进行局部的紧急处理，应该用肥皂和水清洗被污染的皮肤，用生理盐水冲洗黏膜。如有伤口应轻轻挤压，尽可能挤出损伤处的血液，用肥皂水或清水清洗。受伤部位应用消毒液（如 75% 的乙醇，0.2% ～ 0.5% 的过氧乙酸，0.5% 碘伏等）浸泡或涂抹消毒。处理完毕后对 HIV 职业暴露进行危险性评估。同时在 24h 内服用阻断药物（首选替诺福韦 / 恩曲他滨 + 拉替拉韦或多替拉韦，用药疗程为连续服用 28d）。并定期进行复查以避免感染。

Ⅱ. 中医临证通论

本病在祖国医学古籍中并无记载，但是根据其传播方式、流行情况、临床表现与转归等来分析，可归于中医“瘟疫”“虚劳”“积聚”等范畴。凡是具有发热、头痛、吐泻等症状的可诊断为瘟疫，而以腹痛、皮疹、肿物为主要症状的可诊断为积聚，以消瘦、乏力、食少纳呆为主要症状的可诊断为虚劳。

一、病 因 病 机

（一）病因

目前多数学者认为 AIDS 的发病是由于瘟邪疫毒入侵，损伤机体正气，日久正气耗损，五脏俱虚，正不胜邪所致。

（二）病机

人体感染“湿热秽浊毒气”并迅速传里，致卫、气、营、血功能失常，耗损精、气、血及阴阳，脏腑虚衰，产生恶核、瘰疬、癥积等，最后五脏虚极，气、血、津液耗竭，阴阳不能维系，则阴阳离决而死亡。

二、辨 证 论 治

（一）辨证要点

早期（急性感染期）多以表证为主，后期多以里虚证为主。整个病程都为虚实夹杂，虚证可为阴阳气血俱虚，肝脾肺肾皆损，实证可为痰浊、瘀血之痰核、瘰疬、积聚。表证的症状为发热、头痛、身痛；阴虚的症状为低热、盗汗、五心烦热；气虚的症状为乏力、气短、自汗、面色萎黄；痰核、积聚为身体各部位出现的肿物。

（二）治疗原则

中医治疗主要为清热利湿、凉血解毒、益气养血、补肾健脾、扶正祛邪。

（三）分型治疗

1. 湿毒蕴结证

主证：疱疹，口疮，不易愈合，皮肤瘙痒或糜烂、溃疡，可发于面部、躯干、二阴，口苦，心烦易怒，舌红苔黄腻，脉滑数或弦数。

治法：清肝泻火，利湿解毒。

方药：龙胆泻肝汤（《医方集解》）。

方解：方中龙胆草能上清肝胆实火，下泻肝胆湿热，泻火除湿；黄芩、栀子泻火解毒、燥湿清热以加强清热除湿之功；车前子、泽泻渗湿泻热；生地养阴，当归补血，使祛邪而不伤正；柴胡疏畅肝胆，与黄芩相结合，既解肝胆之热，又增清上之力。伴有口干伤阴者，加白茅根以滋阴生津。

备选方剂：萆薢渗湿汤（《疡科心得集》）。

2. 气血亏虚证

主证：体虚瘦弱，乏力，吐泻，低热，多汗，舌质淡，脉细弱。

治法：益气养血。

方药：八珍汤（《丹溪心法》）。

方解：方中人参与熟地相配，益气养血；白术、茯苓健脾渗湿，协人参益气补脾；当归、白芍养血和营，助熟地补益阴血，佐以川芎活血益气，使之补而不滞；炙甘草益气和中，调和诸药。兼有湿热明显者加金银花、蒲公英、白花蛇舌草。

备选方剂：补天大造丸（《医学心悟》）。

3. 脾肾亏虚证

主证：腹泻便溏，脘闷食少，消瘦痿弱，毛发疏落，耳聋耳鸣，神靡，脘腹痞满，大便时溏时泻，甚则滑泄不禁，舌淡苔白或腻或浊，脉沉细或滑数或濡缓。

治法：补肾健脾，利湿止泻。

方药：补中益气汤（《内外伤辨惑论》）合右归丸（《景岳全书》）加减。

方解：人参、黄芪、山药、白术益气健脾；附子、肉桂、杜仲温补元阳，益火之源；茯苓甘淡，健脾渗湿；陈皮理气和胃，使诸药补而不滞，以少量升麻、柴胡升阳举陷。诸药合用，使气虚者补之，气陷者升之，元阳内充，清阳得升。疼痛加延胡索；畏寒肢冷加淫羊藿、胡芦巴。

备选方剂：气血双补汤（《会约医镜》）。

4. 气虚血瘀证

主证：乏力气短，躯体或四肢有固定痛处或肿块，面色萎黄或黯黑，肌肤甲错，午后或夜间发热，自汗，食少便溏，肢体麻木，甚至偏瘫，舌质紫暗或有瘀点、瘀斑，脉涩。

治法：益气化瘀。

方药：补中益气汤（《脾胃论》）合血府逐瘀汤（《医林改错》）加减。

方解：补中益气汤益气；血府逐瘀汤化瘀；益气活血，化瘀通脉。

加减：兼有痰热者，加半夏、杏仁、陈皮、瓜蒌仁。

备选方剂：无比山药丸（《太平惠民和剂局方》）。

Ⅲ. 中西医诊治思路与特点

（1）中药与抑制病毒的西药联合应用，能够提高临床疗效。

（2）在疾病晚期或对西药毒副作用反应大的患者，单用益气活血、化瘀解毒中药治疗可能更适合。

（3）中医药在患者免疫功能低下时采用“扶正祛邪”“攻补兼施”治疗具有独特的优势，控制各种机会性感染，同时可以减轻西药的毒副作用，改善患者的免疫功能，延长生命，明显提高临床疗效。

（编者：路艺；审校：陈磊）

第二节　阴囊湿疹

Ⅰ. 西医临床导论

阴囊湿疹（scrotum eczema）是一种阴囊表皮的变态反应性、炎症性疾病。患者局部瘙痒严重，易于复发。临床皮损呈多形性、对称性分布。急性期阴囊潮红，边界不清，可见丘疱疹、糜烂、渗液、痂皮等表现；慢性期阴囊肥厚呈核桃皮样改变，可见脱屑、抓痕、苔藓样变等表现。本病与职业、居住环境等有密切关系，如久居潮湿之所及井下矿工常见本病。

一、病因病理

（一）病因

目前认为，阴囊湿疹的病因比较复杂，既有机体内部因素，又有外部因素，常为内外多种因素相互作用的结果。

1. 外部因素 生活居住环境潮湿、地域性阴雨性气候；接触某些化学药品、化妆品、染料等；摄入鱼、虾、蟹、奶等特异蛋白质；局部不卫生、汗液浸渍、污垢刺激；穿化纤内裤、衣裤摩擦等都是诱发阴囊湿疹的重要外部因素。

2. 内部因素 慢性消化系统疾病、胃肠功能紊乱、肠道寄生虫病，以及内分泌功能失调，均可导致或加重病情；过敏性体质，情绪激动、过度劳累、强烈的精神刺激等均可使皮肤的应激性增高，促进阴囊湿疹的发生。

（二）病理

1. 急性期 表皮内棘细胞分离，可有海绵和水疱形成，真皮浅层毛细血管扩张，周围有淋巴细胞、中性及嗜酸性粒细胞浸润。

2. 亚急性期 表皮轻度棘化，海绵和水疱减少，并有角化不全，真皮层炎症同急性期改变，但程度较轻。

3. 慢性期 表皮棘层肥厚明显，海绵形成减轻，无水疱形成，有角化过度呈苔藓样，真皮浅层毛细血管壁增厚，胶原纤维可轻度变粗。真皮毛细血管周围有单核细胞浸润。

二、诊　　断

1. 急性阴囊湿疹 初起阴囊皮肤潮红、肿胀、无明显界限，继而出现丘疹、水疱，常因瘙痒抓挠致水疱破裂，形成糜烂、渗液。自觉瘙痒剧烈，呈间歇性发作，常于夜间或情志变化时增剧。继发感染时，水疱成为脓疮，疱液浑浊，结黄色脓痂，并可引起附近淋巴结肿大、发热、怕冷等症状。病程一般 2 ～ 3 周，常因进食大蒜、韭菜、辣椒等辛辣之品或进食鱼、虾、蟹、羊肉等发物致病情加重。

2. 亚急性阴囊湿疹 患部皮肤潮红肿胀较轻，渗出较少，以小丘疹为主，结痂、鳞屑较多。仍有瘙痒，一般无全身不适。

3. 慢性阴囊湿疹 由急性、亚急性湿疹转变而来，亦有少数起病即为慢性者。主要表现为皮肤肥厚、嵴沟明显、类似核桃皮样改变，干燥、脱屑，呈苔藓样变，皮色呈暗红或深褐色，有抓痕，血痂、色素沉着，患者自感瘙痒。

三、治　　疗

阴囊湿疹的治疗方法应当是全身治疗和局部治疗相结合，因阴囊皮肤嫩薄，局部治疗不要使用刺激性较大的药物，急性期可以液体湿敷，禁止使用油膏剂，慢性期可以油膏滋润。

（一）内用药物治疗

1. 支持治疗 可选用复合维生素 B、维生素 C 等。

2. 抗组胺药物 地氯雷他定片 5mg，每日一次。依巴斯汀片 10mg，每日一次。

3. 糖皮质激素 一般不主张使用糖皮质激素，但对十分严重者，使用泼尼松 30mg，每日 1 次顿服，待病情稍缓解后逐渐减量至完全停药，不要减药或停药过快，以免出现反跳。

4. 抗生素 阴囊皮损伴有细菌感染、发热、淋巴结肿大者，可提取分泌物做细菌培养，选用有效的抗生素以控制继发感染。

（二）外用药物治疗

应充分遵循外用药物的使用原则。

（1）急性期：无渗液阶段使用炉甘石洗剂外用，每日 2 ～ 3 次；渗出阶段可选用 3% 硼酸溶液、0.1% 的雷夫奴尔液体或生理盐水等做开放性冷敷。

（2）亚急性期：治疗以消炎、止痒、干燥、收敛为主。选用氧化锌油剂、糖皮质激素乳剂、糊剂。

（3）慢性期：治疗应以止痒为原则，可选用软膏、硬膏、涂膜剂，如 5% ～ 10% 复方松馏油软膏、5% ～ 10% 黑豆馏油软膏、皮质激素乳剂等；顽固性局限性皮损可用糖皮质激素作皮损内封闭。

四、预防与调护

（一）预防

（1）尽可能查找病因，隔绝致敏源，避免再刺激。祛除体内病灶，如消化不良、肠道寄生虫病、糖尿病等。

（2）忌烟酒、辛辣刺激性食物，避免进食鱼、虾等易致敏的食物。

（3）内裤宜用纯棉制品，不宜过紧，减少局部摩擦。

（二）护理

（1）注意局部皮肤卫生，勿用热水、肥皂、盐水、碱水等清洗患处。

（2）切忌滥用外用药物及用力搔抓、揉搓等。

Ⅱ. 中医临证通论

阴囊湿疹，是以阴囊皮肤潮红、瘙痒，或起丘疹、水疱，搔破后浸淫脂水为特征的男科常见皮肤病。中医学称之为“肾囊风”“绣球风”“阴囊风”等。本病发病与职业、居住环境等因素有密切关系。

一、病 因 病 机

1. 感受湿邪　地域性气候闷热，居处潮湿，或涉水、淋雨，或阴部不洁，汗液浸润，湿浊之邪侵袭阴位，阻滞经络，化热损伤皮络而发病。

2. 饮食不节　“前阴者，太阴阳明之所合也。”多食膏粱厚味或生冷瓜果，饮食自倍，肠胃乃伤，脾失运化，湿浊内生；或过度饮酒，酿生湿热；湿浊循肝脾两经下流阴位，蕴郁肌肤而发病。

3. 情志内伤　《灵枢·百病始生》曰：“喜怒不节则伤脏，脏伤则病起于阴也”。郁怒伤肝、思虑劳神过度，损伤心肝阴血，肝经过阴器，肝血不足，则阴囊皮肤络脉失去荣养，机体抗病力降低，湿邪乘虚而入则发病。

二、辨 证 论 治

（一）辨证要点

1. 辨特征　本病局部瘙痒剧烈，夜间及情绪波动时加重。皮损以多形性、对称性分布为特征。

2. 辨皮损　急性期皮损以局部潮红、丘疹、水疱、糜烂、渗液、黄色痂皮为特征；亚急性期皮损以局部潮红、渗液稀少、丘疹、脱屑为特征；慢性期皮损以肥厚干燥、皱纹变深呈核桃皮状、苔藓样变、脱屑、色素沉着为特征。

（二）治疗原则

急性期肝经湿热内蕴，皮损以渗出为主，治疗以祛除湿热邪气为主；亚急性期，湿热阻滞阴络，瘀血内生，损伤肝经阴血，治疗以祛湿活血养血为主；慢性期，皮络瘀阻，肝经阴血亏虚，血瘀和血虚并存而化风燥，治疗以养血活血通络为主。

（三）分型治疗

1. 肝经湿热证

主证：阴囊瘙痒、皮肤潮红，散在丘疹水疱，界限不清，抓破后局部糜烂渗液，疱液浑浊，结黄色脓痂，附近臀核肿痛。或伴有发热、怕冷，大便黏滞不爽、小便黄赤、心烦等症状，舌质红，苔黄腻，脉滑数。多见于急性期。

治法：清热利湿，解毒止痒。

方药：龙胆泻肝汤（《医方集解》）加减。

方解：方中龙胆草、栀子、黄芩清热燥湿；柴胡清肝解郁；车前子、泽泻、木通导湿下行；生地黄凉血清热；当归养血活血。痒甚者，加徐长卿、蝉蜕、蛇蜕清热止痒；湿偏重者，重用车前子，加牛膝、六一散利湿；湿热久蕴成毒、红肿胀痛者，重用生地黄，加赤芍、牡丹皮或合用黄连解毒汤泻火解毒。

备选方剂：茵陈蒿汤（《金匮要略》）。

2. 湿热血瘀证

主证：阴囊瘙痒，皮肤潮红、渗液稀少，局部可有丘疹、鳞屑，一般无全身不适，或伴纳呆、腹胀，大便黏滞等症，舌暗红，苔薄黄，脉细数，多见于亚急性期。

治法：清热利湿，养血止痒。

方药：四妙丸（《成方便读》）合四妙勇安汤（《验方新编》）。

方解：方中苍术芳香悦脾化湿，薏苡仁淡渗利湿，一升一降，恢复脾脏运化水湿功能；一味黄柏，又名潜行散，苦寒坚阴，直走下焦；牛膝味酸入肝经，活血养筋；当归、玄参量宏，大补肝经阴血，大剂量金银花辛凉宣透皮之络脉而止痒，甘草解毒调和诸药，共奏祛湿养血止痒之功。纳呆、腹胀者，加木香、厚朴；大便黏滞者，加车前子、茵陈。

备选方剂：消风散（《外科正宗》）。

3. 血虚风燥证

主证：病情反复发作，日久不愈，阴囊肥厚、干燥，呈核桃皮状，鳞屑，搔抓可见血水渗出，不时作痒，夜间加重，舌红，少苔，脉细数。多见于慢性期。

治法：滋阴养血，祛风通络。

方药：当归饮子（《济生集》）加减。

方解：方中生地、白芍、制首乌滋阴养血润燥，当归、川芎、僵蚕活血通络，血行风自灭，荆芥、防风、白蒺藜祛风止痒。若阴虚重者，加玄参、天冬滋阴润燥；瘙痒甚难以入眠者，加珍珠母（先煎）、生牡蛎（先煎）、白蒺藜潜镇安神；皮肤粗糙肥厚者，加丹参、鸡血藤、干地龙活血祛风。

备选方剂：滋阴除湿汤（《外科正宗》）。

Ⅲ. 中西医诊治思路与特点

（1）肝经络阴器，前阴者，太阴阳明之所合也。阴囊湿疹与肝脾两经关系密切，乃外界湿邪刺激和体内湿热循肝脾两经下注阴囊而发病，然正气存内，邪不可干，阴囊湿疹的发生基础一般应存在脾经湿热内蕴和肝经阴血亏虚的情况。阴囊湿疹的主要症状是瘙痒剧烈，痒者，腠理正气空虚也。急性期湿热邪气入侵皮络，正不胜邪，邪气占其位，皮络正气空虚则瘙痒；慢性期湿热减少，阴血不足，不能荣养皮络，亦瘙痒明显；夜间卫气由表入里循行，体表腠理空虚，故瘙痒加重；情绪波动，肝经阴血受损，肝失疏泄亦可使瘙痒加重。

（2）急性期的病理变化是表皮内海绵及水疱形成，毛细血管扩张、炎性细胞浸润，对应的皮损表现是潮红、肿胀、丘疹、水疱、渗液，中医辨证为肝经湿热证。亚急性期的病理改变是海绵和水疱减少，表皮轻度棘化，并有角化不全，对应的临床皮损是局部潮红、渗液稀少、丘疹、鳞屑，中医辨证为湿热血瘀证。慢性期的病理改变是海绵形成减轻，无水疱形成，表皮棘层肥厚明显，有角化过度及角化不全，真皮浅层毛细血管壁增厚，对应的皮损表现是局部肥厚、皱纹变深、苔藓样变、鳞屑等，是肌肤甲错的特殊表现，中医辨证为血虚风燥证。从而使病理变化和皮损辨证有机结合在一起，可以提高中医辨证的精准度。

（3）西医认为本病与胃肠功能紊乱、肠道寄生虫病等慢性消化系统疾病有关；中医认为脾虚湿热内蕴是发病的基础，西医的消化功能对应中医脾的运化功能，正是由于脾经素有湿热，才会因进食大蒜、韭菜、辣椒等辛辣之品而发病，或症状减轻后进食鱼、虾、蟹、羊肉等发物致病情反复，转为亚急性或慢性。西医认为在情绪紧张、过度劳累、强烈的情志刺激等情况下，使皮肤对化学药品、化妆品、化纤内裤等刺激因子的应激性增高，有利于阴囊湿疹的发生；中医认为，肝经阴血不足，则阴囊皮肤络脉失去荣养，机体抗病力降低，湿邪乘虚而入则发病，可谓是殊途同归。

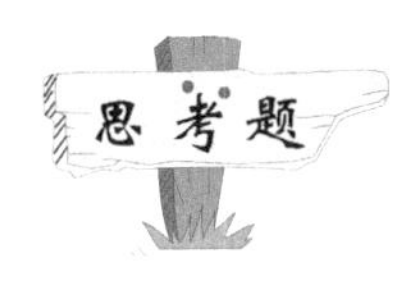

1. 淋病临床表现上有何特点？
2. 梅毒辨证分为几型？临床上分为几期？
3. 性传播疾病应如何防护？医护人员 HIV 职业暴露后应如何处理？
4. 试述阴囊湿疹发病的内部和外部因素。
5. 试述急慢性阴囊湿疹的皮损特征。
6. 试述阴囊的经络分布以及阴囊湿疹的辨证分型。

（编者：李波；审校：陈磊）

第十二章思维导图

第十三章　男性心身疾病

Ⅰ.西医临床导论

心身疾病（psychosomatic disease），又称为心理生理疾病（psychophysiological disease），指那些心理-社会因素在疾病的发生发展中起主导作用，但以躯体症状为主要表现的疾病。男性心身疾病重点关注男性的心理生理障碍的特点及相关疾病。

近年来心身疾病的名称已经有一定变化，2015年版DSM-5修订为“影响其他疾病的心理因素”。WHO制定了国际疾病分类（international classification of diseases，ICD）。(ICD-11)将“心身疾病”归为“神经症性、应激相关的及躯体形式障碍”，“伴有生理紊乱及躯体因素的行为综合征”及其他分类中。

广义的心身医学是指在医学领域中所有涉及心理与生理关系的问题。从狭义的角度，则主要涉及心（心理）和身（躯体、器官）之间的相互关系及其在疾病的发生、发展和转归中的作用。心身疾病的机制及其病理、临床表现不同于精神病。

随着社会的进步，心理问题日渐凸显，男性心身疾病的发病率也逐年增加。同时随着“生物-心理-社会”现代医学模式的建立，心身疾病受到了更多的关注。在治疗、康复、预后方面，应该更加重视社会环境、心理等因素的影响。

一、发病机制

心身疾病的发病机制是目前医学心理学领域亟待深入研究的中心课题之一。下面概要介绍目前主要的研究理论。

1.心理应激理论　应激源引起机体内稳态发生变化，通过生理、生理行为反应导致应激反应的发生。如长期心理压力造成迷走神经、副交感神经活动增强或紊乱，从而表现为血压下降、眩晕或休克等，甚至可引起病理学改变。

2.心理生物学理论　重点研究哪些心理社会因素，通过何种生物学机制，作用于何种状态的个体，导致何种疾病的发生。认为心理神经中介途径、心理神经内分泌途径和心理神经免疫学途径是心身疾病发病的重要机制。心理社会因素通过免疫系统与躯体健康和疾病联系的途径可能是：①下丘脑-垂体-肾上腺轴；②通过自主神经系统的递质；③中枢神经与免疫系统的直接联系。研究也重视不同类别的心理社会因素，不同遗传素质致病的不同反应和差异。

3.学习理论　行为学习理论认为某些社会环境刺激引发个体习得性心理和生理反应，由于个体素质上的问题，或特殊环境因素的强化，或通过泛化作用，使得这些习得性心理和生理反应可被固定下来，演变为有利或有害的行为模式。如紧张性头痛、白大衣高血压。

4.综合的心身疾病发病机制　目前，心身疾病的研究是综合上述各种理论相互补充。形成了综合的心身疾病发病机制理论，其主要内容可概括为：①心理社会刺激传入大脑；②大脑皮质联合区的信息加工；③传出信息触发应激系统引起生理反应；④心身疾病的发生。

对于男性而言，除了上述的发病机制外，由于社会及家庭赋予男性相对较高的社会责任和预期，以及男性在性生理和性心理方面角色的不同，心身疾病表现出不同特点，需要注意鉴别。

二、诊 断

（一）男性心身疾病的诊断原则

（1）患者有明确的躯体症状，且躯体症状有明确的器质性病理改变或存在已知的病理生理学变化。

（2）疾病的发生、发展、转归及预后过程均与心理社会因素相关，并能明确疾病发作与心理社会因素有时间关系。

（3）排除神经症性障碍或精神病。

（二）男性心身疾病的诊断程序

（1）病史采集：注意收集男性患者心理社会方面的有关资料，寻找与心身疾病发生发展有关的因素。

（2）体格检查：与临床各科体检相同，但要注意体检时患者的心理行为反应方式。

（3）针对男性生殖系统及性功能等方面的专项检查及特殊检查。

（4）心理学检查：包括心理评估、心理生理辅助检查、心理负荷试验、心理社会因素评估等，以了解患者思想、精神、人格类型等情况，并排除原发性疾病，避免误诊或漏诊。

（5）综合分析：根据以上程序中收集的资料，结合心身疾病的基本理论，对是否患有心身疾病、何种心身疾病、心理社会因素等作出恰当的评估。信息不足以评估时，由精神科会诊进行评估。

（三）临床表现

男性心身疾病既可以由心理病因导致躯体症状的产生，同时也可由于躯体症状而产生甚至加重精神症状。男性心身疾病可发生诸多表现，波及男性的多个生理系统，可分为：

1. 全身性表现

（1）循环系统：原发性高血压病、冠状动脉硬化性心脏病、神经性心绞痛、阵发性室上性心动过速、功能性期前收缩、原发性青光眼。

（2）内分泌系统：糖尿病、甲状腺功能亢进症、肥胖症。

（3）恶性肿瘤：有研究表明，肿瘤患者中 66.9% 在患病前存在负性情绪，恶性肿瘤的发生、发展与心理、社会因素存在密切关系。

2. 局部表现

（1）呼吸系统：支气管哮喘、神经性呼吸困难、神经性咳嗽。

（2）消化系统：消化性溃疡、慢性胃炎、胃下垂、过敏性结肠炎、神经性呕吐、神经性厌食。

（3）神经系统：偏头痛、自主神经功能紊乱。

（4）泌尿系统：膀胱过度活动症、夜尿症。

（5）皮肤：神经性皮炎、瘙痒症、过敏性皮炎、荨麻疹、湿疹、多汗症。

（6）耳鼻喉：梅尼埃病、过敏性鼻炎、耳鸣。

（7）生殖系统：更年期综合征、慢性前列腺炎、男性不育症或性功能障碍：①性欲减退：成人持续存在的性兴趣和性活动降低，甚至丧失，表现为性欲望、性爱好以及有关的性思考或性幻想缺乏；②勃起功能障碍：成年男性在性活动的场合下有性欲，但难以产生或维持满意的性交所需要的阴茎勃起或勃起不充分或历时短暂，甚至不能插入阴道完成性交过程，但在手淫、睡梦中、早晨醒来等其他情况下可以勃起；③早泄（心理性）、阴冷、性高潮障碍等。

（8）骨骼肌肉系统：类风湿关节炎、全身性肌肉痛、书写痉挛、痉挛性斜颈、颈腕综合征、面部痉挛。

（四）体征

心身疾病有其特殊性，有时症状和体征不符或不平行，尤其是有一些功能定位和定性。体格检查与临床各科体检相同，但要注意体检时患者的心理行为反应方式，有时可以从患者对待体检的特殊反应方式中找出其心理素质上的某些特点。

（五）辅助检查

选择适当的辅助检查项目，可以确定病变的部位和性质，并排除其他器质性疾病，避免误诊或漏诊，如血清检查、CT、MRI 等。此外，根据不同的需要，可以选择对患者的焦虑情绪进行评估，如焦虑自评量表（SAS）；人格测验，如艾森克人格问卷（EPQ）、卡特尔 16 项人格因素问卷（16PF）等。

三、治　　疗

心身疾病应采用心、身结合的总体治疗原则，在治疗过程中严格遵守信赖性原则、整体性原则、发展性原则、个性化原则、中立性原则、保密性原则。同时心身疾病的治疗应该自始至终包括心理干预。心身疾病的心理治疗应充分考虑治疗技术是否成熟、患者是否有治疗动机、患者是否具备配合治疗的能力和条件。治疗手段应从生物、心理、社会多层次进行考虑，根据不同的方法以达到相应的目的。

心理治疗是应用心理学的理论和技术，通过医护人员的言语、行为、治疗师特意安排的情境以及医患之间交往的互动，解除患者的心理痛苦和躯体功能障碍，增强其战胜疾病的信心和能力，以达到减轻患者的病痛和治疗疾病的目的。实施心理治疗主要围绕以下目标：消除心理社会刺激因素；消除心理学病因，逆转心身疾病的心理病理过程，使之向健康方面发展，为治本之法；消除生物学症状，主要是通过心理学技术直接改变患者的生物学过程，提高身体素质，促进疾病的康复。

1. 心理治疗方式　对于以心理症状为主、躯体症状为次，或虽然以躯体症状为主但已呈慢性经过的心身疾病，则可在实施常规躯体治疗的同时，重点安排心理治疗。心身疾病的心理干预手段，目前主要采用的有：支持性心理治疗、精神分析疗法、放松治疗、行为矫正治疗、自我训练与生物反馈疗法、森田疗法、认知疗法、催眠暗示疗法、家庭治疗、音乐治疗等 。

2. 男科常见心身疾病的治疗

（1）慢性前列腺炎：临床上适用于慢性前列腺炎治疗的心理疗法很多，如一般心理治疗、认知疗法、森田疗法、生物反馈疗法等。合理情绪疗法是慢性前列腺炎最为常用的认知心理疗法。在治疗中最重要的主动指导技术，包括解释、疏导、领悟、直面问题、自我放松等，通过灵活运用，达到改变或动摇患者不合理信念的目的，以最便捷和具有高度可操作性的方法提高本病的心理疗效。

（2）男性性功能障碍：目前性治疗是性功能障碍的主要心理治疗方法，由马斯特斯和约翰逊创立，他们重点强调了性行为方法的指导与训练，即以性感集中训练为基础并辅以生物反馈治疗。在性治疗中，首先需要对夫妻双方进行与性生活有关的解剖、生理和心理等方面的教育，矫正与澄清对性的无知和错误认知，以缓解患者焦虑情绪，自然地完成性活动全过程。通过性治疗，使患者完全放松、解除抑郁、焦虑、紧张情绪，增强信心而达到满意性活动的目的。

（3）男性不育症：近年来，随着心身医学的发展，心理因素在不孕不育中的作用逐渐被发现和重视。在对男性不育症患者心理治疗时，首先需要详细询问病史，了解不育夫妇间的感情是否融洽，对性生活、生育的看法，分析其症结所在。同时向患者讲解正常的性知识，帮助他们解除精神痛苦，给予有针对性的性生活指导，使他们消除紧张与焦虑，建立正常而和谐的夫妻生活，并正确对待与生育有直接关系的性功能障碍，如勃起功能障碍、早泄等。

四、预防与调护

男性心身疾病是心理因素和生理因素综合作用的结果，因而心身疾病的预防也应同时兼顾心、身两方面；心理社会因素引起的心身疾病大多需要较长的治疗时间，应尽早进行心理社会干预。

具体的预防工作包括：①对那些具有明显心理素质上弱点的男性，应及早通过心理指导加强其健全个性的培养；②对于那些工作和生活环境里存在明显应激源的人，应及时帮助其进行适当的调整，以减少不必要的心理刺激；③对于那些出现情绪危机但尚处于正常的男性，应及时帮助加以疏导。

总之，男性心身疾病的心理社会方面的预防工作是多层次、多侧面的，这其实也是心理卫生工作的重要内容。

Ⅱ. 中医临证通论

在中医学中虽然没有心身医学的名称，但以“形神合一”“天人相应”为主的基础理念及相应的“情志致病”“三因发病论”等概念都与现代心身医学的诸多方面有相似之处。从病因、病机、诊断、治疗到疾病预防都贯穿着心身相关、心身同治的理念。

“形神合一”是中医学对躯体与精神、心理关系的概括，也是古代情志致病的理论基础，与现代心身医学的“心身合一观”有较多相似之处。《黄帝内经》曰：“人有五脏化五气，以生喜怒悲忧恐……怒伤肝；喜（惊）伤心；思伤脾；忧（悲）伤肺；恐伤肾”，论述了躯体与精神是生命的两大要素，两者相互依存又相互制约，是一个统一的有机整体，并将七情（喜、怒、忧、思、悲、恐、惊）内伤，作为病因学中的主要致病因素之一，称为情志致病，中医认为情志致病主要表现为气机失调和损伤脏腑。中医也认为躯体疾病会导致情志异常的发生，如《灵枢·本神》提到：“肝气虚则恐，实则怒……心气虚则悲，实则笑不休。”我国第一部中医全科医案专著《名医类案》中描述了399例涉及心理因素的疾病。在诊疗上，古代医家强调心身同治。如汉唐时期《伤寒杂病论》《千金要方》阐述了在治疗心理因素相关的疾病时应采用颐神养性的治疗方法。

一、病因病机

本病发病与情志、体质等密切相关。其中气机失调是男性心身疾病的首要病机，个体（或体质）差异是心身疾病发病的内在因素，气机紊乱导致气血不调是心身疾病的主要病理特点。心身疾病的产生，总体以思虑太过，情志不畅为病因，气机逆乱，甚则气滞血瘀为病机，同时涉及肝、胆、心、脾等脏腑。

（一）情志致病

气机逆乱是男性心身疾病的首要病机。

人之五志、七情是与心身疾病密切相关的心理因素。五志七情以五脏运化的气血为物质基础，分别配属于五脏。如《素问·阴阳应象大论》所曰：心“在志为喜”、肝“在志为怒”、脾“在志为思”、肺“在志为忧”、肾“在志为恐”。情志活动与脏腑气血有着密切的关系，在正常情况下不会使人致病。心身疾病的产生，多由于情志环节，发而未当，或情志过极。同时中医学还认为“心者，五脏六腑之大主也，精神之所舍也”。心会受到各种情志因素的影响，《灵枢·口问》曰：“悲哀愁忧则心动，心动则五脏六腑皆摇”，五脏受扰继则气机逆乱。《素问·举痛论》描述了气机逆乱的表现：“怒则气上，喜则气缓，悲则气消，恐则气下”“惊则气乱”“思则气结”。剧烈、突然或长期的情志改变，会破坏机体的阴阳平衡，使内脏气机紊乱而致喜伤心、怒伤肝、思伤脾、悲伤肺、恐伤肾等病理变化。气机紊乱日久还会导致气郁化火加重病情。

因此，气机失调是心身疾病产生的主要病机，不但可以引起许多身体疾患，又可导致心理疾患和精神类疾病。此外，六淫邪气、饮食劳逸在心身疾病的形成中也起一定的作用。

（二）个体差异

个体（体质）差异是心身疾病发病的内在因素。

体质是指机体以五脏为中心的形态结构、功能活动和精血津液等生命基础要素的总和。情志因素是否诱发疾病或易发何种疾病，与个体禀赋、体质差异密切相关。根据人体禀赋阴阳之气的多少，《灵枢•通天》把人共分出二十五种个性类型，即阴阳五态人、阴阳二十五人，概括了人体体质的复杂类型，也说明了人体存在着强 - 弱、实 - 虚、动 - 静、亢 - 抑等不同偏颇，这种偏颇直接影响到人体的情志表现和疾患的发生、演变和治疗。

不同性格的人心身疾病的发生有很大的差异。情绪是发病的基础，而性格又是影响发病的基础因素。同样的情志变化，有的人可以致病，而有的人不致病，主要取决于情志变化的强度、持续时间以及心神的调节适应能力，后者在很大程度上又取决于人的性格基础和意志对情绪的支配调节能力。

（三）气机紊乱

导致气血不调是心身疾病的主要病理特点。

心理社会因素影响人的情志，干扰五脏功能，而致气机紊乱、气血不调，这是心身疾病的主要病理特点。正如《丹溪心法》曰："气血冲和，万病不生，一有怫郁，诸病生焉"。

五脏之中，心主神明，"心为五脏六腑之大主，精神之所舍也"，所以心身疾病当首先累及心神。肝藏血，主疏泄，气机条达，则情志疏畅。反之则可克伐脾土，如《东医宝鉴•内景篇•怒》云："七情伤人，惟怒为甚，盖怒则肝木克脾土，脾伤则四脏俱伤矣"。脾胃为气机升降之枢纽，化生水谷精微，为情志活动提供物质基础，一旦气机失调使脾胃功能受到影响，同样导致神志活动异常。临床可以看到一些心身疾病患者多伴有脾胃功能低下，如《素问•太阴阳明病》曰："今脾病不能为胃行其津液，四肢不得禀水谷气"，《侣山堂类辨》曰："有脾不能为胃行其津液，肺不能通调水道而为消渴"，即描述了思虑过度导致消渴的机理。

二、辨 证 论 治

（一）辨证要点

1. 谨察病因病机 中医在心身疾病的诊断上以望、闻、问、切明辨病因病机，在诊治过程中需注意情志异常是诊断心身疾病的关键。

2. 把握病变转归 治疗不当或不及时，本病可转化入里，因此，对不同心身疾病要采取不同的治疗方案，根据该病的疾病转归，及时辨证施治。

（二）治疗原则

根据本病的首要病机、内在因素、主要病理特点及个体（或体质）差异，辨证施治，对症治疗。情志致病，气机逆乱当疏肝理气，调畅情志；气机紊乱导致气血不调则调理气血。同时与活血化瘀、祛痰除湿、益气补血等法配合使用。同时注意不同心（情志）—身（脏器）结合对应，予以相应的治疗。

（三）治疗方法

1. 心理调适 在《灵枢•师传》中提到："人之情，莫不恶死而乐生，告之以其败，语之以其善，导之以其所便，开之以其所苦，虽有无道之人，恶有不听者乎？”此为中医心理疏导理论的起源。《素问·上古天真论》云“恬淡虚无，真气从之，精神内守，病安从来”“和喜怒而安居处”，肯定了良好的心理状态对健康的重要性；道家认为“养生莫要于养心”，《道家养生学概要》记载“养心之大法有六：曰心广、心正、心平、心安、心静、心定，心广所以容万类也，心正所以诚意念也，心平所以得中和也，心安所以寡怨尤也，心静所以绝攀缘也，心定所以除外累、同大化也”。故调理心情，保持健康心态，能确保脏腑发挥其正常的生理功能，从而有效地避免和减少各种心身疾病的发生。

2. 情志治疗　中医认为，情志活动是人体五脏功能的体现，也是对外界变化做出的应有反应，若外因导致七情过极并且持续，则会扰乱脏腑气机，导致健康受损。情志治疗指运用中医情志学说或心理行为学说的理论和方法治疗患者心理疾病和心身疾病，以促使其心身状况向健康方向发展的治疗方法。

常用的疗法有：情志相胜法、移精变气法、言语开导法等。

情志相胜疗法是用一种情志活动去纠正另一种情志刺激所引起的疾病，从而达到治疗的目的。《素问·阴阳应象大论》提出了：“悲胜怒”“恐胜喜”“怒胜思”“喜胜忧”“思胜恐”的情志相胜理论，为临床诊治情志疾病提供了依据。

移精变气法是通过转移患者的精神意念，排遣思情，改移心志，创造一个治愈其病的心理环境，而易移精气，变利气血祛病的方法。其有两种方法，一种是将心理疾病转移到躯体上加以排除，如《怪病神医录》中记载的“意引于外发内痈”；一种是将躯体疾病转移到心理以治愈，如《儒门事亲》中的“聆听趣谈泻止”，《理瀹骈文》的“七情之病者，看书解闷，听曲消愁，有胜与服药者矣”。

言语开导法是医者根据患者的实际情况和个性特征，正确运用“语言”这一工具，对患者启发诱导，劝说解释，以消除患者的顾虑及心理障碍，使之积极主动地配合医者治疗的方法。赵晴初在《存存斋医话稿续集》中指出：“无情之草木不能治有情之病，以难治之人，难治之病，须凭三寸之舌以治之”，说明了言语开导在调理情绪中的重要作用。

3. 药物治疗　中医学认为心身疾病发病的核心是情志致病，七情内伤导致脏腑气血阴阳的紊乱，从而导致气机紊乱、情志失常，故而发病。所以中医可通过辨证论治，予中药干预恢复脏腑气血阴阳的偏颇，调畅情志，从而达到治病的目的。

4. 其他疗法　以五音理论为基础将“乐”之角、徵、宫、商、羽五音与人体“五脏”“五志”等理论有机结合进而治疗心身疾病的“五音疗法”，此外，还有针灸气功导引术等治疗方法。

（四）辨证辨病分型治疗

因男性心身疾病可表现为不同系统的不同疾病，因此辨证论治、分型治疗时，需在辨病的基础上根据疾病的特点分型治疗。例如，功能性阳痿，则根据中医分型，结合心身疾病脏腑气机气血紊乱，随症加减。

Ⅲ. 中西医诊治思路与特点

西医认为心身疾病是因为中枢神经系统产生紧张、恐惧等情绪体验，而引起功能代谢的广泛改变，故治疗时首先寻找生物学病因，针对症状进行生物治疗，同时注意调节心理、社会因素，酌情给予镇静剂，加强心理卫生宣教；而中医学则强调“形神合一”，认为心身疾病与七情及五脏功能密切相关，故治疗时注重身心并治，辨病与辨证相结合，并根据性别、年龄、季节、地区以及患者体质的强弱与寒热虚实等的不同而辨证施治，注重结合认知行为疗法、中医气功治疗和音乐疗法等。同时应注重未病先防，养生调神，为心身疾病的预防提供一定帮助。

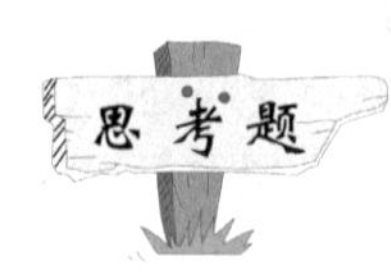

1. 心身疾病是什么，如何进行诊断？
2. 心身疾病在泌尿和生殖系统有哪些具体表现？
3. 心身疾病的中西医结合诊疗策略是什么？

（编者：尤耀东；审校：陈　磊）

第十三章思维导图

第十四章　男 性 养 生

第一节　概　　述

一、男性养生学历史源流

古代的“养生”，是通过各种方法增强体质、预防疾病，以期延年益寿的一种医事活动。现代养生是指根据人生命过程的规律主动进行物质与精神的身心养护活动。我国古代有关养生的文献内容丰富，既有系统的理论，也有宝贵的实践经验，是祖国医学宝库中的重要内容。男性养生学也囊括在浩瀚的传统养生学中，下面便按中医养生学历史时期做一简要概述。

（一）先秦时期

公元前 14 世纪殷商时代的甲骨文，便有一些包含生理（如母字）、疾病（如龋字）、个人卫生（如沐、浴）、集体卫生（如寇帚）的记载，已具备卫生与保健的萌芽思想。春秋战国时期，对养生的记载更加具体，例如，《左传》载医和治晋侯病指出是“近女室，疾如蛊”的结果，已经注意到房事起居对养生的影响。后诸子百家学说兴起，老子、庄子等提出“归真返璞”“清净无为”的养生理论，及“天人相应”的养生观点，并编制了导引、吐纳等一整套方法，对后世养生起到了很好的作用。在东周战国时期的《庄子·养生主》中就有“得养生焉”的记载。

《黄帝内经》是我国现存最早的医学专著，对先秦以来的养生方法和经验进行了高度的概括和全面总结，形成了比较系统的理论。《黄帝内经》提出“丈夫八岁，肾气实，发长齿更。二八，肾气盛，天癸至，精气溢泻，阴阳和，故能有子……八八，则齿发去”，男性应当遵循生命的自然规律，做到“法于阴阳，和于术数，食饮有节，起居有常，不妄作劳，故能形与神俱，而尽终其天年，度百岁乃去”，这是对养生比较全面的概括。同时《黄帝内经》中还提出了“治未病”的预防思想。

（二）秦汉到晋唐时期

从秦汉到晋唐，养生理论进一步发展，从医学角度提出了具体的养生理论和方法。例如，东汉张仲景提出了“若人能养慎，不令邪风干忤经络”“房室勿令竭乏，服食节其冷热苦酸辛甘，不遗形体有衰”等具体的养生原则；华佗则主张积极的体育锻炼，认为锻炼是却病延年的重要途径之一，并根据古导引法创造出“五禽戏”，坚持做五禽戏可“年且百岁而犹有壮容”；东汉王充《论衡》提出“夫禀气渥则其体强，体强则其命长；气薄则其体弱，体弱则命短”，所谓禀气，即先天禀赋，已有寿命与遗传有关的创见；唐代孙思邈集医道一家，本着“不违情性之欢，而俯仰可从；不弃耳目之好，而顾眄可行”以及“易则易知，简则易从”的原则，对养生之道做了详尽而又通俗的论述。既主张静养，又强调运动；既提倡食疗，又主张药治；既要求简朴，又注意卫生；既强调节欲，又反对绝欲。涉及了衣、食、住、行各个方面，此外，还专题讨论了老年保健，强调了日常道德修养。明确指出研究房中术的目的不是为了“务于淫佚”，而是“意在补益以遣疾”。孙氏有关养生的著作，总结了唐代以前及自己的临床经验，对后世影响很大。

（三）宋元时期

至两宋、金元时期，刘河间在《原道论》中强调气是生命的最基本物质。他认为：“故人受天地之气，以化生性命也。是知形者生之舍也，气者生之元也”；指出当时常用的养生法如调息、导引、内视、咽津等，其机理在于调气、定气、守气、交气，而达到灌五脏、和阴阳的作用。李东垣在《脾胃论》中强调调理气机重在脾胃。朱丹溪则关注阴精对人体的作用，认为人之一生“阳常有余，阴常不足”，因而在治病与养生上都以滋阴为主。南宋严用和在《济生方》中倡导“补脾不如补肾之说”，认为“肾气若壮，丹田火经上蒸脾土；脾土温和，中焦自治”，为后世广泛运用。这一时期还有大量的养生著作，其中元代王珪著的《泰定养生主论》提倡从幼年开始注意养生，自幼及壮至老调摄有序。

（四）明清时期

明清时期的养生学理论与方法日益切合实际，养生学专著较多。李梴《医学入门·保养说》认为《内经》“食饮有节，起居有常，不妄劳作”“精神内守”是保养的正宗，提出避风寒、节劳逸、戒色欲、薄滋味、寡言语等切实可行的养生法；张景岳在《类经》“摄生”类中汇集了《内经》的论述并加以阐述，认为形是神和生命的物质基础，提出“养形”观，常用温补药以养精血，成为继薛立斋之后的温补派代表；明末汪绮石《理虚元鉴》则提出六节、八防、二护、三候、二守、三禁等理论，具有很大的防病治病、养生保健的意义；御医龚廷贤在《寿世保元》中汇集了许多前人的养生理论，搜集大量延年益寿的秘方，并编成口诀；明代中叶，邵之节和陶仲文从《云笈七签》中的许多滋补药品中，取长补短，加以增删，制成了“御用圣药、养生国宝”龟龄集，作为补肾填精、壮阳培本的长寿药方流传至今。

清代名医徐灵胎认为寿命在受生之时已有“定分”，“谨护元气”是养生、治病首先要注意的原则。叶天士在《临证指南医案》认为“颐养功夫，寒暄保摄，尤当加意于药饵之先”，强调戒烟酒。养生专著中曹慈山《老老恒言》、汤灏《保生编》、叶志先《颐身集》等较重要。其中曹慈山参阅大量养生著作并结合个人经验，总结出一套简便易行的养生方法。更首次编制了粥谱，以“备老年之颐养”。

（五）近现代

近现代养生著作很少，理论和方法亦无任何进展。由于排斥、限制和消灭中医学的政策，使传统养生学的发展遇到了严重的阻碍，处于自发的、缓慢的发展阶段。其主要著作仅有任廷芳的《延寿新书》、胡宣明的《摄生论》等。

（六）当代

1949 年新中国成立以后，中医学得到了突飞猛进的发展。同时，随着人们经济及生活水平的提高，对于男性养生方面也逐渐开始重视。特别是近年来，随着医学模式的转变，医学科学研究的重点已开始从临床医学逐渐转向预防医学和康复医学。直至“健康中国 2020”战略的提出，把健康摆在优先发展的战略地位，将“健康强国”作为一项基本国策，推动建立养生保健的科研机构，使理论研究不断取得进展；大力加强社会性的保健教育，提高民族保健意识和全社会的健康水平；积极开展学术交流活动，培养传统养生专业人才，使得传统的养生保健得到更加迅速的发展，出现了蓬勃向上的局面。随着中医药学宝库中的宝藏进一步挖掘，它将为我国及全人类的保健事业进一步做出贡献。

二、男性健康标准及影响因素

健康是人类的共同愿望，随着医学科学的不断发展，人们对健康这一概念的认识不断深化，对健康标准和特征的认识逐渐明了。近年来，世界卫生组织（WHO）提出的健康新概念是：健康不仅仅是没有疾病，而且包括躯体健康、心理健康、社会适应良好和道德健康。

（一）男性健康的标准

世界卫生组织（2000年）宣布了人的健康标准；①有足够充沛的精力，能从容不迫地应对日常生活和工作的压力而不感到过分紧张；②处事乐观，态度积极，乐于承担责任，事无巨细不挑剔；③善于休息，睡眠良好；④应变能力强，能适应环境的各种变化；⑤能抵抗一般性感冒和传染病；⑥体重得当，身体匀称；站立时头、肩、臂位置协调；⑦眼睛明亮，反应敏捷，眼睑不发炎；⑧牙齿清洁，无空洞，无痛感，齿龈颜色正常，无出血现象；⑨头发有光泽，无头屑；⑩肌肉、皮肤有弹性，走路轻松。

中医藏象学说认为，脏腑健康的表现是：①呼吸均匀，语言清晰，声音洪亮；②爪甲荣泽，情绪稳定；③力壮气足，脉象和缓，纳化正常，肌肉丰实；④思维敏捷、睡眠良好；⑤骨坚牙固，腰腿灵便，耳聪发润，二便通调。

（二）影响男性健康的因素

健康是机体内在环境与外界环境的整体统一。凡是能够引起机体内外环境改变的因素，都将会给健康产生一定程度的影响。影响男性健康的因素有：

1. 先天因素 父母的禀赋强弱在很大程度上决定了新生儿的体质乃至一生的健康水平。影响男性健康的先天禀赋因素主要有以下几点：

（1）早婚早育、老而得子：过早婚育，精血不旺。同理年龄过大，亦精血不旺。

（2）酒醉入房：《医心方》指出："醉饱之子，必为病癫、疽、痔、有疮"。父母饮酒后受孕的胎儿，易流产、早产、发育不良：畸形或低智能儿等。

（3）情绪过极：父母情绪激烈波动，常会导致脏腑气血失和，进而损及胎儿。《叶氏竹林文科》提出"宁静即养胎"的主张，旨在强调父母情志对优生优育的影响。

此外，父母体弱多病，劳逸失度，或近亲婚配，或其母孕期劳欲不节，常服药物，均可能导致男性先天禀赋不足，易感邪患病。

2. 后天因素 先天禀赋强弱是自身无法选择的，因而后天调理尤为重要。影响男性健康的后天因素主要有：

（1）社会因素：激烈的社会竞争，紧张的工作，日渐加重的思想负担，致使精神疾患、心血管疾病以及阳痿、遗精、性功能障碍明显增多。

（2）情志因素：以忧、怒、悲、恐对男子的影响较大。现代医学发现，如果精神处于长期压抑、悲观、忧愁状态，大脑皮质及全身神经、内分泌功能便会失调，男性的生精功能以及性功能也会发生障碍，不育的可能性就会增加。

（3）环境因素：由于环境因素作用的多样性，产生有害作用的机制也十分复杂，因此出现的健康有害效应广泛而多样，使得呼吸系统疾病、心血管疾病和癌症等的发病率持续上升。

（4）饮食因素：凡过嗜烟酒及辛辣肥甘之品，或过食生冷，或饥饱失常，或暴饮暴食，或饮食不节均可引起男科疾患。

（5）起居因素：不按时起卧、生活不规律，过劳和过逸等。

（6）性生活因素：房事过度，频繁手淫，禁欲或久旷均不利于身心健康。

三、男性养生目的及意义

体质是先天遗传和后天获得共同形成的，具有相对稳定的与心理性格相关的个性特征。男性养生的目的，是增强体质，保持健康，延缓衰老，颐养天年。一般来说，体质壮实，气血阴阳调和、脏腑功能健全、正气充盛则身体强壮，进而抵御邪气，预防疾病。疾病对人体健康的危害极大，会削弱人体的机能，消耗人体的精气，甚至缩短寿命。因此，未病先防也是男性养生的重要内容。人的一生要经历生、长、壮、老等不同的生命过程，衰老是生命活动不可抗拒的自然规律，但衰老之迟早、寿命之长短，并非人人相同，究其原因，与养生与否密切相关。

第二节　男性养生原则

一、起居有常，不妄作劳

起居有常主要是指日常生活中起卧作息合乎自然界和人体生理节律。中医认为寿命长短与起居作息有着密切的关系。它是强身健体、延年益寿的重要原则之一。《素问·上古天真论》云："饮食有节，起居有常，不妄作劳，故能形与神俱，而尽终其天年，度百岁乃去。"可见古人非常重视起居有常对人体的保健作用。"作劳"，包括劳力、劳心和房劳等方面。正常的劳作和体育运动，可以调和气血，增强机体的抵抗力，适当的休息，可解除身心疲劳，恢复生命活力。起居有常，不妄作劳，才能使得机体平衡，健康长寿。

二、饮食有节，固护肝脾

合理的饮食习惯对男性养生也有至关重要的作用。《素问·藏气法时论》曰："五谷为养，五果为助，五畜为益，五菜为充，气味合而服之，以补精益气。"食物的合理搭配，才能保障男性正常生命活动所需。

男性生理虽以肾为中心，但与肝脾关系密切。肝藏血，肾藏精，"气不耗，归精于肾而为精，精不泄，归精于肝而化清血"，肝肾二脏五行中为相生关系，故常有肝肾同源之说。肝主疏泄既有情志之疏泄，也与精液的生成、排泄密切相关。只有肝气条达疏畅，肾精方能输布正常。故肝对于男性生殖健康有重要作用。肾为先天之本，脾为后天之本，两者相互资助，相互促进。明代医家岳甫嘉云："实脾滋肾，土旺则水自藏，肾充则精自厚"，可见脾对男性健康产生了重要的影响。在临床治疗中，往往通过调补肝脾，恢复肾的正常生理，使生殖及性功能状态得到改善。

三、调畅情志，调养气机

在男科疾病的发生、发展和转归过程中，情志致病作用尤为突出。正常的情志变化往往可通过机体的自我调节而恢复，但突然剧烈或持久的情志刺激，超过了正常生理活动范围，则易内伤脏腑，扰乱气机，导致脏腑功能紊乱、气血不畅，如思则伤脾、怒则伤肝、喜则伤心、悲则伤肺、恐则伤肾，因此调畅情志尤为重要， 如能做到"恬淡虚无，真气从之，精神内守"则有利于脏腑器官的气机疏畅调达。

四、房事有度，养肾固精

肾脏为先天之本，藏精，主生殖，"肾者主蛰，封藏之本，精之处也"，故与男性健康最为密切。

在传统医学中形成了以肾为中心的男性生殖观念，《黄帝内经》云："丈夫八岁，肾气实，发长齿更。二八，肾气盛，天癸至，精气溢泻，阴阳和，故能有子。……故发鬓白，身体重，行步不正，而无子耳"，指出肾藏精，为一身阴阳之根本。男性性器官及生殖器官的发育、成熟，生殖能力的获得，均有赖于肾脏所藏之精的充盛，因此肾及其所藏之肾精对于男性具有无可替代的重要性，肾虚及肾精不足是导致男性生殖及性功能障碍的主要病因病机，养肾固精也成为历代医家治疗男性疾病，以及养生调理的基本原则。

五、戒除陋习，预防有道

对于危害健康的陋习应当尽早戒除。吸烟可导致男性精液质量异常，比如少弱畸精子症，甚至会影响精子DNA完整性，进而导致不育；饮酒尤其是酗酒，对男性精液常规参数，如精子密度、活力、活率都有较为显著的影响，长期饮酒的男性，其精子DNA完整性也会受到损伤。饮酒还可诱发慢性前列腺炎、消化系统及心血管系统疾病。另外，男性手淫过频也是不良习惯，不仅容易耗伤肾精，还会使男性的情志受到影响，如自责、自卑、情绪不稳定、易激动等，甚至导致性功能障碍。

预防有道，是指在日常生活中，防止外界各种有害物质和刺激对机体的损伤，如物理射线、有毒化学物质、高温作业、不洁的性行为等，维护男性自身的性功能及生育能力。

六、医药保健，术数延年

历代医家在勤于专科，精于临证的基础上，还总结并发明了形式多样的医疗保健技术，从药酒、药膳、膏方到针灸、敷贴、术数等，均广泛运用于男性养生保健。其中，龚廷贤所撰《寿世保元》中载录了众多养生方药，其引用仲景八味丸调养男性虚羸百病，用于治疗男性肾间水火俱虚者；入房太甚，宗筋松弛，发为阳痿者；老年男性腰痛、淋闭者等。此外，李梃、喻嘉言等众多医家善于将不同药物研末填敷于脐中，进行熏蒸施灸，不仅运用于男科病治疗，且用于男性养生保健，如李梴《医学入门》中载："炼脐法……凡一年四季各熏一次，元气坚固，百病不生，及久嗽久喘，吐血寒劳，遗精白浊，阳事不举，下元极弱，精神失常，痰膈等疾。"在修身养性、功法锻炼等术数养生方面，众多医家均强调，根据男子以阳为立身之本、精为全形之源的特性，男性养生之术应注重聚精、固阳、益气。并指出男性可通过调息、意守、动形等一系列自我修习之法，从而内练气血、脏腑、精神，外练筋骨、经脉、肌肉，以达到调和阴阳、扶正祛邪的目的。

第三节　男性养生的方法

一、起居调适

起居主要指日常生活作息。起居养生法，是指在日常生活中遵循人的生理规律及养生原则，合理安排起居方式，从而达到健康长寿。

（一）四时调适法

顺应自然界四时气候变化，采取相应的养生方法，是养生保健的重要内容。祖国医学早在《素问·四气调神大论》中就提出了"春夏养阳，秋冬养阴，以从其根"的四季养生原则，四季起居调适，对于男性养生具有指导意义。

1. 春季　春回大地，气候较温，起居宜"夜卧早起，广步于庭，披发缓形，以使志生"。男性在春季应当多进行室外活动，清晨早起，散步庭院，举动舒缓，以顺春生之气，但不可过度活动，免伤阳气。初春气候多变，乍暖还寒，金元四大家之一的刘完素认为“春来不可令背寒”，因为背部是督脉和足太阳膀胱经的循行部位，寒邪伤阳，两条经脉首当其冲。

2. 夏季 暑热湿盛，起居应防炎热暑湿。避免在烈日下暴晒过久，以防中暑或热邪动血迫精。湿衣及汗衣不可久著于身，以免暑湿并袭，身生疮毒或致阴部肿痒溃烂。夏日气血趋向体表，毛孔开疏，歇息纳风乘凉，不可在风口处逞一时之快。湿地不可卧，睡觉时必须着单，不可赤身露体，谨防风寒伤阳。夏季阳气旺盛，阴精相对不足，故不可枉纵情欲，性生活应舒适节度，避免长时间的激烈性交，以免阳气暴涨，而发“马上风”或“下马风”之厥证。另外，暑季湿热也会导致勃起功能障碍的发生，如《景岳全书》所说：“亦有湿热炽盛，以致宗筋弛纵而为痿弱者，譬以暑热之极，则诸物绵痿”。因此，夏季当节欲避邪以保肾气。

3. 秋季 是热与冷交替的季节。初秋气温仍高，宜素装薄衣，除早晚外，不必过早地增加衣裤。俗语有云“宁可常常三分寒，不可棉裹汗”。做到“春热秋冻”，可提高人体耐寒力。而到晚秋气温已很凉，则应及时添加衣被，以免感冒。尤其是气温骤降或寒露将临时，注意不要“冻”过头。患有慢性支气管炎、支气管哮喘的中老年男子，秋季则更要注意保暖。秋冬男子的性生活次数，要比夏季减少，以收敛和固护阴精。

4. 冬季 起居调养应以保精养阴、御寒护阳为原则。男子冬季养生，尤当注意闭精敛神。既然自然界万物的生长收藏变化与人体的生理病理密切相关，房事的次数也要与一年四季气候的转变相适应。只有如此，才能使房事活动有益于健康。中医养生学家根据春生、夏长、秋收、冬藏的规律，提出“春二、夏三、秋一、冬无”的原则。《遵生八笺》指出：“冬三月，六气十八候皆正养脏之令，人当闭精塞神，以厚敛藏”。《黄帝内经》更指出：“冬不藏精，春必病温”，说明冬季封藏失司，肾精不固，必然会造成免疫功能下降，从而感邪为病。因此，男子在冬季要养精蓄锐、适当减少性交次数，不可妄泄精液，以保养精气，阴中生阳，为来年春日阳气生发奠定基础。

（二）时辰调适法

中医认为，人的生命活动与自然界白昼黑夜的交替变化密切相关，根据时辰进行保健往往会达到事半功倍的效果。唐代医家孙思邈极力推崇的“时辰养生法”， 是一种根据昼夜阴阳变化规律制定的养生方法。强调“善摄生者，卧起有四时之早晚，兴居有至和之常制”。将十二条经络与十二时辰进行了对应，并提出利用某条经络在某个时辰气血最旺时，进行调理和疏通的养生观念，即“气血迎时而至为盛，气血过时而去为衰，泻时乘其盛，补则随其去，逢时为开，过时为阖”。

具体方法如：寅到巳时（3～11点），依次是肺经、大肠经、胃经、脾经的经气最旺的时间，因此，当肺、大肠、脾胃出现不适时，最好在早晨或上午按摩治疗；午到酉时（11～19点），依次是心经、小肠经、膀胱经、肾经的经气最旺盛的时间，也是阳气最充足的时间，所以下午适宜进行体育锻炼疏通膀胱经，滋补肾经达到补肾强骨、强健体魄的目的。中午阳气最充足时去做手臂上心经的按摩与揉搓，是疏通整个运动系统及强肾的最好方法；戌到丑时（19点到次日3点），依次是心包经、三焦经、胆经、肝经的经气最旺盛的时间，在晚上9点左右揉搓心包经、三焦经，不但有利于睡眠，还有利于肝经胆经的通畅。

二、饮食调护

《本草纲目》中说：“饮食者，人之命脉也。”饮食是人赖以生存的根本保证。不同饮食对男性的生理及疾病都有相应的影响，因此如何进行饮食调护，对男性养生十分关键。

（一）合理调配，食谱宜宽

早在两千多年前，《内经》就提出了男子需遵循的饮食原则，那就是“五谷为养，五果为助，五畜为益，五菜为充，气味合而服之，以补精益气”。这个原则十分符合现代营养学的要求。具体来说，其要求男子日常饮食食谱宽广，合理调配，避免偏嗜，主食五谷杂粮，副食则以豆类、蔬菜、瓜果植物油为主。《内经》主张的谷、果、肉、菜的搭配原则，则是饮食保健的基本原则之一。

1. 食宜助阳，补锌强骨　就男女体质而言，常阴阳兼备，男性则以阳为主。因此，男性饮食需结合其体质属阳的特点，调养侧重补充阳气，防止阳气缺失。五味之中，辛甘食物多能助阳益气，男子宜适当多食。其中，就食物提供的微量元素中，锌对男性有重要的作用。由于每毫升精液中锌元素的含量达150μg，男性每次性生活会丧失锌元素300～900μg，如果男性缺锌会导致性功能下降，甚至导致不育。因此，男子应多食含锌食物，如牡蛎、禽蛋、动物肝脏、鱼类、大豆等含锌量较高的食物。

2. 少食厚味，食宜清淡　在饮食品质选择上，中医认为肥厚食物碍脾伤胃，不仅可阻塞脉络，且易产生湿热，流注下焦，引起遗精、早泄和阳痿。故男子不宜多食膏粱厚味。近年来，因不注意控制饮食导致的糖尿病、高血脂、高尿酸等代谢性疾病及由此引起的男性性功能障碍患者日益增多。

3. 因人而异，四时有别　就男性个体来说，不同的体质和年龄导致不同的活动状态，因而对营养物质的需求也有所不同，故饮食不可千篇一律。例如，阳虚怕冷之体，宜食辛热之品，如姜、葱、蒜、辣椒、羊肉等；阴虚怕热之体，宜食清淡之品，如青菜、水果、绿豆等。另外，男子应顺应四时变化而调节饮食。例如，春天宜食肝、香菇等，喝菜粥；夏天宜喝绿豆粥，多食瓜、果、荷叶等；秋天宜喝藕粥，多食梨及河蚌等；冬天宜吃腊八粥，多食羊肉等食物。

（二）三餐有别，进食有法

1. 定时定量，三餐有别　定时定量是男子进食养生的基本原则之一。早在《尚书》中就提出“食哉惟时”的概念，让人们按照固定的时间，有规律地进食。通过长期饮食养生实践，形成了一日三餐的生活习惯，并有“早饭宜好，午饭宜饱，晚饭宜少”的经验，已被现代科学所证实。随着社会进程的加快，生活水平、工作压力、生活习惯等因素的改变，致使饥饱失常、饮食无时的现象越来越普遍，从而导致一系列饮食健康问题，已成为男性保健的突出问题。

2. 食宜熟温，细嚼慢咽　男性饮食宜温热而熟，切忌生冷。男性以养阳为要，脾胃又喜暖恶寒。温热熟食使人神情舒畅，阳气升发，有助于促进胃肠蠕动，消化吸收。过于寒冷生硬之品，对肠胃的刺激较大，容易败伤脾胃阳气，导致腹胀、恶心、呕吐、泄泻等病变。进食时要注意细嚼慢咽，肥胖男子更要减慢进食速度以减肥。

3. 食宜专注，进食宜愉悦　情绪好坏，注意力是否集中，直接影响进食质量。愉快的情绪、宁静的心境，专心品尝食物的味道，都可使食欲大增，激发脾胃功能，有助于消化吸收。进食时，应戒除忧愁、思虑、恼怒，以免过伤肝脾，影响食物消化吸收。

4. 食后漱口，摩腹散步　食后漱口是我国传统的养生保健内容之一。早在汉代张仲景就提出“食毕当漱口数过，令牙齿不败口香”之说。而食后摩腹被证明是行之有效的养生方法。即在饭后，将手搓热，按顺时针方向，在上腹部环转按摩二三十次。这种方法可促进腹腔血液循环及胃肠消化吸收，已被证明是行之有效的养生方法。另外，饭后缓缓活动，有利于腹腔血液循环。

三、药事养生

药事养生指运用药物增强体质、预防疾病以达到延年益寿的目的。然而，男性运用药物养生，没有固定或绝对的方药可言。虽然男性较女性来说，有共同的体质和生理特点，但就男子个体来说，又有着明显的差异性。运用药物养生，自然不能千篇一律，万人一药。总的来看，男性药物养生以益精为主。

（一）不同体质用药

每个男性个体体质均有不同，《灵枢·论痛》说："筋骨之强弱，肌肉之坚脆，皮肤之厚薄，腠理之疏密，各不同……肠胃之厚薄坚脆亦不等"。因此选药养生自当有别。例如，阳盛阴虚之体，应慎用温热伤阴之剂；阳虚阴盛之体，应用温阳散寒之品，慎用寒凉伤阳之药；肾精亏损之体，宜用补肾填精之药，慎用通泻疏散之剂。若先天禀赋不足者，则宜常服补肾益精之品。

（二）不同年龄阶段服药

不同年龄阶段的男性，其功能状态和生长发育程度不同，故药物养生必须与之适应。

（1）儿童时期，生机旺盛，而此时脾胃脏气未充，易受饥饱不节之伤，故宜常服养胃健脾消积之药。

（2）青年时期，肌体及性发育渐臻成熟，欲望强烈，易出现心火偏亢，暗耗阴精，可予滋阴益精，如六味地黄丸等。若欲火亢进，常行手淫，宜服滋阴降火之知柏地黄丸。

（3）中壮年时期，肩负家庭社会双重责任，多思多虑过劳过累，往往气血两伤、心脾亏虚，宜服归脾汤（或丸）。长期压抑，心境不舒，宜服逍遥散以疏肝解郁。

（4）进入老年，肾精不足，机体功能逐渐衰退，易患多种慢性疾病。药物养生以补肾为主，可常用左归丸、右归丸等。

（三）职业性质选药

不同的职业性质，不同的工作种类，对生理活动也有不同的影响，亦可造成不同的病理体质，这是男子养生不可忽视的问题，日常应根据职业性质进行选药保健。例如，体力劳动者，易使筋骨劳伤，宜常服补肾强筋、疏经活络的药物；脑力劳动者，易使气血两耗，心神不安，宜常服归脾丸或养心安神丸等；久坐者，易使脾胃呆滞，气血郁阻，宜常服理气和血、健脾之剂；经常站立工作者，气血易下坠，下肢常感肿胀，宜常服益气之药；讲话较多的职业，易使气阴不足，常服益气养阴的药物；经常在地下矿井工作者，易感寒湿，宜常服补肾散寒除湿的药物；经常接触放射线者，易伤正气，使气血阴阳俱虚，宜常服十全大补汤等。

（四）时令气候选药

四时气候不同，所选药物和用药剂量则当有别。春夏之季，气候由温转热，阳气升发，皮肤腠理疏松开泄，温热之药少用，或用量要轻。即使外感风寒，也不宜过用辛温发散药物，以免开泄太过，耗伤气阴。而秋冬季节，气候由凉变寒，皮肤腠理致密，阳气内敛，宜少用寒凉之药，或用之则量轻。若非大热之证，当慎用寒凉药物，以防伤阳。

具体来说，若用药物补身益体，则春宜平补，体虚易于感冒者，可服玉屏风散或补中益气丸等。夏暑宜清补，夏季暑热，口渴多汗，绿豆作为药用食物，清暑解热，值得推荐。此外，百合、鲜荷叶、金银花、竹叶、西瓜翠衣、扁豆花之类都较适用。夏季炎热，贪图凉快的男子，易于感受暑湿风寒，可用藿香正气散调治。秋季宜润补，秋天气候干燥，易外感秋燥之气，用药宜辛凉润燥，补而不峻，可选用琼玉膏、二冬膏、清燥救肺汤等。冬季宜大补，可根据情况补益精气阴阳。若阴精不足者，宜服六味地黄丸、首乌地黄丸、左归丸等；若气虚乏力者，可服人参酒、参芪膏等；若阳虚怕冷者则宜服肾气丸等。但冬季总以偏补温阳为主。

（五）地域环境选药

不同地区，由于地势高低、气候条件及生活习惯各异，因而养生治病选药当有所差别。例如，西北高原地区，常处在风寒环境之中，多食美酪骨肉和牛羊乳汁，其病多外寒而里热，用药当散其外寒，而凉其里热；倘若外感风寒，常用麻桂等辛温解表之剂。且其人体质较壮，用量宜较重。北方气候寒凉，易伤阳气，宜常服温阳之剂。江南沿海，土地潮湿，气候温暖，人多阴伤，宜常服益阴之品。又多食嗜咸，地低湿重，湿热内盛，宜常服清热利湿之药。即使外感风寒，也弃麻黄而用荆防，运用辛温解表药量较轻。

（六）改善男性性功能用药

中医对补肾壮阳药物的使用积累了十分丰富的经验。早在《神农本草经》中就指出淫羊藿“主阳痿绝伤，茎中痛”。《本草别录》认为韭菜籽能“兴阴道，治阳痿”。《本草纲目》发现“海马不论雌雄，皆能兴阳道”，如此等等，难能可贵。尤其是在单味药研究基础上，发现不少实践证明有效、具有增强男子性功能的作用。到现代，许多有效方被配制成中成药或药酒，用来进行日常男子性功能保健，常用的诸如五子衍宗丸、肾气丸等药物，给不少性功能衰退的男子带来了福音，增强了其生活的信心和勇气。

四、理疗养生

（一）中医中药特色疗法

1. 针灸 采用针灸调治男科病的疗效十分显著。现列举几种常见病的常用针灸保健疗法如下：有阳痿者，选归来、三阴交、中极、命门等穴，均采用轻补针法，然后用艾条灸小腹部穴位或腰部穴位。同时可用艾条灸关元、命门、太溪等穴达到调补肾元、壮盛阳气的功效。心脾受损者，配心俞、三阴交。良性前列腺增生症主要针灸气海、关元，补气助阳，增强体质，以达到保健及预防疾病复发的效果。有早泄者，在常规治疗的基础上，进行日常针灸保健，原则主要是调和阴阳、安定心神、平调肝肾。具体而言，多以气海、关元、中极、命门、肾俞、百会通任督和阴阳；内关、神门、安眠、公孙安定心神；三阴交、太冲、行间、太溪、涌泉平调肝肾。若遗精者，主要选取关元、肾俞、次髎、肾俞、三阴交等穴位，培元补肾，增强体质，巩固加强疗效，并达到更好的养护效果。

2. 推拿 通过推拿可以达到调整阴阳、疏通经络、调气活血、防病治病的目的。男性推拿养生的要旨在于补肾培元，壮阳强腰，保精益气。因此，男性按摩的特色，一是注重头面部的按摩。即摩目、按耳、擦面，配合叩齿、咽津之法，所谓“修其城廓，以补肾命”。通过调“外三宝”（耳、目、口）达到保“内三宝”（精、气、神）的目的；二是重视督脉及肾经与膀胱经的按摩，常擦肾俞、命门、夹脊、涌泉等穴，以补肾强精，壮阳益气；三是按摩睾丸，使其强健，暖而不寒，从而激发精力，充实阳刚之气，强身保健，延年益寿，即所谓“男练珠”。

3. 穴位贴敷 穴位贴敷疗法适用于大多数的男科疾病治疗及男性日常养生保健。其通过将药物直接作用于体表穴位，经过药物的透皮作用，达到沟通表里、疏经通络、调节气血、温里助阳、调节阴阳的功效。取穴宜少而精，一般不超过2~4穴，贴药范围勿过大。所用药物既可选用单味中药，也可选用中药组方研末配制，常用药物有吴茱萸、小茴香、黄柏、川芎等。选穴多采用肾俞、神阙、关元、气海、中极、命门等穴。

（二）其他疗法

1. 芳香疗法 将天然植物的根、叶、花、树皮、种子等蒸馏、萃取成精油，通过熏蒸、沐浴、按摩等方法，使植物中的有效成分经皮肤和呼吸系统吸收，使身心舒缓，消除忧郁、焦虑、烦闷、愤怒等情绪和疲劳感。东汉华佗曾用麝香、丁香制成香袋，悬挂于患者居处，用以治疗吐泻。明代《遵生八笺》亦有将木樨（桂花）制作后“常用沸汤冲服，体发天香”的记载。很多含有芳香油的植物都可以用于芳香疗法。薄荷油香精可治疗消化不良；丁香油可治疗牙痛；三种桉树精华油具有抗病毒特性；依兰油有助于放松；薰衣草可治疗头痛；香紫苏可使精神振奋；茉莉可提升精神；玫瑰具有舒缓作用；其他常用来制作芳香油的植物还有天竺葵、山茶油、丝柏、松脂、乳香、广藿香、檀香等。常用的使用方法有刮痧法、按摩法、熏洗法、沐浴法、吸入法、热敷法等。

2. 坐浴疗法 坐浴可使局部血管扩张，改善血液循环，减轻充血。会阴部手术后及炎症恢复期患者可采用坐浴疗法。如慢性前列腺炎可采用坐浴疗法进行日常保健，具体方法为：将40℃左右的水倒入盆内，半盆左右并保持水温，每次坐浴10～30min，每周1～2次。还可适当添加芳香类中药，苍术、广木香、白蔻仁等。未婚未育或有生育要求者，则不应采用坐浴法。

五、行为运动养生

（一）房事养生

正常的性生活对于人体有益，强行抑制则不利于人体健康，正如《备急千金要方》云："男不可无女，女不可无男，无女则意动"；《抱朴子》更是明确指出："阴阳不交伤也"。但古人也认识到房事需有度，房事具有双重性，利用有利的一面，避免有害的一面，从而达到夫妻双方的和谐健康，具有十分重要的意义。

1. 房事卫生 男女双方在性生活中应重视个体卫生，现代研究显示不洁性生活易引起男女方多重生殖道疾病，女方如慢性盆腔炎、子宫内膜炎、阴道黏膜溃疡等，男方如急性前列腺炎、尿道炎等泌尿系感染疾病。房事前后应保证外阴清洁，男性要特别注意清洗包皮垢。良好的外阴清洗习惯对促进男性生殖器健康、保证正常男性功能、提高房事质量都有很好的作用。

2. 房事有度 古人认为行房应根据年龄、体质的不同而保持合理的频率，不宜强行纵欲，青壮年处于生命的旺盛时期，性生活适当较多；老年人因气血、肾精的不足，就机体本身而言，无力过多的支出，性生活较少。对于未成年的男性，不应有房事活动，因其形体未充，过早房事对生长发育及性功能均有较大影响。

3. 适龄婚育 中国古代养生强调适龄婚育，反对过早婚配，南齐《褚氏遗书·精血篇》云："精未通而御女以通其精，则五体有不满之处，异日有难状之疾，阴已痿而思色以降其精，则精不出"，指出男子发育尚未成熟，过早婚配，易导致男子伤精，而适当年龄结婚则保精易育，"合男女，必当其年。男虽十六而精通，必三十而娶"。《泰定养生主论》亦言："古法以男三十而婚，女二十而嫁。又当观其血色强弱，而抑扬之；察其禀性淳漓，而权变之，则无旷夫怨女过时之瘵也。"宋代医家陈自明在《妇人大全良方》中引褚澄"阴阳充实然后交而孕，孕而育，育而坚壮强寿"论述，强调男女双方皆肾阴阳充实后，再交合怀孕，则易生育，所生育后代也体质强壮长寿。古人适龄婚育的观念与现代医学观点一致，均认为其对于男女双方及后代的健康有益。

4. 七损八益 "七损八益"由来已久，《黄帝内经》中即有相关记载，但其具体内容则详载于长沙马王堆出土的《天下至道谈》。所谓"七损"："一曰闭，二曰泄，三曰竭，四曰勿，五曰烦，六曰绝，七曰费"，即是男性性交中应当避免的情况，即：精道闭塞、精气早泄、精气短竭、阳痿不举、心烦意乱、没有性欲时勉强行房、急速图快徒然耗费精力。"八益"则是指对房事有益处的八种行为，具体包括治气、致沫、知时、蓄气、和沫、窃气、待赢、定倾。对性行为的方式方法有一定的指导意义。

（二）性行为疗法

1. 性感集中训练法 协调的性生活是夫妻双方的共同责任，而性交并非是唯一的性表达方式。夫妻间的言语、表情、拥抱、接吻等同样也是性的表达形式，强调双方共同参加治疗有助于取得较好的疗效。治疗的起始应对双方进行有关性生理、性心理等方面的教育，矫正和澄清对性的无知或罪恶、肮脏等错误观念。治疗分为四个阶段：非生殖器性感集中训练，以提高身体感受力，消除紧张，唤起自然的性反应；生殖器性感集中训练，以消除恐惧，建立勃起信心；阴道容纳与活动，由女方主动配合；最后完成性交，并由静止到不断增强活动幅度。通过上述循序渐进的治疗，解除抑郁和焦虑，使双方完全放松而达到满意性交。

2. 早泄的性行为疗法 早泄的性行为疗法的机制主要是通过提高刺激的阈值，通过训练改变或纠正原来不良的射精行为。现简要介绍几种常用的方法。

（1）间歇法：又称瑟曼斯停顿技巧，亦称为动 - 停法。方法是由女方用手抚摸阴茎，至快要射精的程度，然后停止刺激，待兴奋高涨的射精感消失后，再刺激阴茎，如此反复进行直到男方能耐受大量的刺激而不射精。从阴茎受到刺激开始，到射精不可避免地发生的那一刻之前，称为控制区，因为正是在这一区间里，男人才能作出行为上的改变，来影响射精的时机。当一个男人想与伴侣享受长时间的性爱生活，想在不射精的情况下，到达并体验高度的性唤起，在他接近控制区的中部或上部时，他就可以将抽插的速度减慢，甚至在几秒钟或更长的时间内停止动作，这种间歇操作起到"刹车"的作用。

（2）闭精止射法：这是我国古代就在使用的一种行为疗法。唐代孙思邈所著的《备急千金要方》中就载有此法。其方法是男子行房中，欲射精之前，立刻仰头张目，目视左右上下，分散注意力，同时屏息，用力握紧双手、收腹提肛，翻身仰卧，再缓缓吐气、叩齿数十遍，即可闭精止射。待情绪稳定以后，再行房事。

（3）意念转移法：此法出自《玉房指要》，要求患者即将射精的时候，仰头环顾四周，转移注意力，降低刺激，使性兴奋下降，从而达到延迟射精的目的。《毓麟验方》中要求患者手握一枚天王补心丹，一方面采用触觉的方法转移注意力，另一方面该药具有定气宁神的功效，进而达到改善早泄的效果。

（4）中断性交法：《摄生总要》指出："但觉欲泄，急退玉茎……如忍大小便状，运气上升，自然不泄矣"，"交合之间，须要缓缓进，迟迟退，不可躁急……若其将泄，速退灵根半步或出户，不可急行。"此方法类似于西方医学的动 - 停法但早于西方，并且更加全面。该法主要是提高射精阈值，降低兴奋，让患者逐渐学习到控制射精的能力，达到治疗早泄的目的。

（5）特殊姿势法：中医学在房事交合方面历代著作较多，其中集大成者就是《洞玄子》一书，其中对各种阴阳交合艺术、形式和技巧做了详细的总结，"像其势而录其名，假其形而建其号"，合称"三十法"，在早泄的预防和治疗上做了重要的贡献。

此外，还有抑阴提气法、三采嬉戏法等。

（三）运动及功法养生

祖国传统养生功法历史悠久，源远流长。功法养生不仅能愉快心情、振奋神志，而且能促进血液循环及消化系统的新陈代谢，使大脑皮质的兴奋、抑制恢复平衡，达到改善心情、增强免疫力、提高内脏功能的目的。我国传统运动及功法种类繁多，下面介绍几种日常常见的功法。

1. 太极拳 太极拳是中国传统的健身运动方式。现代研究表明，太极拳能提高男性的性欲，改善勃起功能，改善射精和性高潮快感，并能调节血清睾酮水平。太极拳得名源于《易经》"易有太极，是生两仪"，是"内外合一"的内功拳，既是拳法，又是养生之术。

2. 八段锦 在导引术中，八段锦是流传最广、对导引术发展影响最大的一种，是形体活动与呼吸运动相结合的健身术，经常练习八段锦可起到宣畅气血、展舒筋骸、保健防病的作用。对多种慢性疾病及亚健康人群有明显改善作用。

3. 五禽戏 由东汉华佗所创，是模仿五禽（虎、鹿、熊、猿、鸟）的动作，并以动作配人体五脏编组而成的一套锻炼身体的功法，是古代导引术之一，其练习要求意守、调气、动作的和谐配合，华佗言其："亦以除疾，兼利蹄足"。

4. 养生功 古代又将养生功称为导引术，是一种将呼吸运动与肢体运动相结合的健身术。早在《黄帝内经》中就有关于导引治病的论述。自古以来养生功的种类很多，现简要介绍几种常用于男性保健的养生功。

（1）铁裆功：古代养生家秘传的保健功，此功有较强的强肾壮阳作用，可增强男性性功能，对阳痿、早泄、阴冷、不射精等病症有较好的疗效。

（2）大力功：有补气健肾、固精止遗的作用，最适合于遗精男子。其特点是讲究“三提三放”。“三提”即吸气时提肛门、提睾丸、提小腹，“三放”即呼气时放松肛门、睾丸及小腹。

（3）擎天立地功：具有交通心肾、平调阴阳、固精益神之功。男子心肾不交、阴虚火旺、阳强不倒、欲火亢盛者练之最宜。对戒除手淫恶习有一定帮助。

（4）回春功：此功有回春之力，故名“回春功”。尤其适合于中老年男子健身锻炼以及更年期综合征、阳痿、早泄、发白早衰、精神萎靡、记忆力减退等病症的防治。

（5）上元功：此功有壮阳培元的作用，故称“上元功”。其特点是做功时用两腿根部挤压外生殖器，所以男称“挤肾囊功”。一般男子练习此功可维护阳气，元阳亏虚之体更为适合。

六、身 心 调 适

1. 情操与雅趣 现代心理学认为，情操是情感和操守的结合。高尚的情操是人的精神生活的重要内容之一，它对调整人的行为、指导人的行动有着重要的意义。陶冶良好的情操，有利于建立健康的思想道德修养，提高心理素质。前人也总结了许多身心调适的方法，比如通过阅读、听音乐来调整过激情绪。《理瀹骈文》指出：“七情之病者，看书解闷，听曲消愁，有胜于服药者矣”，《备急千金要方》亦云：“弹琴瑟，调心神，和性情，节嗜欲”。中医学还认为可以采用相反的情绪来调畅情志，《素问·阴阳应象大论》曾指出：“怒伤肝，悲胜怒”；“喜伤心，恐胜喜”；“思伤脾，怒胜思”；“忧伤肺，喜胜忧”；“恐伤肾，思胜恐”。

雅趣养生是一种将养生保健和休闲娱乐相结合，身心兼养，寓养于乐的养生保健方法。即通过各种内容健康、情趣高雅、轻松活泼的休闲娱乐活动，在美好愉悦的氛围中，使人们情志畅达，气血调和，从而达到养神益智、健体防病、延年增寿的目的，是中医养生保健学的重要内容之一。人体的气血运行、脏腑生理功能存在一定的节律，表现在人的精力、体力、情绪、智力方面，也呈现相应的循环周期。因此，久动欲静，久静思动，动静结合，有张有弛，是生命活动的生理需要。工作学习紧张之余，通过有意义的休闲娱乐活动，实现自我调节，以适应生命活动的生理节律，这样能愉悦身心，养精蓄锐，使人们有更充沛的精力投入于社会活动之中。

2. 人际交往 是通过人与人之间的往来接触，沟通信息和交流思想感情，是人与人之间的一种社会活动。故《荀子·富国》云：“人之生，不能无群”。《易经》云：“方以类聚，物以群分”，说明交际是人的本能需求。人具有社会属性，通过社会交往，可以不断地完善自己，满足高层次的心理需求。拥有良好的人际关系，有助于提升生活的乐趣及幸福感，进而益于身心的发展，从而达到养生保健的目的。

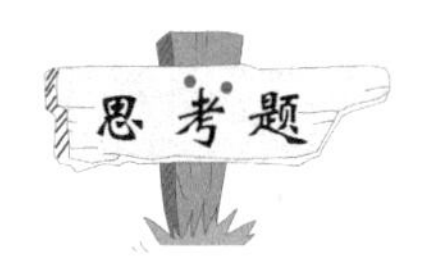

1. 男性养生的原则和方法有哪些?
2. 站在男性角度，如何理解“春夏养阳，秋冬养阴”？

（编者：常德贵、俞旭君；审校：陈　磊）

第十四章思维导图

全书 PPT 课件

参考文献